临床分子诊断分析前与分析后

Pre and Post-examination of Clinical Molecular Diagnostics

主 审 张 曼

主 编 李 艳 李金明

科学出版社

北 京

内 容 简 介

　　本书包括临床分子诊断分析前与分析后的相关内容与质量控制。首先介绍了临床实验室开展分子诊断项目检测必备的条件、项目选择的基本原则与依据、常用的分子诊断技术以及人员配置与要求。临床分子诊断分析前部分重点阐述了分析前的主要内容与质量控制，包括标本类别的选择与采集流程、标本采集前注意事项、标本稳定性、标本运输、标本接收与处理以及标本的储存等。临床分子诊断分析后部分重点阐述了分析后的主要内容与质量控制，包括基因变异的基本知识、临床报告内容及注意事项等，并在肿瘤、遗传病、感染性疾病、无创产前筛查和 PGS/PGD 五个方面举例分析了分子诊断报告的全过程。

　　本书具有很强的实用性和前瞻性，适合临床医师、检验人员、药剂师、分子诊断科研和教学工作者学习参考。

图书在版编目(CIP)数据

临床分子诊断分析前与分析后/李艳,李金明主编. —北京:科学出版社,2017.6
ISBN 978-7-03-053092-9

Ⅰ.临…　Ⅱ.①李…②李…　Ⅲ.分子生物学—实验室诊断　Ⅳ.R446

中国版本图书馆 CIP 数据核字(2017)第 103645 号

责任编辑:程晓红 / 责任校对:何艳萍
责任印制:徐晓晨 / 封面设计:吴朝洪

科学出版社 出版
北京东黄城根北街16号
邮政编码:100717
http://www.sciencep.com

北京厚诚则铭印刷科技有限公司　印刷

科学出版社发行　各地新华书店经销

*

2017 年 6 月第 一 版　　开本:787×1092　1/16
2021 年 6 月第四次印刷　　印张:20
字数:470 000

定价:100.00 元
(如有印装质量问题,我社负责调换)

编著者名单

主　审　张　曼

主　编　李　艳　李金明

副主编　关　明　黄宪章　童永清

编　者　(中国医师协会检验医师分会血液肿瘤个体化诊断检验医学专家委员会全体委员,以姓氏汉语拼音为序)

陈　鸣　第三军医大学第三附属医院　　　秦　雪　广西医科大学第一附属医院

高　红　青海省临床检验中心　　　　　　陶志华　浙江大学医学附属第二医院

关　明　复旦大学附属华山医院　　　　　童永清　武汉大学人民医院

郭晓临　中国医科大学附属第一医院　　　王卫华　宁波大学医学院附属医院

韩平治　甘肃省人民医院检验中心　　　　韦叶生　右江民族医学院附属医院

胡志东　天津医科大学总医院　　　　　　徐　建　南京医科大学第一附属医院

黄宪章　广州中医药大学第二附属医院　　杨　惠　四川大学华西第二医院

姜　傥　中山大学附属第一医院　　　　　袁　宏　大连医科大学附属第一医院

李　冬　同济大学附属同济医院　　　　　袁　慧　首都医科大学附属北京安贞医院

李　艳　武汉大学人民医院　　　　　　　张　瑞　卫生部临床检验中心

李金明　卫生部临床检验中心　　　　　　张　义　山东大学齐鲁医院

林　婴　四川省人民医院　　　　　　　　张淑芳　海南省海口市人民医院

梅　冰　湖北省荆州市中心医院　　　　　张志珊　福建医科大学附属第二医院

欧启水　福建医科大学附属第一医院　　　赵建忠　湖北省襄阳市中心医院

欧阳娟　中山大学附属第一医院　　　　　郑　磊　南方医科大学南方医院

参编人员　(以姓氏汉语拼音为序)

晁　艳　广州中医药大学第二附属医院　　邓亚云　武汉大学人民医院

陈浩俊　武汉大学人民医院　　　　　　　冯丽娜　武汉大学人民医院

陈耀光　湖北省荆州市中心医院　　　　　郝世勇　湖北省襄阳市中心医院

陈占国　武汉大学人民医院　　　　　　　姜树朋　武汉大学人民医院

崔　艳　武汉大学人民医院　　　　　　　李　滔　湖北省荆州市中心医院

戴　雯　武汉大学人民医院　　　　　　　刘　欢　武汉大学人民医院

刘维薇　复旦大学附属华山医院　　熊　格　武汉大学人民医院

吕永楠　武汉大学人民医院　　　　徐万洲　武汉大学人民医院

牛志立　武汉大学人民医院　　　　许淑文　武汉大学人民医院

潘宗伟　武汉大学人民医院　　　　杨晓燕　武汉大学人民医院

彭　锐　武汉大学人民医院　　　　杨勇文　武汉大学人民医院

乔　斌　武汉大学人民医院　　　　袁乐勇　武汉大学人民医院

任　玮　武汉大学人民医院　　　　赵　锐　武汉大学人民医院

孙　思　武汉大学人民医院　　　　郑红云　武汉大学人民医院

王方平　武汉大学人民医院　　　　周方元　武汉大学人民医院

王京伟　武汉大学人民医院　　　　祝成亮　武汉大学人民医院

吴泽刚　武汉大学人民医院

序 一

从 1952 年人类确定 DNA 是遗传物质开始,分子诊断进入医学视野,1983 年 PCR 的发现实现了体外核苷酸片段的扩增,以及 1987 年 Sanger 法自动化测序仪的诞生,加速了分子诊断的临床应用,尤其是 2000 年人类基因组计划的完成和高通量测序技术的发展与完善,分子诊断在医学疾病诊断、预后判断、疗效监测及合理用药等方面的应用进入了全新的时代。

分子诊断技术具有特异性好、灵敏度高、针对性强、诊断快速等优点,但同一实验室不同检测批次或不同实验室针对同一标本的检测结果存在很大差异,一定程度上限制了分子诊断技术在临床诊断的应用,因此需要解决检测方法标准化的问题。我国的分子诊断技术也还存在方法不够成熟和稳定性、规范性较差的问题。因此,目前迫切需要建立标准化的实验操作程序,保证分子诊断安全、有效。

该书前半部分重点阐述了从临床医师申请医嘱到标本预处理的内容,涉及标本类别的选择与采集流程、标本采集前注意事项、标本稳定性、标本运输、标本接收与处理及标本的储存等。后半部分重点阐述了检测分析中、分析后的所有内容,涉及基因变异的基本知识、临床报告内容及注意事项等,并在肿瘤、遗传病、感染性疾病、无创产前筛查和 PGS/PGD 五个方面举例分析了分子诊断报告的全过程。

该书不仅为临床实验室开展临床分子诊断检测提供了质量保障,也为检验医师完成临床分子诊断检测报告、临床沟通与咨询提供了参考依据,有利于检验医师对临床分子诊断全过程的质量控制。

该书以"中国医师协会检验医师分会血液肿瘤个体化诊断检验医学专家委员会"全体委员和"武汉大学人民医院检验医学中心"为主体进行编写,内容丰富,主题鲜明突出,实用性强,是我国从事精准医疗和临床分子诊断领域的专业工作者不可或缺的优秀参考书籍。

中国医师协会检验医师分会会长　张　曼

2017 年 4 月 10 日

序　二

在《临床分子诊断分析前与分析后》即将出版之际，本人应邀欣然作序。

个体化医疗是以分子诊断为基础，借助基因组学技术、蛋白质组学技术及生物信息学与大数据科学的交叉应用，精确寻找到疾病的原因和治疗的靶点，并对疾病不同状态和过程进行精确分类，最终实现疾病和特定患者个体化的精准治疗目的。截至 2017 年初，可根据临床分子诊断进行个体化医疗的疾病病种已多达 4949 种，涉及相关基因 5875 个，并已在 700 多家 CAP 认证实验室开展。国内的个体化医疗也在迅速发展。

ISO15189、CAP 和 CLSI 等机构逐步将分子诊断质量控制纳入到管理体系中，而分子诊断检测分析前和分析后质量控制对检测结果的准确性和可靠性至关重要，是决定分子诊断检测结果的关键性环节。

《临床分子诊断分析前与分析后》系统全面地介绍了临床实验室开展分子诊断的基本条件、分析前与分析后的主要内容和质量控制，为个体化医疗分子诊断的质量保障提供了很好的参考，具有很好的实用性和前瞻性。

相信该书的推出，不仅有助于临床医师、检验人员、药剂师、科研及教学工作者全面了解分子诊断质量控制，促进我国个体化医疗的发展；也有利于规范化个体化医疗中临床分子诊断分析前与分析后的质量控制，提高检测质量，为个体化医疗的开展和质量保障提供技术支持和科学依据。

中国医师协会检验医师分会候任会长　尚　红

2017 年 3 月 1 日

序 三

　　2003 年人类基因组计划的完成开启了医学研究与临床实践的基因组时代,随着检测技术的飞速发展和循证数据的不断积累,越来越多的基因检测项目被纳入疾病诊疗指南,为医疗保健和公共卫生转向精准化与个体化提供了坚实的基础。

　　临床分子诊断项目如雨后春笋般兴起,如何对临床分子检测进行过程监管、质量控制,更好地为临床疾病诊疗提供精准可靠的依据,促进个体化医疗的健康发展,是迫切需要解决的问题。

　　《临床分子诊断分析前与分析后》一书从临床分子检测的全过程控制中的难点入手,规范了分子诊断分析前和分析后的操作流程,为分子诊断分析前和分析后的质量控制提供了参考,为提高分子诊断结果的准确性和可靠性提供了保障。

　　该书详细介绍了我国临床实验室常用分子诊断技术与平台,并着重阐述了实验室选取自建检测项目的原则和依据,同时对临床分子诊断从业人员提出了相应的资质要求和职责分工,为分子诊断分析前与分析后的质量控制提供了保障。

　　该书描述了分子诊断在不同类型疾病应用中的结果分析与报告解读的注意事项,并结合临床应用实例,为个体化的分子诊断报告内容与形式设计提供了依据。同时,对临床分子诊断分析前与分析后的风险评估和过程管理进行了阐述,有利于实验室分子检测质量控制的持续改进。

　　该书主题新颖、内容翔实,凝集了编者团队的辛勤付出。对现阶段从事个体化医疗及临床医学、分子诊断学、分子病理学和药物基因组学等有关学科的国内临床、科研及教学工作者而言,是一本不可多得的优秀专业参考书籍。

中华医学会检验医学分会第九届主任委员　潘柏申

2017 年 3 月 20 日

前　言

  2015 年美国宣布启动"精准医疗计划",尝试通过收集基因组学和其他分子学信息为患者提供个体化医疗。同年,中国成立了"精准医疗战略专家组",由国家卫生与计划生育委员会和科技部牵头,启动精准医疗计划,积极跟进精准医疗的研究,中国精准医疗计划的正式启动预示着中国正式进入个体化医疗时代。个体化医疗是以分子诊断为基础,借助基因组学技术、蛋白质组学技术,以及生物信息学与大数据科学的交叉应用,对大样本人群特定疾病类型进行生物标志物的分析与鉴定、验证与应用,精确寻找到疾病的原因和治疗的靶点,并对疾病不同状态和过程进行精确分类,最终实现疾病和特定患者个体化的精准治疗目的,从而为疾病的诊断、治疗、预防与预后评价等提供信息和决策依据。截至 2017 年 2 月 7 日,可根据临床分子诊断进行个体化医疗的疾病病种已多达 4948 种,涉及相关基因 5874 个,涉及心血管疾病、代谢性疾病、内分泌疾病、线粒体疾病和肿瘤等。越来越多的基因检测被纳入疾病诊断指南,用于疾病的诊断、治疗、预防与预后评价等个体化医疗。临床分子诊断涉及的基因众多,覆盖的专业领域广泛,无论是临床实验室技术人员还是临床医师,迫切需要充分认识临床分子诊断分析前及分析后的内容及质量控制,为临床分子诊断检测提供质量保障。这也是本书编写的初衷。

  本书从临床实验室常用分子诊断项目入手,阐述了项目选择的原则及依据、检测平台建立、常用的分子诊断技术和人员配置与要求,为建立规范化的临床分子诊断实验室提供了参考。随后阐述了从临床医师申请医嘱到标本预处理的临床分子诊断分析前的主要内容与质量控制,包括标本类别的选择与采集流程、标本采集前注意事项、标本稳定性、标本运输、标本接收与标本处理及标本储存等。还阐述了检测后包括基因变异的基本知识、临床报告内容及注意事项等,并在肿瘤、遗传病、感染性疾病、无创产前筛查和 PGS/PGD 五个方面举例分析了分子诊断报告的全过程。为了便于临床医师或相关标本采集人员知晓环境对核酸的影响,详细阐述了采集用具对核酸的影响,有利于根据检测项目的要求选择恰当的采集用具。此外,本书还就临床分子诊断中的生物安全及医学伦理学问题进行了讨论,以期能够为临床医师和从事临床分子诊断的工作人员在实际工作中遇到生物安全问题,以及伦理和法律问题提供帮助。

  本书的编者以"中国医师协会检验医师分会血液肿瘤个体化诊断检验医学专家委员会"全体委员和"武汉大学人民医院检验医学中心"为主体,在编写过程中,我们尽可能结合自身的实际工作经验,同时查阅了大量的国内外文献、书籍、临床疾病诊疗指南和分子诊断领域相关的标准,用近一年半的时间对本书进行了精雕细琢,使之尽可能条理清晰、图表丰富,内容系统、全面。本书可供从事个体化医疗及临床医学、分子诊断学、分子病理学和药物基因组学等有关学科的临床、科研及教学的工作者参考,同时也可以作为培训和医学继续教育的教材,特别适合作为本科生、研究生及博士后的学习教材。

　　由于编者水平有限,参编人员较多,书中不可避免存在重复乃至错误之处,诚恳欢迎广大读者和专家批评指正,以供我们再版时修改完善。

武汉大学人民医院检验医学中心主任　李　艳

国家卫生与计划生育委员会临床检验中心副主任　李金明

2017 年 2 月 25 日

目　录

第 1 章

绪　论

● 内容提要

　　随着现代分子生物学的发展、人类基因组计划的完成、药物基因组学和药物遗传学的深入研究,个体化医疗已颠覆了传统的医疗模式,将疾病的早期诊断、预后判断、疗效监测及合理用药等方面的应用引入了全新的时代。同时,分子诊断技术的飞速发展也为个体化医疗的临床实际应用提供了全新的契机。本章简要介绍了个体化医疗的发展与现状、分子诊断的平台建设及人员能力要求,期望能够指导临床医师和分子诊断实验室工作人员正确开展个体化医疗相关的分子诊断项目。

　　当有医学实践时就产生了个体化医疗。广义的个体化医疗是指医师使用体外试验、成像技术及症候学等诊断工具,确定某一特定疾病状况,然后采用合适的治疗方式和药物。但随着检测技术的不断发展和进步,个体化医疗的定义也进一步明确,是指通过分子诊断检测个体基因及表达上的差异,然后进行针对性的药物治疗。应指出的是个体化医学并不意味着给每例患者生产特定的药品或医疗设备,而是指按照个体对某种特定疾病易感性的不同或对某种特定治疗反应性的不同把人分为不同的亚群,进而对患者进行有效的预防或治疗性干预,从而达到节约费用和避免副作用的目的。

第一节　个体化医疗的发展与现状

　　20 世纪以来,医学在现代技术的帮助下发生了巨大变化,在疾病的预防、诊断和治疗等方面取得了长足的进步,疾病的诊断和治疗方法得到很大的丰富和发展,然而这些方法的选择仍然带有较重的经验主义色彩,缺乏较为科学的客观依据,因此经常导致诊疗效率低下问题的出现。循证医学(evidence-based medicine,EBM)的出现在很大程度上改善了这种不足,它以多中心随机对照为原则,对大量已发表的数据进行科学评价并将其合理应用于患者的诊疗,极大地纠正了医学中的非科学因素,使诊疗方法的使用更为科学和合理。然而,循证医学基本上是采用统计学分析,通过集体的来说明个体的有效性为原则,虽然从整体的来看是科学合理的,但循证医学尚不能很好地解释一些疾病诊疗效果中的个体差异。

　　随着现代分子生物学的发展,人类基因组计划(human genome project,HGP)的完成,人类对自身基因组的信息有了完整的了解。继 HGP 后,国际人类基因组单体型图计划建立了人体全基因组遗传多态图谱,描述了人体基因组中常见遗传多态性的形式、目录及位置,并呈现了在同一群体内部和不同人群间遗传差异的分布状况,为疾病的易感性研究及个体化差异提供了科学基础。

著名分子医学网站 Genetest 的统计结果显示,截至 2016 年 4 月 21 日,可根据个体基因诊断的疾病病种已多达 4571 种(图 1-1),涉及相关基因 5 395 个(图 1-2),可提供基因检测经过

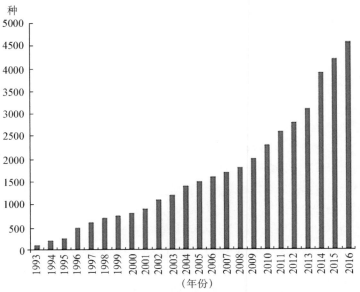

图 1-1 1993－2016 年基因相关疾病增长趋势

注:医学网站 Genetest 的统计结果

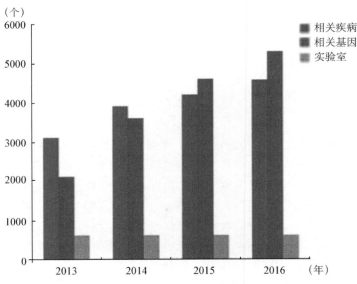

图 1-2 2013－2016 年基因相关疾病、相关基因、实验室增长趋势

注:医学网站 Genetest 的统计结果

美国病理学会(college of american pathologists,CAP)认证的实验室超过 600 家。根据基因组信息应用现代分子生物学技术对疾病进行分子水平的诊断已为现代医学向个体化医疗的推进开启了大门。

第二节　临床分子诊断与个体化医疗

从人类发现 DNA 的双螺旋结构,第一次窥探了生命体如何继承和储存生物信息,到聚合酶链反应(PCR)测定技术和实时荧光 PCR 的产生,到"人类基因组计划"宣布完成,后基因组的功能基因组研究及药物基因组学的飞速发展,再到高通量测序技术的出现,正逐渐开启"个人基因组"的时代。个人基因组学是实现个体化医疗的一把利器。

个体化医疗是以每例患者的信息为基础决定治疗方案,从基因组成或表达变化的差异来把握治疗效果或毒副作用等应答特异性,对每例患者进行最适宜的治疗。而循证医学是利用科学方法获取证据来确认医疗成效的一种尝试,采用统计学分析用整体来说明个体的有效性为原则。虽然从整体来看是科学合理的,但循证医学对个体的差异却重视不足,对于一些疾病的诊疗效果存在的个体差异循证医学尚不能做出很好的解释。而个体化医疗能够弥补循证医学的不足,从而建立了完善的健康医学模式,其治疗更有针对性,可以按照个体对某种特定疾病易感性的不同或对某种特定治疗反应性的不同,把人分为不同的亚群,进而对患者进行有效的预防或治疗性干预,节约费用和避免副作用。个体化医疗目前在个体化用药、疾病诊断、治疗、预后及风险评估中都起到重要作用。

分子诊断技术以其自动化、简便化、快速化、信息化、安全化等特点,在疾病的诊断、治疗、预防、预后方面发挥着越来越重要的作用。通过多年的发展,应用于临床的分子诊断技术有多种(图 1-3),各种分子诊断技术所用的原理不同,使用范围也有不同侧重。

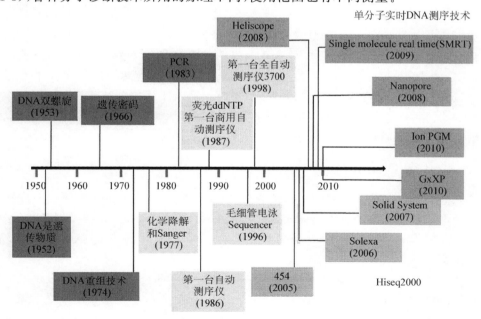

图 1-3　分子检测技术的发展历程

一、基因扩增技术

1983 年，Mullis 发明了具有跨时代意义的聚合酶链反应（PCR）技术，使体外扩增核酸片段的愿望成为现实。核酸扩增技术以其快速、灵敏和特异的优势，广泛应用于医学、农业、食品领域。

1. 常规 PCR 技术　常规 PCR 是在 PCR 扩增反应结束后对产物进行电泳或杂交的方式分析，因其技术平台要求较低、花费较低等特点，目前临床上多应用该平台对定性项目进行检测，如 Y 染色体微缺失检测、HLA 位点分型检测、融合基因检测、甲基化检测等项目。同时，等温扩增技术、信号放大技术等一批新颖的技术在分子诊断定性项目中也得到越来越多的应用。

2. 实时 PCR 技术　又称荧光 PCR 技术，是在 PCR 反应体系中加入荧光基团，实时监测整个 PCR 反应进程中的荧光信号改变，最后通过标准曲线对模板进行分析的方法［如扩增阻碍突变系统法（ARMS）和 PCR-高分辨熔点曲线法（HRM）］。荧光 PCR 技术因其特异、敏感、快速、简便、重复性好、易自动化的优点，临床上广泛应用于核酸定量、mRNA 表达水平分析、基因突变分析领域。

二、基因测序技术

1977 年，Sanger 等发明的脱氧核糖核酸（DNA）双脱氧链末端终止测序法，以检测细胞最小单位的碱基为目标；随着基因组计划的完成，通过与基因库的比对从中发现被测物的特性。因此，基因序列分析目前是分子诊断的金标准，并广泛应用于疾病的诊断与治疗。

1. Sanger 测序技术　Sanger 双脱氧链末端终止测序法作为经典的测序技术，该技术读取序列长，能够较好地处理重复序列和多聚序列，在基因组 DNA 测序、cDNA 测序、未知序列测序、基因突变检测方面有着广泛的应用。但该技术也存在灵敏度较低、通量低等不足。

2. 高通量测序技术　高通量测序技术是对传统测序的一次革命性改变，一次可以对几十万条甚至几百万条 DNA 分子进行序列分析。目前主要有焦磷酸测序平台、单分子合成测序法平台、连接测序法平台和半导体测序平台。高通量测序技术有着传统测序技术不可比拟的优势，可以进行大规模平行测序，灵敏度比一代测序法高且平均单个碱基测序成本低廉。高通量测序技术不仅可以进行全基因组测序，还可用于宏基因组测序、转录组测序、外显子测序、小核糖核酸（RNA）测序、DNA 甲基化分析等相关方面的研究。

三、分子杂交技术

分子杂交是指具有同源序列的两条核酸单链（DNA 或 RNA），在一定条件下按照碱基互补配对原则形成异质双链的过程。核酸杂交技术是从 1961 年 Hall 等的工作开始的，其后衍生了许多相关技术，例如，菌落原位杂交、斑点杂交、Southern 印迹杂交、Northern 印迹杂交、荧光原位杂交和芯片杂交。

1. 原位杂交技术　原位杂交技术是利用碱基互补配对的原则，经一定的检测手段将待测核酸在组织、细胞或染色体上的位置显示出来。原位杂交技术有荧光原位杂交技术（fluorescent in situ hybridization，FISH）、多色 FISH 技术、显色原位杂交技术（chromogenic in situ hybridization，CISH）、引物原位标记技术（primed in situ labeling，PRINS）、基因组原位杂交

(genome in situ hybridization,GISH)技术等。原位杂交技术在微生物诊断、产前诊断、基因定位、癌症基因检测和判断方面应用广泛。

2. 芯片技术 基因芯片又称 DNA 微阵列,是由大量 DNA 或寡核苷酸探针密集排列在载体表面,通过核酸杂交检测 DNA 序列的技术。常见的技术平台有固态芯片、液态芯片等。芯片技术的主要特点是高通量、并行性、高灵敏度、微型化、自动化;基因芯片在 SNP 检测、基因分型、药物筛选、产前诊断、司法鉴定方面均有应用。

第三节 分子诊断检测平台的建设

在分子诊断技术快速发展的机遇下,检验科要想在个体化医疗上占有领先地位,应利用基因组学、转录组学和蛋白组学相关检测手段,建立 PCR 检测平台、测序平台、FISH 检测平台等。

一、常见的分子诊断项目与分子检测平台

根据检测方法和所需设备的不同,分子检测一般分为以下几个平台。

1. PCR 检测平台

(1)常规 PCR:主要应用于检测单核苷酸多态性、基因点突变或缺失、杂合型缺失及甲基化等。

主要检测项目:Y 染色体微缺失、JAK2 基因突变检测、MGMT 启动子甲基化检测、性别基因鉴定检测、IDH1/2 基因突变检测、EML4/ALK 融合基因检测、1p/19q 杂合性缺失检测等。

(2)实时荧光定量 PCR:主要应用于各型肝炎、艾滋病、禽流感、结核、性病等传染病诊断和疗效评价,也可用于单核苷酸多态性、基因点突变或缺失、杂合型缺失、甲基化等检测。

主要检测项目:①病原微生物,HBV DNA 定量检测、HCV RNA 定量检测、EBV DNA 定量检测、HPV 16/18/6/11 定量检测、CT DNA 定量检测和 UUDNA 定量检测等。②人类基因组,化疗药物相关基因表达检测(TUBB3、STMN1、BRCA1、ERCC1、VEGFR、EGFR、RRM1、TYMS、MGMT),以及白血病融合基因定量检测、EGFR 基因突变检测、KRAS 基因突变检测和 BRAF 基因突变检测等。

2. 测序检测平台

(1)Sanger 测序检测平台:主要应用于常见肿瘤用药相关靶基因突变检测、遗传性疾病相关基因检测、药物基因多态性方面的检测,也可用于 HBV、HCV 基因分型和耐药位点的检测等。

主要检测项目:①肿瘤用药相关靶基因突变检测,TKI 类(EGFR)、西妥昔单抗(KRAS/BRAF)、曲妥珠单抗等(PI3K)、格列卫(C-kit/PDGFRα)、伊立替康(UGT1A1)、他莫昔芬(CYP2D6)、氟类药物(TYMS/MTHFR/DPYD)。②遗传性疾病相关基因检测,苯丙酮尿症(PAH)、肝豆状核变性(ATP7b)、CADASIL(Notch3)、扩张型心肌病(LMNA)、遗传型乳腺癌(BRCA1/2)、遗传性耳聋相关基因(SLA26A4、GJB2、GJB3、mtDNA)等。③药物基因多态性,华法林相关(CYP2C9、VKORC1)、氯吡格雷(CYP2C19)、他莫昔芬(CYP2D6)、HLA-A 药物相关基因型检测、HLA-B 药物相关基因型检测等。④其他,HBV DNA 基因分型、HBV DNA

耐药位点变异分析、HCV 基因分型和骨髓增殖性疾病(JAK2)等。

(2)高通量测序检测平台:涵盖 Sanger 方法和已有高通量测序技术的应用,如基因组 DNA 序列测定(微生物基因组测序、线粒体测序、靶向测序)和 DNA 扩增子测序等。

主要检测项目:全基因组外显子测序和无创产前基因筛查。

3. FISH 技术检测平台 广泛应用于基因组结果研究、染色体精细结构变异分析、病毒感染分析、人类产前诊断、肿瘤遗传学和基因组精华研究等领域。

主要检测项目:白血病融合基因检测、染色体数目异常检测、罗伯逊易位检测、染色体鉴定、实体肿瘤融合基因检测等。

4. 生物芯片检测平台 主要应用于基因表达水平的检测和药物筛选等。

主要检测项目:ALDH2 基因多态性检测、MTHFR 基因多态性检测、CYP2C19 基因多态性检测、CYP2C9 和 VKROC1 基因多态性检测、HPV 分型检测、PGS 和 PGD、染色体拷贝数变异、LOH 等。

5. 遗传分析检测平台 主要用于染色体异常疾病的诊断,如外周血/脐血 G 带染色体分析、羊水 G 带染色体分析。白血病融合基因染色体核型分析及产前筛查等。

检测项目:外周血染色体核型分析、骨髓染色体核心分析、羊水染色体核型分析、脐血染色体核型分析、绒毛膜染色体核型分析等。

6. 质谱技术检测平台 随着质谱技术的发展,质谱技术的应用领域也越来越广。质谱分析具有灵敏度高、样品用量少、分析速度快、分离和鉴定同时进行等优点。因此,质谱技术广泛地应用于化学、化工、环境、能源、医药、运动医学、刑侦科学、生命科学、材料科学等各个领域。质谱仪种类繁多,不同仪器应用特点也不同,一般,在 300℃ 左右能汽化的样品,可以优先考虑用 GC-MS 进行分析,如果在 300℃ 左右不能汽化,则需要用 LC-MS 分析,此时主要得到分子量信息,如果是串联质谱,还可以得到一些结构信息。

主要检测项目:①新生儿筛查,氨基酸、肉毒碱、脂肪酸、有机酸。②治疗药物监测,免疫抑制药、精神类药物、抗癫痫药物、抗心律失常药。③激素水平检测,肾上腺激素、性激素。④蛋白鉴定和定量,C 肽、PTH、血管紧张素等。

二、分子检测平台建设实践

1. 人力资源 实验室应根据临床需求与自身实力拟定未来专业的发展方向,根据实验室开展的项目与临床学科的优势设定专业发展的具体内容。选取符合各个岗位要求的技术人员与管理人员,制订合理和严格的培训与考核制度。实验室应培养具有分子诊断技术上岗证的检验技师负责样本的检测,培养具有临床医学背景并有执业医师资格证的检验医师负责审核报告,培养具有病理医师资质的病理医师负责样本取材,培养具有药师资格的药剂师指导临床合理用药,充分优化各类人员配置。同时,实验室应制订周期性的人员培训与考核系统,分别制订检验技师、检验医师、病理医师和药师的培训计划和考核方案。保证实验室人员结构合理,促进实验室蓬勃发展。

2. 技术平台的性能评价与质量保证 检测系统或方法学的性能评价是临床检验质量管理的重要内容。分子诊断中繁杂且要求精细的手工操作步骤,使得临床实验室工作人员总在不断追求操作步骤简单的试剂,试剂生产厂家为满足用户的这种需求,也在努力追求操作简单化,于是一些只需要简单核酸提取或不需核酸提取、最少试剂配制的检测试剂应时而生。在中国由于自制试剂和商品化试剂的质量不一,因此在检测系统应用于临床之前,应对其进行完整全面严格的性能评价。

定量项目的性能评价指标应包括正确度、精密度、可报告范围、最低检出限、生物参考区间验证和干扰试验等;定性项目的性能评价指标应包括检出限、精密度和符合率。用于日常检测时还应有严格的室内质量控制,如有室间质量评价,则应参加;如无,则应有实验室间比对,以保证日常检验的质量。

第四节 分子诊断人员能力要求

一、职责

分子诊断人员还应具备以下几项能力。

1. 实施分子诊断操作标准化的能力 分子诊断操作中的一个重要问题就是如何避免污染。一旦发生污染,试验就必须停止,直至找到污染源为止,而且需要重新试验。所以发生污染后,围绕实验室来寻找污染源不仅耗时而且烦琐,浪费人力、物力。要避免污染,首先应是预防,而不是排除。因此,建立分子诊断操作的标准化程序是非常必要的。

标准化内容:①临床样本采集、运送和保存的标准化;②临床样本制备处理和核酸提取的标准化;③检测试剂与方法的标准化;④检验结果分析的标准化;⑤标准物质与质控物质的应用;⑥工作程序、试剂方法、标准物质和实验结果的可比性关系。

2. 仪器维护与校准的能力 分子诊断检测中涉及的仪器设备非常多。在仪器的日常维护方面,应按照厂家说明书建立本实验室的仪器周期性和不定期的维护保养和校准的标准操作规程(SOP),并严格按照 SOP 执行。

仪器校准:①对于计量设备和检测设备,如微量加样器、基因扩增仪、测序仪、芯片扫描仪、水浴箱等,应每年进行校准;②检测仪器经维修或更换关键配件后,应评估其对检测结果的影响,若有可能影响检测结果则应对仪器进行校准及相关的性能评价;③新仪器投入使用前,应对仪器进行校准;④对曾经脱离了实验室的直接控制的设备和长期不用(≥6 个月)的设备重新投入使用前应进行校准。

3. 完成检测系统性能验证的能力 对新购置的检测系统在正式用于临床样本检测前应对检测系统测定项目各参数的实验或评估性进行验证,包括精密度、准确度、线性范围、临床可报告范围、生物参考区间、特异性、检测下限、抗干扰能力等。

性能验证方法:①如使用的是经中国国家食品药品监督管理总局(CFDA)批准的试剂,可参照试剂盒说明书上相应的性能指标部分进行验证,看是否能在其实验室内复现说明书所显示的上述性能指标。②如为自制试剂或自建方法,则参考实验室自建试剂技术指南进行性能评价,建立上述性能指标。

所有项目的方法验证应形成详细的资料备存,资料需详细描述方法验证的目的、过程、检测结果、分析判断及验证结论。验证的结果及结论须经实验室负责人签名后才能用于临床检测。根据项目的特性,一些方法验证指标不需要进行或未进行时,需在报告中书面解释原因。

4. 参与室间质量评价的能力 2012 年开始,原卫生部临检中心通过发放质控物对不同分子检测实验室的检测能力调研后,于 2014 年逐步开展了全国 EGFR 突变实验质量评价、

KRAS 突变室间质量评价、华法林用药基因多态性室间质量评价、Her2 扩增检测之间质量评价及 BRAF 突变室间质量评价。通过调研发现,部分实验室或检测中心的检测质量并不尽如人意。实验室应积极参加室间质评活动,以保证实验室检测的正确性。

5. 结果分析与临床沟通的能力

(1)结果分析与报告:以 NCBI 核酸数据库中提供的参考序列比对分析,根据专业指南,结合权威文献,向临床发放出准确可靠的分子诊断报告。

(2)积极与临床沟通:通过与临床医师的沟通与反馈,评价已发送的报告形式是否合理、内容是否全面,根据临床意见反馈持续改进报告中的内容。

二、培训内容

分子诊断专业是一个技术性、专业性非常强的学科。该专业的人员培训是个细致、全面且持久的工作。人员培训的内容应包含以下 4 个方面。

1. **专业基础知识培训** 从事分子诊断专业的技术人员应掌握分子生物学理论知识,熟悉常用的分子生物学技术原理。

2. **操作技能培训** 从事分子诊断专业的技术人员应具有较强的动手能力,熟练掌握分子生物学的微量操作。

3. **质量管理意识** 培养从事分子诊断专业的技术人员的质量管理意识,严格按照操作规程操作,严格执行实验室内部的质量控制标准。

4. **工作责任心** 从事分子诊断专业的技术人员应具备强烈的责任心,小心操作,谨慎报告。

对从事分子诊断专业的技术人员必须进行全面规范地上岗培训,经培训合格后才能从事分子诊断的相关工作。

第五节　个体化医疗的展望

目前,我国个体化医疗主要集中在遗传性疾病的产前诊断、肿瘤突变分子检测及个体化用药等方面,相关产品包括无创产前基因筛查和肿瘤基因的突变、融合、表达,以及药物代谢相关基因多态性等检测项目,市场潜力巨大。

肿瘤领域的基因测序是个体化医疗最重要的组成部分,其应用将覆盖肿瘤的易感基因检测、早期筛查、疾病确诊、个体化用药指导、随诊与疗效评价等众多治疗环节。目前美国食品药品监督管理局(FDA)已经批准了部分基因诊断肿瘤个体化治疗方案,高通量测序技术未来在现有的肿瘤个体化治疗基础上,或将提供更为详尽的治疗与用药方案,并能够更为高效地发现和药物作用机制有关的基因靶点,这些都具有重要的临床意义。

个体化医疗具有广阔的应用前景,但就目前国内现状而言,还有很多不能忽视的问题:①检测项目多、医师的接受程度不一;②自制试剂较多,试剂质量难以保证;③分子诊断人员培训不足,质量意识不够,对遵循 SOP 理解不够,操作随意性大;④监管部门的控制力度不够、医疗保险的覆盖程度较小等均在一定程度上制约了个体化医疗的发展。

针对国内个体化医疗的发展现状和面临的挑战,我们应立足医疗国情,发挥国内相关学科和技术优势,取长补短,积极开展医疗数据资源分析,完善疾病数据库的建设;完善相关法律法规和医疗监管体系，如完善医疗保险体系、个人健康数据和隐私安全、行业法规等，保护患者的合法权益。

个体化医疗的实施如何与医疗体制改革体系相结合，在疾病早期诊断、个体化用药、合理配置医疗资源、提升全民医疗福利、有效控制医保费用等方面依然任重道远。

本章小结

20 世纪以来，个体化医疗飞速发展。选择合适的药物治疗适宜人群已成为个体化医疗的核心内容。个体化医疗能早期诊断疾病、指导临床用药并监测疗效，有效地增加药物的安全性，提高疗效，降低医疗费用。这使得个体化医疗深受医师与患者的肯定。

个体化在疾病诊断、治疗与预防中的作用越突显，其分析前、分析中与分析后的质量控制就越重要。保证分子诊断实验室的基本实验条件，规范分子诊断样本的采集流程，加强分子诊断专业人员的培训，建立分子诊断操作的标准化程序，丰富分子诊断报告的内容，加强与临床的沟通。全面的质量控制才能保证个体化医疗的蓬勃发展。

参 考 文 献

从玉隆.2010.临床实验室管理.北京：中国医药科技出版社.

姜远英.2006.药物基因组学.北京：人民卫生出版社.

李艳.2013.个体化医疗中的临床分子诊断学.北京：人民卫生出版社.

Francis S，Collins，Harold Varmus.2015. A New Initiative on Precision Medicine. NEngl J Med.

https://www.genetests.org/

第 2 章

检测项目的选择依据和平台设置

● 内容提要

　　临床实验室在开展个体化分子诊断项目时，需要根据拟检测的分子诊断项目设置分子诊断检测平台。临床医师在进行个体化医疗分子诊断时，应该根据疾病诊断的实际需要（筛查、诊断、治疗方案选择、疗效监测、预后判断和复发监测），遵从针对性、有效性、经济性和及时性四项基本原则，从而选择合适的项目（也可以与一些非特异性项目组合）。本章重点介绍个体化医疗分子诊断中常见的检测项目、检测项目开展所需要的平台，以及个体化医疗分子诊断项目选择的层次与主要依据来源。

第一节　分子诊断的常见检测项目

　　分子诊断是个体化医疗的基石，是个体化医疗得以实现的核心技术。目前应用于临床的分子诊断项目涉及感染性疾病、肿瘤、遗传病、心血管疾病等常见疾病的检测。分子诊断已成为疾病诊断、用药指导、疗效监测和预测、疾病预后评估的重要手段。

一、病原微生物检测

　　病原微生物感染是临床最常见的疾病类型，主要由病原微生物（包括朊毒体、病毒、细菌、衣原体、真菌、支原体、立克次体、螺旋体、寄生虫）通过不同方式引起人体发生感染并出现临床症状的疾病。分子诊断技术在感染性疾病中的应用主要是通过检测病原微生物的核酸或者蛋白质，从而对其进行鉴定、分型、耐药诊断和治疗过程中的疗效监测和预后判断等。目前，病毒性肝炎、结核病、性病、流感、艾滋病等一系列感染性疾病均可通过分子诊断技术进行诊断和治疗。

（一）定量检测

　　定量检测主要是通过检测病原微生物的核酸从而对疾病进行诊断和疗效监测。通过检测病原微生物核酸的有无从而判断患者是否感染该种病原体；通过监测核酸浓度的变化从而判断治疗效果。已有的核酸定量方法主要包括分光光度法、荧光染料法、PCR 法及杂交定量法等，目前应用最普遍的是荧光定量 PCR 法（QPCR）。中国国家食品药品监督管理总局（CF-DA）已批准上百种定量检测试剂盒用于感染性疾病的诊断和治疗（表 2-1）。

表 2-1　常见病原体定量检测方法

病原体	疾　病	方　法
乙型肝炎病毒	乙型肝炎	荧光 PCR 法
丙型肝炎病毒	丙型肝炎	荧光 PCR 法
结核分枝杆菌	肺结核,肺外结核	荧光 PCR 法/LAMP/TMA 杂交法
艾滋病病毒	艾滋病	支链 DNA 法/荧光 PCR 法
淋球菌	淋球菌感染	荧光 PCR 法
B 族链球菌	B 族链球菌感染	荧光 PCR 法
沙眼衣原体	沙眼衣原体感染	荧光 PCR 法
……	……	……

(二)基因分型检测

病原微生物的基因分型检测主要是通过检测其核酸序列进行比对分析,从而对其进行基因分型。分型检测主要用于治疗方案的选择和预防监测,例如 HBV、HCV、HPV 不同基因型其治疗方案不同,预防监测指标也不同。目前常用的分型检测技术包括测序法、基因芯片法、荧光 PCR 法等(表 2-2)。

表 2-2　常见病原体基因分型检测方法

病原体	疾　病	方　法
乙型肝炎病毒	乙型肝炎	荧光 PCR 法/基因芯片法/PCR 测序法/PCR 反向点杂交法
丙型肝炎病毒	丙型肝炎	荧光 PCR 法/基因芯片法/PCR 测序法/PCR 反向点杂交法
人乳头瘤病毒	宫颈癌、疣等	PCR 反向点杂交法/表面等离子谐振法/PCR 毛细管电泳法/恒温扩增-荧光法等
解脲脲原体	解脲脲原体感染	荧光 PCR 法/PCR 反向点杂交法
禽流感病毒	禽流感	荧光 PCR 法
大肠埃希菌/志贺菌	大肠埃希菌/志贺菌感染	基因芯片法
……	……	……

(三)突变检测

突变检测主要是通过检测病原微生物核酸序列中某一或某几个碱基序列的改变,从而判断其是否对某种药物敏感或者耐药。突变检测已成为药物治疗前、治疗中和治疗后的重要监测手段,为抗菌药物的合理使用,以及耐药、流行情况提供依据。目前常用的突变检测技术包括测序法、基因芯片法、荧光 PCR 法等(表 2-3)。

表 2-3　常见病原体突变位点及检测方法

病原体	突变位点	方　法
乙型肝炎病毒	YMDD、M204V/I 等	荧光 PCR 法/基因芯片法/PCR 测序法/PCR 反向点杂交法
丙型肝炎病毒	V36M、T54A、Q80K 等	PCR 测序法等
结核分枝杆菌	rpob、kasA、katG、inhA 等	荧光 PCR 法/基因芯片法/PCR 测序法/PCR 反向点杂交法/荧光 PCR 溶解曲线法
肺炎支原体	23S rRNA 2063(A:G)和 2064(A:G)	荧光 PCR 法
金黄色葡萄球菌	mecA	荧光 PCR 法
艾滋病病毒	PR 和 RT 区	PCR 测序法
大肠埃希菌	KPC 区	荧光 PCR 法
……	……	……

二、肿瘤相关基因检测

　　肿瘤是一类基因病,目前已知至少有 140 种驱动基因与肿瘤的发生相关,一个典型的肿瘤细胞通常携带有 2～8 种基因突变。由于患者遗传基因的差异,会导致不同患者对同一药物产生不同,甚至截然相反的治疗效果。例如,在非小细胞肺癌的靶向治疗中,对于 EGFR 基因敏感突变阳性的患者吉非替尼具有较好的治疗效果,而对于不携带或者携带耐药突变的患者疗效不佳。因此,在用药前进行肿瘤药物相关基因的检测,可以全面、准确地解读药物与基因的关系,依据患者基因水平上的个体差异,辅助选择适宜的治疗药物,制订个体化的治疗方案,避免药物的毒副作用,减轻患者负担,延长患者生存时间,提高生存质量。此外,对于肿瘤发生相关基因的检测,可以帮助受检者评估罹患肿瘤的风险,实现肿瘤的早发现、早诊断和早治疗。

(一)肿瘤药物靶基因检测

　　肿瘤靶向治疗是选择合适的患者接受治疗,是将药物有选择地运送到肿瘤部位,把治疗作用或药物效应尽量限定在特定的靶细胞、组织或器官内,而不影响正常细胞、组织或器官的功能,从而提高疗效、减少毒副作用的一种方法。患者一旦在部分药物靶向基因区段发生突变,可能会导致长期服用昂贵的抗肿瘤药物,而病情却无法缓解的情况。另外,一些在药物相关基因区段发生突变的癌症患者,对于相应药物的敏感性增强,而且有更好的预后。这提示,如果对癌症患者的靶向药物相关基因在其用药前期进行检测,获取其基因突变的具体情况,就可以预测患者使用相应抗肿瘤药物的疗效。目前已有多种针对不同基因突变引起肿瘤的靶向药物,采用对应的靶向药物能有效地抑制、杀伤肿瘤细胞。癌症靶向治疗的前提是致病基因检测,通过检测致病靶点寻找最佳靶向药物的治疗方案(表 2-4)。

表 2-4　肿瘤靶向药物及相关基因

药物名称	检测靶标	检测内容
索拉菲尼(多吉美)	*PDGFRβ*	mRNA 表达水平
舒尼替尼(索坦)	*VEGFR1*	
帕唑帕尼	*VEGFR 2*	
贝伐单抗(阿瓦斯汀)	*VEGFR1*	mRNA 表达水平
	VEGFR 2	
厄洛替尼(特罗凯)	*EGFR*	
吉非替尼(易瑞沙)	*KRAS E2、E3*	
	BRAF	体细胞突变
	PI3KCA E9、E20	
	EGFR E18、E19、E20、E21	
西妥昔单抗(爱必妥)	*EGFR*	mRNA 表达水平
帕尼单抗(维克替比)	*TTF-1*	mRNA 表达水平
尼妥珠单抗(泰欣生)	*KRAS E2、E3*	
埃克替尼(凯美纳)	*BRAF*	体细胞突变
	PIK3CA E9、E20	
伊马替尼(格列卫)	*KIT*	
	KIT E9、E11、E13、E17	
	PDGFRa E12、E18	体细胞突变
曲妥珠单抗(赫塞汀)	*HER2*	mRNA 表达水平
	PTEN	
	PI3KCA E9、E20	体细胞突变
拉帕替尼	*HER2*	mRNA 表达水平
醋酸甲地孕酮		

(二)肿瘤常规化疗药物基因检测

化疗药物的有效性和安全性是肿瘤治疗的核心问题。现阶段,化疗药物的有效率仅为25％左右,意味着还有75％的肿瘤患者处于伴随治疗的状态。那么,肿瘤患者究竟对哪种药物敏感,使用哪种药物又比较安全呢? 随着对基因研究的逐渐深入,越来越多的生物医学研究成果表明,导致个体用药差异的主要原因是个体的遗传背景,即 DNA 的差异性。这种差异性可以通过基因检测的方法加以区别。通过一些权威机构[如美国临床肿瘤学会(ASCO)、美国放射肿瘤学会(ASTRO)和欧洲临床肿瘤学会(ESMO)]发布的临床试验结果发现,通过基因检测选择合适的靶向或化疗药物的患者与常规化疗方案治疗的患者,其生存期限至少提高 12个月以上。同时,美国国家综合癌症网络(NCCN)发布的临床实践指南中也明确指出,靶向药物使用前必须进行相应的基因检测。肿瘤常见化疗药物与相关基因检测见表 2-5。

表 2-5　肿瘤常见化疗药物及相关基因

药物名称	检测靶标	检测内容
铂类	ERCC1	mRNA 表达水平
	BRCA1	基因多态性
	ERCC1	
	ERCC2	
	XRCC1	
	GSTP1	
紫杉醇	TUBB3	mRNA 表达水平
多西紫杉醇		
长春瑞滨	STMN1	
长春新碱		
氟尿嘧啶（5-FU）	TYMS	mRNA 表达水平
卡培他滨	MTHFR	基因多态性
培美曲塞	DPYD	
	TYMS	
吉西他滨	RRM1	mRNA 表达水平
依托泊苷	TOP2A	mRNA 表达水平
蒽环类（多柔比星）		
伊立替康	UGT1A1	基因多态性
甲氨蝶呤	MTHFR	
巯嘌呤类	TPMT	

（三）肿瘤诊断相关基因检测

　　肿瘤是一类基因病,目前已知的与肿瘤发生相关的驱动基因至少有 140 种(表 2-6),一个典型的肿瘤细胞通常携带 2~8 种基因突变。肿瘤发生相关基因是指与肿瘤发生和发展密切相关的基因,主要包括 DNA 修复及信号通路相关基因。许多肿瘤的发生常是由于某些原癌基因(oncogenes)或抑癌基因(tumor suppressor genes)的热点区域发生了突变,进而导致基因表达失常而引起的。快捷、灵敏、准确地筛查肿瘤相关基因热点区域的突变对于肿瘤诊断和早期干预具有十分重要的临床意义。例如在传统影像学检测中,肿瘤要长成实体结节/肿块后才能被发现,而基因检测可以在肿瘤产生前对其易感性进行判断,提早知晓每例个体的患病风险。癌症分为发散性、遗传性和家族性三种,其中有 $5\%\sim10\%$ 的癌症是遗传性的,也就是特定基因发生突变后,由直系血亲传递下去,而遗传到突变基因的个体发生癌症的风险会极大地提高。对家族性遗传肿瘤基因的检测,可以帮助受检者评估罹患肿瘤的风险,实现肿瘤的早发现、早诊断和早治疗。

表 2-6　肿瘤诊断相关基因

癌症类型	基　因
卵巢癌	ATM,BARD1,BRCA1,BRCA2,BRIP1,CDH1,CHEK2,EPCAM,MLH1,MRE11A, MSH2,MSH6,MUTYH,NBN,NF1,PALB2,PMS2,PTEN,RAD50,RAD51C, STK11,TP53
子宫内膜癌	ATM,BARD1,BRCA1,BRCA2,BRIP1,CDH1,CHEK2,EPCAM,MLH1,MRE11A, MSH2,MSH6,MUTYH,NBN,NF1,PALB2,PMS2,PTEN,RAD50,RAD51C, STK11,TP53
乳腺癌	BRCA1,BRCA2,CHEK2,PALB2,BRIP1,TP53,PTEN,STK11,CDH1,ATM, BARD1,MLH1,MRE11A,MSH2,MSH6,MUTYH,NBN,PMS2,RAD50, RAD51C
结直肠癌	APC,BMPR1A,CDH1,CHEK2,EPCAM,MLH1,MSH2,MSH6,MUTYH,PMS2, MET,PTEN,SMAD4,STK11,TP53,AXIN2,MLH3,BUB1
肾癌	EPCAM,FH,FLCN,MET,MITF,MLH1,MSH2,MSH6,PMS2,PTEN,SDHA, SDHB,SDHC,SDHD,TP53,TSC1,TSC2,VHL
胰腺癌	APC,ATM,BRCA1,BRAC2,CDKN2A,EPCAM,MLH1,MSH2,MSH6,PALB2, PMS2,STK11,TP53,PRSS1,SPINK1
嗜铬细胞瘤	MAX,NF1,RET,SDHA,SDHAF2,SDHB,SDHC,SDHD,RMEM127,VHL
前列腺癌	BRCA1,BRCA2,CHEK2,NBN,HOXB13,ELAC2,HSD17B3,HSD3B2,RNASEL, SRD5A2
胃癌	CDH1,TP53,MET,MLH1,MSH2,MSH6,PMS2,EPCAM,APC
多发性内分泌瘤	MEN1,RET,CDKN1B
黑色素瘤	CDKN2A,CDK4
甲状腺癌	RET,NTRK1
甲状腺旁癌	MEN1,CDC73
多发性神经纤维瘤	NF1,NF2
软骨肉瘤	EXT1,EXT2
视网膜母细胞瘤	RB1

三、常见遗传病基因检测

遗传病(inherited disease)是指由于遗传物质的改变导致的疾病。目前遗传病主要分为单基因病、染色体病、多基因病、体细胞遗传病、线粒体遗传病等。据统计,我国有 20%～25% 的人患有遗传病,每年的新生儿缺陷中有 70% 是由遗传因素导致,自然流产儿中 50% 是由于染色体异常引起的。人类孟德尔遗传在线系统(OMIM)上统计,单基因病有 7000 多种。单基因遗传病严格遵循孟德尔遗传定律进行世代传递,但是存在遗传和临床的异质性;多基因遗传病则是遗传因素和环境因素共同作用的结果。遗传病临床表现的复杂性对遗传病的诊疗技术提出了更高的要求,而高通量测序技术的飞速发展,为遗传病的精准诊断、精准治疗提供了精准的技术手段。基因检测在遗传病中的四种基本应用:遗传病基因携带者筛查、遗传易感性筛查、产前诊断和新生儿筛查。通过对已知的各种遗传病相关基因进行检测,可以诊断部分病例是否患有该类疾病,对于单基因遗传病,其相关基因的变化则可能直接体现出人类发生某种遗传病。另外,针对基因位点多态性的检测可以分析各种疾病的易感基因,通过测试,可以及早掌握个体遗传信息,预测身体患疾病的风险,从而拟定个体化的健康管理策略,使我们更加科学地、有针对性地进行保健和治疗。

(一)单基因遗传病检测

单基因遗传病是指由一对等位基因控制的疾病或病理性状。根据基因所处的染色体及遗传方式的不同,可以分为常染色体显性遗传病(如短指症等)、常染色体隐性遗传病(如白化病等)、X 伴性显性遗传病(如抗维生素 D 缺乏病等)、X 伴性隐性遗传病(如色盲等)、Y 伴性遗传病(如耳郭长毛症等)等(表 2-7)。

表 2-7   常见单基因遗传病相关基因检测

检测系列	遗传疾病	检测基因
消化系统疾病	吉尔伯特综合征(Gilbert syndrome)	*UGT1A1*
	良性复发性肝内胆汁淤积Ⅰ型(BRIC1)	*ATP8B1*
	家族进行性肝内胆汁淤积Ⅰ型(PFIC1)(又称 byler 病)	*ATP8B1*
	家族进行性肝内胆汁淤积Ⅱ型(PFIC2)	*ABCB11*
	家族进行性肝内胆汁淤积Ⅲ型(PFIC3)	*MDR3*
	慢性特发性黄疸,为遗传性结合胆红素增高Ⅰ型(Dubin-johnson 综合征)	*ABCC2*
	Alagille 综合征 1 型(Ⅰ型)(又称:先天性肝内胆管发育不良征,动脉-肝脏发育不良综合征,Watson-Alagille 综合征,Alagi)	*JAG1*
	先天性肝纤维化	*PKHD1*
	尼曼-皮克病经典婴儿型(A 型)、内脏型(B 型)	*SMPD1*
内分泌系统疾病	嗜铬细胞瘤(pheochromocytoma)	*VHL*、 *SDHB*、 *SDHD*、 *SDHC*、*VHL*
	糖皮质激素可治疗性醛固酮增多症(GRA)	*CYP11B1*、*CYP11B2*
	X 连锁隐形遗传肾上腺脑白质营养不良	*ABCD1*
	迟发性脊柱骨骺发育不良	*TRAPPC2*
	多发性内分泌腺瘤 1 型	*MEN1*
	先天性耳聋-甲状腺肿综合征	*SLC26A4*
	甲状腺功能亢进	*TSHR*
	甲状腺激素抵抗综合征	*THRB*、*SECISBP2*
	Prader-Willi 综合征(又称 Prader-Labhar-Willi 综合征、愉快木偶综合征)	SNRPN 基因启动子区域
	变形性骨炎(paget 骨病)	*TNFRSF11A*、*TNFRSF 11B*

检测系列	遗传疾病	检测基因
	Wolfram 综合征（又称 DIDMOAD 综合征）	*WFS1*
	Carney 综合征	*PRKAR1A*
	Gitelman 综合征	*SLC12A3*
血液疾病	遗传性球型红细胞增多症 1 型	*ANK1*
	遗传性球型红细胞增多症 2 型	*STPB*
	遗传性球型红细胞增多症 3 型	*SPTA1*
	遗传性球型红细胞增多症 4 型	*SLC4A1*
	遗传性球型红细胞增多症 5 型	*EPB42*
	先天性无纤维蛋白原血症	*FGG*
	血友病 A	*F8*
	血友病 B	*F9*
生化遗传病	苯丙酮尿症	*PAH*
	糖原贮积症（Ⅰ型）	*G6PC*
	α_1 抗胰蛋白酶缺乏症	*SERPINA1*
	瓜氨酸血症	*ASS1*
	戈谢病（又称葡糖脑苷脂沉积病）	*GBA*
离子代谢障碍	肝豆状核变性（Wilson 病）	*ATP7B*
性疾病	遗传性血色病经典型	*HFE*
	遗传性血色病 2A 型	*HJV*
	遗传性血色病 3 型	*TFR2*
	遗传性血色病 4 型	*SLC40A1*
	遗传性血色病 2B 型	*HAMP*

（二）多基因遗传病相关基因检测

多基因遗传病是一类病因复杂、发病率高的常见病、多发病。多基因遗传的疾病或性状受控多对等位基因，也可以说受多个微效基因控制，微效基因没有显性与隐性之分，是共显性的，有累加效应，并受到环境因素的影响。分析和研究多基因遗传病病因、发病机制、再发风险估计，要考虑遗传因素和环境因素的双重作用。多基因遗传的性状和疾病与单基因不同，其变异在一个群体中是连续的，不同的个体间只有量的差异。如人的身高，在人群中的变异是连续的。多基因遗传病指多个致病基因决定的遗传病，常表现为家族聚集性。多基因遗传病患病率远远低于单基因遗传病。因为除了发病与遗传因素有关外，环境因素也在这类疾病中起到非常重要的作用。如精神分裂症、哮喘、高血压、糖尿病及某些先天畸形（如唇裂、腭裂、脊柱裂等）均属于多基因遗传病。先天性心脏病相关基因检测见表 2-8。

表 2-8　先天性心脏病相关基因检测

疾病名称	致病基因
先天性心脏病综合检测	*ACTC1/ABCC6* 等 275 个 *CNV* (染色体拷贝数变异)
马方综合征	*FBN1/CBS/COL11A1* 等 18 个
房间隔缺损	*ACTC1/ABCD4* 等 100 个
室间隔缺损	*ACVR2B/ADAMTS10* 等 137 个
房室间隔缺损	*CRELD1/GJA1/GATA4/GATA6*
法洛四联症	*ALDH1A2/ALX3* 等 32 个
左心发育不全综合征	*NR2F2/KIAA0196/GJA1* 等 6 个

(三)染色体病检测

染色体病是指遗传物质的改变在染色体水平上可见,表现为数目或结构上的改变(表 2-9)。由于染色体病累及的基因数目较多,故症状通常很严重,累及多器官、多系统的畸变和功能改变,包括先天愚型、特纳综合征、克氏综合征、猫叫综合征、两性畸形、唐氏综合征等。有致死、致愚和致残性。

该类疾病往往由染色体出现非整倍体拷贝数异常和单亲二倍体引起。通过将 SNP 芯片、FISH 技术和 NGS 技术运用于胚胎植入前遗传学筛查(PGS),来排除携带错误染色体的胚胎,并筛选正常胚胎植入母体。研究表明,染色体异常的胚胎是造成流产的主要原因之一,并造成严重的出生缺陷。因此,唯有对胚胎全基因组的染色体进行筛查,才是最有效的预防手段,远比传统手段(如细胞培养)灵敏有效。

表 2-9　染色体病检测方法

疾病名称	检测方法
染色体重复或缺失	高通量测序/FISH/核型分型/染色体芯片 CMA
微缺失微重复	高通量测序/FISH/染色体芯片 CMA
染色体非整倍体	无创基因筛查/核型分析/染色体芯片 CMA

四、药物相关基因检测

药物基因组学(pharmacogenomics)又称基因组药物学或基因组药理学,是药理学或基因组学的一个分支。它是研究基因组或基因变异对药物在人体内吸收、代谢、疗效及不良反应产生影响的现象及其机制,从而指导新药开发和合理用药的一门新学科。药物基因组学是以提高药物疗效及安全性为目标,研究影响药物的吸收、转运、代谢、清除等个体差异的基因特性,以及基因变异所致的不同患者对药物的不同反应,由此为平台开发新药、指导合理用药、提高药物作用有效性、减少药物不良反应、降低药物开发总成本,从而提高疾病的治疗质量。

应用药物基因组学指导用药应符合的原则:①患者的基因变异已经被证明可以影响药物疗效或不良反应;②基因检测必须准确;③基因检测结果应尊重个人意愿进行保密。

1. 华法林　华法林是常用的口服抗凝药,有效治疗范围比较窄,有效剂量难以把握,尤其在使用早期,使用不当容易导致严重的出血。CYP2C9 是影响华法林代谢的主要蛋白酶之一,其编码基因有较多的遗传多态性,比较常见的多态性有 CYP2C9 ＊2 和 CYP2C9＊3,这两种基因型所产生的蛋白酶比野生型 CYP2C91 酶活性分别降低了 30％和 80％。因此,CYP2C9 基因变异的个体在接受华法林治疗时对剂量的需求低,服用华法林后达到稳态浓度的时间比较长,在治疗初期有更高的出血危险性。此外,维生素 K 环氧化物还原酶(VKOR)是华法林的作用靶点,如果这个酶的基因出现变异,则使用者需要华法林的剂量比常规剂量高。CYP2C9 和 VKORC1 基因型可供选择的华法林初始剂量见表 2-10,改进后的综合数学模型预测起始剂量详见网站 http://www.WarfarinDosing.org。

表 2-10　CYP2C9 和 VKORC1 基因型与华法林初始剂量(mg)

VKORC1	CYP2C9					
	＊1/＊1	＊1/＊2	＊1/＊3	＊2/＊2	＊2/＊3	＊3/＊3
GG	5.0～7.0	5.0～7.0	3.0～4.0	3.0～4.0	3.0～4.0	0.5～2.0
AG	5.0～7.0	3.0～4.0	3.0～4.0	3.0～4.0	0.5～2.0	0.5～2.0
AA	3.0～4.0	3.0～4.0	0.5～2.0	0.5～2.0	0.5～2.0	0.5～2.0

2. 他汀类药物　他汀类药物被广泛用于治疗高胆固醇血症和预防冠状动脉粥样硬化相关疾病。一般情况下,他汀类药物很安全,但偶尔会有不良反应,如横纹肌溶解,它是一种因肌细胞产生毒性物质而导致肾损害的一种疾病,俗称肌肉溶解。在每天 80mg 斯伐他汀的用量下,约有 0.9％的患者会产生肌病。SLCO1B1 基因的变异会导致其编码蛋白在肝内增加结合他汀类药物的能力,使药物在体内过量残留。研究显示,携带两个 SLCO1B1 基因风险标记的人群在使用他汀类药物时,产生不良反应的概率为 15％,而非携带者发生不良反应的概率仅为 0.3％。

3. 别嘌醇　别嘌醇是治疗痛风或高尿酸症的常用药物,不当使用可能会有严重的皮肤反应。在使用别嘌醇的患者中,凡是产生皮肤不良反应者,100％会有 HLA-B＊5801 基因变异。因此,在使用别嘌醇进行治疗前,应检测患者是否是 HLA-B＊5801 基因型携带者。

4. 硝酸甘油　硝酸甘油(NTG)是硝酸酯类扩张血管药物,是心绞痛急性发作的经典治疗药物之一。硝酸甘油是抗心绞痛急性发作的首选药物,但有些患者服用之后没有疗效,从而贻误最佳治疗时机而导致患者死亡。研究表明,硝酸甘油松弛血管平滑肌的作用是通过释放一氧化氮(NO)来介导的。ALDH2 基因编码的乙醛脱氢酶可以催化硝酸甘油转化成 NO。ALDH2 不同基因型的酶活性差异巨大(表 2-11),乙醛脱氢酶的失活,导致硝酸甘油转化成 NO 过程受阻,引起 NO 水平降低,进而使患者发生硝酸甘油耐药。ALDH2 基因发生 Glu504Lys 突变后,乙醛脱氢酶酶活性显著降低,大大影响硝酸甘油的疗效。此外,ALDH2 还参与乙醇在体内的代谢。该基因变异时,乙醇代谢受阻,大量乙醛滞留在体内,给肝造成损伤,这就是酒精性肝硬化的重要原因。我国有 ALDH2 基因变异的人群数量较大,约为总人数的 20％。

表 2-11　ALDH2 不同基因型的酶活性

基因型	乙醛脱氢酶活性	硝酸酯酶活性	中国人频率
ALDH2 *1/*1	100％	100％	61％
ALDH2 *1/*2	13％～14％	8％～15％	32％
ALDH2 *2/*2	2％	6％～7％	7％

5. 氨基糖苷类抗生素　氨基糖苷类抗生素常用于革兰阴性菌所致的严重感染,如脑膜炎,以及呼吸道、皮肤、创伤感染等。此类抗生素包括链霉素、庆大霉素、卡那霉素和新霉素等,使用不当会导致患者发生严重的药物性耳聋。

大量研究证实,线粒体 DNA 12S rRNA 基因 A1555G 或 C1494T 这两个基因位点突变,是氨基糖苷类抗生素引发感音神经性耳聋的罪魁祸首。

6. 卡马西平　卡马西平是一种用于治疗癫痫的首选药物,同时也可以用于治疗三叉神经痛、躁郁症和心律失常等。卡马西平可能会引起严重甚至致死的皮肤反应。在亚洲人群中,每1000 人就有 1～6 人会出现这种不良反应,其原因是患者具有人白细胞抗原等位基因 HLA-B*15:02。美国 FDA 建议,医师开具卡马西平(包括同类产品)前,应首先让患者接受 HLA-B*15:02 基因检测,尤其是亚洲患者,HLA-B*15:02 基因携带者不宜使用卡马西平。

7. 氯吡格雷　氯吡格雷是一种新型的抗血小板药物。氯吡格雷是一种前体药物,只有通过机体的代谢才会产生抗凝血的生物活性。CYP2C19 是氯吡格雷活化的重要催化酶。CYP2C19 是药物代谢酶 P450 家族中的一员,存在于肝微粒体内。许多内源性底物、环境污染物及临床上的治疗药物都由其催化代谢。CYP2C19 基因多态性是导致 CYP2C19 药酶活性个体差异,进而引起个体间和种族间对同一药物表现出不同代谢能力的原因之一(表 2-12,表2-13)。

表 2-12　CYP2C19 等位基因分布频率及药物代谢能力

等位基因	碱基突变	酶活性	中国人频率
CYP2C19*1	无	正常	65％
CYP2C19*2	681 G＞A	无活性	30％
CYP2C19*3	636 G＞A	无活性	5％

表 2-13　CYP2C19 药物代谢能力

基因型	药物代谢能力
CYP2C19*1/*1	快
CYP2C19*1/*2	快
CYP2C19*2/*2	慢
CYP2C19*1/*3	快
CYP2C19*3/*3	慢
CYP2C19*2/*3	慢

FDA 建议,医师在给患者使用氯吡格雷前进行*CYP2C19* 基因型检测,从而确定患者是否为慢代谢型。对于氯吡格雷慢代谢型患者采用其他抗血小板药物或增加用药剂量。但 FDA 同时也指出,增加用药剂量确能改善慢代谢型患者的抗血小板效果。氯吡格雷在中国的使用日益普遍,价格也比较昂贵。如果不进行基因检测就盲目用药,既对身体造成危害,还要蒙受较大的经济损失。

8. 伊立替康　伊立替康是常用的治疗结直肠癌等多种癌症的药物,约 40% 患者会发生不良反应,如腹泻和嗜中性粒细胞减少。伊立替康进入体内后被代谢生成活性产物 SN-38;SN-38 与拓扑异构酶Ⅰ结合,引起 DNA 双链断裂,诱导细胞凋亡。UDP 葡萄糖醛酸转移酶1A1(UGT1A1)可以催化 SN-38 代谢为无活性的 SN-38G。*UGT1A1* 基因突变会造成嗜中性粒细胞降低及其他毒性反应。因此,临床医师给患者使用伊立替康之前应先进行 *UGT1A1* 基因突变检测。

9. 叶酸　叶酸(folic acid)也称维生素 B_9,是一种水溶维生素,存在于小到病毒,大到人类的所有系统中。因最初是从菠菜叶中提取得到的,故称为叶酸。叶酸是合成核酸所必需的元素,是细胞生长和组织修复所必需的物质,更是胚胎发育过程中不可缺少的营养素。大量研究已经证实,叶酸缺乏是导致出生缺陷的主要原因。

叶酸利用能力受遗传结构(基因)影响,对 *MTHFR* 基因、*MTRR* 基因及其相关位点的检测,可以直接发现被检测者叶酸代谢方面的遗传缺陷(即叶酸利用能力),从而根据风险高低(相关代谢酶的活性程度)建议更准确地补充剂量。中国疾病预防控制中心妇幼保健中心组织的孕期叶酸利用能力检测所提供的增补参考量见表 2-14。

表 2-14　孕期叶酸利用能力检测结果及其增补参考量(μg/d)

检测结果	孕前 3 个月	孕早期(0~12 周)	孕中/后期(13~40 周)
未发现风险	400	400	0(注意食物补充,可不需要额外增补)
低度风险	400	400	400
中度风险	400	800	400
高度风险	800	800	400

第二节　分子诊断检测平台的设置

精准医疗是以个体化医疗为基础、随着基因组测序技术,以及生物信息与大数据科学的交叉应用而发展起来的新型医学概念与医疗模式。分子生物学的快速发展,使分子诊断技术进入常规临床实验室的应用技术,荧光 PCR 平台、芯片平台、测序平台、质谱平台等越来越多的分子诊断实验项目应用于临床,覆盖疾病的早期诊断、疗效评估、药物选择、优生优育等各个领域。不同的分子诊断检测平台具有不同的特点、使用范围不同,如何合理设置分子诊断检测平台以满足临床的需求是需要认真考虑的事情。

一、定性 PCR 检测平台

聚合酶链式反应(polymerase chain reaction,PCR)是 20 世纪 80 年代中期发展起来的体外核酸扩增技术,其具有特异、敏感、产率高、快速、简便、重复性好、易自动化等突出优点;能在一个试管内将所要研究的目的基因扩增至百万倍。PCR 方法有许多种,每种方法都有各自的优点和局限性。标准或常规 PCR 是 PCR 反应的最基本类型,能给出定性结果,并且需要 PCR 结束后的 DNA 检测或观察步骤。常规 PCR 的主要优点是成本相当低,并且几乎所有的实验室都有可用的常规 PCR 仪。通常情况下,常规 PCR 反应结束后,通过琼脂糖凝胶电泳按照核酸片段的大小分辨产物。使用溴化乙锭或 Sybr Safe 等嵌入染料和紫外线光源观察 DNA 扩增产物。PCR 反应特异性的初步确定是通过产物的片段大小相比于 DNA 梯状条带,DNA 梯状条带是已知大小的 DNA 片段的混合物。产物的电泳条带可从凝胶中切割分离,条带中的 DNA 通过纯化和测序,从而更可靠地确定 PCR 反应特异性。

二、荧光定量 PCR 检测平台

实时荧光 PCR 及相关技术实时 PCR(Real-time PCR)由 R. Higuchi 于 1993 年首次报道,国内多称作实时荧光 PCR,是指利用荧光染料或荧光探针,在 PCR 过程中实时检测荧光的变化,获得 PCR 动力学曲线,借以实现对扩增模板的定性和定量分析。技术原理:实时荧光 PCR 的检测化学形式有多种,总体上可分为荧光嵌入染料型和荧光探针型两种。荧光嵌入染料型是利用双链 DNA 嵌合染料(如溴化乙锭、Sybr Green I、LC Green 和 SYTO 9 等)来指示扩增产物的变化。由于荧光染料可以嵌合所有双链 DNA 而发出荧光,因此具有通用性好的优点,但由于易受非特异产物和引物二聚体的干扰而可能造成假阳性结果,特异性较低。

荧光探针型实时 PCR 是利用与靶序列特异杂交的探针来指示 PCR 产物的变化。荧光探针的类型主要有 TaqMan 探针、分子信标、相邻杂交探针、置换探针等。这些探针基本上都是利用荧光共振能量转移原理或者基态荧光淬灭原理,来指示与靶序列杂交前后荧光信号的变化。荧光探针可通过标记不同的荧光基团,实现多种靶序列的同时检测。此外,实时荧光 PCR 还可以通过一些特殊设计的引物实现,但应用相对较少。

与传统 PCR 相比,实时荧光 PCR 具有的优点:①全封闭反应和检测,无须 PCR 后处理,大大减少了模板污染和假阳性的可能;②特异性强,选择荧光探针与靶序列互补杂交进一步提高了检测的特异性;③采用对数期分析,摒弃终点分析法,可实现真正意义上的定量;④仪器在线式实时检测,结果直观客观,避免人为判断,简便快速;⑤使用 96 孔或 384 孔实时 PCR 仪可实现高通量检测;⑥操作简单安全,自动化程度高。鉴于以上优点,探针式实时荧光 PCR 在不少领域都迅速取代传统 PCR,成为新一代的分子检测的金标准。

三、基因芯片检测平台

生物芯片中发展最成熟的是基因芯片。基因芯片技术又称 DNA 芯片,是指在固相支持物上原位合成寡核苷酸或者直接将大量 DNA 探针以显微打印的方式有序地固定到支持物表面,然后将之与标记好的样本杂交,通过对杂交信号的检测分析,得出样本的相关信息。由于遗传病发生的根本原因是遗传物质发生了改变。检测基因突变对于遗传病的早期诊断具有重要意义。

DNA 芯片技术可以快速、高效、大规模地进行遗传病的检测。很多遗传病是由几十甚至上百种突变引起的,如地中海贫血、遗传性耳聋等。利用传统方法对这些位点进行检测耗时又耗力,难以满足临床的需求,因此对多位点的高通量检测就显得尤为重要,基因芯片技术可在短时间内同时检测一种或多种疾病的致病突变位点。此外,近年发展起来的微阵列比较基因组杂交(aCGH)技术正逐渐应用于染色体病检测,使分辨率获得了大大地提高,能检测到很小范围的基因扩增和缺失。同时,分析结果可经计算机软件识别每条染色体,克服了需要经验丰富的人员识别染色体的限制,为快速全面地分析遗传病 DNA 拷贝数的变化提供了理想的技术手段。因此,该项技术的推广应用将能极大地促进染色体遗传病的快速筛查与诊断。

四、Sanger 测序检测平台

Sanger 测序的基本原理是利用一种 DNA 聚合酶来延伸结合在待定序列模板上的引物,直到掺入一种链终止核苷酸为止。每一次序列测定由一套四个单独的反应构成,每个反应含有所有四种脱氧核苷酸三磷酸(dNTP),并混入限量的一种不同的双脱氧核苷三磷酸(ddNTP)。由于 ddNTP 缺乏延伸所需要的 3-OH 基团,使延长的寡聚核苷酸选择性地在 G、A、T 或 C 处终止。Applied Biosystems 公司出品的 Sanger 测序仪仍以 Sanger 法为基础,但综合采用毛细管电泳和荧光标记技术,除了简化测序反应之外,也大大提高了 DNA 测序的速度和准确性。经测序分析软件对这些原始数据进行分析,最后的测序结果以一种清晰直观的图形显示出来。

Sanger 测序的特点:①自动化程度高;②快速,电泳 2h 左右即可达到测序要求;③新型液体分离胶使读序长度达 1200bp,精确读序可达 800bp;④新型碱基识别与质量评分软件提高了测序准确性;⑤电泳温度可达 70℃,有助于去除二级结构的影响;⑥高灵敏度提高了测序模板 DNA 的浓度适应范围;⑦良好的温控装置保证了片段分析准确性及重现性;⑧毛细管内荧光检测,灵敏度高;⑨双光束双侧激光激发,荧光信号强度高度均一。

Sanger 测序是确定基因序列的金标准,但其准确率仍然无法达到 100%,约<2%的碱基无法被 Sanger 法测序所识别。因为通量的缘故,其在大基因和多基因的检测方面效率很低。

目前 Sanger 测序已经广泛用于肿瘤、遗传病、感染性疾病及疾病风险评估等的分子检测,特别是在肿瘤个体化用药、单基因病、线粒体病、单核苷酸多态性检测方面取得了很好的效果。此外,将 Sanger 测序技术与分子克隆技术相结合也可用于 DNA 甲基化位点的检测。例如,苯丙酮尿症(PKU)是由于苯丙氨酸羟化酶(PAH)基因突变导致苯丙氨酸代谢障碍所致,目前世界范围内已报道了 625 种突变类型,我国也已发现 70 多种突变。对于 PKU 疑似病例,除了常规的新生儿筛查和质谱筛查以外,可通过对 PAH 基因进行 Sanger 法基因测序可以确定病因。可以使用两种测序策略:①针对已知的热点突变进行测序,但是该技术有可能会遗漏非热点及新发突变;②对全基因进行测序,可以发现任何地突变。

五、高通量测序检测平台

高通量测序技术又称下一代测序技术(next-generationsequencing technology,NGS),以能一次并行对几十万到几百万条 DNA 分子进行序列测定和一般读长较短等为标志。主要的几种:大规模平行签名测序(massively parallel signature sequencing,MPSS)、聚合酶克隆测序(polony sequencing)、454 焦磷酸测序(454 pyrosequencing)、Illumina(solexa)测序、ABI SOLiD 测序、半导体测序(ion semiconductor sequencing)和 DNA 纳米球测序(DNA nanoball sequencing)等。不同厂家的产品测序原理不同,主要分为边合成边测序(sequencing by synthesis,SBS)、可逆性末端终结(reversible terminator)大规模平行测序、4 色荧光标记寡核

苷酸的连续连接反应测序和半导体芯片测序。与 Sanger 测序技术相比,高通量测序平台最大的变化是无须克隆这一烦琐的过程,而是使用接头进行高通量的并行 PCR 测序反应,并结合微流体技术,利用高性能的计算机对大规模的测序数据进行拼接和分析。接头的运用,使得高通量测序技术不再局限于单纯的基因组测序,而是作为一个平台,可以开展全基因表达图谱分析、SNP、小 RNA、ChIP、DNA 甲基化等诸多研究。

1. DNA 水平的应用

(1)全基因组测序、个体全基因组测序能够覆盖人体基因组中所有类型的缺陷,提供人体一生的健康预测和指导,将为临床医药的发展带来革命性的变化。

(2)外显子测序外显子测序是指利用序列捕获技术将全基因组外显子区域 DNA 捕获并富集后进行高通量测序的基因组分析方法。是一种选择基因组的编码序列的高效策略,对研究已知基因的 SNP 和突变具有较大的优势。

全基因组测序和外显子捕获测序均可用于染色体病的产前无创检测。经数十万份的临床检测,21-三体、18-三体和 13-三体的正确检出率平均在 98% 左右,较目前医院常规开展的唐氏综合征血清学筛查和 B 型超声产前筛查明显提高。此外,应用这 2 种方法检测多基因或大基因变异的效率明显较其他方法具有优势。

2. RNA 水平的应用

(1)转录组测序,如果基因的调控区发生异常,可使基因的表达水平发生异常,从而影响基因发挥应有的作用,是部分遗传病的发病原因。转录水平的调控是生物体最主要的调控方式,而建立在高通量测序基础上的转录组测序已逐步取代基因芯片技术成为目前从全基因组水平研究基因表达的主流方法。对同一样本高通量测序可以捕获低表达的基因,而对大量样本同时测序可以获得样本之间的表达差异。此外,研究人员还可以获得转录本表达丰度、转录发生位点、可变剪切和转录本 SNP 等重要信息。

(2)小分子 RNA 测序较短的序列长度虽然是目前高通量测序难以打破的瓶颈,却正好可以覆盖小分子 RNA 的长度。对于小分子 RNA 测序,Sanger 测序在引物设计、测序反应等方面存在困难,而且 Sanger 测序只能针对已有小 RNA 设计引物。高通量测序技术可实现在无须预先知道序列信息的情况下高通量研究小 RNA 分子。此外,高通量测序还可检测到低表达的微量小 RNA 分子。

3. 表观基因组学应用

(1)转录因子结合位点测序高通量测序技术可以研究与调控蛋白紧密结合的 DNA 序列,进而探索两者之间的相互作用及生物调控的基本模式。这种名为染色质免疫沉淀——高通量测序(ChIP-seq)的技术目前被广泛应用于发现转录因子结合位点等领域。

(2)DNA 甲基化测序高通量测序技术在检测全基因组范围甲基化位点方面也有高效的解决方案。

高通量测序的应用范围、益处及局限性见表 2-15。

表 2-15　高通量测序的优、缺点

应用领域	优　点	缺　点
罕见病	诊断,遗传咨询,风险评估	许多变异的临床价值有待确认
孕前和产前筛查	遗传咨询	伦理学限制
单基因病的群体筛查	确定疾病类型,提高防治水平,改善疾病结局	机制不明,对携带可疑致病突变的未发病家庭存在解释困难

六、质谱检测平台

时间飞行质谱生物芯片系统(Sequenom MassARRAY)是为基因组学研究提供兼顾灵敏度和特异性服务的中高通量技术平台,广泛地应用于遗传突变检测、SNP 分型及 DNA 甲基化定量分析研究,是目前唯一采用质谱法进行直接检测的方法。

MassARRAY 系统主要是利用基质辅助激光解吸电离飞行时间质谱(MALDI-TOF MS)进行分析,即 PCR 扩增产物或者预处理样本在延伸单碱基后,将制备的样本分析物与芯片基质共结晶,将该晶体放入质谱仪的真空管,而后用瞬时纳秒(10^{-9}s)强激光激发。由于基质分子经辐射所吸收的能量,可导致能量蓄积并迅速产热,从而使基质晶体升华,核酸分子就会解吸附并转变为亚稳态离子,产生的离子多为单电荷离子,这些单电荷离子在加速电场中获得相同的动能,进而在非电场漂移区内按照其质荷比率得以分离,在真空小管中飞行到达检测器。

该平台技术特点为非杂交依赖性,不需要各种标志物,实验设计灵活,更可实现高达 40 种反应:①高通量一张芯片可对 384 个样本进行多重检测;每个体系最多可实现 40 种反应;通量可根据客户要求进行个体化调整。②高性价比无须荧光标记,仅需合成普通引物,大大降低成本;单个分析成本低;适用范围广,几十个至成千上万个样本,同时检测几十个至成百上千个位点。③高灵敏度分析所需样本量少(10ng);检测精度高;可进行定量分析。④高灵活度、功能多样适用于 SNP 分型及 DNA 甲基化定量分析;一张芯片上样本数量和位置可随意选择;一张芯片上样本和位点检测匹配可随意选择。Sequenom MassARRAY 是一种中高通量的突变检测技术,目前已用于 SNP 分型,以及在 SNP 位点等位基因频率计算、体细胞突变检测和分析、甲基化定量分析、基因表达定量分析、CNV 检测分析和寡核苷酸质量控制及检测等多个领域得到了应用。Sequenom 特定 SNP 位点检测采用专业的引物设计和基因分型软件,可对已知的 SNP、突变或甲基化位点进行检测,特别适合于检测位点少于 200 个、样本量大于 500 份的项目,因此几乎适合所有已知突变位点的检测。

第三节　项目选择的基本原则及依据

一、基本要求

个体化医疗是根据个体基因信息对疾病进行诊断、治疗和风险评估,使疾病诊治更为精准、高效,显著提升医疗质量。分子诊断是个体化医疗的基石,是个体化医疗得以实现的核心技术。个体化医疗分子诊断项目选择的基本原则至少包含两个方面:①应该具有较高的临床价值,可用于疾病的筛查、诊断、治疗监测及预后判断;②满足检测的分析性能要求。

(一)个体化医疗分子诊断存在的局限性

实验诊断必须密切结合临床。实验检测所得的结果或数据,仅反映患者在某一时间点或时间段的个体现象或状况,用来判断个体动态变化中复杂的生理、病理和病理生理过程,存在一定的局限性。由于个体处于可变的生理或病理状态下,机体反应也因个体及时间的差异而不同;患同一疾病的不同个体检测同一项目,可因健康状况、病期、病情的不同,出现不尽相同的试验结果;然而,患有不同疾病的个体,进行同一项目的试验检测却也可能出现相似的结果。因此,在分析试验结果时必须紧密结合临床表现和治疗情况,才能恰当地做出合理的结论,从而正确指导临床诊治。

个体化医疗分子诊断是实验诊断学的一个重要组成部分,选择项目时一定要认真详细询问患者病史,对患者进行体格检查,在此基础上得到初步判断后,再从疾病诊断的实际需要出发去申请个体化医疗分子诊断检验项目,做到有的放矢,避免滥用和过度医疗。

(二)正确选择个体化医疗分子诊断项目

临床医师必须在详细询问病史、全面进行体格检查,得出初步诊断印象的基础上,有方向、有目的地选择个体化医疗分子诊断项目,为临床诊断等提供有效的支持和依据。

1. 项目选择的基本原则

(1)针对性:目前个体化医疗分子诊断检验项目多,各项目的临床意义不同,可以是疾病的早期预警或疾病诊断的标准,也可以是手术或药物的疗效评估指标。因此,选择针对患者不同疾病阶段的最佳个体化医疗分子诊断检验项目是临床个体化医疗的基础。

(2)有效性:个体化医疗分子诊断检验项目对疾病的评价兼具有效性和局限性。通常用敏感度和特异度来评价某检验项目对疾病的诊疗价值。由于不存在敏感度和特异性都是100%的检验项目,因此选择个体化医疗分子诊断检验项目时应考虑假阴性和假阳性的存在。一般而言,人群筛查时,应使用敏感度较高的检验项目以防止假阴性。同样,在临床诊断时为排除某些疾病,亦可选择某些敏感度较高的检验项目,当结果阴性(或正常)时可缩小诊断范围。为了确诊,则应选用特异性较高的检验项目,或阳性似然比及验后概率比较高的项目。

(3)经济性:合理利用有限的医疗资源,同时减轻患者的经济负担。

(4)及时性:在某些急症情况下,特定个体化医疗分子诊断检验项目的选择可为疾病诊断和治疗提供重要信息。尤其在肿瘤诊断和治疗方面,优势显著。

2. 与非特异性检查项目的结合　在临床工作中,将与疾病密切相关的检查项目和一些非特异性项目进行合理的组合,能够提供更加丰富的信息,帮助临床医师更加全面了解患者的病因和病情,从而为疾病诊断、选择性用药及药物不良反应的评价等提供重要的依据。

3. 根据选择顺序和临床作用对项目进行分类

(1)筛查试验(screening tests):筛查试验不能对某一特定疾病做出肯定性诊断,但对疾病的诊断有一定筛查意义。临床上,筛查方法通常用于检测整个人群(或某部分特定人群)中某待测物或因子的存在情况。筛查试验必须具有较高的敏感度,以确保真阳性结果的检出。与诊断试验或确认试验相比,筛查试验会产生更多的假阳性结果。但是,如果假阳性结果所造成的社会及经济后果可控,那么,筛查试验的低特异性是允许的,后续可通过特异性较好的确认试验加以弥补。

尽管筛查试验的阳性结果需要进一步的确认试验来证实,但较筛查试验出现假阴性结果好。假阴性结果可能造成十分严重的后果，比如漏检了某阳性物质，可能使感染性疾病通过输血进行传播，或者延误疾病的治疗。

（2）诊断试验（diagnostictests）：用于临床怀疑某种特定疾病或状况是否存在的诊断。诊断试验是把可疑有病但实际无病的人与真正的患者区分开的过程，包括应用试验、仪器设备、随访等手段进行诊断的一切检测方法。因为临床要根据诊断试验结果对患者进行及时和正确地处理，这就要求诊断试验具有良好的敏感度和特异性。如果诊断试验后还有确认试验进行验证，那么对诊断试验的特异性要求可以稍微降低。诊断试验和筛查试验的主要区别见表 2-16。①直接诊断试验可以作为某一疾病的直接确定诊断的指标。②鉴别诊断试验可作为鉴别诊断指标。③辅助诊断试验可作为某些疾病或脏器功能状态的辅助诊断指标，但不能作为确定诊断的指标。④确认试验（confirmatory tests）用于验证筛查试验和诊断试验的结果，是当前公认的用于明确肯定或排除某种疾病的最可靠和准确的方法。如果确认试验证实了之前的检测结果，临床医师即可依其做出诊断。确认试验必须有较高的特异性（必要时可以牺牲敏感度）和阳性预测值。

表 2-16　诊断试验和筛查试验的主要区别

项　目	筛查试验	诊断试验
Objective	Distinguish the patients；suspected and normal	Distinguish the patients and suspected (normal in fact)
Object	Health	Patients or suspected
Requirement	Fast，simple and high sensitivity	Science，accurate and high specificity
Cost	Cheap	Expensive
Positive	Further diagnosis	Treatment

（3）治疗方案的选择依据：有些肿瘤需通过个体化医疗分子诊断项目检测后，才可选择不同化疗方案等。

（4）疗效监测试验：是疗效监测时应选用的某些试验指标。

（5）预后判断：有些肿瘤通过个体化医疗分子诊断项目检测后，可以作为判断疾病预后的依据等。

（6）复发监测：如肿瘤手术切除后，动态观察相应的个体化医疗分子诊断项目，可早期发现肿瘤复发等。

（三）试验诊断项目的临床评价

1. 试验诊断项目临床评价指标　一个新的试验诊断项目，在用于临床前必须对其诊断效能进行评价，即将该试验诊断项目和标准诊断（即金标准或参考标准）方法进行对比，以了解其性能。临床实验室检验项目包括个体化医疗分子诊断检验项目，其临床应用价值评价指标主要有诊断敏感度、诊断特异度和诊断准确率等。

（1）敏感度（sensitivity，SEN）：①真阳性率（true positive rate，TPR），金标准诊断患病的人中，诊断性试验阳性者的比例；②假阴性率（true negative rate，TNR），即在金标准诊断患病的人中，诊断性试验阴性者的比例。

（2）特异度（specificity，SPE）：①真阴性率（true negative rate，TNR），金标准诊断未患病

的人中,诊断性试验阴性者的比例;②假阳性率(false positive rate,FPR),即在金标准诊断未患病的人中,诊断性试验阳性者的比例。

(3)阳性预测值(positive predictive value,PPV/＋PV):诊断性试验阳性者中患病者所占的比例,即如果患者诊断性试验阳性,其患病的可能性。阳性预测值等于阳性结果的验后概率,是临床医师得到检测结果后最为关心的问题。

(4)阴性预测值(negative predictive value,NPV/-PV):诊断性试验阴性者中未患病者所占的比例,即如果患者诊断性试验结果为阴性时,未患病的可能性。

(5)似然比(likelihood ratio,LR):是反映真实性的一种指标,属于同时反映敏感度和特异度的复合指标。即患病者中得出某一试验结果的概率与未患病者得出这一概率的比值。①阳性似然比(positive likelihood ratio,＋LR)是试验结果的真阳性率与假阳性率之比。说明试验正确判断阳性的可能性是错误判断阳性可能性的倍数。比值越大,试验结果阳性时为真阳性的概率越大。②阴性似然比(positive likelihood ratio,-LR)是试验结果的假阴性率与真阴性率之比。表示试验错误判断阴性的可能性是正确判断阴性可能性的倍数。比值越小,试验结果阴性时为真阴性的概率越大。

(6)准确率(accuracy,ACC):诊断试验结果正确者在总检测例数中的比例。

(7)患病率(prevalence,PREV):纳入诊断试验的全部研究对象中,患病者所占的比例。患病率影响阳性预测值和阴性预测值。

(8)ROC 曲线分析:应使用检验项目临床性能评价(ROC 曲线)分析方法制成评价曲线。曲线上寻找最佳判断界限及其诊断敏感度和特异度。ROC 曲线中,患者和非患者人群的定量数据以分布图形表示。所有数据列表以不同的限值为判断限,计算出各组数据的真阳性率和假阳性率。常用于两种以上诊断性检验的诊断价值比较。

2. 试验诊断项目临床评价标准　试验诊断项目的评价应从试验的科学性或有效性、试验检测结果的重要性及对当前患者应用的可行性三个方面进行评价。

(1)试验的科学性或真实性(validity):主要从试验的设计和实施进行评价。

(2)试验检测结果的重要性:试验结果是否重要,主要看该试验检测结果能否将患者与非患者区分开,主要通过该试验诊断项目的临床评价指标(敏感度、特异度、似然比等)进行评价。

(3)应用的可行性:该项目能否应用于当前患者,除患者本身的有关条件,主要取决于当地有无应用开展的条件,如设备条件、人力条件等。

(四)试验诊断项目应用临床思路

项目的应用需根据患者的临床情况、怀疑诊断、检验目的等确定。如必须考虑疾病的筛查、诊断、病情监测等不同临床情况;还应考虑试验的敏感度、特异度、患者的验前概率等;对检验的技术性能(如敏感度、分析误差等)也应有所了解。临床医师应根据筛查诊断、鉴别诊断、病情观察、治疗监测等不同目的的有的放矢地选择检验项目;还应考虑卫生资源情况、患者经济负担能力和检验人员的工作负担等。

1. 筛查试验　筛查试验是指任何并非由于患者具有某种不适而寻求咨询所做的医学调查,即在无症状人群中筛查患有疾病的患者。由于无症状人群中疾病的患病率一般很低,筛查试验应选择高敏感度的试验以减少漏诊;筛查所面对的人群数量很大,应选择操作简单、廉价、危害小的试验;应考虑试验的成本效益比、是否所有具有危险因素的人都能接受检查等。

筛查试验应符合的条件:①疾病早期,可以识别,早期治疗可改善预后;②已有有效的治疗措施;③试验较简单、无伤害性,为患者可以接受的试验;④应考虑到试验可能有假阳性及假阴性、误诊或漏诊对患者及医疗机构所带来后果的严重性有关。

2. **诊断试验**　是指通过临床实验室的检查协助临床确诊的试验。因为是用于确诊疾病的试验,一般应有较高的特异度,减少误诊。

3. **监测试验**　主要用于监测疾病发展过程或疗效。

监测试验应符合的条件:①所选的试验应与疾病病程或其严重程度密切相关;②应选择和疗效密切相关并且比较敏感的试验,能够用于治疗效果的评价监测。监测肿瘤标志物变化,可了解肿瘤患者术后是否有复发或放疗、化疗后的病情变化;监测药物疗效时,应考虑药物作用机制。

4. **项目的优化组合**　许多检验项目的敏感度、特异度有限,单独应用往往不能对疾病做出诊断。多数疾病的诊断需要结合患者的临床表现和多种试验检查,才能确诊。在诊断性试验的应用中,常需要根据不同疾病的特点及医院的实际情况、医师的实践经验、患者的承受能力等,各种项目进行优化组合,采取多个试验联合检测:①为提高诊断敏感度或特异度而形成的组合。平行试验(parallel test;同时进行几项试验,其中任何一项试验结果阳性均认为试验结果阳性)可提高诊断性试验的敏感度,但同时降低了特异度。序列试验(serial test;指依次相继的试验,每个试验都为阳性时,试验结果才为阳性)可提高诊断的特异度,但降低了敏感度。②为了解某个器官的功能情况或疾病病情信息而形成的组合。③根据标志物出现的不同时间形成的组合。

(五)检测项目(方法)的分析性能要求

1. **总则**　实验室应选择预期用途经过确认的检验方法及程序。每一项检验方法及程序的规定要求(性能特征)应与该检验的预期用途相关。首选方法及程序可以是体外诊断医疗器械使用说明中规定的方法及程序,公认/权威教科书、经同行审议过的文章或杂志发表的,国际公认标准或指南中的或国家、地区法规中的方法及程序。

2. **检验方法的验证**　在常规应用前,应由实验室对未加修改而使用的已确认的检验方法及程序进行独立验证。实验室应从制造商或方法开发者获得相关信息,以确定检验方法及程序的性能特征。实验室进行的独立验证,应通过获取客观证据(以性能特征形式)证实检验方法及程序的性能与其声明相符。验证过程证实的检验方法及程序的性能指标,应与检验结果的预期用途相关。实验室应将验证程序文件化,并记录验证结果。验证结果应由适当的授权人员审核并记录审核过程。

3. **检验方法的确认**　实验室应对以下来源的检验方法及程序进行确认:①非标准方法;②实验室设计或制订的方法;③超出预定范围使用的标准方法;④修改过的确认方法。

方法确认应尽可能全面,并通过客观证据(以性能特征形式)证实满足检验预期用途的特定要求。检验方法及程序的性能特征宜包括测量正确度、测量准确度、测量精密度(含测量重复性和测量中间精密度)、测量不确定度、分析特异性(含干扰物)、分析敏感度、检出限和定量限、测量区间、诊断特异性和敏感度。

定性试验是指那些只有两种可能结果(如阳性/阴性、出现/缺乏、有/无反应性)的试验。由于人们在定性试验的试验设计、数据分析及结果解释方面强调的重点不同,定性试验的性能评价规则也多样,目前还未形成一个统一的方法。定性试验方法的性能特征宜包括精密度、符合率、检出限和 CUT-OFF 值等性能指标。

当对确认过的检验方法及程序进行变更时,应将改变所引起的影响转变为书面要求,落实到质量管理体系文件化中,适当时,应重新进行确认。

二、依据

目前有关个体化医疗分子诊断项目尚属于起步性阶段,随着药物基因组学、结构基因组学、蛋白质组学和代谢组学等组学技术和生物医学前沿技术的发展,迅猛发展的生物信息给临床医师提出了一个新问题:如何选择生物标志物。

(一)项目选择存在的问题

1. 书和杂志中籍、综述、论文中有许多推荐,这些建议对于非专业人员或一般专业人员来说难以决定哪些选择是好的、哪些选择存在问题,在选择最适当的检测项目或方法方面存在挑战。

2. 试验结果用于不同的临床目的,包括研发、教学和培训、监测、诊断、病例发现及筛查等,可能没有单一的项目或方法适合于所有临床目的。

3. 随着时间变迁,新的推荐不断地发表,甚至权威专家也改变他们原来的观点,希望推荐新观点。

4. 有的项目有证据显示当前的方法学和技术性能已损害到患者诊疗。

5. 个体化医疗分子诊断项目分析性能必须满足主管部门的要求,如果实验室只是满足主管部门的基本要求,可能不利于该业务的长远发展。

6. 个体化医疗分子诊断项目的生产厂家并没有使用专业客观设置技术规范作为开发或市场主要考虑,而更主要考虑的是当前技术水平和在合理成本上可达到的技术水平。

(二)项目选择的层次

如何设定个体化医疗分子诊断项目的层次,目前还没有权威报道。可从以下 5 个层次考虑。

1. 评价检测项目和(或)项目分析性能对特定临床决策的影响。

2. 评价检测项目和(或)项目分析性能对一般临床决策的影响。

3. 专业建议可以是国家或国际专家小组指南或是个别或学会工作组专家指南。

4. 由政府部门制定的要求,如中国国家食品药品监督管理总局(China Food and Drug Administration,CFDA)或者美国食品药品监督管理局(Food and Drug Administration,FDA)针对个体化医疗分子诊断项目制定的要求。

5. 已发表的当前技术水平的数据:已发表的个体化医疗分子诊断项目的数据,包括项目的方法学数据。

层次中较高的模式(第一层次)优于层次中较低的模式(第五层次),一般建议是适当的模式用于特定的临床目的。

也可分为 3 个层次:①基于分析性能对临床结果的影响设定性能规范;②基于被测量的生物学变异设定性能规范;③基于当前技术水平设定性能规范。第一个层次实施有困难,第二个层次最为广泛接受也最常用。3 个层次平行并列,根据需要选择具体的层次。

(三)当前项目选择的层次与主要依据

目前个体化医疗分子诊断项目选择的层次与主要依据可分为以下几个方面。

1. 疾病临床诊疗指南　目前越来越多的分子靶标被纳入临床诊疗规范,用于疾病诊断或者个体化用药。因此,临床医师进行项目选择时可以参考专业性的临床诊疗指南,这些专业性的临床诊疗指南可以从专门机构的网站、各综合性数据库或医学会网站获取。

(1)感染性疾病:可以参考欧洲肝脏研究学会(European Association for the Study of the Liver,EASL)(http://www.easl.eu/)和美国肝病研究学会(American Association for the Study of Liver Diseases,AASLD)(http://www.aasld.org/)及亚太肝脏研究会(Asian Pacific Association for the Study of the Liver,APASL)(http://apasl.info/)等发布的防治指南,如 AASLD 推荐慢性丙型肝炎使用西甲普韦治疗时,需要进行基因分型,并且对于 1a 型患者需要检测 Q80K 位点多态性,用于指导治疗。

(2)肿瘤:可以参考美国国立综合癌症网络(National Comprehensive Cancer Network,NCCN)(http://www.nccn.org/)和中国卫生主管部门(http://www.moh.gov.cn)及欧洲肿瘤医学学会(European Society for Medical Oncology,ESMO)(http://www.esmo.org/)等发布的临床实践指南,如 NCCN 每年发布常见癌症的临床实践指南;从 2006 年开始,组织中国的相关专家根据英文版内容制订中文版临床诊疗指南(http://www.nccnchina.org.cn/)。

(3)遗传病:可以参考美国医学遗传学与基因组学学会(American College of Medical Genetics and Genomic,ACMG)(https://www.acmg.net/)发布的指南,如遗传性耳聋可以参考 ACMG 听力丧失的临床评估和定性诊断。ACMG 也发布针对肿瘤和感染性疾病的指南。

2. 疾病临床专家共识　通过高峰论坛、研讨会或各个医药学专业学会等形式,国内外临床和检验领域的专家解读指南并分享科研成果和临床案例,形成了一些专家共识,这些共识会在各种期刊上发表,并可在 Pubmed、维普网、中国知网、万方医学网等国内外综合性数据库中搜索获取。

3. CFDA 或 FDA　根据中国国家食品药品监督管理总局(CFDA)(http://www.sda.gov.cn/)或者美国食品药品监督管理局(FDA)(http://www.fda.gov/)批准的个体化诊断和治疗方案,检测对应生物标志物。

2014 年 3 月 13 日,中国 CFDA 发布了《肿瘤个体化治疗相关基因突变检测试剂技术审查指导原则》,该指导原则旨在指导注册申请人对肿瘤个体化治疗相关基因突变检测试剂注册申报资料的准备及撰写,同时也为技术审评部门对注册申报资料的技术审评提供参考。

该指导原则所述肿瘤个体化治疗相关基因突变检测试剂是指利用基于聚合酶链式反应(PCR)方法的核酸检测技术,以肿瘤个体化治疗相关的突变基因为检测目标,对人体样本(包括组织、体液等)提取的核酸组分中的目标序列进行体外检测的试剂。该指导原则所指基因突变的类型包括置换、插入、缺失、基因重排、拷贝数异常及核糖核酸(RNA)表达异常等广义的基因突变。该指导原则的技术要求是基于荧光探针 PCR 方法确立的,对于高分辨熔解曲线 PCR 方法、Luminex 平台或核酸检测芯片等其他基于 PCR 的分子生物学检测技术,可能部分要求不完全适用或该指导原则所述技术指标不够全面。该指导原则所涉及试剂的方法学不包括荧光原位杂交(fluorescence in situ hybridization,FISH)、核酸序列测定、染色体核型分析及免疫组化技术等用于肿瘤个体化治疗指导的其他方法学。

1998 年,美国 FDA 批准曲妥珠单抗(trastuzumab)治疗 *HER2* 过表达的转移性乳腺癌患者,开启癌症分子靶向治疗的序幕。表 2-17 列出了美国 FDA 推荐的部分常见疾病的检测基因与相对应的治疗药物。

表 2-17　The genes recommended by FDA and the corresponding drugs for some diseases

Genes	Diseases	Drugs
EGFR	lung cancer；malignant glioma	Cetuximab；Gefitinib；Panitumumab；Lapatinib
KARS	lung cancer；colorectal cancer	Cetuximab；Panitumumab
CYP2C9	Analgesia；rheumatism；hematologic disease	Celecoxib；Flurbiprofenaxetil；Warfarin
HER2/NEU	breast cancer	Everolimus；Lapatinib；Trastuzumab
APOE2	metabolic and endocrine system diseases	Pravastatin
BCR-ABL	chronic myeloid leukemia	Imatinib
BRAF	Melanoma；colorectal cancer	Vemurafenib
CCR5	AIDS	Maraviroc
APOE2	metabolic and endocrine system diseases	Pravastatin

4. 经认可的权威实验室　检测项目的选择也可以参考经过美国病理家学会(college of American pathologists,CAP)和(或)临床和实验室标准研究所(clinical laboratory standard institute,CLSI)所认可的国内外分子诊断实验室,如 MD 安德森癌症中心的分子诊断实验室(https：//www. mdanderson. org/education-and-research/resources-for-professionals/scientific-resources/core-facilities-and-services/molecular-diagnostics-lab/services/index. html),麻省总医院的神经遗传学基因诊断实验室 (http：// www. massgeneral. org/research/resourcelab. aspx? id = 43&display＝services)和伦敦健康科学中心分子诊断实验室(http：//www. lhsc. on. ca/lab/molegen/menu. htm)等。

5. 权威杂志或书　国外权威杂志、(如新英格兰医学杂志《The New England Journal of Medicine》、柳叶刀《The Lancet》,国内中华医学会主办的杂志等发表的一些研究成果,以及国内外分子诊断方面的专家编写的书如《Molecular Diagnostics：Current Research and Applications》《Molecular Diagnostics of Infectious Diseases》《个体化医疗中的临床分子诊断》等,都可以给临床提供参考。

6. 互联网服务平台　2015 年,美国食品药品监督管理局(FDA)开放了"精准 FDA"(Precision FDA)平台(https：//precision. fda. gov/),该平台是一个基因组信息学社区和共享数据平台,为高通量测序诊断提供依据,并且为所有开发者提供了统一的、可共享的在线基因组信息数据库。与此同时,国内各大高校都在大量开展个体化医疗的研究,建立国际一流的医学大数据库模式。随着"精准 FDA"和"肿瘤精准医学大数据中心"等国内外项目的启动,越来越多的互联网服务平台将出现,并有效整合研究数据与临床资源,促进基础研究成果向临床精准医疗转化。临床医师进行项目选择时可以借助于各种基因组数据库、分子遗传数据库及医学大数据库等互联网服务平台的信息。

本章小结

临床医师在进行个体化医疗分子诊断时,应该根据疾病诊断的实际需要(筛查、诊断、治疗方案选择、疗效检测、预后判断和复发监测),遵从针对性、有效性、经济性和及时性四项基本原则,从而选择合适的项目(也可以与一些非特异性项目组合)。检测项目在用于临床前必须对其诊断效能(诊断敏感度、特异度和准确率等)及临床应用(实验的科学性或有效性、实验检测结果的重要性、对当前患者应用的可行性)进行评价;实验室还需要对其检测性能进行能力验证或确认。个体化医疗分子诊断项目选择的层次与主要依据来源于疾病临床诊疗指南、疾病临床专家共识、CFDA 或 FDA、经认可的权威实验室、权威杂志或书籍和互联网服务平台。

参 考 文 献

李艳,李金明.2013.个体化医疗中的临床分子诊断学.北京:人民卫生出版社.
尚红,王兰兰.2015.实验诊断学.3 版.北京:人民卫生出版社.
万学红,卢雪峰.2015.诊断学.8 版.北京:人民卫生出版社.
庄俊华,黄宪章,翟培军.2015.医学实验室质量体系文件编写指南.2 版.北京:人民卫生出版社.
CFDA.2014.肿瘤个体化治疗相关基因突变检测试剂技术审查指导原则.

第 3 章

个体化医疗分子诊断适宜技术

● 内容提要

　　随着各种疾病机制研究的深入和分子生物学的不断发展,分子诊断技术发展迅速,快速推动现代临床医学的发展。分子诊断技术不仅正成为临床疾病尤其是感染性疾病、遗传性疾病、肿瘤疾病的常规诊断技术,而且在药物个体化治疗等领域也发挥着重要作用。此外,分子诊断技术在临床的广泛应用也促进了临床实验室常规诊断技术由细胞诊断时代、生化诊断时代、免疫诊断时代向分子诊断时代的跨越。与传统疾病诊断方法相比,分子诊断技术更加敏感、特异和快速,从而达到疾病早期准确诊断和控制的目的。本章以现代分子诊断技术为主线,简要介绍个体化医疗中选择合适的分子诊断技术时应遵循的基本原则,同时对一些常用分子诊断技术的基本原理、技术特点和临床应用等内容进行阐述。

第一节　常用的个体化医疗分子诊断技术

一、实时荧光定量 PCR 技术

　　PCR 是 1984 年开始出现的一项基因检测技术,由于 PCR 技术具有简便易行、敏感度高等优点,该技术被广泛应用于基础研究和临床检测,成为分子生物学必要的研究工具。但在某些情况下,研究者们想进行核酸精确定量,而不再满足某一特异 DNA 序列的存在与否。因而,借助 PCR 对基因快速、敏感、特异而准确的定量成为分子生物学技术发展的必然趋势。

　　传统的 PCR 定量是应用终点 PCR 来对样品中的模板量进行定量,通常用凝胶电泳分离,并用荧光染色来检测 PCR 反应的最终扩增产物。但在 PCR 反应中,由于反应体系和反应条件等因素会影响 PCR 反应效率,甚至出现一些非特异性扩增产物。因此,用终点 PCR 法来定量并不准确。

　　实时荧光定量 PCR(realtime fluorescence quantitative PCR,qPCR)是 1996 年由美国 Applied Biosystems 公司推出的一种新的定量技术,它是在 PCR 扩增过程中,通过荧光信号,对 PCR 进程进行实时监测。由于在 PCR 扩增的指数时期,模板的阈值循环数与该模板的起始拷贝数存在线性关系,所以成为定量的依据。该技术克服了 PCR 法进入平台期后定量的较大误差问题,实现 DNA/RNA 的精确定量,而且具有敏感度和特异性高、能实现多重反应、自动化程度高、无污染、实时和准确等特点,该技术在医学临床检验及临床医学研究方面都有着重要的意义。

(一)技术原理

1. **基本原理** 在 PCR 反应过程中,每经过一个循环,PCR 产物量增加,相应的荧光信号强度也跟着增加,此时收集一个荧光强度信号。经过若干个循环后,可以得到一条以循环数(cycle threshold,CT)为横坐标和荧光强度(ΔRn)变化为横纵坐标的"S"形荧光扩增曲线(图3-1)。我们将这条荧光扩增曲线人为地分为背景期、指数扩增期和平台期三个阶段:①背景期,扩增的荧光信号被荧光背景信号所覆盖,我们无法判断荧光强度的变化。②指数扩增期,荧光信号呈指数增长,扩增产物的量与起始模板量存在线性关系,在此阶段可定量分析。③平台期,由于底物耗尽等因素,荧光信号不再呈指数增加。

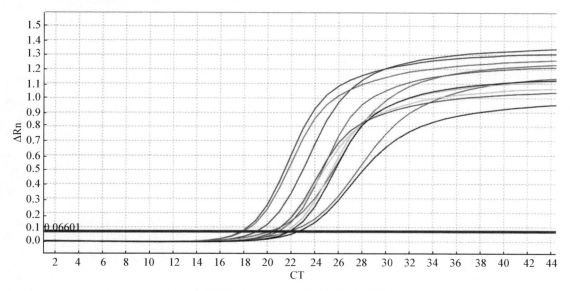

图 3-1 实时荧光定量 PCR 的 S 形荧光扩增曲线

重要的概念:实时荧光定量 PCR 技术中有几个重要的概念,包括扩增曲线、基线、荧光阈值和域值循环数。

(1)扩增曲线(amplification curve):是在实时荧光定量 PCR 中监测到的荧光信号随着循环数变化而绘制成的一条曲线。在进行 PCR 反应过程中,通过检测系统对 PCR 管内的样品进行实时检测,最后将荧光信号值通过成像技术显现在计算机上。正常的扩增曲线包括四个阶段:基线期、指数增长期、线性增长期、平台期。

(2)基线(baseline):是背景曲线的一段,在扩增反应的最初数个循环里荧光信号变化不大,接近一条直线(图 3-2)。

(3)荧光阈值(threshold):是在荧光扩增曲线指数增长期设定的一个荧光强度标准(即 PCR 扩增产物量的标准)。一般将 PCR 反应前 15 个循环的荧光信号作为荧光本底信号,荧光域值是 3~15 个循环荧光信号标准差的 10 倍,荧光域值可以设定在 PCR 扩增的指数期(图3-3)。但实际应用时要结合扩增效率、线形回归系数等参数来综合考虑。

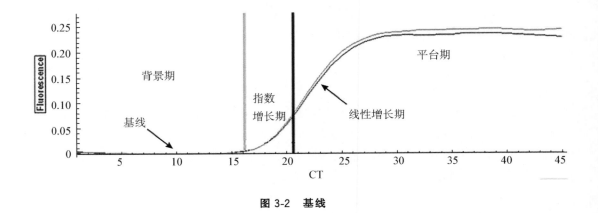

图 3-2　基线

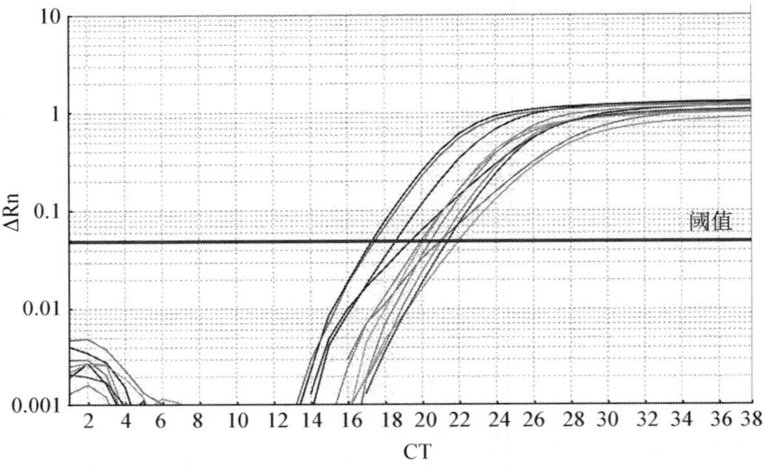

图 3-3　荧光阈值

（4）阈值循环数：表示每个 PCR 反应管内荧光信号达到设定的荧光阈值所经历的循环数。研究表明,各模板的 CT 值与该模板的起始拷贝数的对数存在线性关系,即起始拷贝数越多,CT 值越小;起始拷贝数越少,CT 值越大。我们利用已知起始拷贝数的标准品可做出以起始拷贝数的对数为横坐标,CT 值为纵坐标的一条标准曲线。只要获得未知模板的 CT 值,即可从标准曲线上计算出该模板的起始拷贝数（图 3-4）。

2. 荧光化学原理　实时荧光定量 PCR 所用的荧光剂可分为两种:探针类和非探针类。①探针类荧光剂:可以识别靶序列并特异性杂交来指示扩增产物的增加,其特异性高。②非探针类荧光剂:利用荧光染料渗入 DNA 双链或特殊设计的引物来指示扩增产物的增加,其简便易行。

（1）TaqMan 探针:PCR 扩增时在加入一对引物的同时加入一个特异性的荧光探针,该探针为一种寡核苷酸。5′末端标记一个报告荧光基团,3′末端标记一个淬灭荧光基团。探针完整时,报告基团发射的荧光信号被淬灭基团吸收。PCR 扩增时,DNA 聚合酶的 5′～3′外切酶活性将探针酶切降解,使报告荧光基团和淬灭荧光基团分离,从而荧光监测系统可接收到荧光

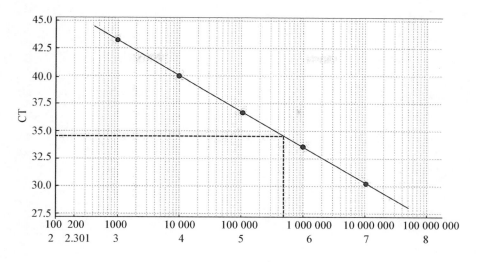

图 3-4　阈值循环数

信号,即每扩增一条 DNA 链,就有一个荧光分子形成,实现了荧光信号的累积与 PCR 产物的形成完全同步(图 3-5)。TaqMan 探针检测的是积累荧光。常用的荧光基团有 FAM、TET、VIC、HEX 等。但当探针完整的时候,由于淬灭荧光基团在吸收了报告荧光基团发射的荧光能量后本身会释放出一定的荧光,这会导致背景信号增高。目前新型的 TaqMan-MGB 探针克服了这一缺点。它的淬灭基团采用非荧光淬灭基团,本身不产生荧光,大大降低了背景信号。

(2)Scorpion 探针:Scorpion 探针由两个寡核苷酸分子组成,一个是引物,另一个是发夹结构的探针,所以此探针具有引物的功能。在这个发夹结构的探针上,5′端和 3′端分别标记有报告荧光基团和淬灭荧光基团。两者相互靠近,不能发射荧光。3′端的淬灭荧光基团通过一个非扩增单体与引物的 5′端相连,防止探针退火后与引物一起延伸。在 PCR 反应的变性阶段,探针的发夹结构打开,构象发生变化,退火时发生变化的探针通过引物结合到模板上,形成线性分子,报告荧光基团与淬灭荧光基团发生分离而产生荧光(图 3-6)。与 TaqMan 探针和分子信标相比,Scorpion 探针能更快地发射出荧光且信号更为强烈,其特异性也很高,因为只有在反应体系中存在特异的目的基因,探针引物才会与之相结合。Scorpion 探针对等位基因的鉴别特异性很高,很容易进行多重分析。目前已经有复合式 Scorpion 探针出现,其荧光基团和淬灭基团在不同的寡核苷酸分子上,其中特异性引物、PCR 抑制药、探针和荧光基团组成一个寡核苷酸,而淬灭基团与另一个寡核苷酸

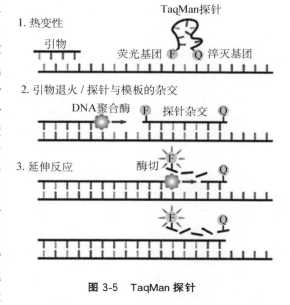

图 3-5　TaqMan 探针

的 Y 端相连。该寡核苷酸与探针序列完全互补这种排列保持了 Scorpion 的分子内探针机制,活性形式时荧光基团和淬灭基团完全分离,因而比通常的 Scorpion 结构产生更强的荧光信号。与高信号/高背景的 TaqMan 探针和低信号/低背景的分子信标相比,该探针有明显优势。其另一个优点是容易设计和合成,不需要发夹结构,只需要结合上荧光染料即可。当前 Scorpion 探针在肿瘤基因突变检测(如 *EGFR*、*K-ras* 等检测)方面具有良好的应用前景。

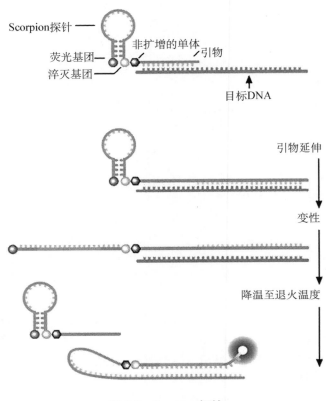

图 3-6　Scorpion 探针

　　(3)Light Cycler 探针:Light Cycler 探针由两条分别位于上、下游的相邻探针组成(图 3-7),上游探针在 3′端标记一个供体荧光基团,下游探针在 5′端标记一个受体荧光基团。当这两个探针杂交到模板上时,首尾相连,使得供体荧光基团与受体荧光基团相互靠近,发生荧光能量传递,供体荧光基团能传递能量,使得受体荧光基团在不同波长条件下释放出荧光。释放的荧光量与 PCR 过程中目的基因的产量呈线性关系。下游探针除了可以设计针对基因的检测外,还可以设计针对突变位点的检测,通过熔解曲线进行分析,可以达到同时鉴别已知的等位基因和检测新的基因的目的。该方法被 Roche 公司的 Light Cycler 系列仪器所应用,可进行病原体、突变位点、病毒荷载量及治疗后微小病变的检测。

　　(4)分子信标:分子信标(molecular beacon)是一段荧光素标记的寡核苷酸,由于序列的特殊性使其结构由环状区(15～30 个核苷酸)和柄区(5～8 个核苷酸)组成,5′末端标记荧光报告基团,3′末端标记淬灭基团。在自由状态下,分子信标的结构呈发夹状,此时由于两端的基团相距较近,荧光报告基团将能量转移给淬灭基团从而抑制前者产生荧光,因而荧光本底极低。

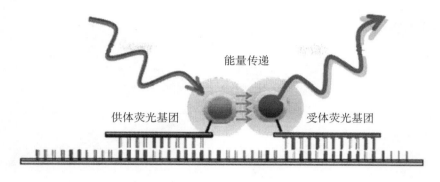

图 3-7　Light Cycler 探针

当分子信标与序列互补的靶分子结合时,环状区单链与靶序列杂交而形成稳定的、比柄区更长的双链,分子信标的构型发生变化,柄部被打开,从而使荧光基团远离淬灭基团而发射荧光(图3-8)。由于荧光信号的强度随反应产物量的增加而增加,因此可以对靶片段进行定量。由于分子信标技术具有背景信号低、敏感度高、特异性识别强、操作简单等优点,已经广泛地用于基因突变的分析、活细胞内核酸的动态检测、DNA/RNA 杂交的动力学研究和 DNA/蛋白质相互作用的研究等。

(5)SYBR Green Ⅰ染料:SYBR Green Ⅰ是一种游离状态下不发荧光,掺入至双链 DNA 分子中便可发出荧光的染料(图 3-9)。在 PCR 过程中,SYBR Green Ⅰ 染料结合到新合成的双链DNA 分子中,结合的荧光信号和 DNA 含量成正比。荧光信号的检测在每一个循环的延伸期完成后进行。DNA 交联荧光染料技术的成本较低,无须对引物或探针进行预先特殊地荧光标

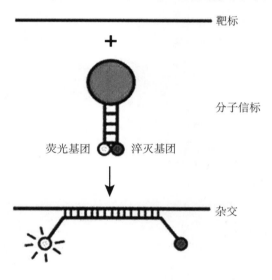

图 3-8　分子信标

记,适用于任何反应体系,操作亦比较简单,因此在科学研究中应用得更为广泛,但其缺点是特异性不够。可以从三个方面避免:①通过对检测系统的程序进行设定,区分由引物二聚体和特异性扩增产物产生的荧光信号;②选择良好的引物和探针并优化反应条件以消除非特异性影响;③采用一些技术(如热启动 PCR)可降低引物二聚体的形成。SYBR Green Ⅰ的另一个缺点是单个扩增产物上可以结合多个染料分子。因此,检测到的荧光信号数量取决于反应中产生的双链 DNA 分子的质量。如果产物的扩增效率相同,则较长的产物产生更多的荧光信号,如果扩增效率不同,定量结果更不准确。由解链曲线来分析扩增产物的均一性有助于分析由SYBR Green Ⅰ得到定量结果。

(6)Sunrise 引物:Sunrise 引物将 PCR 引物和检测机制结合在相同分子内。5′末端的发夹结构标记有报告基团和淬灭基团,3′末端引物自由状态时不产生荧光。只有当结合上 PCR产物时,报告基团和淬灭基团分离,才能检测到报告基团释放的荧光信号,但是这种检测系统

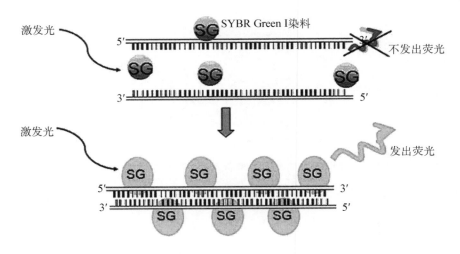

图 3-9 SYBR Green I 染料

可能会形成引物二聚体而产生非特异性荧光,从而导致检测结果不准确。

3. 定量理论 在背景期,扩增的荧光信号被荧光背景信号所覆盖,我们无法判断荧光强度的变化。在平台期,由于底物耗尽等因素,荧光信号不再呈指数增加。只有在指数扩增期,荧光信号呈指数增长,扩增产物的量与起始模板量存在线性关系,可在此阶段进行定量分析。

(1)定量数学原理理想的 PCR 反应:

$$X_n = X_0 \cdot 2n$$

非理想的 PCR 反应为:

$$X_n = X_0 \cdot (1+E)n$$

式中 X_n 代表第 n 次循环后的扩增产物量,X_0 为起始模板量,n 为循环次数,E 为扩增效率,通常 $0 \leqslant E \leqslant 1$。

在扩增产物达到阈值线时:

$$X_{CT} = X_0(1+E)^{CT}$$

式中 X_{CT} 表示荧光扩增信号达到阈值强度时扩增产物的量,在阈值线设定以后,它是一个常数。

方程式两边同时取对数:

$$\lg X_{CT} = \lg X_0(1+E)^{CT}$$

整理方程式:

$$\lg X_0 = -\lg(1+E) \cdot CT + \lg X_{CT}$$

$\lg$ 起始拷贝量与 CT 呈线性关系,通过已知起始拷贝数的标准品可做出标准曲线,根据样品 CT 值,就可以计算出样品中所含的模板量。

(2)参照系统:如果要用实时 PCR 技术进行比较精确的定量分析,则必须在反应体系中引入参照系统,包括外参照系统和内参照系统。

①外参照系统:实时定量 PCR 的外参照系统是用标准品经过系列稀释制备标准曲线。靶基因的扩增片段转入质粒构建成标准品,并计算出其浓度,在进行样本检测时将标准品做系列

稀释制成不同含量的样品,与被检样品在荧光定量 PCR 扩增仪上同时进行扩增。根据系列稀释的并已知含量的标准品扩增后得出的标准曲线(横坐标为标准品的起始拷贝数的对数,纵坐标为 CT 值)和被检样品所测得的 CT 值,仪器的软件系统可计算出最终的定量结果,即每一反应中靶基因的起始拷贝数。外参照的标准品除了可以将靶基因扩增片段转入质粒构建成质粒标准品以外,还可以直接将靶基因的扩增产物经纯化后作为标准品;在以组织或细胞 RNA 作为检测样本时,可以用经反转录的 cDNA 作为标准品;在对样本中的病毒进行定量检测时,还可以直接用病毒颗粒制备成标准品。但相比之下,质粒标准品比较稳定,所受的干扰因素较少。

虽然通过设置标准曲线可以达到对被检样本的靶基因进行定量分析,但是这种外参照系统仍有不足之处:首先,标准曲线的检测范围在许多情况下难以覆盖检测样品时可能遇到的更宽的浓度范围,即标准品的线性范围往往难以满足所有被检样本的检测需要。其次,无法控制标准品与被检样品之间扩增效率的差异。因此,如果要进行比较精确的定量,必须对两者间扩增效率的差异进行校正。

外参照系统除了标准品的线性范围和无法控制标准品与被检样品之间扩增效率的差异外,还无法纠正被检样本的抽提效率和抽提质量的差异,这些缺陷都会使定量结果产生偏差,但是可以通过设置内参照系统进行纠正。

②内参照系统:构建内参照标准品实际上就是克隆一段靶基因并人为地引入突变序列(与样本靶基因相比,克隆的靶基因仅多了一小段或缺失一小段序列,成为突变的靶基因序列,与被检样本靶基因扩增片段长度不同)。内参照的设置是把一个内标准品加入被检样品中一起抽提、一起扩增。内标准品和靶基因的探针分别用两种不同的荧光染料标记,扩增时用同一对引物同时扩增靶基因和内标准品(两者与引物互补的序列相同,但与探针杂交的序列不同),荧光定量 PCR 扩增仪的荧光检测系统可以特异地同时检测出内标准品和靶基因的扩增产物。扩增结束后根据公式计算便可得出靶基因起始拷贝数。

与外参照系统相比,内参照系统避免了由于不同抽提效率而导致的样本间的差异,使结果的重复性更好,定量更为准确。但是这种参照系统仍不能监控内参照标准品和靶基因是否有一致的扩增效率。因此,还需要通过计算给予校正。

(3)定量策略:用实时荧光定量 PCR 进行模板定量有相对定量和绝对定量两种策略。

①相对定量:相对定量的目的是测定目的基因在两个或多个样本中含量的相对比例,而不需要知道它们在每个样本中的拷贝数。所以,在测定目的基因的同时测定某一内源性管家基因,也就是我们常说的内标。该内标主要用于核苷酸拷贝数的比较。相对定量实验有两种方法:标准曲线法和 CT 值比较法。

标准曲线法:用一系列已知外参照物做标准曲线,根据该标准曲线得到目的基因和管家基因的量,再将目的基因同管家基因的比值作为定量的最后结果。外参照物是只知道样品中 DNA 或 RNA 的稀释比例而不需要知道其分子数目的标准品,典型的做法是将一个已知 pg 数的样品做一系列梯度稀释。该方法最大特点是应用简便,无须像 CT 值比较法那样对试验进行严格的优化。但是,如果外参照物为质粒或纯化的 PCR 产物,而待测样品为 cDNA,那么标准曲线的扩增效率并不能真实地反映样品的扩增情况。因此,以标准曲线来计算样品的实际浓度就存在一定误差。

CT 值比较法:同时扩增目的基因和内参基因,一般设 1～2 个内参基因,测得两者的 CT

值之差,即 ΔCT。比较不同待测样品 cDNA 的 ΔCT 值与对照样品 cDNA 的 ΔCT 值的变化,即可对未知样品基因的相对表达量做出判断,从而对不同处理样品基因表达量差异做出分析。该方法最大特点是当优化的体系建立后,在每次试验中无须再对目的基因和管家基因做标准曲线,而只需对待测样品分别进行 PCR 扩增即可。但是,每次试验都默认目的基因和管家基因的扩增效率一致,而并非真实扩增情况的反映,势必存在一定的误差。

②绝对定量:用已知浓度的标准品绘制标准曲线来推算未知样品的量。将标准品稀释至不同浓度,作为模板进行 PCR 反应。以标准品拷贝数的对数值为横坐标,以测得的 CT 值为纵坐标,绘制标准曲线,对未知样品进行定量时,根据未知样品的 CT 值,即可在标准曲线中得到样品的拷贝数。

为确保正确使用绝对定量标准曲线,应考虑的要点:其一,标准 DNA 或 RNA 必须为单一的纯种 DNA 或 RNA。例如,从大肠埃希菌(E. coli)制备的质粒 DNA 通常已受 RNA 污染,会增大 A260 的测量值,并夸大所确定的质粒拷贝数。其二,需要采用精确的移液吸取和滴入操作,因为标准样本必须经过几个量级的稀释。必须对质粒 DNA 或体外转录 RNA 进行浓缩,以便测量精确的 A260 值。其三,必须考虑对稀释后的标准样本进行稳定处理,特别对于RNA 尤其重要。将稀释后的标准样本等分为几份,储存在 −80℃ 温度下,在使用前只解冻一次。其四,一般而言,不可能使用 DNA 作为 RNA 绝对定量分析的标准样本,因为尚无有效的对照来执行反转录步骤。

(二)技术要点与技术优势

我们都知道 PCR 理论的标准曲线应该是指数曲线,但实际上,因为酶活力、dNTP、引物等的消耗,达不到理论的值,而是呈 S 形曲线。在实际操作过程中,这些反应体系和反应条件等因素都会影响 PCR 反应。所以,我们应该注意一些技术要点。

1. 引物设计　引物设计是实时荧光定量 PCR 检测中最重要的环节之一,成功的引物设计是实时荧光定量 PCR 检测的保证。目前互联网上存在多种针对实时荧光定量 PCR 的离线引物设计软件,如 Primer 5.0、Oligo 7.0、Beacon Designer 7.5、AutoDimer 1.0 等。此外,还有一些在线引物设计工具,如 Primer 3、Web Primer、DNA Works 2.4 等,可根据提供的信息进行在线引物设计。此类软件均可用于引物设计,但无论用哪一种设计软件都应该注意以下8 个设计要点。

(1)引物的长度一般为 15～30 bp,常用的是 18～27 bp,但不应大于 38 bp,因为过长会导致其延伸温度大于 74℃,不适于 Taq DNA 聚合酶反应。

(2)引物序列应处于模板的保守区域,没有相似性较高,尤其是 3′ 端相似性较高的序列,否则容易导致错配。引物 3′ 端出现 3 个以上的连续碱基,如 GGG 或 CCC,也会使错配引发概率增加。

(3)引物 3′ 端的末位碱基对 Taq 酶的 DNA 合成效率有较大的影响。不同的末位碱基在错配位置导致不同的扩增效率,末位碱基为 A 的错配效率明显高于其他 3 个碱基,因此应当避免在引物的 3′ 端使用碱基 A。另外,引物二聚体或发夹结构也可能导致 PCR 反应失败。5′ 端序列对 PCR 影响不太大,因此常用来引进修饰位点或标记物。

(4)引物序列的 GC 含量一般为 40%～60%,含量过高或过低都不利于反应。上、下游引物的 GC 含量不能相差太大。

(5)引物所对应模板位置序列的 Tm 值在 72℃ 左右可使复性条件最佳。Tm 值的计算有多种方法,如按公式 $Tm=4(G+C)+2(A+T)$。

(6)ΔG 值是指 DNA 双链形成所需的自由能,该值反映了双链结构内部碱基对的相对稳定性。应当选用 3′端 ΔG 值较低(绝对值不超过 9),而 5′端和中间 ΔG 值相对较高的引物。引物的 3′端的 ΔG 值过高,容易在错配位点形成双链结构并引发 DNA 聚合反应。

(7)引物二聚体及发夹结构的能值过高(超过 4.5kcal/mol)易导致产生引物二聚体,并降低引物有效浓度而使 PCR 反应不能正常进行。

(8)对引物的修饰一般是在 5′端增加酶切位点,应根据下一步试验中要插入 PCR 产物的载体的相应序列而确定。

2. 探针的设计　探针的应用是普通 PCR 向实时荧光定量 PCR 迈进的最重要一步,探针的设计也是影响实时荧光定量 PCR 扩增效果的重要一环,不同类型的探针有不同的设计要点。以最常见的水解探针为例,探针的位置应尽可能地靠近上游引物或下游引物的 3′端,以便在延伸开始时 Taq 酶就能快速切掉探针的淬灭基团,使报告基团发出荧光;探针长度应在 15~45bp(最好是 20~30bp),以保证结合特异性;避免出现探针自身及探针与引物间连续 4 个以上序列的互补;探针的 Tm 值在 65~70℃,通常比引物 Tm 值高 5~10℃(至少要高 5℃),GC 含量在 40%~70%;探针的 5′端不能为 G,因为即使单个 G 与荧光报告基团相连时,也可淬灭基团所发出的荧光信号,从而导致假阴性的出现。

为确保引物探针的特异性,需要用特定的软件进行探针的评价,分析探针的二聚体、发夹结构等信息。

3. 反应体系和条件

(1)模板浓度与纯度:模板的初始浓度越低,结果的重复性越差。初始浓度越高,超出了反应体系的线性范围,则需要对模板进行稀释,否则随着底物的过早耗尽,可能出现假阴性结果。如果待测模板的浓度处于 PCR 反应体系的最低检出限附近,则需要检测双份以保证结果的可靠性。在 PCR 反应过程中,模板的纯度同样也是关键性的因素。我们通常以 A260/A280 比值来判断模板的纯度。纯 DNA:A260/A280≈1.8(>1.9,表明有 RNA 污染;<1.6,表明有蛋白质、酚等污染);纯 RNA:1.7<A260/A280<2.0(2.0 时表明可能有异硫氰酸残存)。另外,也可通过加入内标的方法来观察模板中是否存在扩增的抑制物或干扰物。

(2)酶及其浓度:Taq DNA 聚合酶有两种,一种是从栖热水生杆菌中提纯的天然酶;另一种是从大肠埃希菌合成的基因工程酶。催化一典型的 PCR 反应需要 2.5U 的酶。浓度过高可引起非特异性扩增,浓度过低则合成产物量减少。

(3)Mg^{2+} 的浓度:Mg^{2+} 对 PCR 扩增的特异性和产物有显著影响。Mg^{2+} 的浓度过高,会增加引物二聚体的形成;Mg^{2+} 的浓度过低,会降低 Taq DNA 聚合酶的活性。

4. 标准曲线　制作一个好的标准曲线对定量结果至关重要。做标准曲线时的基本原则之一就是要尽量地模仿需要定量的基因所在的自然条件。应至少将标准品稀释五个浓度梯度,涵盖待测样本中目的基因量可能出现的浓度范围(图 3-10)。理想的标准品应与样本具有高度同源性。质粒 DNA 和体外转录的 RNA 常作为定量的标准品。

5. 引物二聚体的影响　所谓的引物二聚体,实质上是在 DNA 聚合酶作用下,一条引物在另一条引物上延伸所形成的与两条引物长度相近的双链 DNA 片段,是 PCR 常见的副产物,有时甚至会成为主要产物。减少或消除引物二聚体的形成,首先要从引物设计上入手,也可利用荧光探针来代替 SYBR Green 染料,使用热启动或用 Taq 酶抗体,或优化反应体系和条件,

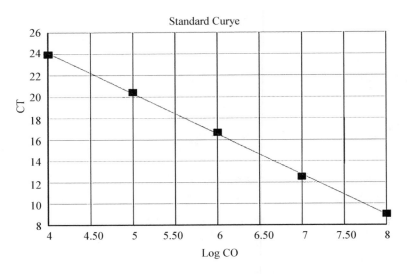

图 3-10　实时 PCR 标准曲线

如四温循环、Mg^{2+} 的浓度、引物浓度、退火温度、添加剂等来解决这个问题。

6. 污染和非特异性扩增的预防　实时荧光定量 PCR 是一种敏感度很高的检测技术,模板量的少量变化经过 2^n 倍扩增后会引起扩增产物量上的巨大变化。因此,为了保证实时荧光定量 PCR 定性和定量的准确性,必须预防污染和非特异性扩增。除了模板提取过程中的交叉污染外,最常见的污染是产物污染。针对产物污染,最常用的解决方法就是在反应体系中引入尿嘧啶 DNA 糖基化(uracil-DNA glycosylase,UNG)酶。UNG 酶可以催化含尿嘧啶的单链和双链 DNA 释放游离尿嘧啶,从而起到降解 DNA 的作用。将反应体系中 dTTP 替换为dUTP,扩增后的产物将带有 dUTP。在扩增前增加 UNG 酶的作用时间即可消除含有 dUTP的产物污染。除产物污染外,非特异性的扩增也是影响实时荧光定量 PCR 准确性的一个重要因素。普通的 Taq 酶在温度上升到第一个变性温度前即会发生扩增作用,产生一些非特异性扩增产物。当目的模板量较少时,非特异性扩增产物将会影响目的基因的扩增,从而影响实时荧光定量 PCR 的准确性。热启动 Taq 酶是必须经过高温才能激活的酶,在温度上升到某个阶段前都没有聚合酶的活性。因此,可最大限度地减少初始循环变性前的非特异性扩增,显著增强扩增特异性。

7. 质控品和内标的应用　实时荧光定量 PCR 检测技术的敏感度与特异性都很高,但检测样本处理的不恰当或配制中带入抑制物等都可能造成假阳性或假阴性结果。因此,在应用实时荧光定量 PCR 进行检测时,必须从核酸提取到扩增的整个过程进行质控。一般的质控品分为阴性质控品与阳性质控品,阳性质控品还可进一步分为强阳性质控品和临界阳性质控品。这些质控品与待检的样本进行同样的核酸提取和扩增,以此监控 PCR 检测的有效性。常见的质控品包括质粒、确定的阳性或阴性样本、培养的菌液或病毒液、假病毒等。

常见的质控品各有优、缺点:①质粒制备简单,但只能监测 PCR 过程,不能监测 RNA 的反转录过程。因此,多用于以 DNA 为检测目标的实时荧光定量 PCR 中。②阳性或阴性样本能够监测从核酸提取到实时荧光定量 PCR 整个过程,但阳性样本特别是一些少见样本的获取比较麻烦,不适于大规模采用。③培养的菌液或病毒液在作为实时荧光定量 PCR 质控品前必须经过灭活处理,但即便是最经典的灭活方法也不能保证 100% 的灭活。因此,仍然存在一定的生物风险。④假病毒是模拟病毒的形成方式,通过分子生物学方法,将待检 RNA 片段封闭到病毒蛋白外壳中,使 RNA 与外界环境分开,避免了外界 RNA 酶的降解作用。假病毒可以模拟 RNA 的提取过程,最重要的一点是不具备病毒活性。因此,没有生物传染性,已广泛用于多种以 RNA 为检测目标的实时荧光定量 PCR 检测。

然而,质控品只能对实时荧光定量 PCR 检测的总体操作进行监控,并不能确保每个检测样本的处理和扩增均无问题。为了能够监测到每一个反应是否正常进行,人们在目的基因扩增的同时引入了内标的扩增。内标包括非竞争性内标和竞争性内标。非竞争性内标是指与目的基因序列完全不同的另一种基因序列,可以来自动物、植物,甚至随机设计的与目的基因互不干扰的核酸序列。如果反应正常进行,内标就会呈阳性扩增,如果内标为阴性,则说明核酸提取或实时荧光定量 PCR 过程中可能导入了某种抑制物,待检基因需要被重新检测。

(三)临床应用

1. 在临床病原体检测中的应用

(1)HBV DNA 的检测

①HBV DNA 可进行定性检测,主要应用于血液及血制品的 HBV DNA 筛查,未明原因有肝炎症状患者的 HBV 感染确认或排除,单项抗 HBc 阳性者 HBV 感染的确认。

②HBV DNA 可进行定量检测,主要应用于 HBV 感染者病毒复制水平的判断,抗病毒药物疗效监测,肝移植患者手术前后监测。

(2)HCV RNA 的检测

①HCV RNA 可进行定性检测,主要应用于血液及血制品的 HCV RNA 安全性检测,HCV 感染的确诊指标。

②HCV RNA 可进行定量检测,主要应用于 HCV 感染者病毒复制水平的判断,抗病毒药物疗效监测。

(3)其他临床病原体检测:实时荧光定量 PCR 还用于多种细菌、病毒、支原体、衣原体的检测,如人免疫缺陷病毒-1、人乳头瘤病毒、结核分枝菌、淋球菌、H7N9 流感病毒、人巨细胞病毒、EB 病毒、单纯疱疹病毒、萨氏病毒、幽门螺杆菌、刚地弓形虫、肺炎支原体、肺炎衣原体、沙眼衣原体和解脲支原体等。目前临床上开展的实时荧光定量 PCR 检测项目越来越多。

2. 在肿瘤研究中的应用　实时荧光定量 PCR 在肿瘤研究中的应用非常广泛。如肿瘤标志物的早期检测、融合基因和微小残留病灶的检测、肿瘤耐药基因的检测等。

(1)血液系统肿瘤:白血病 *BCR-ABL* 融合基因、*TEL-AML1* 融合基因等。

(2)乳腺癌:*HER2* 基因、*PI3KCA* 基因、*CYP2D6* 基因、*BRCA1/BRCA2* 基因等。

(3)结直肠癌:*KRAS* 基因、*BRAF* 基因等。

(4)非小细胞肺癌:*EGFR* 基因、*EML4-ALK* 融合基因等。

(5)胃肠间质瘤:*KIT* 基因、*PDGFRA* 基因等。

(6)脑胶质瘤:*IDH1/IDH2* 基因、1p/19q 染色体杂合性缺失、*MGMT* 启动子区域甲基化等。

(7)肿瘤常规化疗药物:如铂类、紫衫类、氟类等化疗药物相关基因检测。

3. 在细胞因子表达分析中的应用　细胞因子是生物调节蛋白,它通过调节免疫反应(包括淋巴细胞活化、增殖、分化、生存和凋亡)在免疫系统中发挥着关键作用。许多不同类型的细胞都能分泌这种低分子量的蛋白质,其中包括淋巴细胞、抗原递呈细胞、单核细胞、内皮细胞和成纤维细胞。细胞因子可被分为不同的组:白细胞介素(IL-1 至 IL-23)、干扰素(IFN-α 和 IFN-γ 等)、集落刺激因子(CSF)、肿瘤坏死因子(TNF)、肿瘤生长因子(TGF-β 等)和趋化因子(MCP-1 和 MIP-1 等)。为了阐明在炎性反应、自身免疫性疾病和器官移植排异中的免疫致病途径,细胞因子 mRNA 表达谱的准确定量尤为重要。尽管被检样本中细胞因子含量往往极低,但实时荧光定量反转录 PCR 以其高敏感性和准确性在细胞因子的定量中越来越受到青睐。

4. 在遗传学及 SNP 分析上的应用

(1)在遗传病诊断上的应用:实时荧光定量 PCR 技术用于遗传病的基因诊断主要表现在单基因和新基因的突变检测。

出生缺陷病的检测:如地中海贫血、遗传性耳聋、血友病、纤维囊性病和舞蹈症等。

(2)在遗传学及 SNP 分析中的应用:实时荧光定量 PCR 技术还可以用在点突变分析、等位基因分析、DNA 甲基化检测、单核苷酸多态性分析及特异突变基因检测等方面。利用实时荧光定量 PCR 技术和有关的间接测序方法,可对已知 DNA 序列进行基因突变及多态性的分析,如位置突变基因及序列多态性的定位或通过扩增 DNA 限制性位点检测遗传变异等。根据 TaqMan 探针法在扩增之前处理 DNA,然后用特异的引物和探针可以区分甲基化和非甲基化的 DNA。SNP 分析从根本上来说是确定一对染色体的每个基因的不同突变,结合实时荧光定量 PCR 可以快速地检测 SNP 结果。

二、定性 PCR 技术

PCR 技术广泛应用于生物和医学领域的同时,其技术本身也得到了充分的发展。目前进入临床应用的定性 PCR 技术很多。无论哪一种技术方法,靶分子识别、信号放大与信号检测都是最重要的三个环节。以下即对目前常见的定性 PCR 检测方法做了一个较为系统的介绍。

(一)等位基因特异性 PCR 技术

1989 年,美国耶鲁大学的 Ruano 等报道了他们建立的等位基因特异性 PCR 技术。作为一种建立较早的等位基因 PCR 检测技术,由于其简便易行,至今仍在许多分子检测实验室中使用。

1. 技术原理　等位基因特异性 PCR 又称为 PCR 等位基因特异性扩增(allele-specific PCR,AS-PCR)或扩增阻碍突变系统法(apmlification refractory mutation system,ARMS),是一种测定基因突变的方法。该方法将待测的突变碱基设计于突变引物的 3′端,利用 Taq 酶缺乏 3′～5′外切酶活性,延伸反应因磷酸酯键形成困难而受阻,扩增反应后,根据电泳图谱即可确定样品的基因型。

AS-PCR 技术的设计基础是利用了错配导致的 Taq 酶延伸受阻。由于 PCR 过程中引物延伸是 3′端开始的,所以 3′末端的碱基对引物的延伸过程至关重要。3′末端的碱基与模板互补,Taq 酶与模板链结合后能不间断延伸,PCR 可以正常进行,得到特定长度扩增带。反之,3′末端的碱基与模板的不匹配则无法引发正常的 PCR 反应。所以只要将突变与正常等位基因所不同的某个碱基设计在引物 3′最末端,当用含突变序列的引物进行 PCR 时,如果得到特异扩增带,表明被测基因含有该种突变。若没有特异扩增带出现,则表示没有这种突变(图 3-11)。

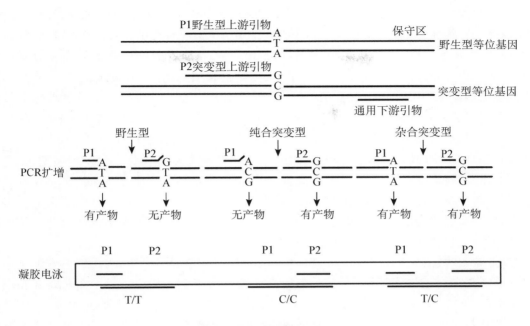

图 3-11 等位基因特异性 PCR

2. 技术要点与技术优势 在同一个反应体系中,敏感度和特异性相互联系、相互制约。提高检测敏感度的同时往往伴随着特异性的降低,反之亦然。因此,一个好的 AS-PCR 设计必然是综合考虑各种影响等位基因特异性 PCR 反应的可能因素,实现两者的最佳平衡。

(1)酶:AS-PCR 反应必须选用缺乏 $3'\sim5'$ 外切酶活性的 Taq 酶。Pfu 等其他 DNA 聚合酶,由于具有 $3'\sim5'$ 外切酶,可校正 PCR 扩增过程中产生的错误,将导致整个 AS-PCR 反应失去特异性。

(2)引物:通常情况下的 AS-PCR 由三条引物组成,$3'$ 末端含待测突变碱基的突变型上游引物、$3'$ 末端含野生型碱基的野生型上游引物和通用的下游引物。待测的突变碱基一般位于突变引物的 $3'$ 最末端的一个或两个碱基,但为了进一步提高特异性,也可在突变上游引物和突变上游引物的 $3'$ 末端除待测突变位点外再加入一个共同的突变碱基,从而彻底阻断突变上游引物介导的扩增反应。不过,采用此方法会一定程度的降低扩增效率。因此,在后续的结果判断中只能采用琼脂糖凝胶电泳等方法,而不适用于定量 AS-PCR。引物的长度同样影响 AS-PCR 的特异性和敏感度,较长的突变上游引物具有高扩增效率而较短的引物有助于提高扩增的严谨性。

(3)其他反应组分:调节反应体系中的镁离子浓度和降低 dNTP 浓度都可以有效地提高反应特异性。在 AS-PCR 中,dNTP 的浓度一般为 $100\mu M$,也有文献报道成功使用低至 $50\mu M$ 的 dNTP 进行反应。

AS-PCR 是目前用于确定等位基因遗传型的最直接、最简便的分子诊断方法。传统的检测点突变的方法(如变性梯度凝胶电泳、特异性等位基因寡核苷酸探针杂交等技术)需要特殊标记(如荧光标记等)或者昂贵的仪器设备,并且操作繁杂,耗时长。AS-PCR 技术对试验条件的要求较低,仅需要提取 DNA、PCR 反应及电泳检测,操作简单易行,一般分子实验室均能进行。并且试验时间短、成本低且重复性好，所需 DNA 的量较少而且 DNA 的质量要求不严格，DNA 降解等一般不会影响试验结果。由于使用的引物为高特异性引物且退火温度比较高，一般 DNA 污染不会影响检测的准确性。获得的条带单一，克服了其他检测方法（如变性梯度凝胶电泳）的不稳定和统计不便等缺点。但是，该方法也有不足之处：①该方法建立需时较长；②仅能检测已知突变；③每种引物只能检测一个突变位点。总之，AS-PCR 技术为临床分子诊断的应用带来了重大突破，可用于遗传病研究中基因型与表现型之间的内在关系探索。

3. 临床应用　AS-PCR 技术的优点使其在临床诊断中有着广泛的应用。

(1)基因多态性的研究：AS-PCR 已被用于囊性纤维化跨膜传导调节物基因突变、镰刀状细胞贫血症、苯丙酮尿症、载脂蛋白 E 缺乏症、β-地中海贫血症等。应用 AS-PCR 不仅可以检测遗传病，而且在 HLA 基因分型中也具有独到之处。应用 AS-PCR，针对各个等位系列中特殊位点设计出特异性引物，可以快速精确对 HLA 系统进行基因分型，其方法大大优越于传统的血清学鉴定法、淋巴细胞免疫反应鉴定法及杂交法。

(2)点突变的检测：采用 AS-PCR 方法可定量检测到突变点的发生，与传统的基因测序相比其敏感度更高，甚至达到了 0.01%。葡萄糖-6-磷酸脱氢酶(glucose-6-phosphate dehydrogenase,G6PD)缺陷症患者是由于 X 染色体上发生了突变，第 563 个核苷酸 C 突变成了 T，采用 AS-PCR 技术通过设计特殊引物能够迅速诊断出这种突变，无论是从患者血液还是涎液中提取的 DNA 都能验证此方法的可靠性，此方法不仅能够检测到点突变，而且能够筛选出 G6PD 基因突变型的杂合子性状；比较 AS-PCR 技术和直接测序技术两种方法检测石蜡保存样本中 KRAS 基因的突变率情况，前者的检测率能够达到 44%，后者为 37%，说明 AS-PCR 是一种高敏感度能够检测 KRAS 基因突变的有效手段，能够用于临床分子诊断的实验室检测。

(二)巢式 PCR 技术

当靶序列表达量较低或其他原因使常规 PCR 无法得到理想的扩增产物时，可利用巢式 PCR 技术。

1. 技术原理　巢式 PCR(nested PCR)对靶序列进行两次扩增，第二次扩增所用的模板是第一次扩增的产物。它用到两对 PCR 引物，第一对引物扩增的片段和普通 PCR 相似；第二对引物称为巢式引物，它是用第一次扩增的产物来设计的。巢式引物结合在第一次 PCR 扩增产物的内部，使得第二次 PCR 扩增产物短于第一次扩增产物(图 3-12)，第二次 PCR 扩增的产物即为目的产物。

2. 技术要点与技术优势　巢式 PCR 用在当模板 DNA 含量比较低，用一次 PCR 很难得到满意的结果时，这时巢式两轮扩增可以大大提高检测的敏感度。如果第一次扩增产生了错误片段，则第二次能在错误片段上进行引物配对并扩增的概率极低。因此，巢式 PCR 特异性也很高。但是，其不足之处在于进行第二次 PCR 扩增时，引起交叉污染的概率大。为了克服此缺点，可以使用单管巢式 PCR 方法。单管巢式 PCR 与传统的巢式 PCR 相比，外引物比内引物长些、用量较少且第二次退火温度比第一次低，这样无须取出第一次 PCR 产物，只需要降低退火温度即可直接进行 PCR 扩增。

3. 临床应用　巢式 PCR 一般应用于乙肝病毒、人乳头瘤病毒、解脲支原体、梅毒螺旋体、HIV、肿瘤基因等的检测。

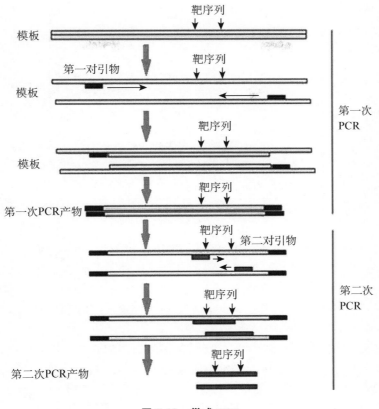

图 3-12　巢式 PCR

(三)多重 PCR 技术

多重 PCR(multiplex PCR)技术又称为多重引物 PCR 或复合 PCR,指在同一反应体系里加入两种以上引物,同时扩增一份 DNA 样品中同一靶基因多个不同序列的片段或多个不同靶基因片段。该技术被首次成功的用于诊断杜氏肌肉营养不良症。

1. 技术原理　多重 PCR 反应的基本原理与一般 PCR 反应相同。多数 PCR 技术都是设计一对寡核苷酸引物扩增所需要的目标靶序列。如果试验中要求分析不同 DNA 序列时,可以根据试验的要求,设计多对引物,在同一个 PCR 反应体系中扩增一份待测 DNA 样本中几个不同靶区域的 DNA 片段,即多重 PCR 检测。由于每一对引物扩增的是位于模板上不同序列的 DNA 片段,因此扩增产物的长短不同,可以据此来分析特定基因片段,检测其大小、缺失突变是否存在。另一方面,包括人类在内的各种生物体基因组中存在 20~30 个连续互补或相同的 DNA 序列的概率在统计学上基本不存在,同时 TaqDNA 聚合酶具有极高的复制准确性,所以理论上多重 PCR 反应体系中各引物交叉结合而出现非特异扩增的可能性极小,这就保证了多重 PCR 的敏感度和特异性(图 3-13)。

2. 技术要点与技术优势　进行多重 PCR 时应使各对引物之间的扩增效率保持一致,否则它们之间会发生竞争,最终影响扩增结果。但一般很难预知引物的扩增效率。因此,应将反应条件(如引物的 Tm 值、反应时间和温度、反应缓冲液的组分等)较为接近的引物组合在一

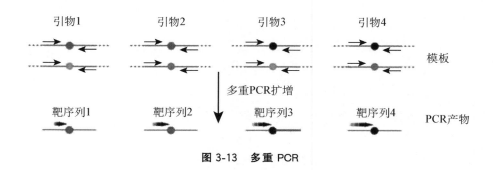

图 3-13 多重 PCR

起,使该反应条件能尽量适合所有引物以达到较为一致的扩增效率。另外,在设计多重 PCR 引物时还应考虑到同一反应内各扩增产物片段的大小应不同,以便检测时能通过电泳将各片段充分分离开来。

(1)引物:多重 PCR 引物的最佳长度为 18～24bp。过长的引物容易导致引物间的相互结合,严重影响多重 PCR 反应结果。不同引物之间不应有多于 4 个互补或同源碱基以免形成引物二聚体。所有的引物对要有相近的退火温度。4 种碱基的比例相当。应避免连续出现 4 个以上的单一碱基。尤其是不应在其 3′端出现超过 3 个的连续 G 或 C,否则会使引物在 G＋C 富集序列区引发错配。

(2)模板:多重 PCR 模板纯度要高,不能混有任何蛋白酶、核酸酶、DNA 聚合酶的抑制物和能结合 DNA 的蛋白质。多重 PCR 模板的量要适中,DNA 模板量低于 30ng 会出现阴性结果或扩增条带很弱难以识别;模板的量太多,则会出现条带弥散、模糊不清的情况。

(3)退火温度:尽管许多基因能在退火温度为 56～60℃被特异地扩增,如果将退火温度降低 4～6℃对于在多重 PCR 中扩增出同样的基因是必需的。单独扩增时退火温度为 60℃的基因在多重 PCR 中退火温度为 54℃时最优。尽管在 54℃时可能出现非特异性扩增,但多重反应中并发的其他基因的特异扩增会消除非特异性扩增的影响。相似的,当同时扩增许多特异的基因时,扩增效率高的基因会使扩增效率低的基因的产量降低。这是由于体系中酶和 dNTP 的供应是有限的,所有的产物都是由同样的一组原料生成。

多重 PCR 能在同一 PCR 反应管内同时检出多种病原微生物(如肝炎病毒、肠道致病性细菌、无芽孢厌氧菌、战伤感染细菌及细菌战剂等)或对有多个型别的目的基因进行分型。将大大地节省时间、节省试剂、节约经费开支,为临床提供更快更准确的诊断信息。但该方法存在某些局限性:①由于交叉反应或者多重引物的非特异放大导致假阳性结果;②引物的扩增效率不一致会产生竞争,导致假阴性结果;③试剂盒成本高。

3. 临床应用　多重 PCR 主要用于多种病原微生物的同时检测与鉴别、基因诊断、遗传学研究等。对于临床细菌的鉴定,多重 PCR 具有高度的特异性和敏感度。如快速鉴定肠出血性大肠埃希菌,并准确检测志贺样毒素产生的情况;鉴别结核分枝杆菌复合体及非结核分枝杆菌 DNA,快速检测结核分枝杆菌的 DNA 旋转酶 A 亚单位突变;快速诊断沙眼衣原体、解脲支原体和淋病奈瑟菌混合感染导致的泌尿生殖系统性传播疾病;鉴定引起人类食物中毒的产气荚膜梭菌等。多重 PCR 运用于基因诊断主要体现在产前诊断、亲子鉴定、肿瘤诊断等方面。

(四)原位 PCR 技术

虽然 PCR 技术能够敏感、特异地检测靶基因序列,但这些技术中的核酸抽提步骤必须破坏细胞,使得不能对靶基因做原始特异细胞的定位,而靶基因的细胞定位在许多情况下是极其有用的信息。如肿瘤发生时,细胞中癌基因和抑癌基因表达的变化,某一基因在哪种细胞中特异性地表达,以及 HIV 感染时哪些细胞是病毒感染的原发灶等。原位杂交技术的诞生使对于靶 DNA 或 RNA 的细胞定位成为可能,但由于细胞中靶 DNA 或 RNA 的含量常低于原位杂交技术的检测下限,因此原位杂交技术的敏感度不高常限制了它的实际应用价值。1990 年,由 Haase 等建立了一种把 PCR 和原位杂交结合起来的新方法——原位 PCR。

1. 技术原理 原位 PCR(in situ PCR,IS-PCR),是一种以组织固定处理细胞内的 DNA 或 RNA,并以其作为靶序列进行 PCR 反应的技术。原位 PCR 与普通 PCR 的主要区别在于模板的制备。经脱蜡处理的组织切片或直接滴加在玻片上的细胞悬液都可作为扩增样品,所有步骤均在玻片上进行。在扩增以前样品须经蛋白酶消化,以去除细胞内蛋白对 PCR 反应的干扰。如果是对细胞内 RNA 定位或是检测细胞内的 RNA 病毒,在 PCR 扩增以前还必须加入 DNA 酶,以降解样品中的 DNA,然后再进行反转录反应。进行 PCR 反应时,在体系中加入地高辛(或其他标志物)标志的 dUTP,使扩增产物带有标志。扩增反应在专用的原位 PCR 仪上进行,一般设置 15 个循环,扩增反应结束后将含有抗地高辛抗体的溶液加到玻片上,经 37℃ 反应 30min,再加入底物,直至信号出现后终止反应,便可在显微镜下观察结果(图 3-14)。

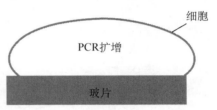

图 3-14 原位 PCR

2. 技术要点与技术优势 特异性是评价原位 PCR 是否成功的一个重要参数。原位 PCR 的非特异性问题主要是容易出现假阳性结果,包括"细胞内受损 DNA 的修复而形成的非特异性序列""错误启动""扩散人工假象"。

错误的可能原因:①"错误启动",即引物与模板错配或在引物延伸过程中三磷酸核苷酸的错误掺入而导致非特异性序列扩增。导致错误启动的因素包括 PCR 反应物中寡核苷酸引物的特异性、pH 和 Mg^{2+} 浓度及热循环中的退火温度等,可用热启动或减少冷启动,去除原位 PCR 中的错误启动。②"扩散人工假象",即由于特异性扩增产物弥散出细胞外而附着在邻近的阴性细胞上,甚至扩散入该类细胞,导致假阳性信号。

据研究发现,通过以下方法可有效避免扩增产物被洗脱,有利于扩增序列原位保留,防止弥散,使"扩散人工假象"减少:①选择最佳通透状况;②控制 PCR 循环次数(少于 30 次);③在引物延伸时掺入生物素标记的三磷酸核苷酸;④在 PCR 中,用针对同一靶序列不同片段的多对(5～7 对)引物进行扩增,可得到不同长度的扩增产物,像"脚手架"一样重叠交织一起。

原位 PCR 是将靶序列扩增后再进行检测,因此提高了在组织细胞原位检出靶序列的敏感度。但与常规液相 PCR 相比,原位 PCR 的扩增效率要低得多,这样就会出现假阴性结果。某些常规的固定剂,如甲醛有时会导致靶序列与蛋白交联,导致 DNA 暴露不足,这时可通过适当地蛋白酶、盐酸或加热处理。如何提高病理存档组织、石蜡包埋组织切片原位 PCR 的敏感度,困难仍较大,可通过使用多对引物和短的 PCR 产物的方法来改善。

3. 临床应用 原位 PCR 技术由于不仅不需要从组织细胞中分离出模板 DNA 或 RNA,而且能在不破坏细胞的情况下在细胞原位进行 PCR 扩增而大大提高了检测的敏感度。因此,原位 PCR 已成为研究靶基因序列的细胞定位、组织分布和靶基因表达检测的重要手段,已经广泛地应用于肿瘤发生学、胚胎学、功能基因组学和病毒学等的研究。原位 PCR 主要包括:

①检测外源性基因片段,提高检出率,主要集中在病毒感染的检查上,如 HIV、HPV、HBV、CMV 等;②观察病原体在体内的分布规律;③检测内源性基因片段,如人体的单基因病、重组基因、易位的染色体和免疫球蛋白的 mRNA 片段、癌基因片段等;④检测导入基因;⑤遗传病基因检测,如 β-地中海贫血等。

(五)反向 PCR 技术

常规的 PCR 技术是扩增两段已知序列之间的 DNA 片段,而对于已知序列侧翼的未知 DNA 序列的扩增,则毫无办法。但是,在很多时候,人们又非常渴望了解某些特征性遗传标记侧翼的序列,如转座子或病毒是整合至基因组的什么位点、某一缺失基因丢失了哪一部分、某一 cDNA 的启动子是什么等问题。在反向 PCR 技术出现以前对此类问题的解决办法:一般首先用 λ 噬菌体及其衍生物作载体构建相应的基因组文库,接着用杂交的办法获得相应的阳性克隆,然后用多拷贝质粒再构建次级文库,再进行杂交,最后进行测序,过程复杂。基于这些原因,Triglia 等在常规 PCR 的基础上建立了反向 PCR 技术,大大减少了试验的工作量,加快了试验进程。

1. *技术原理* 反向 PCR(inverse PCR,IPCR)可用于研究与已知 DNA 区段相连接的未知染色体序列,因此又可称为染色体缓移或染色体步移。扩增前先用限制性内切酶 A 消化,然后用 DNA 连接酶连接成一个环化 DNA 分子,再用限制性内切酶 B 消化,形成一段两端已知序列的 DNA 分子,通过反向 PCR 扩增引物的上游片段(P1)和下游片段(P2),进行 PCR 扩增(图 3-15)。

2. *技术要点与技术优势*

(1)基因组 DNA 的纯度:分离的基因组 DNA 应达到一定的纯度,以便能很好地进行随后的酶切、连接和 PCR。同时,对于基因组的复杂度也有一定的限制,对大于 10^9 bp 的基因组需构建小一些的基因文库。

(2)限制性酶的选择:对限制性酶的选择是非常重要的,因为适宜的限制性酶应是在已知序列中不存在,并且其完全决定了所获得片段的大小,由于 PCR 扩增长度的局限性,尽管到目前为止,长片段的扩增有时可达几十 kb,但对反向 PCR 来说还很难达到这种水平。为了增加试验的成功率,反向 PCR 扩增的长度以 2~3kb 为宜(太短将无法得到足够的信息),并且为了便于连接,能产生 4 个碱基黏性末端的限制性酶将作为优先选择的目标。因此,有必要在正式试验前,先进行预试验:选用多种酶进行切割,

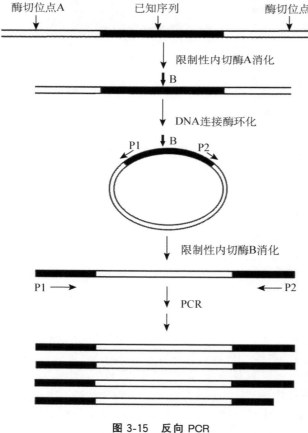

图 3-15 反向 PCR

然后用 Southern blot 来确定各酶切片段的大小,从而选定适宜的内切酶。一般来说,用 5 种酶切割,总有 1 种或 2 种符合要求。部分情况下可选用两种限制性酶来进行酶切,但在连接前必须平末端化,而平末端的连接效率比黏末端低得多。因此,在非不得已的情况下,应尽量避免双酶切。

(3)酶切片段的回收:根据 Southern blot 结果,通过电泳来纯化和回收大小合适的酶切片段,以减少随后连接体系中 DNA 的复杂性,从而更有利于目的片段的环化,但是无论采用何种方法回收酶切片段,回收过程中所用的乙醇必须去除干净,以免影响 DNA 回收质量。部分情况甚至酶切后不需乙醇进行沉淀,只需将限制性酶失活,即可直接取反应液进行连接,随后由于连接反应体系的成倍放大,酶切缓冲液中的盐成分不会对连接体系造成影响。

(4)自身环化的条件:在连接反应中,从理论上存在众多有利于线性 DNA 自身环化的条件,但是在实践中要达到这些条件还是相当困难的。总的原则是,连接体系中需自身环化的消化 DNA 片段其终浓度(mol/L)应较低。一般来说,消化 DNA 的浓度应为<3ng/μl,但也有资料将该浓度定为 50ng/μl。由于目的 DNA 的长度不一致,上述浓度值很难确定。因此,最好是建立系列连接反应,找出各目的 DNA 的最佳自身环化条件。有文献指出,能进行自身环化的最佳片段长度为 2～3kb,这与 PCR 模板的适宜长度相吻合。

为了提高反向 PCR 的效率,有时将环化模板再次线性化将会有利于扩增。可在已知序列的引物之间寻找一合适的酶切位点,而该酶切位点在待研究的侧翼未知序列上不存在,此时,用相应的限制性酶消化即可获得线性化的模板。环状分子线性化的另一种方法是,在扩增前对样品 100℃加热 15min,但这种方法效率较低。PCR 条件应根据不同的试验做出相应地改变,并以水作为模板设置阴性对照。

反向 PCR 的不足:①需要从许多酶中选择限制酶,也就是说必须选择一种合适的酶进行酶切才能得到大小合适的 DNA 片段。这种选择不能在非酶切位点切断靶 DNA。②大多数有核基因组含有大量中度和高度重复序列,而在酵母人工染色体或质粒中的未知功能序列中有时也会有这些序列。因此,通过反向 PCR 得到的探针就很有可能与多个基因序列杂交。

3. 临床应用　利用反向 PCR 可对未知序列扩增后进行分析,探索邻接已知 DNA 片段的序列,并可将只已知部分序列的全长 cDNA 进行分子克隆,建立全长的 DNA 探针,适用于基因游走、转位因子和已知序列 DNA 旁侧病毒整合位点分析等研究。

反向 PCR 可用于:①克隆连续的基因组 DNA 大片段;②获得启动子序列;③定点诱变 DNA;④诱变产生附加表位的蛋白;⑤鉴定插入失活基因。

(六)甲基化特异性 PCR 技术

DNA 甲基化是在胞嘧啶的 5′碳原子上面加上一个甲基的过程。在哺乳动物体细胞染色体当中,有一种序列中 CG 含量比较高,并且 CG 成对出现,我们把这种 CG 成对密集出现的序列叫作 CpG 岛。哺乳动物体细胞的 DNA 胞嘧啶甲基化主要发生在 CpG 岛当中。DNA 甲基化与大多数肿瘤发生相关,抑癌基因启动子 CpG 岛的高甲基化可引起抑癌基因的沉默,细胞出现无节制生长,导致肿瘤发生。因此,建立准确、敏感、可靠的 DNA 甲基化分析方法对探讨甲基化与基因印迹,揭示甲基化调控与生殖、发育、衰老、恶性肿瘤发生的关系,提高相关疾病的诊疗水平有重大意义。

DNA 甲基化的检测技术种类繁多。其发展轨迹大体是从最早的甲基化敏感的限制性内切酶方法,到后来最广泛应用的亚硫酸氢钠处理结合 PCR 技术,最后到目前的全基因组甲基化检测技术。现对亚硫酸氢钠处理结合 PCR 技术作重点介绍。

1. **技术原理** 甲基化特异性 PCR（methylation-specific PCR，MS-PCR）是一种特异位点甲基化检测技术，其基本原理是用亚硫酸氢钠处理基因组 DNA，未甲基化的胞嘧啶变成尿嘧啶，而甲基化的胞嘧啶不变。因此从理论上讲，用不同的引物进行 PCR 检测，即可检测出这种差异，从而确定基因有无 CpG 岛甲基化。根据目的基因修饰前后的改变，通常设计两对引物，一对引物结合处理后的甲基化 DNA 链，另一对结合处理后的非甲基化 DNA 链。检测 MS-PCR 扩增产物，如果用针对处理后甲基化 DNA 链的引物能扩增出片段，则说明该检测位点存在甲基化；若用针对处理后的非甲基化 DNA 链的引物扩增出片段，则说明该检测位点不存在甲基化（图 3-16）。这种方法经济实用，无须特殊仪器，因此是目前应用最为广泛的方法。不过也存在一定的缺陷，需要预先知道待测片段的 DNA 序列；另外，若存在亚硫酸氢钠处理不完全的情况，可能导致假阳性。

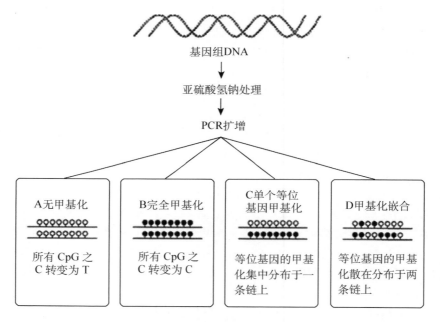

图 3-16 甲基化特异性 PCR

2. **技术要点与技术优势** MS-PCR 方法的推广存在许多限制。主要体现在假阳性与敏感度问题上：①假阳性，即使目标序列没有甲基化，仍然可能出现阳性。如退火温度太低，3′端的错配位置也可以进行扩增。这种类型的假阳性可以使用合适地对照检测，比如已知阴性的细胞系样品。提高退火温度，使用热启动的方法，或者设计新的引物也可以消除这种假阳性。②敏感度，MS-PCR 的敏感度也可以导致假阳性，可由甲基化序列少见亚群扩增引起。此外，肿瘤组织仅有小部分是甲基化的细胞。这种情况下，肿瘤组织取材规范化对检测结果的准确性至关重要。

3. **临床应用** MS-PCR 主要应用于肿瘤的诊断和预后。研究发现甲基化是肿瘤发生的一个早期事件，而且此现象在确诊前就能被检测出来，提示某些基因的 DNA 甲基化水平有望成为肿瘤早期诊断的潜在指标，甚至可以作为患病风险预测、临床病程监控和疗效评估的指

标。DNA 甲基化的改变常发生于肿瘤形成过程中,包括全基因组水平 DNA 低甲基化和 CpG
岛 DNA 高甲基化。若某基因组调控区呈甲基化状态,则该基因在该组织不表达;若此基因组
的调控区去甲基化,则基因重新表达。原癌基因的活化和抑癌基因的失活是癌症发生的分子
基础。目前肿瘤甲基化的研究主要集中在抑癌基因。这是因为人们发现肿瘤的发生可能与抑
癌基因启动子区的 CpG 岛甲基化造成抑癌基因的表达关闭有关。由于 CpG 岛的局部高甲基
化早于细胞的恶性增生,因此这些基因甲基化的检测可以用于肿瘤发生的早期预测。另外,全
基因组的低甲基化也随着肿瘤的发生而出现,并且其甲基化程度随着肿瘤恶性度的增加而显
著下降,因此整体甲基化的检测也可以可用于肿瘤的分级。

(七)反转录 PCR 技术

反转录 PCR(reverse transcription-polymerase chain reaction,RT-PCR)将致病基因表达
的信使 RNA 反转录为 cDNA,以 cDNA 为模板进行扩增,检测目的基因有无异常。RT-PCR
主要用于 cDNA 克隆、合成 cDNA 探针、检测 RNA 病毒和分析基因表达等。

1. 技术原理　RT-PCR 是通过提取组织或细胞中的总 RNA,以其中的 mRNA 作为模
板,利用反转录酶反转录成 cDNA,再以 cDNA 为模板进行 PCR 扩增,从而获得目的基因或检
测目的基因的表达。RT-PCR 使 RNA 检测的敏感度提高了几个数量级,使一些极微量 RNA
样品的分析成为可能(图 3-17)。

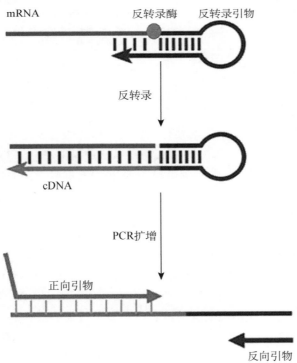

图 3-17　反转录 PCR(RT-PCR)

反转录合成 cDNA 的方式有以下多种。

(1)以随后进行 PCR 扩增所用引物中的下游引物作为反转录的引物:它可与目的 mRNA
的 3' 末端互补,引发特异的反转录反应,合成特异的 cDNA。

（2）以合成的寡聚脱氧胸苷酸即 Oligo(dT)作为引物：mRNA 3′末端的多聚腺苷酸尾（PolyA 尾）能与之互补，在反转录酶的作用下合成 cDNA。由 Oligo(dT)所引发的反转录反应从理论上讲代表了细胞内所有 mRNA 的反转录反应。

（3）以人工合成的随机序列六核苷酸混合物作为引物：这些引物能与 mRNA 链任何部位的特异序列互补，引发反转录反应。用随机序列六核苷酸混合物作为反转录反应的引物，其优点是容易合成较为完整的 cDNA，尤其是当 mRNA 较长时。

2. 技术要点与技术优势　RT-PCR 反应受多个因素影响，如 Mg^{2+} 浓度、引物退火温度、扩增的循环数等。建议选择 0.5～3.0mmol/L(相差 0.5mmol/L)的 Mg^{2+} 做初步试验。对于具有较高 Tm 的引物，增加退火和延伸时的温度对反应有利。大多数目标 RNA 经 40 个 PCR循环反应就能观察到，但如果目标 RNA 量太稀少，或者只有很少的模板量，则有必要增加扩增的循环数至 45～50 轮。

RT-PCR 分为一步法和两步法，其中两步法较常见，在使用单个样品检测多个 mRNA 时比较有用。然而，一步法 RT-PCR 也具有其优点：①在处理大量样品时易于操作，有助于减少残余污染，因为在 cDNA 合成和扩增之间不需要打开管盖；②敏感度更高，最低可检测 0.1pg总 RNA，这是因为整个 cDNA 样品都被扩增。对于成功的一步法 RT-PCR，一般使用反义基因特异性引物起始 cDNA 合成。

3. 临床应用　RT-PCR 技术主要应用于分析基因的转录产物、获取目的基因、合成 cD-NA 探针、构建 RNA 高效转录系统。由于 RT-PCR 技术检测敏感度高，该方法也应用于病毒感染疾病的辅助诊断，如丙型肝炎病毒等。

（八）PCR-限制性片段长度多态性分析技术(RFLP)

从低等的原核生物(如细菌)到高等的哺乳动物(如人类)，基因组结构在不同种类的生物体间存在着相当大的差异。即使在同种生物的不同个体之间，其 DNA 结构同样存在着差异，且这种差异在不编码蛋白质的区域及不具有重要调节功能的区域更为明显。多态性是指在基因组中一个特定的基因座位(DNA 序列)存在两种或两种以上的等位基因，且其中任何一个等位基因在人群中的频率不低于 1%的现象。PCR-限制性长度片段多态性分析是一种用于分析基因多态性较为成熟简便的实验方法。

1. 技术原理　限制性内切酶能够特异性的识别特定的碱基序列并对其进行切割。若目的基因的碱基突变位点与限制性内切酶的识别位点相关，碱基的突变则可能引起某些酶切位点的消失和新的酶切位点的出现，当使用特定的限制性内切酶对发生突变的目的基因进行消化后，将会产生与"正常"的目的基因不同大小的片段。通过电泳可将上述酶切片段分离从而得到目的基因的电泳酶切图谱，将其与"正常"基因的酶切图谱相比较，可以直接判定目的基因是否发生碱基突变。这种根据不同长度的限制性酶切片段来分析目的基因多态性的方法称为限制性片段长度多态性(restriction fragment length polymorphism,RFLP)分析。将 RFLP分析技术与 PCR 扩增反应相结合，即使用 RFLP 分析技术来分析 PCR 扩增产物可以大大提高 RFLP 分析的敏感度(图 3-18)。

2. 技术要点与技术优势　确定待测区域并设计合适的引物和选择恰当的限制性内切酶是影响 PCR-RFLP 的两个关键性因素。

PCR-RFLP 的引物除遵守一般的设计规则外，还需注意：①PCR-RFLP 的引物必须具有高度特异性，在引物与模板的互补配对区域内不存在可能的基因变异，同时该引物还必须有较

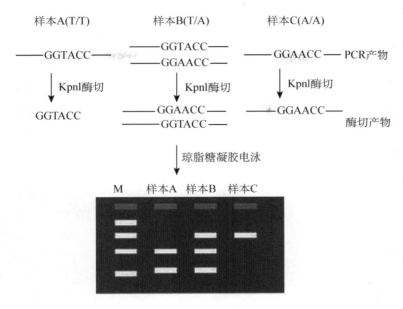

图 3-18 限制性片段长度多态性

高的扩增效率;②PCR-RFLP 分析时作为质控的 PCR 扩增片段必须含有至少一个位于多态性位点之外的限制性内切酶识别位点。若天然的扩增片段不能满足这一条件,可以通过引物错配引入该位点。

选择适合 PCR-RFLP 检测的限制性内切酶除了经济方面的考虑之外,更重要的是考虑内切酶识别位点在待测样本基因组中的出现频率。对大量随机片段的 PCR-RFLP 分析表明,使用 Taq Ⅰ 限制性内切酶处理的检出率最高(63%),其次是 Msp Ⅰ(56%)、BamH Ⅰ(50%)、Xba Ⅰ(47%)、Pst Ⅰ(44%)、BgⅠⅡ(41%)、Hind Ⅲ(39%)、Pvu Ⅱ(38%)、Rsa Ⅰ(38%)和 EcoR Ⅰ(33%)。因此,Taq Ⅰ 和 Msp Ⅰ 是目前最常用的两种 PCR-RFLP 限制性内切酶。Taq Ⅰ 特异性识别 TCGA 位点,而 Msp Ⅰ 的特异性识别位点为 CCGG。理论上使用 Taq Ⅰ 或 Msp Ⅰ 处理天然基因组得到的片段长度分别为 270bp 和 514bp,但由于 CpG 双核苷酸(CpG dinudeotides)的影响,Taq Ⅰ 或 Msp Ⅰ 处理后的片段长度分别约为 2.9kb 和 3.5kb。

PCR-RFLP 技术操作简单、结果容易判定,但在实验过程中,靶片段的扩增产物如有非特异产物(特别是大片段可能含有酶识别序列)将会竞争酶活性,使样品消化不完全或可出现酶消化杂带。酶切阳性结果可以确定所检测的具体序列,阴性结果仅可说明非酶识别序列,但不能准确判定具体序列。

3. 临床应用 PCR-RFLP 分析技术目前主要用于病原微生物的快速、准确检测,个体化用药、HLA 分型、产前诊断、个体识别、亲权鉴定等。PCR-RFLP 分析只能检测到某些已知与限制性内切酶酶切位点相关的碱基变异,而不能检出一些未知的碱基突变,故其检测视野很窄。

(九)单链构象多态性

单链构象多态性(single strand conformation polymorphism,SSCP)分析是利用 DNA 或 RNA 单链构象具有多态性的特点,结合 PCR 技术进行基因检测的一种分析技术,它可以分离相同长度但序列不同的核酸。

1. 技术原理　SSCP 技术的原理是当 DNA 分子以单链形式存在时,能在空间自发地形成二级结构,这种二级结构的空间构象取决于 DNA 分子本身的碱基组成,即使一个碱基的差别也会形成不同的二级结构。突变 DNA 的 PCR 产物经变性后产生与野生型 DNA 空间构象不同的两条单链,在不含变性剂的中性聚丙烯酰胺凝胶中电泳时,不同构象的单链片段具有不同的电泳迁移率,从而能区别野生型与突变型的靶基因(图 3-19)。

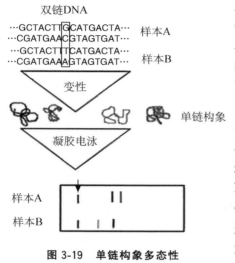

图 3-19　单链构象多态性

2. 技术要点与技术优势　由于 DNA 片段长度的增加会使不同序列分子之间迁移率的差异明显减小从而导致 SSCP 的敏感度降低,因此 SSCP 一般只适用于检测 200bp 以内的 DNA 靶基因片段。由于 DNA 分子经变性成为两条单链后,随着温度的改变,仍然会复性而重新成为双链分子,因此 SSCP 试验的关键是控制温度以避免在操作过程中 DNA 单链分子复性为双链。此外,还需注意的是在进行电泳时有必要设双链分子的产物作为对照。

与其他方法相比,SSCP 检测敏感度较高,可以从 DNA 序列水平上鉴别突变 DNA 片段,发现靶 DNA 片段中未知位置的碱基突变,还可通过聚丙烯酰胺凝胶电泳将不同迁移率的突变单链 DNA 分离和纯化。但该方法仍然存在一些不足:①只能作为一种突变检测方法,如要明确突变的位置和类型,还需通过测序进一步确定;②对电泳技术和条件要求高;③如果某些位置的点突变对单链 DNA 分子立体构象的改变不起作用或作用很小时,通过聚丙烯酰胺凝胶电泳可能无法准确分辨这些点突变而造成漏检。

3. 临床应用　PCR-SSCP 技术已被广泛应用于癌基因、抑癌基因突变的鉴定,遗传病致病基因分析和基因诊断等领域。与其他的基因检测技术相比,PCR-SSCP 技术具有简单、快速、敏感度高、所需样本量少、适用于大样本的筛选等优点。由于其检测结果是通过电泳条带的变化而不是信号的缺失体现的,因此 PCR 反应的失败不会导致假阳性结果,但是由于没有完整的理论依据来预测迁移率与序列构象的对应关系,使得其结果的判定只能基于经验总结的基础之上。此外,SSCP 只能检出影响分子构象的某些一级序列的突变,因而可能漏检某些序列,即存在假阴性。同时随着 DNA 片段长度的增加,检测的敏感度逐渐降低,尤其对于300bp 以上的 DNA 片段,可能表现出复杂的图谱。另外,尽管 PCR-SSCP 在不同系统中的突变检出率可高达 70%～95%,但是高检出率需要在不同条件下凝胶电泳才能得到。因此,PCR-SSCP 仅仅是一种简单、高效的突变筛选方法,而并不是最佳的方法。

（十）转移终止引物延伸法

随着基因突变与疾病进展的关系研究不断深入,基因突变检测的方法也得到迅猛发展。DNA 测序技术是基因突变检测的标准方法,但由于其成本高、技术复杂程度高、所需时间长,因而大大限制了其在多核苷酸多态性中的应用。为此,美国马里兰州 TrimGen 公司的 Shackelford 等于 2004 年发明了一种新的基因突变检测技术,该技术可检测到样品中小于 1% 的基因突变。

1. **技术原理**　转移终止引物延伸法(shifted termination primer-extension assay,STA)目前主要用于检测一段已知核苷酸序列的突变位点。该方法采用引物延伸法检测突变,是将未标记末端的引物与标记末端的引物同时加入到引物延伸反应中,如果目标序列上与引物 3′端结合的第一个碱基未发生突变,引物延伸将被终止,不能检测到信号;反之,如果发生突变(包括点突变、插入、缺失和易位),引物延伸反应得以进行,使得大量被标记的核苷酸被掺入进去,这样就能检测到比较强的信号(图 3-20)。

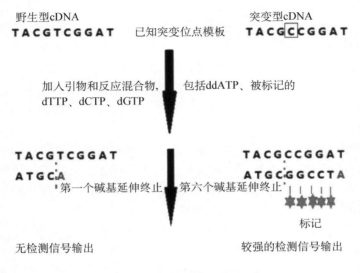

图 3-20　转移终止引物延伸法

2. **技术要点与技术优势**　转移终止引物延伸法不仅可以用于检测 DNA 突变,也可以用于检测 RNA 突变。与直接测序法相比较,该方法具有工作量小,所需样本量小的特点。与传统的突变检测方法,如限制性片段长度多态性、单链构象多态性、等位基因特异性 PCR 等相比,STA 不需要特殊的实验室检测设备,能检测所有类型的突变,包括点突变、插入突变、缺失突变和易位。与传统的引物延伸方法,如硫代核苷酸引物延伸法、双核苷酸终止引物延伸法相比,STA 可以同时标记多种核苷酸,具有成本低、耗时短、敏感度高、错误率低的特点。此外,因为在转移终止引物延伸法中不止一种核苷酸被标记,因此该方法的检测信号还具有特异性强、准确度高的特点。鉴于上述原因,STA 更能满足大样本临床检验的需求。但值得注意的是,STA 所需反应体系的肿瘤样本 DNA 量不低于 100ng。

3. **临床应用**　STA 技术已广泛应用于基因突变检测。美国 TrimGen 公司采用该技术设计生产了 Mutector™ 系列突变检测试剂盒,其中 KRAS 突变检测试剂盒和 BRAF 突变检测试剂盒的检测可在 96 孔板中进行,经 3～5h 即可完成一块板的检测,用荧光定量 PCR 仪读取结果,另有 PIK3CA 突变检测试剂盒和 EGFR 突变检测试剂盒的检测也可在 96 孔板中进行,经 2.5～3h 即可完成一块板的检测,随后用毛细管电泳测序仪读取结果。该方法可检测到体细胞中 1%的突变,其敏感度是传统测序法的 15～20 倍,因而可用于癌症早期基因突变的检测。

三、基因芯片技术

在20世纪80年代,Bains等就将小DNA片段固定到支持物上,借助杂交方式进行序列测定,形成基因芯片的雏形,但基因芯片理论与技术的突破、快速发展及其实际应用则是在近10年。我国在基因芯片领域的起步较早,发展迅猛,学术界普遍认为,基因芯片技术是我国为数不多的、技术发展水平可与西方发达国家平齐的高科技技术之一。

基因芯片(gene chip)又称DNA芯片(DNA chip)、DNA微阵列芯片(DNA microarray),是将寡聚核苷酸、基因组DNA、cDNA或肽核苷酸作为探针,通过共价键固定在经过表面化学处理的硅片、玻璃片、塑料片等硬质介质上,制备成芯片,再配以核酸靶标扩增体系、杂交体系、荧光扫描和结果分析体系,形成的一整套基因芯片检测分析系统。相对于传统的检测方法,基因芯片的最大优势是高通量,它可以在一张芯片上通过一次试验得到数以万计的靶标信息。可以一次性提供一个样本的多种信息,也可以一次性提供多种样本的多种信息,是一种高度集约化的检测方法。

基因芯片的检测原理是核酸探针与核酸靶标的杂交和捕获。探针是人工设计的带有目的信息的序列,通过探针与靶标的结合和捕获,可获得靶标信息。基因芯片最常用的方法是反向杂交法,即把探针固定在芯片载体上,将待检样本基因组经PCR扩增后获得的靶标片段加在芯片上进行杂交反应,使得探针与互补靶标片段结合从而捕获靶标。反向杂交基因芯片适用于试剂盒制备,方便分发和使用。另一种是正向杂交法,它是把待检样本基因组经扩增后获得的靶标片段固定在芯片上,将探针加在芯片上进行杂交反应,通过靶标片段与探针互补结合从而捕获探针。正向杂交法在每次检测前均需将待检靶标点制到载体上制备成芯片微阵列,因此不适合完整试剂盒的制备,而适用于基因芯片工作站,用于样品检测。反向杂交基因芯片具有使用方便和易于商品化等优点,因此它的应用较广泛。

在临床分子诊断领域,基因芯片主要应用于常见遗传疾病、感染性疾病、肿瘤、临床筛查、食品安全鉴定与检测等方面,多采用寡核苷酸探针基因芯片。基因芯片试剂盒的制备需要设计与遗传病或传染病等靶标基因互补的寡核苷酸探针,并通过化学键使探针与载体结合制成芯片,再配以相应的组分,包括样本核酸提取组分、PCR组分、杂交组分、洗涤组分等。采用基因芯片试剂盒进行检测时,首先应提取样本核酸,通过PCR扩增核酸模板,随后将PCR产物与杂交液混合后加在芯片上,再在一定温度下经过一定时间的杂交反应,然后洗涤除去未杂交模板。由于在PCR引物末端预先做了荧光素标记,使扩增出的杂交模板带有荧光标记,模板被探针捕获后,将会形成荧光标记杂合体,该杂合体的荧光信号可以通过荧光扫描仪进行检测。最后,通过分析软件,将信号转换成数据,得到样本检测结果信息。

根据探针所处的载体不同,基因芯片可分为固相基因芯片和液相基因芯片。固相基因芯片是将核酸探针固定在固相的载体上,如半导体硅片、玻璃片、硝酸纤维膜、尼龙膜等,运用反向杂交法检测待检样本基因组经PCR扩增后获得的靶标片段。液相基因芯片是将核酸探针偶联到微球上,在液体中与模板杂交,检测待检样本基因组经PCR扩增后获得的靶标片段。这两种基因芯片各有利弊,以下分别介绍固相基因芯片和液相基因芯片的技术原理、要点、优势及临床应用。

(一)固相基因芯片

随着人类基因组计划的逐步实施及分子生物学相关学科的迅猛发展,固相基因芯片技术应运而生。该技术是将大量(通常每平方厘米点阵密度高于 400 个)探针分子固定于支持物上,与标记的样品分子进行杂交,通过检测每个探针分子的杂交信号强度来获取样品分子的数量及序列信息。通俗地说,就是通过微加工技术将数以万计,甚至数以百万计的特定序列 DNA 片段有规律地排列固定于 $2cm^2$ 的硅片、玻片等支持物上,构成一个二维 DNA 探针阵列。

1. **技术原理**　固相基因芯片与经典的核酸分子杂交方法一致,根据检测信息的需要,设计特异性寡核苷酸探针,与待检靶基因的序列杂交,随后通过信号检测进行定性与定量分析。下面以反向杂交 DNA 微阵列芯片为例,介绍整个检测流程(图 3-21)。

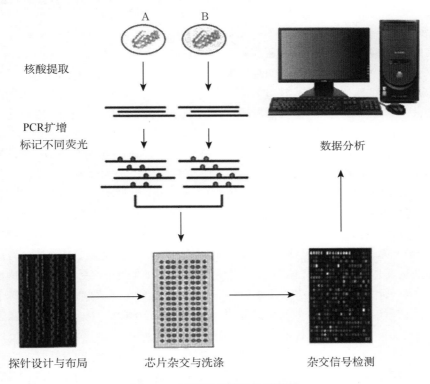

图 3-21　固相基因芯片检测流程

(1)核酸提取:与传统的核酸提取方法一致。

(2)PCR 扩增:基因芯片用于杂交的模板除了需要大量扩增外,还需要使模板上标记有荧光物质从而便于杂交后的荧光信号检测。通常采用的荧光素包括异硫氰酸荧光素、罗丹明 RB200、六氯-6-甲基荧光素、四甲基罗丹明、Cy3、Cy5 等。标记方法:PCR 引物合成以后,在引物的 5′端标记荧光素(可直接使用商品化的试剂盒),引物引导 PCR 扩增产生模板时,荧光素随引物带到模板的 5′端。根据杂交方式的不同,选择标记单侧单引物或者双侧双引物,若采用对称 PCR 方法扩增正负双链,变性处理后用于杂交,则标记双侧引物,产生双链标记模板;若采用不对称 PCR 扩增,产生单链模板免变性直接用于杂交,则标记单引物。后者由于操作简便、经济和本底较低,比较常用。除了用化学物质标记外,也可用生物素残基对引物进行标记,将生物素标记的扩增产物与芯片杂交,洗涤后加入链霉亲和素、TMB 和 H_2O_2,底物显色后在膜条上显示斑点。

(3)探针设计:探针的设计是指根据不同的应用目的,包括基因表达、转录图谱分析、靶序列中单核苷酸多态性或突变点的检测,设计不同的探针。

①表达型芯片探针的设计:表达型芯片的目的是对多个不同状态样品(不同组织或不同发育阶段、不同药物刺激等)中数千基因的表达差异进行检测。探针设计时不需要知道待测样品中靶基因的精确细节,只需设计出针对基因中的特定区域的多套寡核苷酸探针或采用 cDNA 作为探针,序列一般来自于已知基因的 cDNA 或表达序列标签(expressed sequence tag, EST)。

②单核苷酸多态性检测芯片探针的设计:单核苷酸多态性是基因组中散在的单个核苷酸的变异,最多的表现形式是单个碱基的替换,如 C—T 或 A—G。单核苷酸多态性检测的芯片探针一般采用等长移位设计法,即按靶序列从头到尾依次取一定长度(如 16～25 个碱基)的互补核苷酸序列形成一个探针组合,这组探针是与靶序列完全匹配的野生型探针,然后对于每一野生型探针,将其中间位置的某一碱基分别用其他三种碱基替换,形成三种不同的单碱基变化的核苷酸探针。样品中的靶序列与探针杂交,完全匹配的杂交点显示较强的荧光信号。这种设计可以对某一段核酸序列所有可能的 SNPs 位点进行扫描。

③特定突变位点探针的设计:对于 DNA 序列中特定位点突变的分析,要求检测出发生突变的位置。杂交的单碱基错配辨别能力根据错配在探针中出现的位置不同而不同,当错配出现在探针中心时,辨别能力强,而当错配出现在探针两端时,辨别能力弱。所以,在设计检测 DNA 序列突变的探针时,检测变化点应该位于探针的中心,以得到最大的分辨率。基因突变检测探针的设计可采用叠瓦式策略:以突变区每个位点的碱基为中心,在该中心左、右两侧各选取 15～25 个碱基的靶序列,合成与其互补的寡核苷酸片段作为野生型探针,然后将中心位点的碱基分别用其他三种碱基替换,得到三个突变型探针,这四个探针之间只有中心一个碱基不同,构成一组探针,可检测中心位点碱基的所有碱基替换突变。然后再以下一个位点为中心,设计另一组探针。每组探针之间像叠瓦片一样错开一个碱基,长度为 N 个碱基的突变区需要 4N 个探针。

(4)探针布局:探针在芯片上的布局是指选择合适的载体和方式将探针排布在芯片上。在一个有限的固相表面上刻印大量的生物分子点阵,这种理想的载体除了能有效地固定探针外,还必须允许探针在其表面与目标分子稳定地进行杂交反应。可以作为固相载体的材料主要有玻片、硅片等实性材料,也有硝酸纤维素膜、尼龙膜及聚丙烯膜等膜性材料。这些载体材料未经处理前,其表面不存在活性基团(如羟基或者氨基),因此不能在未经处理的载体材料上合成探针,也不能固定已经合成的寡核苷酸探针。

(5)芯片杂交和洗涤:在固相基因芯片中的杂交反应与传统的杂交方法类似,属固-液相杂交范畴。杂交条件的控制要根据芯片中 DNA 片段的长短、类型和芯片本身的用途来选择。如果要检测表达情况,杂交时需要高盐浓度、低温和长时间,但严谨性要求则比较低。如果要检测是否有突变,因涉及单个碱基的错配,故需要在短时间内、低盐、高温条件下的高严谨性杂交。杂交反应受很多因素的影响,而杂交反应的质量和效率直接关系到检测结果的准确性。杂交完毕后,需要对芯片进行洗涤,然后才能扫描荧光信号。洗涤液是由一组盐浓度从高到低的液体组成,洗涤时按照从高盐浓度到低盐浓度的顺序进行。

(6)杂交信号检测与数据分析:根据标志物不同,有很多方法可用于检测靶 DNA 与探针杂交信号,最常用的是荧光法。荧光法检测的主要手段有两种:激光共聚焦芯片扫描仪和电荷耦联装置(charge coupled device,CCD)芯片扫描仪检测。前者检测的敏感度、分辨率均较高,但扫描时间长;后者扫描时间短,但敏感度和分辨率不如前者。当探针与样品完全正确配对时产生的荧光信号强度比单个或两个碱基错配时强得多。因此,对荧光信号强度的精确测定是实现检测特异性的基础。芯片杂交图谱的数据分析、处理与存储由专门设计的软件来完成,一个完整的基因芯片配套软件包括芯片扫描仪的硬件控制软件、基因芯片的图像处理软件、数据提取或统计分析软件。

2. 技术要点与技术优势　在临床分子诊断领域,最先得到应用的是以玻片为载体的基因芯片,由于具备所需样本量极少、单次检测样本通量极大、耗时短、单位样本检测成本低等显著优点,使传统的临床诊断检测方法产生了革命性的变革。中国食品药品监督管理局也相继批准了 HBV 耐药检测芯片、地中海贫血检测芯片等多个产品。但基因芯片在临床检测应用中也出现了一些问题,主要表现在单碱基差异辨别检测(如 HBV YMDD 耐药检测)重复性和特异性较低,进而影响了产品的推广使用。这是基因芯片亟待解决的技术问题,涉及探针与玻片偶联、探针合成和标记、杂交等多方面。尽管近年来这方面的研究不断深入,但目前还没有突破性进展,临床应用也受到很大限制。基因芯片在非单碱基辨别检测(如 HPV 基因分型、型别之间有两个以上碱基差异)中,重复性和特异性良好,这方面的产品开发和应用比较顺利。另外,基因芯片只能用于检测已知序列的基因,而且难以检测到表达水平很低的基因。

3. 临床应用　基因芯片技术作为一种高通量、大规模、平行性的检测技术,在医学领域中具有独到的优势,为疾病诊断、治疗、预防和机制研究等提供了有力工具。

(1)基因表达分析:基因芯片技术具有高效、灵敏、高通量及平行化等特点,可大规模平行检测和分析来源于不同发育阶段、不同分化阶段、不同细胞周期、不同组织、不同个体(如正常人与患者)、不同病变和不同刺激(如诱导、治疗条件等)下细胞内的 mRNA 或 cDNA 的情况,对基因表达时空特征和基因差异表达进行分析检测。这一类基因芯片常被称为基因表达谱芯片。通过检测某些组织、细胞不同分化阶段的差异基因表达,可以推断基因与基因间的相互关系、细胞分化中基因“开启”或“关闭”的机制,揭示基因与疾病的发生、发展、转归的内在联系。例如利用基因表达谱芯片对胸膜间皮瘤细胞与正常细胞的 6500 个基因进行比较,发现 300 多个基因的差异表达;对乳腺癌细胞的基因表达进行分析,发现某些基因表达水平明显低于正常细胞。

(2)基因型、基因突变和多态性分析:在同一物种不同种群和个体之间,存在着多种不同的基因型,这种基因型的多态性有可能导致个体的性状不同,也可能与多种遗传性疾病密切相关。要分析这些基因的多态性与生理功能和疾病的关系,需要对大量个体进行分析研究,基因芯片技术是实现这种大规模研究的重要工具,例如采用基因芯片对单核苷酸多态性进行分析,可以确定基因多态性与疾病的关系及其致病机制,以及患者对治疗的反应等。利用基因芯片技术对致病微生物进行基因型和多态性分析,有助于准确诊断感染性疾病并制订合理有效的治疗方案。例如 1998 年,法国 Livache 等曾成功地利用基因芯片技术对人体血液中的 HCV病毒进行了基因型分析,为临床上制订合理的治疗方案提供了重要依据。

(3)疾病诊断:人类疾病的发生与基因密切相关,基因芯片技术可以对遗传信息进行快速准确地分析,成为一项现代化诊断新技术。该技术可用于遗传性疾病的诊断、感染性疾病的诊断、肿瘤的诊断及治疗等。随着人类基因组计划的完成,许多遗传性疾病(如血友病、苯丙酮尿症、地中海贫血等)的基因被相继定位。对于这些疾病,可将对应于突变热点区的寡核苷酸探针制备基因芯片,通过一次杂交完成对待测样品多种突变可能性的筛查,实现对多种遗传性疾病的高效快速诊断。

在感染性疾病的诊断应用中,基因芯片技术避免了烦琐而费时的病原微生物培养,而且不需要等到抗体的出现,为早期疾病的诊断提供了强有力的技术手段。病毒性疾病的诊断可将各种病毒的特异性序列制成探针,有序地点布到芯片上再与处理后的样本进行杂交,这样一次就可检测出多种病毒并能鉴定出病毒的亚型。例如采用基因芯片技术可以在艾滋病患者出现抗体之前检测到艾滋病病毒,对该病的早期诊断具有重大意义。采用基因芯片技术对 HIV-1β 亚型中的反转录酶和蛋白酶基因的多态性分析,发现该亚型的病毒基因序列存在极大差异,其中蛋白酶的基因片段差异最大,在编码的 99 个氨基酸序列中,有 47.5% 存在明显突变,直接导致了病毒抗药性的不同。将基因芯片技术用于 HIV-1 的测序分型及多态性分析的试剂盒早已问世。在人巨细胞病毒、肝炎病毒、结核分枝杆菌的诊断及致病微生物的鉴别等方面,基因芯片技术也发挥了一定的作用。

肿瘤的诊断及治疗对基因突变进行检测是肿瘤诊断的重要手段。基因芯片技术可快速准确扫描大量基因,适于大量标本的检测,是基因突变检测的方便工具。例如结肠癌基因芯片中含有 *APC*、*BMPR1A*、*ENG*、*EPCAM*、*FLCN*、*MLH1*、*MSH2*、*MSH3*、*MSH6*、*MUTYH*、*PMS1*、*PMS2*、*POLD1*、*POLE*、*PTEN*、*SMAD4*、*STK11* 等基因位点。肝癌基因芯片中含有 *ARID1A*、*BRAF*、*CASP8*、*CDH1*、*CDKN2A*、*CTNNB1*、*EGFR*、*ERBB2*、*HNF1A*、*HRAS*、*IGF2R*、*KRAS*、*MET*、*NRAS*、*PIK3CA*、*PTEN*、*RB1*、*SMAD2*、*SMAD4*、*TP53* 等基因。能同时检测数百种肿瘤相关基因的芯片也已诞生,在癌症的早期诊断中将发挥重要作用。

(4)药物筛选:芯片技术具有高通量、大规模、平行性等特点,用于大规模的多靶位同步药物筛选研究中可以省略大量的动物实验,缩短药物筛选所用时间,节省新药研发经费。在药物靶标的发现、药物作用的分子机制、药物活性及毒性评价方面也有着其他方法无可比拟的技术优势。

(5)指导用药及治疗方案:临床上,同一药物同样的剂量对不同患者的疗效和副作用差异很大,这主要是由于患者遗传学的差异(如 SNP)所致。利用生物芯片技术对患者的 SNP 进行分析,就可针对患者实施个体优化治疗。2005 年,美国 FDA 批准了第一张进入临床的 SNP 芯片——CYP450 检测芯片。该芯片通过对患者体内决定细胞色素氧化酶活性的多态性位点进行检测,预测患者药物代谢水平的高低。治疗 ADIS 的药物常在用药 3~12 个月后出现耐药,其原因是这种药物主要通过抑制病毒逆转录酶和蛋白酶产生作用,当病毒的 *rt*、*pro* 基因产生一个或多个点突变时,对药物的耐受能力成倍增加。如果将这些基因突变部分的序列构建成基因芯片,则可快速检测患者所感染病毒基因是否发生相关突变,从而指导临床诊疗活动有效进行。

(6)预防医学:基因芯片技术在产前筛查、产后诊断、预防缺陷等方面也有大量的应用。婴儿,可采用基因芯片技术分析其基因图谱、预测其患某些疾病的潜在可能性,以便采取预防措施。

(二)液相基因芯片

液相基因芯片技术又称悬浮式点阵技术(suspension array technology,SAT)、流式荧光技术,是基于美国 Luminex 公司研制的多功能流式点阵仪(Luminex 100TM)开发的多功能生物芯片平台,通常用于免疫分析、核酸研究、酶学分析、受体和配体识别分析等研究,也是目前唯一得到权威机构和医学界共同认可用于临床诊断的生物芯片平台。液相基因芯片体系的主要组分是大小均一的圆形微球,直径 $5.5\sim5.6\mu m$,分别固定着不同的探针。将这些微球悬浮于一个液相体系中,就构成了一个液相基因芯片系统,可以对同一个样品中的多种不同分子进行同步检测。

1. 技术原理　该技术的核心部分是聚苯乙烯微球。微球表面修饰的羧基功能基团在一定条件下可以共价结合任何含有氨基的目标分子,对其表面进行不同的化学结构修饰,可使结合的目标分子更具选择性。将微球采用物理或化学方法进行编码分类,不同编码类别的微球即可区分不同的特异性反应。微球编码方式多种多样,如微球大小、颜色、荧光金属纳米技术等,其中最常用的是荧光编码技术,即在制备过程中掺入两种或多种不同颜色分类荧光分子,根据加入比例的不同将同种大小的微球进行独特编码,如同固相芯片上的各个基因位点在不同的位置一样。然后将不同的探针共价结合到不同颜色的微球上。探针分子是可以和微球表面的羧基等基团偶联并能与被检测物特异性结合的生物分子。检测时,将不同编码类别的微球分别与不同的探针分子反应结合后,混合在一起,再依次加入样品及报告分子,不同微球上的探针分子与样品中需要检测的各种目标分子进行特异性结合,报告分子与目标分子特异性结合,即构成了一个液相芯片系统。因此,可在同一混悬体系中对同一样品中的多种目标分子进行同时分析。随后利用仪器(如 Luminex 100TM)对微球进行检测和结果分析。Luminex 100TM 采用微流技术使微球快速单列通过检测通道并使用红色和绿色两种激光分别对单个微球上的分类荧光和报告分子上的报告荧光进行检测。红色激光可将微球分类,从而鉴定各个不同的反应类型(定性);绿色激光可确定微球上结合的报告荧光分子的数量,从而确定微球上结合的目的分子的数量(定量)。因此,通过红、绿双色激光的同时检测,完成对反应的实时、定性和定量分析。下面以 Luminex 100TM 液相基因芯片系统为例介绍整个检测流程(图 3-22)。

(1)核酸提取:与传统的核酸提取方法一致。

(2)PCR 扩增:液相基因芯片用于杂交的模板需要扩增,还需要使模板标记上生物素或者荧光素,用于杂交后荧光检测。常规标记采用生物素,PCR 引物合成完成后,在引物的 5′端标记生物素。引物进行 PCR 扩增产生模板时,生物素随引物带到模板的 5′端。杂交反应后,后续荧光偶联系统是链霉亲和素-藻红蛋白(SA-PE),也可以在引物 5′端标记 Cy3 等荧光素。PCR 扩增时模板直接带有荧光素,探针与模板杂交后,可以直接检测荧光。

(3)探针微球偶联:氨基标记的寡核苷酸探针通过 1-(3-二甲氨基丙基)-3-乙基碳二亚胺盐酸盐[1-(3-dimethylaminopropyl)-3-ethylcarbodiimide hydrochloride,EDC]触发,偶联到羧基微球上,形成偶联微球。洗涤后,重新悬浮于 $1.5\times$ 四甲基氯化铵(tetramethylammonium chloride,TMACL)。根据检测目的需要,选择探针及每种探针所对应的微球。偶联后,将各种偶联微球混匀在一支管中,计数使每种偶联微球的数量达到 150 个/μl。BIO-RAD 公司有商品化的 Bio-Plex COOH 羧基微球,编号 $1\sim100$。

(4)杂交、荧光偶联反应:杂交反应一般在 $50\mu l$ 体系中进行。取偶联混合微球(TMACL溶液)$33\mu l$,PCR 产物 $5\mu l$,TE $12\mu l$ 混匀成为杂交反应体系。在设定的温度下,摇动杂交15min。如果模板是 Cy3 等荧光素标记,杂交完毕可以直接上机检测;如果模板标记的是生物素,则需要增加荧光偶联反应步骤,在杂交完成后加链霉亲和素-藻红蛋白(SA-PE,10 $\mu g/ml$)$50\mu l$,37℃摇动水浴 15min,上机检测。

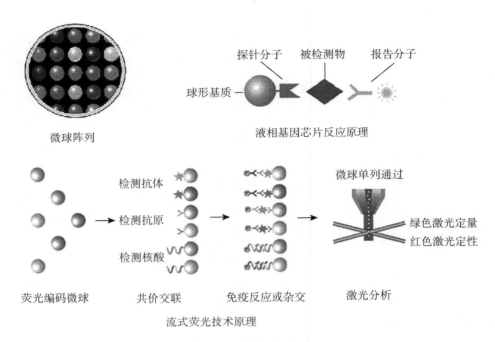

图 3-22　液相基因芯片检测流程

2. 技术要点与技术优势　液相基因芯片检测的主要技术要点发生在探针偶联微球这一步上。氨基标记的寡核苷酸探针不能用 TE 来溶解,需用分子生物级水。寡核苷酸探针通过 EDC 触发偶联到羧基微球上时,EDC 极易潮解,避免在冰冷情况下打开瓶盖。偶联反应在很短时间内即可发生,在加入 EDC 后要迅速涡旋振荡。整个偶联反应需在避光条件下进行,可用棕色的 EP 管反应。

液相基因芯片技术具有高通量、高速、多功能性、高灵活性、高灵敏性、重复性好、准确性高、成本低等优势。每个微球作为单独的检测体,可同时进行大量的生物检测,只需要 $10\sim 20\mu l$ 的样本量就可以一次检测多达 100 个指标(FLEXMAP 3DTM 可多达 500 个指标),最快可达每小时 1 万次测试,真正实现了高通量与高速度。微球上可连接特异性的探针、抗原或抗体等来满足不同目的需要。检测低限可达 0.01pg/ml。该技术可以运用到多种生物检测中,包括免疫分析、基因分型、基因表达、酶分析等。既能检测蛋白,又能检测核酸。除了用于临床外,也能用于科研、CDC、血站、农牧业、生物及制药专业实验室等。

3. 临床应用　液相芯片技术在临床上的应用优势主要体现在检测通量高、样本用量少、通用性广、检测速度快且准确、敏感度高且线性范围广等方面。

(1)免疫分析　液相芯片技术在免疫分析方面运用最为广泛,其检测的反应原理与 ELISA 法相似。如抗原抗体的定量定性检测、细胞因子的检测等。美国圣祖德儿童研究医院的 Richard 等,使用液相对 $100\mu l$ 样本中的 15 种不同的细胞因子同时进行了精确的定量测定。结果发现在 T 辅助细胞 1 型与 2 型中,某些细胞因子的表达量有显著差异。在测定过程中,Richard 等将 15 种不同的细胞因子的抗体分别标记在 15 种不同的球形基质上,混合后加入到一个反应体系中,对同一样本中的 15 种细胞因子进行测定。同时用 ELISA 的方法,分别对

15 种细胞因子进行检测。将两组结果进行对比后发现,趋势基本上一致,但是液相可同时对多个分子进行检测,同时敏感度和可靠性更好,操作更为简单。这样只需要使用微量的样品,在较短的时间内,就可以得到所需的数据。

（2）病原体检测与分型：液相芯片技术可对人乳头瘤病毒、腮腺炎病毒、呼吸道合胞病毒、流感病毒等多种病毒,以及革兰阳性球菌、常见大肠埃希菌、非发酵菌、念珠菌等病原菌进行高通量检测及分型。Schmitt 采用液相芯片技术实现了在一个反应中同时对 22 种高危型和低危型生殖道 HPV 的基因分型,它是通过 PCR,以及与交联在微球上的型特异性探针杂交而完成。其批间变异系数＜10％,最低检测限为 $100\sim800$ pg PCR 产物。Opalka 等利用该技术同时定量检测了人乳头瘤病毒 6、11、16、18 型 4 种病毒颗粒上的中和表位抗体,敏感度达 3pg/m。加拿大学者 Mahony 等成功地采用液相基因芯片技术检测了 20 种人类呼吸道病毒。美国学者 Hindson 等采用该技术检测引发手足口病的一系列病毒,获得了良好结果。

（3）SNP 检测：该技术运用经典的单碱基引物延伸技术,结合多重 PCR 技术及荧光标记技术,同时引入 384 孔液相芯片杂交技术,原理简单,结果可靠,准确性超过了 DNA 测序,且每个 SNP 基因型分析只需 170 ng 的 DNA 样本。Bortolin 等用该技术对血栓形成相关的基因多态性进行检测,并与传统单链构象多态性聚合酶链反应的方法进行比较,结果表明液相芯片的方法对基因多态性的检测更为准确。

（4）HLA 分型：利用液相芯片技术进行 HLA 血清学分型的敏感度高于 ELISA,而且还具有 ELISA 所不能比拟的高通量、省时和高效率。如 ELISA 3 h 仅能检测 10 个标本,而液相芯片可做 94 个标本,非常适用于临床。

四、核酸分子杂交技术

两条 DNA 单链之间能否复性,并不取决于这两条单链是否同源,而取决于它们之间的碱基序列是否互补。如果两条来源不同的 DNA 单链具有互补的碱基序列,也同样可以复性,形成杂交体,这个过程即核酸分子杂交或简称分子杂交。分子杂交是一项利用 DNA 变性-复性原理而设计的极其重要的分子生物学技术,具有特异性强及敏感度高的特点。分子杂交形成双链杂交体的过程,从本质上看,就是两条互补单链核酸分子以复性的原理形成双链核酸的过程。这一过程既可发生在两条 DNA 单链之间（DNA-DNA 杂交）,也可发生在 DNA 与 RNA 之间（DNA-RNA 杂交）、两条 RNA 单链之间（RNA-RNA 杂交）,以及寡核苷酸与 DNA 或 RNA 之间。由于 DNA 分子一般都以双链形式存在,因此在进行分子杂交时,应先将双链 DNA 分子通过变性解聚成单链后再进行杂交,而单链核酸分子不需变性即可直接进行杂交。

（一）技术原理

1. 变性与复性 变性和复性是双链核酸分子的两个重要物理特性,双链 DNA、RNA 双链区、DNA/RNA 杂种双链（hybrid duplex）及其他异源双链核酸分子（heteroduplex）都具有以上特性（图 3-23）。核酸变性不涉及一级结构的变化,凡能破坏双螺旋稳定性的因素都可以成为变性的条件,如加热、极端 pH、有机试剂（如甲醇、乙醇、尿素及甲酰胺等）均可破坏双螺旋结构引起核酸分子变性。

核酸复性是指在适当条件下,变性核酸分子的两条互补链全部或部分恢复到天然双螺旋结构的现象,它是变性的一种逆过程。热变性 DNA 一般经缓慢冷却即可复性,也称为退火（annealing）。核酸的复性不仅受温度影响,还受核酸自身特性等其他因素的影响。例如,序

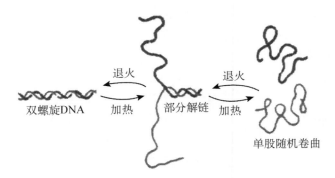

图 3-23　DNA 变性与复性

列简单的分子复性快,如 poly(dT)和 poly(dA)识别快,DNA 片段愈大,扩散速度愈低,复性慢;离子强度高复性越快;DNA 浓度越高复性越快。

2. **核酸分子探针**　核酸探针是指带有标记物的已知碱基序列的核酸片段,仅与特定核苷酸序列发生互补杂交,杂交后能用特殊方法检测。在原位杂交中,核酸探针是用于细胞内特定核酸序列定位的关键试剂。根据核酸探针的性质可将探针分为基因组 DNA 探针、cRNA 探针、cDNA 探针及寡核苷酸探针等。应根据不同杂交方法的需要选择适合的探针,先满足探针的高度特异性,然后考虑制备探针的难易性和检测手段的灵敏性。探针的种类如下。

(1)基因组 DNA 探针:最常见的核酸探针。几乎所有的基因片段都可克隆到质粒或噬菌体载体中,为获得大量高纯度的 DNA 探针提供了方便的来源。PCR 技术也为 DNA 探针的获得提供了另一方便的来源。选择此类探针时,要尽可能使用基因的外显子。基因组 DNA 探针通常为双链,在使用时需进行变性处理。

(2)cDNA 探针:cDNA 是互补于 mRNA 的 DNA 分子,可从 cDNA 文库中克隆获得。由于 cDNA 中不存在内含子,是研究基因表达的一种理想核酸探针。

(3)RNA 探针:一类具有广阔前景的核酸探针,因为 RNA 分子大多以单链形式存在,所以它与靶序列的杂交反应效率极高,而且其探针内部不存在高度重复序列,可降低非特异性杂交。RNA 探针的制备方法是以 DNA 两条链中的任意一条为模板转录生成 RNA,然后对 RNA 进行标记。RNA 探针的优点是效率高;缺点是 RNA 探针易降解,标记方法复杂。在分子杂交中,需要严格的分子生物学实验条件,RNA 对 RNA 酶敏感,易被 RNA 酶降解,因而在操作过程中需严防 RNA 酶污染。

(4)寡核苷酸探针:是指用化学合成技术在体外合成的单链 DNA,长度一般为 30~50bp。寡核苷酸探针目前均由 DNA 合成仪合成。

3. **核酸探针的标记技术**　利用分子杂交的原理对待测核酸进行检测,必须将与待测核酸进行杂交反应的探针用某种可以检测的分子进行标记。探针的标记是指将一些可以用一定的方法显示或检测的物质,即标记物结合在探针上的过程。核酸探针的标记技术是随着标记物的发现而发展的,不同的标记物对环境、标记方法、实验结果的影响等均不一样,因此实验者应根据自身实验室的特点选择适合的标记物。一般来说,标记物的选择具有四个原则:①应具有高度的敏感性;②与探针结合后,不影响杂交时碱基配对及探针分子的主要理化性质;③显示或检测方法应简便、快捷、准确可靠、重复性好;④环境污染少、价格低;⑤若用酶促方法标记,应对酶的 Km 值影响不大,以保证标记反应的效率和标记产物的比活性。

(1)标记物的种类:目前用于标记原位杂交探针的标记物有 20 多种,可分为放射性标记物(放射性核素)和非放射性标记物两大类。其中,放射性核素标记物包括^{32}P、^{3}H、^{35}S、^{131}I、^{125}I、^{14}C 等;非放射性标记物包括地高辛(digoxigenin,Dig)、生物素(biotin)、荧光素(fluorescein)等。

非放射性标记物主要分类:①酶类,如辣根过氧化物酶(horse radish peroxidase,HRP)和碱性磷酸酶(alkaline phosphatase,AKP)等;半抗原,如地高辛及生物素等。②荧光素,如异硫氰酸荧光素(eluorescein isothiocyanate,FITC)等。非放射性标记物标记的探针虽然在敏感度方面不如放射性核素标记探针,但其稳定性和分辨率高,检测所需的时间短,一般在 24h 即可得到结果,且操作简便,不存在放射性污染的安全问题,不需特殊的防护设备。因此,非放射性标记物的应用日趋广泛,但是其敏感度不如放射性核素标记物高。

(2)探针标记方法:探针的标记方法很多,大致可以分为引入法和化学修饰法两大类。引入法,是运用标记好的核苷酸来合成探针,即先将标记物与核苷酸结合,然后通过 DNA 聚合酶、RNA 聚合酶及末端转移酶等将标记的核苷酸整合入 DNA 或 RNA 探针序列中。化学修饰法,即采用化学方法将标记物掺入已合成的探针分子中或改变探针原有的结构,使之产生特定的化学基团。引入法较化学修饰法更常用,按其整合的方法不同,引入法可分为缺口平移法、随机引物法、末端标记法、PCR 扩增标记法和 RNA 体外转录法等。

①缺口平移法(nick translation):一种最常用的标记双链 DNA 探针的方法,该方法利用 DNA 聚合酶 I 的多种酶促活性将标记的三磷酸脱氧核糖核苷(dNTP)掺入到新合成的 DNA 链中,从而合成均匀标记的 DNA 探针。其基本原理是首先用 DNA 酶 I 随机在 DNA 探针分子的一条链上打开缺口(nick),缺口处形成 3′羟基末端;大肠埃希菌 DNA 聚合酶 I 将缺口处 5′端核苷酸依次切除;同时大肠埃希菌 DNA 聚合酶 I 以另一条 DNA 链为模板,以 dNTP 为原料,将 dNTP 连接到切口的 3′羟基上,从 5′端向 3′端方向重新合成一条互补链。其结果是在缺口的 5′端,核苷酸不断被水解,而在缺口的 3′端核苷酸依次被添加上去,从而使缺口沿着互补 DNA 链平行推移,从而获得标记的 DNA 探针(图 3-24)。此方法的缺点是需要较多的 DNA 模板(>200ng),且标记效率较低。

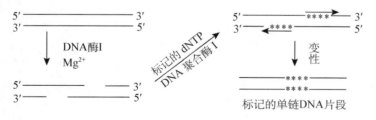

图 3-24　缺口平移法

②随机引物法:其原理是使被称为随机引物(random primer)的长度为 6 个核苷酸的寡核苷酸片段与单链 DNA 或变性的双链 DNA 随机互补结合(退火),以提供 3′羟基端,在无 5′-3′外切酶活性的 DNA 聚合酶大片段(如 Klenow 片段)作用下,在引物的 5′羟基末端逐个加上核苷酸直至下一个引物。当反应液中含有标记的核苷酸时,即形成标记的 DNA 探针。6 个核苷

酸混合物出现所有可能结合序列,引物与模板的结合以一种随机的方式发生,标记均匀跨越DNA全长。当以RNA为模板时,必须采用反转录酶,得到的产物是标记的单链cDNA探针。随机引物法标记的探针比活性高,但标记探针的产量比缺口平移法低。

③末端标记法(end-labelling):是将标记物导入线型DNA或RNA末端的一类标记法,可分为3′末端标记法、5′末端标记法和T4聚合酶替代法。末端标记法主要用于寡核苷酸探针或短的DNA或RNA探针的标记,用该法标记的探针携带的标记分子较少。

④PCR扩增标记法:其原理与普通的核酸PCR相同,即TaqDNA多聚酶以DNA为模板,在特异引物引导下,在PCR仪中合成cDNA探针。由于在反应体系中加入一定量的标记dNTP,因此扩增的同时又是一个标记过程。

⑤RNA体外转录法:在以体外转录方式合成cRNA探针时,如在转录体系中加入标记的rNTP原料,就能合成带有标记物的cRNA探针。当反应终止后,再用DNA酶Ⅰ来消除DNA模板,而标记的cRNA则能耐受DNA酶Ⅰ。

(二)技术要点与技术优势

1. 正向杂交与反向杂交 核酸杂交根据我们标记的对象不同分为正向杂交(图3-25)和反向杂交(图3-26)。其中,正向杂交是在探针上进行标记,如Southern印迹杂交、荧光原位杂交等;而反向杂交则在待检测序列上进行标记,如反向斑点杂交、基因芯片技术等。目前,这两种杂交方法在科研和临床的应用都很广泛。

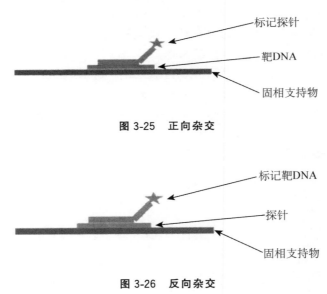

图3-25　正向杂交

图3-26　反向杂交

2. 固相杂交与液相杂交 核酸杂交根据其反应环境不同,可分为固相杂交和液相杂交。

(1)固相杂交:是指将需要杂交的一条核酸链先固定在固体支持物上,另一条核酸链游离在液体中,通过杂交检测游离在液体中核酸的方法。目前,该方法应用比较广泛,在其基础上发展起来了很多杂交检测技术,如Southern印迹杂交、Northern印迹杂交、反向斑点杂交、原位杂交、荧光原位杂交等,都是固相杂交。

(2)液相杂交:是近年来随着荧光检测技术的发展而开发出的一种检测方法,参与反应的两条链均游离在液体中反应。目前,临床应用的液相芯片检测试剂就是基于液相杂交法而开发的一种检测技术。

(三)临床应用

1. 液相杂交

(1)液相杂交的基本原理:利用核酸分子单链之间碱基互补,碱基对以非共价键形式结合,形成稳定的双链区,杂交成双链,只是因其参与杂交的两条核酸链都游离在溶液中,故称液相杂交。自 1961 年 Hall 开拓液相核酸杂交技术的研究以来,随着生物技术的不断发展,液相杂交技术已经发展出吸附杂交、发光液相杂交、液相夹心杂交和复性速率液相分子杂交等方法,其中以发光液相杂交应用最为广泛。

(2)液相杂交的实验设计方法:发光液相杂交技术因其参与杂交的探针和靶 DNA 均在液相条件下反应,因此在标记探针的方式上发展出荧光 PCR 技术和实时恒温扩增检测技术。以实时恒温扩增为例,通过恒温扩增的方法扩增出目的 RNA,然后与 5′端标记 FAM 荧光和 3′标记了 4-[4-(二甲基氨基)苯偶氮]苯甲酸[4-(dimethylamino)azobenzene-4′-carboxylic acid,DABCYL]的分子信标探针与之杂交,从而使 FAM 荧光基团远离淬灭基团 DABCYL 而被检测出荧光。在标记靶 DNA 的方式上发展出液相芯片技术,液相芯片技术是把探针固定在特定的微球上,再通过标记引物的方式扩增出带有标记的靶 DNA,然后在液相环境中进行杂交,通过检测微球荧光信号来确定是否有目的片段与探针杂交,其优点是不同规格的微球连接不同的探针,混合杂交后可一次检测多个位点,具有高通量、快速等特点。

(3)液相杂交技术的应用:基于 PCR 扩增的液相杂交技术具有快速、敏感度高、特异性好、污染小等特点而被临床广泛接受,但其缺点在于一次只能检测几种病原体或者突变位点。而基于微球的液相芯片杂交检测技术具有高通量、准确、快速、敏感、特异、多重检测、可定性定量等显著优点,已经成为一种极具吸引力的大规模生物检测平台,几乎可检测任何分子相互作用。随着高特异性、高亲和力抗体的产生,以及微球、分析仪器和软件的不断发展改进,能同时检测的指标数目还将不断增加,敏感度也将不断提高,并逐渐实现仪器微型化和操作自动化,但对检测仪器的要求很高。

2. Southern 印迹杂交 southern 印迹杂交(southern blot)技术是在膜上检测 DNA 的一种杂交技术,1975 年由 Edwin Southern 建立。利用这一技术可进行克隆基因的酶切图谱分析,基因组中某一基因的定性与定量分析、基因点突变及限制性片段长度多态性分析等。

Southern 印迹杂交是将经限制性内切酶消化的 DNA 片段通过琼脂糖凝胶电泳分离后变性,并在原位将单链 DNA 片段转移至尼龙膜或其他固相支持物上,经干烤或者紫外线照射固定,再与相应的标记探针进行杂交,用放射自显影或酶反应显色,从而检测特定 DNA 分子的杂交方法。

Southern 印迹杂交基本步骤根据其原理可分为三个主要步骤:样品准备、印迹、杂交。Southern 印迹杂交是研究 DNA 图谱的基本技术,在遗传病诊断、DNA 图谱分析及 PCR 产物分析等方面有重要价值。但由于 Southern 印迹杂交技术复杂、操作烦琐,目前主要仅在科研领域应用广泛。

3. Northern 印迹杂交 Northern 印迹杂交是一种将 RNA 从琼脂糖凝胶中转印到硝酸纤维素膜上,然后用带标记的 DNA 探针检测特异 mRNA 的一种杂交技术,主要用于分析 mRNA 的转录或 mRNA 分子的大小,其方法类似于 Southern 印迹杂交。DNA 印迹技术由

Southern 于 1975 年创建,称为 Southern 印迹技术。RNA 印迹技术正好与 DNA 相对应,故被称为 Northern 印迹杂交。

4. 反向斑点杂交技术　反向斑点杂交(reverse dot blot,RDB)采用固化了多种特异性探针的膜条与扩增靶序列进行杂交,可同时筛查被检 DNA 中的多种突变。这种以膜上固定探针取代固定靶 DNA 的方式,具有快速、简便、敏感度高和特异性强等特点,在基因突变检测、基因分型、病原体的检测等领域具有优势。

(1)反向斑点杂交方法与基本步骤:反向斑点杂交方法改变了传统杂交法中标记探针的方式,采取了标记引物的方法,通过 PCR 扩增使目的核酸片段带上标记,再与固定在膜上的多种特异性探针杂交,从而显色。

基本步骤:①膜条的制备主要是把一定浓度的探针连接到膜条相应位置,其反应原理主要是基于探针上的氨基与膜上的羧基发生反应而使探针固定在膜上。②目的片段扩增用带有生物素标记的引物和 DNA 聚合酶扩增目的片段,其目的是使靶序列成倍扩增,使更多的靶序列带上生物素标记。③杂交是指带有生物素的靶序列与固定在膜上的探针复性的过程,其反应主要是在杂交缓冲液中进行,通过缓冲液中高离子浓度环境中和 DNA 单链分子中磷酸基团的负电荷,减轻杂交过程中两条链间的排斥作用,有利于杂交,其作用是通过探针把与该探针互补的靶序列固定在膜上,而把与探针不互补的靶序列清除。④结合是指杂交后被特异探针捕获的靶序列通过其所修饰的生物素与抗生物素酶相结合的过程,其目的是把与显色相关的酶固定在探针位点。⑤洗涤是指在低离子浓度环境下,因双链间的排斥作用增强,杂交不牢固的靶序列或者非特异杂交的靶序列被洗掉的过程,其目的是增强杂交的特异性,去除非特异杂交。⑥显色是指底物与酶的结合而在相应探针位点显色的过程。

(2)反向斑点杂交技术的应用:反向斑点杂交技术因其具有一次可检测多种突变或者病原体的特点被广泛应用在基因突变检测、基因分型、病原体检测等领域。众所周知,β-地中海贫血是世界上最常见的单基因遗传性疾病,在我国南方最为多见,患儿的临床表现为贫血、肝大、脾大、发育不良、智力障碍等。目前,诊断该病的主要检测方法为血红蛋电泳分析及基因突变检测。

在病原体的检测方面,主要涉及乙型肝炎病毒、人乳头瘤病毒(HPV)基因分型检测和丙型肝炎病毒基因分型检测,乙型肝炎的检测主要有乙型肝炎病毒基因分型、乙型肝炎病毒 YMDD 基因突变检测、乙型肝炎病毒前 C/BCP 区基因突变检测。乙型肝炎分型主要是用于预测病情的严重和转归方面,如 C 型乙型肝炎病毒感染可能导致肝硬化,B 型乙型肝炎病毒对 α-干扰素有更好的应答等。乙型肝炎耐药主要是因为长期用药后病毒基因的突变造成,目前临床结果显示 rtM204I/V 突变导致拉米夫定高度耐药,而 rtL180M 突变导致拉米夫定中度耐药,并对伐昔洛韦耐药,如果 rtL180M 和 rtM204I/V 都同时突变则会增加病毒的耐药性。因此,治疗前检测有助于医师判断用药是否有效,有助于观察疗效,及时更换用药。如一例乙型肝炎病毒基因分型与突变位点检测结果如图 3-27 所示。

HPV 基因分型检测主要针对 HPV 各亚型的检测,HPV 是非常普遍的性传播病毒,其主要危害是女性持续感染而导致发生宫颈癌或者癌前病变。世界卫生组织(World Health Organization,WHO)公布了与宫颈癌相关的 13 种高危亚型,通过对这些亚型的检测可以预测宫颈癌的风险系数。

丙型肝炎病毒基因分型主要针对 1b、2a、3a、3b、6a 这 5 种型别,其分型的主要目的在于预

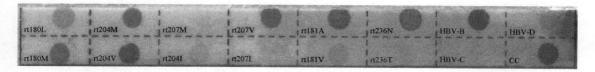

图 3-27　HBV 基因分型与突变位点检测结果

测病情和预后分析,目前有文献报道 HCV 1b 型感染与更严重的肝病、更迅速的疾病恶化相关。

(3)反向斑点杂交技术的优、缺点:反向斑点杂交技术作为一种成熟的杂交检测技术其优点非常突出,能够一次检测多个位点或者多种型别,这种优势在 β-地中海贫血基因突变检测及HPV 基因分型上非常明显。因所涉及的位点较多,荧光 PCR 技术通常不能做到一次检测所有的位点或不能一次区分出所有的型别,而反向点杂交技术却能够满足。但与荧光 PCR 相比,其缺点也相当明显,即操作相对复杂、流程多、污染风险较大。因此,操作反向点杂交时需非常小心,避免交叉污染。基于这些缺点,可采用全自动核酸杂交仪,具有高通量、快速、全自动杂交等优点,无须人工操作,可避免因步骤多而出错或者操作不规范导致的污染。

5. 荧光原位杂交　FISH 技术已经在细胞遗传学、肿瘤生物学、产前诊断、基因定位、基因扩增等研究领域得到了广泛应用。

在产前诊断中,检测染色体 X、Y、21、18 和 13 的数量变化的探针产生的荧光信号位于染色体着丝粒或附近,荧光信号易于观察。FISH 适用于多种标本:如羊水细胞、绒毛细胞、胎儿有核红细胞及着床前胚胎卵裂细胞等,且不仅适用于中期染色体,也适用于间期核及细胞周期的所有阶段。羊水细胞可不培养直接做 FISH 检查用于产前诊断,如 21-三体(唐氏综合征)、18-三体(爱德华综合征)、13 体(13-三体综合征)、45XO(特纳综合征)和 47XXY(Klinfelter 综合征)。

在血液病方面,FISH 应用较为广泛的是 *BCR/ABL*、*PML/RARa*、*AML1/ETO*、*MLL* 等融合基因检测。慢性粒细胞白血病(CML)患者可检出的 Ph 染色体是由 9 号和 22 号染色体易位形成,并形成特异的融合基因 *BCR/ABL*。采用绿色荧光素标记于 22 号染色体上的 *BCR* 基因,用红色荧光素标记位于 9 号染色体上的 *ABL* 基因,在间期细胞中见到两种颜色信号的融合(黄色),就可确定 Ph 阳性细胞。化疗后缓解的 CML,采用这种方法极易发现残存的白血病细胞。其他,如 t(15;17)易位 DNA 探针,t(18;21)易位 DNA 探针分别可用于急性早幼粒白血病(APL)和急性粒细胞白血病(AML)的诊断。还有等位 17 号染色体长臂 iso(17q),16号染色体长臂间倒位 inv(16)探针用于白血病的诊断。

在实体肿瘤方面,应用较为广泛的是乳腺癌的 *HER-2/neu* 基因探针。乳腺癌细胞中*HER-2/neu* 基因的扩增常预示着患者预后较差。采用 FISH 技术可以直接在间期细胞核上观察是否存在 DNA 扩增,而且间期细胞核所显示出的扩增 DNA 荧光信号其数量多少及荧光强度常与 DNA 扩增的水平有关。25%~30% 的乳腺癌患者有 *HER-2/neu* 基因的扩增和(或)过度表达,这部分患者适合赫赛汀(herceptin)治疗。*HER-2/neu* 基因的扩增或过表达也见于卵巢癌、子宫内膜癌、涎腺肿瘤及胃癌等恶性肿瘤。可以预见,在不久的将来赫赛汀(herceptin)和 *HER-2/neu* 基因 DNA 探针可用于这些肿瘤的治疗和诊断。另外,目前有很多 FISH

探针用于膀胱癌、前列腺癌、肺癌、宫颈癌等多种实体肿瘤的检测。这些探针使用染色体着丝粒特异探针,对间期细胞进行染色体数量分析,可用于肿瘤的早期诊断和术后复发检测。

五、染色体核型分析

细胞遗传学分析为大规模筛查发育异常综合征相关的遗传重排提供了快速的筛查手段。植物血凝素促有丝分裂效应的发现,以及简单快速培养淋巴细胞方法的发展,使染色体核型分析成为医院临床实验室开展临床检验的组成部分之一。本部分主要讲述人类染色体标本的制备、染色显带的操作方法,以及其在染色体病、产前诊断和血液病中的应用。

染色体的结构必须在分裂中期的细胞中才能观察清楚。中期时,每条染色体含二条染色单体(chromatid)和一个着丝粒(centromere),着丝粒的两侧分别称为短臂(short arm,p)和长臂(long arm,q)。因此为了检查染色体,首先要制备中期染色体标本。

(一)染色体标本制备

由于取材的不同,染色体标本的制备方法也各不相同。

1. 外周血淋巴细胞培养 这是临床医学中常用的染色体标本制备方法。

(1)培养基的配制用 RPMI1640 培养液 80%,加 20% 胎牛血清,每 100ml 培养液中加植物血凝素(phytohemagglutinin,PHA)20mg,再加入青霉素 1 万 U、链霉素 1 万 U,分装放入 4℃冰箱保存待用。注意,配制培养基所用容器均需经彻底清洗后,双蒸水冲洗与灭菌。

(2)接种与培养:在无菌条件下,用干燥注射器吸取 2g/L 肝素溶液湿润针筒后,从前臂静脉采血 1~2ml,转动注射器使肝素与血液混匀。向每个培养瓶内滴入全血 10~15 滴,混匀后置 37℃温箱中静置培养 72h 左右。终止培养前 4h,向每瓶中加入秋水仙素(10μg/ml)4 滴,摇匀后放 37℃温箱中继续培养 4h,以积累较多的中期分裂相细胞。

(3)收获与制片:用滴管充分冲吸培养瓶内的培养物,将细胞悬液移入离心管中,1000~1500r/min 离心 10min,去上清液,加入 37℃预温的 0.075mol/L 氯化钾溶液 10ml 用滴管吹打混匀后,置 37℃水浴箱中低渗处理 20min。加入固定液(甲醇:冰醋酸=3:1)进行预固定,混匀后,1000 r/min 离心 10min 弃上清液,沿离心管壁缓慢加入固定液 8ml 轻轻吹打混匀,固定30min,1000r/min 离心 10min,去上清液后,再固定一次。再离心后,加新鲜固定液 5~10 滴,形成细胞悬液。用滴管吸细胞悬液滴 1~2 滴于用冰水冷却的载玻片上,立即用吸耳球将液滴吹散,然后晾干。

(4)染色与显带

①非显带染色体标本:取晾干后的玻片标本,用姬姆萨染液(Giemsa 原液 1 份,pH6.8 的磷酸缓冲液 9 份)染色 20min 后自来水冲洗、晾干。

②显带染色体标本:G 显带(Giemsa binding),取晾干后的玻片标本,在 75℃烤箱中烘烤2~3h;自然冷却至 37℃后,浸入 37℃的 0.28g/L 胰酶液(8.5g/L 氯化钠溶液配制,以0.1mol/L 氢氧化钠溶液将 pH 调至 7.2)中消化 5~6min,立即移入 Giemsa 染液中染色20min,自来水冲洗后,晾干,用显微镜观察,见到染色体上出现深、浅不同的带纹,即为 G 带(Giemsa band)。

R 显带(Reverse banding),按常规法培养外周血淋巴细胞,在终止培养前 6h,加入 5-溴脱氧尿苷(5-bromo-2-deoxyuridine,BrdU)0.25ml,使最终浓度为 12μg/ml 上继续培养 3h,加入秋水仙素 0.8μg/ml,继续培养 3h。按常规方法收获制片。

将玻片标本上覆盖二层擦镜纸,置于平皿中,滴入 2×SSC 溶液,湿润擦镜纸后,置 56℃恒温水浴箱中,用 33W 紫外线灯(距标本 5cm)照射 30min 后,自来水冲洗标本。姬姆萨染色 5min,自来水冲洗后晾干。在显微镜油镜下可见到与 G 带着色深浅相反的带纹,即为 R 带或反带。

2. **骨髓染色体核型分析** 在白血病的诊断和嵌合型染色体异常的诊断中,应用这种方法常可获得满意的结果。按常规操作抽取骨髓 0.3～0.5ml,滴 1 滴于载玻片上制作骨髓涂片标本,其余的注入一盛有 3 滴肝素(50μ/ml)的小瓶中,振荡混匀。加入 8.5g/L 氯化钠溶液 5ml,摇匀后,以 1000r/min 离心 15min,去上清液,再加入 37℃预温的 0.05g/L 秋水仙素 10ml,摇匀后置 37℃温箱中温育 1h 左右,以积累较多的中期分裂相细胞。

收获与制片、染色与显带均按外周血淋巴细胞培养法进行。

3. **羊水染色体核型分析** 在孕中期进行染色体病的产前诊断时,常用这种方法。

(1)取材羊膜穿刺一般常在妊娠 16～18 周时进行。术前令孕妇排空膀胱后进行轻微地翻身活动。B 型超声诊断仪定位,避开胎头确定穿刺点,多在下腹正中或脐与髂前上棘连线的中点处。用 20～22 号腰穿针穿刺,当有两个落空感时,表明针头已穿过腹腔进入羊膜腔。抽取羊水 20～30ml,注入 10ml 离心管中,立即送往实验室。

(2)培养将羊水用 1500r/min 离心 10min,用无菌滴管吸去上清液,约留 0.5ml,用滴管轻轻打散细胞,使成细胞悬液,移至 30ml 方形培养瓶中。然后,向培养瓶中加入 RPMI1640 培养液 3ml(pH 6.8),胎牛血清 1ml,置 37℃温箱中培养,7d 后于显微镜下检查,可见成纤维细胞样或上皮细胞样生长。以后,每 2 天检查 1 次。一般在培养 8～10d 时可见大量细胞生长。当细胞生长旺盛时,在贴壁细胞层的背景上出现圆形细胞,即为增殖细胞。这时,可加入秋水仙素(10μg/ml)4 滴 4h 后即可收获。

(3)收获与制片用竹制刮剥器将贴壁生长的细胞刮下,用滴管吸入离心管中,吹打成细胞悬液,1500r/min 离心 10min,去上清液,加入 0.075mmol/L 的氯化钾 8ml,吹打成悬液后,置 37℃温箱中低渗处理 3～5min,然后,向其中加入 2ml 固定液(甲醇:冰醋酸=3:1)轻轻吹打,立即以 2000 r/min 离心 10min。去上清液,加入固定液 8ml,用滴管轻轻吹打制成细胞悬液。重复固定 2 次后,用滴管滴 0.5ml 固定液制成细胞悬液,吸 1～2 滴滴于冰水冷却的玻片上,晾干。染色或显带按外周血淋巴细胞培养方法进行。

(二)核型分析

1. **人类正常核型** 人类体细胞中含有 46 条染色体,一个细胞中的全部染色体就构成其核型(karyotype)。

(1)非显带核型:根据 1960 年 Denver 会议的规定,非显带核型中,染色体的命名是根据染色体的大小、着丝粒的位置、长短臂的相对长度等按一定顺序排列命名,称为 Denver 体制。根据 Denver 体制,人类体细胞中的 46 条染色体可配成 23 对,称为二倍体(diploid)。人类体细胞中的 23 对染色体分属 7 组(图 3-28)

①A 组包括 1～3 号 3 对染色体,易于区分。

1 号:最大,中央着丝粒(Metacentric),长臂近侧有一段浅染,称为副缢痕(secondary constriction)。

2 号:较大,亚中着丝粒(submetacentric)。

3 号:较大,中央着丝粒。

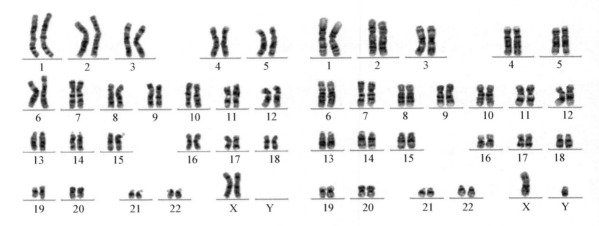

图 3-28 正常 G 显带核型

左边为 46,XX 女性,左边为 46,XY 男性

②B 组包括 4~5 号 2 对染色体,体积较大,亚中着丝粒,彼此不易区分。

③C 组包括 6~12 号 7 对染色体和 X 染色体,中等大小,亚中着丝粒,彼此间难于区分。9 号染色体长臂近侧有副缢痕,X 染色体大小介于 7 号和 8 号染色体之间。

④D 组包括 13~15 号 3 对染色体,中等大小,近端着丝粒(acrocentric),彼此间不易区分。短臂末端有时可见经细丝连于球状小体,称随体(satellite)。

⑤E 组包括 15~18 号 3 对染色体。

16 号:中等大小,中央着丝粒,长臂近侧有副缢痕。

17 号:中等大小,亚中着丝粒。

18 号:中等大小,亚中着丝粒,短臂比 17 号者短。

⑥F 组包括 19~20 号 2 对染色体,体积小,中央着丝粒,彼此不易区分。

⑦G 组包括 21~22 号 2 对染色体和 Y 染色体。体积小,近端着丝粒。21 号和 22 号染色体的短臂末端有随体;Y 染色体体积略大,短臂末端无随体,两条染色单体的长臂部分常相并排列。

(2)显带核型:按国际人类细胞遗传学命名体制(an international system for human cytogenetic nomenclature,ISCN)规定,在显带核型中,每一条染色体是由一系列连续的深、浅、宽、窄不同的带所组成,没有非带区。每条染色体以着丝粒、末端和 2 条臂上显著的带作为界标而区分为若干区,每个区中包括几条带,依距着丝粒由近到远依次编为 1 号、2 号、3 号带。界标所在的带称为下一区的 1 号带。每条带的名称由 4 个连续书写的符号组成,例如 1p36 代表 1 号染色体短臂 3 区 6 带。

表 3-1 为 ISCN 规定的染色体的符号和缩写术语。ISCN 规定的显带核型中各号染色体的带型(banding pattern)特征如下。

①1 号染色体:着丝粒和副缢痕染色深。

短臂:近侧和中段各有 1 条深带,中段的深带较宽;处理较好的标本上,可显出 2 条染色淡的深带。近侧深带为 2 区 1 带,中段深带为 3 区 1 带。短臂可分 3 区。

长臂:紧靠着丝粒为深染的副缢痕,其远侧为一宽的浅带。中段和远侧各有 2 条深带,以中段第 2 深带染色最浓。副缢痕远侧的浅带为 2 区 1 带,中段第 2 深带为 3 区 1 带,远侧第 3 深带为 4 区 1 带。长臂可分 4 区。

表 3-1　染色体中的符号和缩写的意义

符号和缩写	意　义	符号和缩写	意　义
A~G	染色体组的名称	1~22	常染色体号序
→	从……到……	/	表示嵌合体
＋或－	在染色体组或号序前表示某条染色体的增减;在染色体组或号序后表示某条染色体臂或片段的增或减	?	情况不明
		b	断裂
Ace	无着丝粒断片	chi	异源嵌合体
Cen	着丝粒	: :	断裂与重接
:	断裂	ct	染色单体
cs	染色体	der	衍生染色体
del	缺失	dir	正位
dic	双着丝粒体	dmin	双微体
dis	远侧端	e	交换
Dup	重复	＝	总数为
End	内复制	fem	女性
f	断片	fra	脆性部位
fis	裂开	h	副缢痕
g	裂隙	i	等臂染色体
hsr	均染区	inv	倒位
ins	插入	mar	标记染色体
mal	男性	min	撤小体
mat	母源的	mos	嵌合体
mn	众数	( )	内为结构畸变的情况
p	短臂	Ph	费城染色体
pat	父源的	psu	假
prx	近侧端	q	长臂
pvz	粉碎	r	环状染色体
qr	四射体	rea	重排
rep	相互(易位)	rob	罗伯逊易位
rec	重组(染色体)	sce	姐妹染色单体交换
s	随体	sl	干系
sdl	旁系或亚系	tan	串联易位
t	易位	tr	三射体
ter	末端	var	可变区
tri	三着丝粒体		

②号染色体

短臂:有 4 条深带,近侧的 2 条带染色较深,中段的 2 条深带稍靠近。中段第 2、3 深带之间的浅带为 2 区 1 带。短臂可分 2 区。

长臂:可见有 6~7 条深带。第 2、3 深带之间的浅带为 2 区 1 带,第 4、5 深带之间的浅带为 3 区 1 带。长臂可分 3 区。

③3 号染色体：着丝粒着色深,短臂和长臂中段各有 1 条明显而宽的浅带,这是该染色体的特征。

短臂：近侧有 2 条深带；远侧有 3 条深带,其中远侧靠近端部的 1 条深带着色较淡,这是 3 号染色体短臂的特征。中段浅带为 2 区 1 带。短臂可分 2 区。

长臂：在近侧段和远侧段各有 1 条较宽的深带。在处理好的标本上,远侧段的深带可分为 3 条深带。中段的浅带为 2 区 1 带。长臂可分 2 区。

④4 号染色体

短臂：可见 1 条深带,短臂只有 1 区。

长臂：可见均匀分布的 4 条深带。近侧第 1、2 深带之间的浅带为 2 区 1 带,远侧第 3、4 深带之间的浅带为 3 区 1 带、在处理较好的标本上,第 2、3 深带之间,还可见到 1 条较窄的深带。长臂可分 3 区。

⑤5 号染色体

短臂：可见 1～2 条深带,远侧的深带宽且色浓,短臂只有 1 区。

长臂：近侧有 1 条深带,着色较淡；中段有 3 条深带,着色较浓,远侧有 1～2 条深带,段的第 3 条深带与远侧第 1 条深带之间的浅带为 3 区 1 带。长臂可分 3 区。

⑥6 号染色体：着丝粒着色浓。

短臂：中段有 1 条宽的浅带,近侧和远侧各有 1 短臂：靠近端的 1 条着色较浓。中段的第 2 条深带为 2 区 1 带,中间条深带,近侧的深带紧接着丝粒在处理较好的标本中,远侧深带可分为 2 条深带,中段的宽浅带为 2 区 1 带。短臂可分 2 区。

长臂：近侧有 2 条深带,第 1 条深带紧接着丝粒；远侧有 3 条深带,近端的 1 条深带窄且着色淡。近侧第 2 深带和远侧第 3 深带之间的浅带为 2 区 1 带。长臂可分 2 区。

⑦7 号染色体：着丝粒着色浓。

短臂：有 3 条深带,中间的 1 条深带窄而且着色淡,远侧端部的深带着色浓而宽,形如"瓶盖"。远侧的深带为 2 区 1 带。短臂可分 2 区。

长臂：有 3 条深带,远侧靠近端部的 1 条深带着色较淡,和第 2 条深带略靠近。近侧的第 1 条深带为 2 区 1 带,中段的第 2 条深带为 3 区 1 带。长臂可分 3 区。

⑧8 号染色体。

短臂：有 2 条深带,其间有 1 条明显的浅带。这条浅带为 2 区 1 带。短臂可分 2 区。

长臂：近侧段可见 2～3 条分界不明的深带,远侧段有一明显而恒定的深带。中段的深带为 2 区 1 带。长臂可分 2 区。

⑨9 号染色体：着丝粒染色深。

短臂：远侧可见 2 条深带,在有的标本中融合成 1 条深带。这 2 条深带中近侧 1 条深带为 2 区 1 带。短臂可分 2 区。

长臂：可见 2 条深带,副缢痕着色浓淡不定。近中段的 1 条深带为 2 区 1 带,远侧段的 1 条深带为 3 区 1 带。长臂可分 3 区。

⑩10 号染色体：着丝粒着色深。

短臂：近中段有 1 条深带。短臂只有 1 区。

长臂：可见 3 条明显的深带,近侧的 1 条深带着色最浓。近侧段第 1 条深带为 2 区 1 带。长臂可分 2 区。

⑪11 号染色体:着丝粒着色深。

短臂:近中段有一条宽的深带,在处理好的标本上,这条深带可分为 2 条较窄的深带。短臂只有 1 区。

长臂:近侧有 1 条深带,紧靠着丝粒;近中段有 1 条明显而宽的深带,在处理较好的标本中,这条宽深染带可分为 2 条较窄的深带,2 条深带之间有 1 条很窄的浅带,这条浅带即为 2 区 1 带。有些标本中,远侧靠近端部可见 1 条窄的淡染的深带。长臂可分 2 区。

⑫12 号染色体:着丝粒染色深。

短臂:中段有 1 条深带。短臂只有 1 区。

长臂:近侧有 1 条深带,紧靠着丝粒。中段有 1 条宽的深带,其近侧有 1 条明显的浅带,与 11 号染色体相比,这条浅带较窄。在处理较好的标本上,中段的深带可分为 3 条较窄的深带,中间的 1 条深带着色较浓,是为 2 区 1 带。长臂可分 2 区 9。

⑬X 染色体:长度介于 7 号和 8 号染色体之间,着丝粒有时染色淡。

短臂:中段有 1 条明显的深带,形如"竹节"状,是为 2 区 1 带。短臂可分 2 区。

长臂:有 4 条深带,近侧的 1 条深带最为明显,是为 2 区 1 带。长臂可分 2 区。

⑭13 号染色体:着丝粒和短臂染色深。

长臂:可见 4 条深带,第 1 和第 4 条深带较窄,染色较淡,第 2 和第 3 条深带较宽,染色较浓。第 2 深带为 2 区 1 带,第 3 深带为 3 区 1 带。长臂可分 3 区。

⑮14 号染色体:着丝粒和短臂染色深。

长臂:近中段和远侧段各有 1 条明显的深带。在处理较好的标本上,近侧可显出 1 条深带,中段可显出 1 条淡染的深带。中段近侧的明显深带为 2 区 1 带,远侧的明显深带为 3 区 1 带。长臂可分 3 区。

⑯15 号染色体:着丝粒和短臂染色深。

长臂:中段有 1 条明显的深带,着色较浓,是为 2 区 1 带。在有的标本上,其近侧和远侧段可见 1~2 条淡染的深带 3 长臂可分 2 区。

⑰16 号染色体:着丝粒和副缢痕着色浓。

短臂:中段有 1 条着色较淡的深带。短臂只有 1 区。

长臂:除副缢痕外,中段有 1 条深带,是为 2 区 1 带。远侧段有一条不明显的深带。长臂可分 2 区。

⑱17 号染色体:着丝粒着色浓。

短臂:中段有 1 条深带。短臂只有 1 区。

长臂:远侧段可见 1 条深带,在远侧段深带与紧连着丝粒的深带之间为 1 条明显而宽的浅带,是为 2 区 1 带。长臂可分 2 区。

⑲18 染色体

短臂:只有浅带。短臂只有 1 区。

长臂:近侧和远侧各有 1 条明显的深带,2 条深带之间为 1 浅带,是为 2 区 1 带。长臂可分 2 区。

⑳19 号染色体:着丝粒及其周围为深带,其余均为浅带。短臂和长臂均只有 1 区。

㉑20 号染色体:着色粒着色深。

短臂:中段有 1 条明显而浓染的深带。短臂只有 1 区。

长臂:远侧段可见 1 条深带,但有时不明显。长臂只有 1 区。

㉑21 号染色体:着丝粒染色深,体积较 22 号小。

短臂:浅染,只有 1 区。

长臂:近着丝粒处有 1 条明显而宽的深带,是为 2 区 1 带。长臂可分 2 区。

㉒22 号染色体:着丝粒着色深,体积较 21 号染色体大。

短臂:浅染,只有 1 区。

长臂:可见有 2 条深带,近侧的 1 条深带紧靠着丝粒,色浓而呈点状;中段的 1 条深带色淡,有的标本上不显现。长臂只有 1 区。

㉓Y 染色体:长度变化较大。

短臂:浅染,只有 1 区。

长臂:整个长臂被染成深带,在处理较好的标本上,可见 2 条深带。长臂只有 1 区。

2. 细胞遗传工作站 细胞遗传工作站是为细胞遗传学和遗传学分析研究而开发的图像分析系统。该系统具有图像采集、图像分析、自动配对排列、报告结果、打印和图像数据库等功能。软件将采集的图像进行亮度对比、染色体切割、自动排序等处理,以及报告打印、图文管理等,用于染色体核型自动分析和单条带分析。大型工作站还有全自动采集图像和较高的染色体配对成功率,减轻了分析比对工作的劳动强度,提高了工作效率和工作质量。

每例患者应计数 100 个细胞,记录染色体数目变化范围,找出染色体众数;如果看到两个以上众数,则可能为嵌合体;如果看到有明显形态结构改变的染色体,则可能存在染色体结构畸变,需进一步做显带核型的分析。

3. 染色体异常 染色体异常包括数目异常和结构畸变两大类。染色体病是由于染色体数目异常或结构畸变而发生的疾病,是先天性智力障碍、先天性心脏病、神经管畸形、唇腭裂等出生缺陷,以及原发性不孕不育和真两性畸形的主要原因。

(1)染色体数目异常:包括非整倍体(euploid)和多倍体(polyploid)。非整倍体异常是指在细胞二倍体的基础上增加或减少 1 条或数条染色体,并非单倍体(haploid)的整倍数,如 45 条或 47 条染色体;多倍体即染色体数目整倍多于单倍体,如三倍体(triploid)为 69 条、四倍体(tetraploid)为 92 条等。非整倍体异常是临床上最常见的染色体异常,常见的非整倍体患者其染色体不是 2 条而是 3 条,称为三体综合征(trisomicsyndrome)。目前,除 17 号染色体未发现三体外,其余的常染色体均存在三体型,其中以 13-三体、18-三体、21-三体最为常见。如果某对染色体缺少 1 条,则称为单体综合征(monosomicsyndrome)。多倍体患者很少见,可见于肿瘤细胞和流产胎儿。

染色体数目异常的主要原因:配子发生减数分裂过程中或受精卵的早期卵裂过程中出现了染色体复制行为异常,包括双雄受精、双雌受精、核内复制、核内有丝分裂、减数分裂不分离、有丝分裂不分离、染色体丢失等。

(2)染色体结构畸变:是在染色体断裂后,断片未发生重接或发生变位重接所致,染色体断裂和变位重接是染色体结构畸变的基础。常见的结构异常有缺失、倒位、易位、环状染色体、重复、等臂染色体、双着丝粒染色体和标记染色体。

①缺失:染色体某处发生断裂后其断片未与原位重接而丢失,分为末端缺失和中间缺失两种。

末端缺失:是指染色体的短臂或者长臂末端发生一次断裂之后,形成一条末端缺失的染色体和一个无着丝粒的断片,断片未与断端重接,经一次分裂后丢失。

中间缺失:是指一条染色体同一臂内发生两次断裂后,断片未与原位重接而丢失,两个断端重接,形成某一臂的中间缺失。例如,猫叫综合征的染色体改变即为 5 号染色体短臂 1 区 5 带处断裂后丢失了末端片段,所以又称 5p 综合征。

②倒位:是指染色体发生两处断裂,断裂的中间片段倒转 180° 后,再与两断端连接形成倒位,这种倒位既可以发生在两臂间,也可以发生在臂内。倒位因无染色体物质的增减一般无明显的表型效应。

③易位:两条非同源染色体同时发生断裂后,染色体的断片相互交换位置重接即为易位;分为相互易位和罗伯逊易位。

没有遗传物质的增减者,表型正常,称为平衡易位(balanced translocation)。在易位发生过程中,可造成染色体的缺失、基因断裂损伤或位置效应,由此产生表型异常,此种称为不平衡易位(unbalanced translocation)。

罗伯逊易位指近端着丝粒染色体于着丝粒处融合的易位。例如,t(14;21)易位型先天愚型即为 14 号染色体和 21 号染色体之间经罗伯逊易位所形成。

④环状染色体:一条染色体的长臂和短臂各发生一处断裂,带着丝粒部分首尾相连形成环状染色体。

⑤重复:是指一条染色体上区带增加一份以上,造成部分区段三体型,即为重复。

⑥等臂染色体:一条染色体的两个臂从形态到遗传结构都完全相同的染色体。

⑦双着丝粒染色体:两条染色体同时发生一次断裂后,两个含有着丝粒的片段相互连接,形成一条含有两个着丝粒的染色体。

⑧标记染色体:是指在形态上可以辨认,但无法确定其来源和特征的染色体。

染色体数目或结构畸变既可发生于常染色体又可发生于性染色体,前者罹患的疾病称常染色体病,后者称为性染色体病。染色体病是指因染色体数目或结构异常而引起的疾病,是导致出生缺陷的常见病因之一,约占活产儿的 1/800,其中,21-三体、18-三体、13-三体及性染色体数目异常占染色体病的 95% 以上。常见的结构异常染色体病包括 22qll 微缺失综合征、Angelman 综合征/Prader-Willi 综合征、Williams 综合征等。

(三)染色体核型分析的应用

染色体核型在临床医学中的儿科、妇产科、泌尿外科、血液内科和肿瘤科等科室的某些疾病的诊断中应用广泛。

1. 儿科　一些多发性先天畸形伴体格和智力发育障碍的患儿,常有染色体异常。例如,21-三体综合征(先天愚型)是最常见的染色体综合征,脆性 X 综合征在儿科临床中也可见到。另外,18-三体综合征、13-三体综合征、5p 综合征等在儿科临床中也偶可见到。这些综合征的确诊都需要进行细胞遗传学检验。

2. 妇产科　妇产科中的一些性器官发育不良或性功能不良的妇女可能有染色体异常。例如,性腺发育不全症(Turner 综合征)、XXX 综合征在妇科临床中均可见到。至于真、假两性畸形的鉴别诊断,更有赖于细胞遗传学检验。

妇女的不育症有一部分是由于存在染色体异常,如染色体倒位携带者。反复早期自发流产中,约 50% 的病例是由于有染色体畸变,尤其是染色体倒位或易位携带者。这些都需要进行染色体检查。

35 岁以上的孕妇生出染色体三体综合征患儿的风险明显增高,为了预防患儿出生,也应对高龄孕妇进行产前染色体检查。

3. 泌尿外科　泌尿外科中的先天性睾丸发育不全症(Klinefelter 综合征)、XYY 综合征等都有特定的染色体改变,真、假两性畸形的鉴别诊断也有赖于细胞遗传学的检验。还有一些妇女反复自发流产的病例,其病因是她的丈夫是染色体易位或倒位携带者,这也要经过细胞遗传学检验来确认。

4. 血液内科　白血病和淋巴瘤的染色体研究最为深入,而且结果也很确切。例如,慢性粒细胞性白血病的 Ph 染色体、Burkitt 淋巴瘤的 t(8;14)易位是众所周知的。现在,急性非淋巴细胞性白血病(ANLL)和急性淋巴细胞性的白血病(ALL)的亚型区分,已完全依赖其染色体特征。例如,M2 为 t(8;21)、M3 为 t(15;17)、M4 为 inv(16)、M5 有 11q23、T-ALL 有 t(11;4)、B-ALL 有 14q32 的易位等。因此,细胞遗传学检验在血液病诊断中有特殊意义。

5. 肿瘤科　实体瘤的染色体变化复杂,而且各个病例间都有所不同,所以这些变化有相当高的随机性,然而,其中也可看到非随机的变化。从染色体数目变化来看,范围广泛,常有 2 个以上的众数。因此,常可区分出干系(stem line)和旁系(side line)。这表明在从单个恶性细胞发展而来恶性肿瘤中,经过了不同克隆(clone)的形成和选择。一般来说早期恶性肿瘤的染色体数近于二倍体,后期者常有染色体数的增多,胸腔积液、腹水中的转移灶常有多倍体。

实体瘤染色体分析资料大部分来源于体外培养所建立的细胞系(cell line)。从手术室取材的原发性实体瘤的染色体分析可能更能反映肿瘤在活体中的真实变化。原发性实体瘤中常见染色体片段的丢失,这表明该片段中基因的丢失,丢失的基因可能是肿瘤抑制基因(tumor suppresor gene)。由于肿瘤抑制基因的丢失而导致恶性肿瘤的发生发展。例如,视网膜母细胞瘤的 del(13)(q14)使该区段的肿瘤抑制基因 RB 丢失;肾母细胞瘤的 del(11)(p13)使该区段的肿瘤抑制基因 WT 丢失;肺癌、胃癌等有 del(17)(p13)丢失,该区段中的肿瘤抑制基因 p53 也有丢失。因此,对原发性实体瘤的染色体分析对阐明恶性肿瘤的发生机制有重要意义。

六、Sanger 测序技术

DNA 测序技术,在生命科学研究中发挥着重要作用,该技术通过准确获取生物遗传信息,揭示了遗传信息的复杂性和多样性。同时 DNA 测序分析也极大地推动了临床医学中致病机制研究,促进了临床诊断的不断完善。成熟的 DNA 测序技术始于 20 世纪 70 年代中期,Maxam 和 Gilbert 报道了通过化学降解测定 DNA 序列的方法。同一时期,Sanger 等发明了双脱氧链终止法。20 世纪 90 年代初,荧光自动测序技术的出现使 DNA 序列分析进入了自动化测序时代。以上这些技术统称为第一代 DNA 测序技术。化学降解法准确性较高,同时还具有一个明显的优点,即所测序列来自原 DNA 分子而不是酶促合成产生的拷贝,排除了合成时造成的错误,因此在早期应用得较多。但化学降解法操作过程较烦琐,逐渐被简便快速的双脱氧链终止法所代替。以下主要介绍双脱氧链终止法。

(一)技术原理

双脱氧链终止法是 Sanger 等在加减法测序技术的基础上发展而来的。基本原理如下。

1. 进行测序反应　以单链 DNA 为模板,与模板事先结合的寡聚核苷酸为引物,根据碱基配对原则在 DNA 聚合酶的作用下,脱氧核苷三磷酸(dNTP)底物的 5′-磷酸基团与引物的 3′-OH 末端生成 3′,5′-磷酸二酯键,新的互补 DNA 单链得以由 5′端向 3′端方向延伸。Sanger 等引入了双脱氧核苷三磷酸(ddNTP)作为链延伸终止物。ddNTP 分子结构上比普通的 dNTP 在 3′位置缺少一个羟基(2′,3′-ddNTP),可以通过其 5′-三磷酸基团掺入到正在延伸的 DNA 链中,但由于缺少 3′-OH,不能同后续的 dNTP 形成 3′,5′-磷酸二酯键,导致该链的延伸终止于这个掺入的异常核苷酸处。如在 4 组独立的酶反应体系中,在 4 种 dNTP 混合底物中分别加入 4 种 ddNTP 中的一种后,链的持续延伸将在掺入 ddNTP 的位置链延伸终止,产生 4 组分别对应于模板链的每一个碱基(A、C、G、T)位置的一系列不同长度的核苷酸链(图 3-29)。

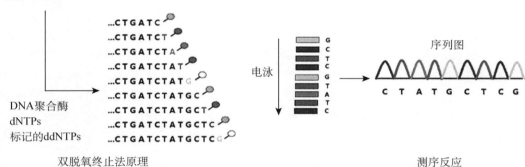

图 3-29　双脱氧链终止法

2. 凝胶电泳和序列读取　取测序反应产物通过高分辨率变性聚丙烯酰胺凝胶电泳,如果测序反应产物被放射性标记,那么通过放射自显影胶片上的带型,可直接读出 DNA 上的核苷酸顺序。高分辨率变性聚丙烯酰胺凝胶电泳是手工 DNA 序列测定技术的重要基础,可分离仅差一个核苷酸、长度达 300～500 个核苷酸的单链 DNA 分子。

如果反应产物被一种合适的荧光染料代替核素标记,当它们通过电泳胶道时被激光照射而激发荧光时可被探测装置搜集,由此得到的信号生成与 DNA 序列相对应的带型或轨迹模式,从而实现 DNA 序列分析的自动化,大大提高了 DNA 测序的速度和准确性。如果进行自动化分析可以一次性读取 1000bp 序列,但以靠近引物 500bp 最为精准。

(二)技术要点与技术优势

1. DNA 模板　在 Sanger 双脱氧链终止法测序反应中,引物复性到单链 DNA 模板上。有两种类型的 DNA 模板可以作为 Sanger 法测序的模板,即纯化的单链 DNA 及双链 DNA 经热变性或碱变性后的单链。

(1)单链 DNA 模板:通常先将靶 DNA 片段克隆于 M13mp 载体,然后从重组克隆 M13mp 系列噬菌体颗粒中分离得到 DNA 模板。由于该 DNA 模板以单链形式存在,所以在复性时不会有互补链与测序引物竞争所产生的干扰影响。因此,这种单链模板的测序效果最好,即使手工测序,如模板与引物的比例调整得当,通过一次末端终止反应也能读取 500bp 以上的核苷酸序列。另外,由于可以使用 M13mp 载体的通用引物测序,故 M13mp 载体仍然被广泛应用于高通量测序中。

(2)双链 DNA 模板:双链 DNA 经热变性或碱变性后产生的单链 DNA 分子作为测序模板尽管简单易行,但实际上很难获得(如单链模板那样的)实验结果。用小量制备的质粒 DNA

来测定未知序列的 DNA 克隆常由于污染的存在而不可行,制备高纯度的质粒最好采用氯化铯-溴乙锭梯度平衡超速离心法。实际上,目前已有商品化的适合测序的质粒提取和纯化试剂盒可用。一般认为,适合做双链模板的质粒,最好有较高的拷贝数和插入失活的选择标志,并有相应的通用引物结合区。双链模板测序的最大优势在于对已知序列 DNA 亚克隆的分析和鉴定。

(3)PCR 产物:PCR 产物是双链 DNA,可以直接作为测序的模板。但 PCR 反应混合物中包含大量的试剂,如引物、dNTP 和酶,甚至非特异性扩增产物,必须彻底除去,否则会严重干扰测序反应。因此,PCR 产物测序前,必须经琼脂糖凝胶电泳检测,以确定只有一条与预期分子量一致的条带。使用商业化的 PCR 产物纯化试剂盒或 PEG 沉淀法,可得到适合于测序的 PCR 产物。此外,也可以通过琼脂糖凝胶电泳对 PCR 产物进行纯化。

2. 测序引物　酶法测序反应的 DNA 合成过程中需要一个与模板链特定序列互补的寡核苷酸链作为引物。不管是以通过靶 DNA 片段克隆于 M13mp 载体获取的单链 DNA 作为模板,还是采用变性双链 DNA(如变性质粒 DNA)作为模板,都有能与位于靶 DNA 侧翼的载体序列相匹配的通用引物可用,这些通用引物可直接通过商业途径购买,而不必另行设计。

3.DNA 聚合酶　选用合适的 DNA 聚合酶也是保证测序质量的重要环节之一。常用于双脱氧末端终止法测序的 DNA 聚合酶有以下几种。

(1)大肠埃希菌 DNA 聚合酶 I 大片段(Klenow 片段):此酶是最早用于建立 Sanger 测序的酶,该片段保留了 DNA 聚合酶 I 的 5′~3′聚合酶和 3′~5′外切酶活性,但缺少完整酶的 5′~3′外切酶活性。

(2)测序酶(sequenase):该酶是一种经过化学修饰的 T7 噬菌体 DNA 聚合酶,其原来很强的 3′~5′外切酶活性,经修饰后大部分被消除。目前常用商品化的测序酶大都经过基因工程改造,具有持续合成能力强、聚合速度快和活性稳定可靠等优点,同时完全丧失了 3′~5′外切酶活性,是测定较长 DNA 序列的首选酶。

(3)耐热 DNA 聚合酶:耐热 DNA 聚合酶主要用于以 Sanger 双脱氧链终止法为基础的 DNA 测序方案,也称为"循环测序"或"线性扩增测序"法。由于使用了耐热 DNA 聚合酶,使循环测序法具有两大技术优势:①由于采用热循环方法线性扩增模板 DNA,获得清晰可辨的序列梯带所需要的原始模板 DNA 量减少;②由于耐热 DNA 聚合酶可在 95℃高温下活性依然保持稳定,测序反应可以在高温(70~80℃)下顺利进行,克服了富含 GC 序列的模板所形成自身二级结构对测序过程的影响。因此,使用了耐热 DNA 聚合酶的循环测序法,既可用于质粒 DNA、λDNA 和粘粒 DNA、PCR 产物等双链模板的序列测定,也可用于对高 GC 碱基含量的 DNA 模板的测序,还可以直接进行细菌菌落、噬菌体斑的基因组测序。循环测序反应与普通 PCR 反应有所不同,只需一条引物,通过单引物进行热循环,模板 DNA 以线性方式被扩增,而不是标准 PCR 的指数方式扩增。

4. 荧光标记方案　标记 DNA 测序反应产物有三种方案:①染料标记引物测序,荧光染料与寡核苷酸引物的 5′末端相连;②染料标记终止物测序,荧光基因与双脱氧核苷酸终止物相连,荧光标记位于 DNA 的 3′末端;③内部标记测序,荧光染料标记的核苷酸掺入到新合成的 DNA 链中。这三种标记 DNA 测序反应产物方案各有优缺点。

(三)临床应用

Sanger 测序法具有高度的准确性和简单、快捷等特点,人类基因组序列测定工作的顺利完成就是基于 Sanger 测序技术。需要注意的是,Sanger 测序主要针对已知致病基因的突变位点设计引物,进行直接扩增测序。对单个突变点的检测只需扩增包含该位点在内的外显子片段即可,而不必扩增该位点所在基因的全部外显子。因此,应明确定位要扩增的位点所在的基因外显子和该点的具体位置,设计包括该点在内的上、下游 150～200bp 的外显子片段引物。目前,Sanger 测序对一些临床上小样本遗传疾病基因的诊断和鉴定具有很高的医学价值,如地中海贫血、血友病、白化病等。临床上通过 Sanger 直接测序 *FGFR2* 基因证实了单基因 Apert 综合征,直接对 *TCOF1* 基因测序可以检出多达 90％的与 Treacher Collins 综合征相关的突变。因此,虽然有 NGS 技术的出现,但 Sanger 测序对致病基因位点明确且突变数量有限的单基因遗传疾病的实验室诊断依然是非常经济和高效的。目前 Sanger 测序仍作为基因检测的金标准而存在,同时也是 NGS 基因检测后进行家系内和正常对照组验证的主要手段。

由于 Sanger 测序的主要目的是寻找和确定与疾病相关的特定基因突变,且通量有限,因此对没有明确候选基因或候选基因数量较多的大样本病例筛查难以完成,此类测序工作需依靠具有高通量测序能力的 NGS。同时,Sanger 测序对大片段缺失或拷贝数变异等基因突变类型也不能有效检出。因此,对一些与此相关的遗传性疾病不能提供遗传学诊断依据。此外,虽然 Sanger 测序具有分析结果的高度准确性等特点,但这还取决于测序仪的性能及测序条件的设定等因素。

七、高通量测序技术

基于 Sanger 测序法的自动化测序技术虽然具有准确可靠、序列读长等优点,但也有一定的技术局限性,这主要是由于 Sanger 测序法依赖于对电泳分离技术,无法进一步地扩大并行和微量化,导致测序通量低,因而限制了其在临床某些领域的应用。近年来,DNA 测序技术也得到了不断的创新与改良,在保证测序精度的前提下,操作程序已经逐步优化,测定通量急速增加,甚至达到传统 Sanger 测序法的几百到几千倍,逐步发展成为新一代的测序技术。高通量测序技术又称为第二代测序技术,主要技术特点是使用通用接头进行高通量的并行 PCR 和测序反应,结合微流体技术,利用高性能的计算机对测序数据进行拼接和分析。目前,商品化的测序平台主要有罗氏/454 公司的 GSFLX 测序平台、Illumina/Solexa 公司的 GenomeAnalyzer 测序平台和 ABI 公司的 SOLiD 测序平台。

(一)技术原理

第二代测序技术的基本原理:先进行文库制备,即将片段化的基因组 DNA 两侧连上通用接头;随后运用 PCR 扩增技术来产生几百万个空间固定的 DNA 簇,这种 DNA 簇由单个文库片段的多个拷贝组成,称 PCR 克隆阵列或称聚合酶克隆,最后进行测序,即测定每个克隆的核苷酸序列。这些反应能大规模地同时进行,然后对每一步反应所产生的信号进行同时检测,以此来获取测序的数据,经计算机分析和拼接获得完整的 DNA 序列信息,能满足一次对几十万条到几百万条 DNA 分子进行序列测定的任务。工作流程见图 3-30。

1. 文库制备　文库制备方法主要有 3 种。

(1)将基因组 DNA 打成几百个或更短碱基的小片段,在片段的两个末端分别加上通用接头制成片段文库。除基因组测序外,该文库还适用于转录组测序、RNA 定量、miRNA 研究、重测序、RACE、甲基化分析及 Chip 测序等。

(2)将基因组 DNA 打碎成 300～800bp 长的片段,将 A 和 B 接头(3′端和 5′端具有特异

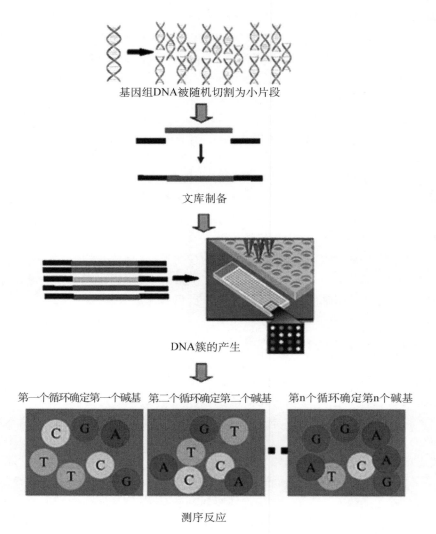

基因组DNA被随机切割为小片段

文库制备

DNA簇的产生

第一个循环确定第一个碱基　第二个循环确定第二个碱基　第n个循环确定第n个碱基

测序反应

图 3-30　高通量测序流程

性)连接到 DNA 片段上。该文库适用于基因组测序、转录组测序、RNA 定量、miRNA 研究、重测序、RACE、甲基化分析及 Chip 测序分析。

(3)将基因组 DNA 打断后,与中间接头连接、环化,利用 *EcoP15* 酶切使中间接头两端各有 27bp 的碱基,然后在两端分别加上接头,形成配对末端文库。

2. DNA 簇的产生　一般是通过 PCR 扩增产生 DNA 簇形成所谓的 PCR 克隆阵列,主要有两种方法。

(1)在芯片表面进行:芯片表面连接有与通用接头序列匹配的单链引物,单链化 DNA 片段一端(5′端或 3′端)通过与该单链引物互补结合而被"固定"在芯片表面,另一端随机和附近的另外一条单链引物互补结合也被"固定"住,形成"桥"形结构。利用固定引物进行 PCR 反应,经 30 轮左右循环后,每个单分子 DNA 得到了 1000 倍以上的扩增,成为单克隆 DNA 簇。

将 DNA 簇进行线性化用于测序。

（2）在磁珠进行：利用特别设计的 DNA 捕获磁珠固定带有接头的单链 DNA 文库，每一个磁珠仅携带一个单链 DNA 片段，即一个 DNA 片段对应于一个磁珠。将磁珠乳化，形成油包水的乳滴结构，每个乳滴都是只包含一个磁珠及反应试剂的 PCR 微反应器，然后利用通用引物进行扩增，每个独特的 DNA 片段都在自己的微反应器里进行独立的乳液 PCR 扩增（emulsion PCR，emPCR），排除了其他序列竞争的影响。整个 DNA 片段文库的扩增平行进行，对于每一个 DNA 片段而言，扩增产生几百万个相同的扩增片段，并结合在磁珠上，形成了单克隆DNA 簇。

携带单克隆 DNA 簇的磁珠可以通过两种方式进行测序反应：①携带单克隆 DNA 簇的磁珠（20μm）被放入 PTP 板中，PTP 孔的直径（29nm）只能容纳一个磁珠（20μm），测序反应在每个微孔中进行；②携带单克隆 DNA 簇的磁珠（1μm）沉积在一块玻片上，磁珠共价结合在玻片表面，测序反应在玻片表面进行，这个系统最大的优点就是每张玻片能容纳更高密度的微珠，在同一系统中轻松实现更高的通量。

3. 测序　目前，测定每个克隆的核苷酸序列的测序技术主要有 3 种。

（1）边合成边测序（sequencing by synthesis）技术：利用经过改造的 DNA 聚合酶和带有 4种不同荧光标记的 dNTP 进行测序反应，这些 dNTP 是"可逆终止子"（reversible terminator），掺入后能阻止下一个 dNTP 与之相连，因此每个循环只容许单个碱基的掺入。通过激光扫描反应板表面，就能读取每条模板序列每一轮反应所聚合上去的核苷酸类别。同时这些dNTP 的 $3'$ 羟基末端带有易被化学切割的基团，每一轮反应后将这些基团化学切割，恢复 $3'$ 端黏性，就能继续聚合下一个核苷酸。如此反复，分析收集到的每轮反应的荧光信号结果，就可以确定每个模板 DNA 片段的序列。Illumina/Solexa 公司的 Genome Analyzer 测序平台使用的就是边合成边测序技术，最新的 Genome Analyzerllx 系统能够获得 100bp 以上的配对末端读长，每次运行能产生超过 30GB 的高质量序列数据。

（2）焦磷酸测序（pyrosequencing）技术：焦磷酸测序是 20 世纪 80 年代发展起来的一种酶联级联测序技术，该技术适于对已知短片段的序列分析，重复性和精确性与 Sanger 测序法相当，而速度却得到较大地提高，读长也已超过 400bp。焦磷酸测序技术具备同时对大量样品进行测序分析的能力，适合于高通量、低成本第二代测序技术。

①焦磷酸测序技术的反应体系：由待测单链、测序引物、反应底物和 4 种酶构成。反应底物有脱氧核糖核苷三磷酸（dNTP）、腺苷 $5'$-磷酰硫酸（adenosine $5'$-phosphosulfate，APS）、荧光素（luciferin）。4 种酶包括 DNA 聚合酶（DNA polymerase）、ATP 硫酸化酶（ATP sulfurylase）、荧光素酶（luciferase）和三磷腺苷双磷酸酶（apyrase）。

②焦磷酸测序技术的反应过程：在每一轮测序反应中，反应体系中只加入某一种 dNTP。如果该 dNTP 能和 DNA 模板上的碱基配对，在 DNA 聚合酶的作用下，该 dNTP 与测序引物 $3'$ 末端发生聚合，形成 $3'$,$5'$-磷酸二酯键，同时释放出一个分子的焦磷酸（PPi）；PPi 在 ATP 硫酸化酶的作用下可以和 APS 结合形成 ATP 的；ATP 在荧光素酶的催化下可以和荧光素结合形成氧化荧光素，同时产生可见光。此时通过微弱光检测装置可侦测到一个特异的检测峰，峰值的高低和相匹配的碱基数成正比。

焦磷酸测序法突出优势是相对较长的读长，如应用该技术的罗氏/454 公司的 GS FLX 测序系统，最新的序列读长已超过 400bp。虽然测序成本比其他第二代测序平台要高，但对于那些需要较长读长的应用,如从头测序,它仍是较理想的选择。

(3)连接测序(sequencing by ligation):连接测序的测序反应在玻片表面进行,它的独特之处在于没有采用常用的聚合酶,而采用了 DNA 连接酶(DNA ligase)进行连接反应。连接反应的关键底物是 8 碱基单链荧光探针混合物,即 3′-NNnnnZZZ-5′,探针的 5′末端则分别标记了 CY5、Texas Red、CY3、6-FAM 4 种颜色的荧光染料。而 3′端 3~5 位的"nnn"表示随机碱基,6~8 位的"ZZZ"指的是可以和任何碱基配对的特殊碱基。探针 3′端第 1、2 位双碱基(NN)是表示探针染料类型的编码区,和 ATCG 4 种碱基中的任何两种碱基组成的双碱基,共 16 种 8 碱基单链荧光探针。每种颜色对应着 4 种探针 3′端 NN,即所谓"双碱基编码矩阵"。"双碱基编码矩阵"规定了该编码区 16 种碱基对和 4 种探针颜色的对应关系。连接反应中,这些探针按照碱基互补规则与单链 DNA 模板链配对。

单向测序一般包括五轮测序反应,每轮测序反应含有多次连接反应(一般为 7 次)。每轮测序反应的第一次连接反应由与引物区域互补的通用连接引物介导。这五种连接引物长度相同,但在引物区域的位置相差一个碱基,它们都含有 5′端磷酸(Pi),所以可以介导连接反应的进行。在第一轮测序的第一次连接反应中,由于每个磁珠只含有均质单链 DNA 模板,通过通用连接引物与单链 DNA 模板。几个循环之后,开始第二轮的测序,第二轮通用连接引物(n-1 个碱基)比第一轮错开一位,所以第二轮得到以 0、1 位起始的若干双碱基对的颜色信息。经五轮测序反应后,按照第 0、1 位,第 1、2 位,第 2、3 位……的顺序把对应于模板序列的颜色信息连起来,就得到由"0,1,2,3……"组成完整的 SOLiD 原始颜色序列。

测序完成后,获得了由颜色编码组成完整的原始序列,按照"双碱基编码矩阵",可以将原始颜色序列"解码"成碱基序列。由于"双碱基编码矩阵"中双碱基与颜色信息之间不是一对一关系,而是一种颜色对应 4 种碱基对,因此前面碱基的颜色编码的正确性将直接影响紧跟其后碱基解码的正确性,而且一个错误颜色编码还会引起"连锁解码错误",导致错误颜色编码之后的所有碱基解码错误。目前此技术的测序读长为 30~35bp。

ABI 公司使用这一技术的测序平台 SOLiD(supported oligo ligation detection),其最新型的 SOLiD 3 Plus 单次运行可产生 50GB 的序列数据,相当于 17 倍人类基因组覆盖度,其准确性、系统可靠性和可扩展性均非常理想。

(二)技术要点与技术优势

这些测序平台的共同点是不需要进行 DNA 模板克隆,而是使用接头进行高通量测序分析。第二代测序技术的一次运行就能对几十万到几百万条 DNA 分子进行序列测定,最显著的特征是通量高,使得对一个物种的转录组测序或基因组深度测序变得方便易行。目前,第二代测序技术的应用不仅应用于基因组测序,还应用于全基因表达图谱分析、SNP、小 RNA、Chip、DNA 甲基化等研究领域。同时,第二代测序技术最大的优势在于其测序通量的持续增长,具有很大的发展潜力。目前 SOLiD4 系统单次运行能产生 100~200GB 的序列数据,大致相当于人类基因组 30~50 倍的覆盖率。第二代高通量测序技术的准确度也有了较高的提升,目前 SOLiD4 系统产生的可定位序列数据,具有 99.99% 的准确率。在单次测序读长还无法与传统 Sanger 方法的 1000bp 读长相比,目前 Solexa 系统准确测序读长约为 150bp,罗氏 GS-FLX454 测序的读长已增至 400bp 以上。

(三)临床应用

第一代测序技术存在检测通量低、成本高的缺点,限制了其在临床实验室广泛开展和应用,而高通量测序技术可以直接反映 DNA 分子上的细微改变,成为当前临床实验室进行基因测序的发展方向。基因测序的临床应用主要体现在以下几方面。

1. **染色体结构变异检测**　许多遗传病由染色体结构变异引起,染色体结构变异的常见类型有缺失、重复、倒位和易位 4 种。如人第 5 号染色体部分缺失可导致猫叫综合征,女性第 9 号染色体长臂倒置与习惯性流产相关,人第 14 号与第 22 号染色体部分易位与慢性粒细胞白血病的发病相关。临床上也主要通过传统的细胞遗传学方法,尤其是高分辨率染色体带型技术在全基因组中寻找与遗传病发生相关的变异。2007 年,Korbel 等提出一种新的大规模高通量分析方法,即配对末端图谱法,先将基因组 DNA 剪切成长度约为 3kb 的片段,并与生物素标记的接头连接后环化,对环化产物随机切割并通过亲和素筛选带有生物素的剪切片段,最后采用罗氏 GS FLX 454 测序得到配对末端的序列信息。此序列与人类参考基因组序列比对,即可根据方向或长度的不一致找出存在的结构变异,包括大于 3kb 的缺失、倒置、配对及非配对插入和长度在 2～3kb 的简单插入,他们找到了 1000 多个结构变异,实际上结构变异的数目远多于最初预测,有些变异影响基因功能。

2. **单基因遗传病的基因诊断**　单基因遗传病是指受一对等位基因控制的遗传病,常见的如红绿色盲、血友病等。现已发现 7000 多种单基因遗传病,并且以每年新发 10～50 种的速度增长。单基因遗传病临床症状复杂,部分诊断困难,同时传统诊断检测技术存在漏诊和误诊的可能,导致患者错过最佳治疗时机。利用高通量测序技术结合序列捕获技术,针对基因突变区域设计序列捕获探针序列,捕获靶区域后再进行测序,可以同时检测上百种单基因遗传病,为临床诊断和突变筛查提供参考。

3. **疾病相关基因点突变的检测**　在众多导致人类疾病的基因突变中,单碱基突变占了相当大的比例,如 β-地中海贫血相关基因包含 1 个 41～42 位点突变基因杂合子,如果夫妇双方都是地中海贫血基因携带者,他们的子女中患重型地中海贫血的概率是 25%,患轻型地中海贫血的概率 50%,剩余 25% 正常。传统的点突变检测方法敏感度低、特异性差、操作复杂,使点突变的研究受到限制;而高通量测序可将所有突变模板一一检出,做出准确地基因分型。

4. **表观遗传学检测**　表观遗传学主要研究非基因序列改变所致基因表达水平变化,如 DNA 甲基化和染色质构象变化等;表观基因组学是在基因组水平上对表观遗传学改变进行的研究。目前,检测 DNA 甲基化的方法很多,包括亚硫酸氢盐转化法、实时定量 PCR 测序等。然而不是所有方法都能对单个 CpG 位点进行定量分析。亚硫酸氢盐处理后 Sanger 法测序曾经被认为是甲基化分析中的金标准,但如果对 5～10 个克隆测序,该方法最多只是半定量。而高通量测序技术能对甲基化位点进行快速的定性及定量检测,了解 DNA 甲基化频率,为 DNA 甲基化研究提供了新的工具。德国 Anna Potapova 等对高通量测序和 QIAGEN 焦磷酸测序进行了系统交叉验证,发现两种方法的检测结果之间有着高度的一致性,高通量测序能实现对整个 CpG 岛检测更全面的覆盖,为甲基化模式的异质性研究提供了更全面的信息。

5. **肿瘤标志物检测**　肿瘤标志物在肿瘤普查、诊断、预后和转归判断、疗效评价和高危人群随访观察等方面具有重要价值。目前临床开展的肿瘤标志物检测多基于单克隆抗体的免疫学方法,如胚胎抗原(如甲胎蛋白、癌胚抗原)、同工酶(如神经元特异性烯醇化酶)、激素(如人绒毛膜促性腺激素)、组织特异性抗原(如前列腺特异性抗原和游离前列腺特异抗原)、黏蛋白、糖蛋白、糖脂(如 CA125)的检测等。高通量测序技术和序列捕获技术的结合能很好应用于肿瘤标志物的实验室诊断领域,如针对 *BRCA* 基因,采用高通量测序技术能准确检测患者是否携带 BRCA 突变基因,提示临床医师该患者是否需要接受早期干预和治疗。

6. 感染性疾病的诊断及耐药检测 病原微生物在与宿主和生态环境的相互作用中不断变异、进化,包括病原体对人群的适应、毒力的增强、产生新的优势流行株等,基因测序是诊断新发传染病的金标准,也是耐药基因检测的金标准,如 H7N9 流感病毒株,最初确诊就是靠基因测序技术实现的。

八、质谱技术

质谱分析法是一种物理分析方法,它是通过将样品转化为运动的气态离子,并通过适当的电场、磁场,按质荷比(m/z)大小进行分离并记录其信息的分析方法。所得结果以图谱表达,即为质谱图。根据质谱图提供的信息可以进行物质的定性和定量分析、复杂化合物的结构分析及样本的组成分析。质谱法具有分析速度快、敏感度高、所提供的信息与其结构直接相关等特点。电喷雾质谱技术和基质辅助激光解吸附质谱技术的出现使质谱技术广泛地应用于生物大分子检测,同时在临床检测领域也开始崭露头角。

(一)基本原理

质谱分析是一种测量离子质荷比的分析方法。其基本原理是使待测组分在离子源中发生电离(使其带电),产生出不同质核比的带电离子,再经过加速电场的作用,形成离子束,加速进入质量分析器,在质量分析器中利用电场和磁场的作用,使其分别聚焦从而得到质谱图。通过质谱图的分析,我们可以获得分析样品的分子量、分子式及分子结构片段等信息。生物质谱系统一般由进样系统、离子源、质量分析器、检测器、真空系统及数据系统六部分组成(图 3-31)。

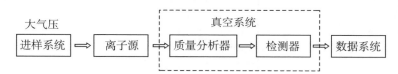

图 3-31 生物质谱系统的组成

目前,较为成功地应用于生物质谱的软电离技术:电喷雾电离、基质辅助激光解吸电离、快原子轰击离子化。其中,前两种在生物大分子测量中应用最为广泛。电喷雾电离适用于分析具有一定极性的分子及离子化合物,常与高效液相色谱等分离手段联用,但是电喷雾电离在进行大分子痕量鉴定时,效果不如基质辅助激光解吸电离。基质辅助激光解吸电离适用于强极性、热不稳定的化合物的分析,特别适合于多肽和蛋白质等的分析研究,除了能提供有关离子的精确分子质量,还能提供样品较为详细的分子结构信息。电喷雾电离(electrospray ionization,ESI)见图 3-32。

ESI 是一种软电离技术,是目前应用最多的电离技术之一。1984 年,美国耶鲁大学教授 J. Fenn 等首次发表电喷雾电离-质谱(ESI-MS)的研究成果,并于 1988 年成功地进行了蛋白质的分析。ESI 在离子化过程中几乎不产生碎片离子,适合测定热不稳定、难挥发的极性和离子化合物,如多糖、多肽、蛋白质等。

基质辅助激光解吸电离(matrix assisted lasser desorption ionization,MALDI);MALDI 是用小分子有机物作为基质,样品与基质的分子数比例为 1:(100~5 万),均匀混合在空气中

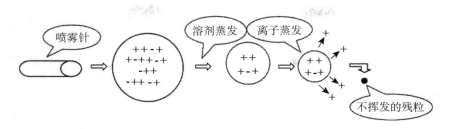

图 3-32　电喷雾电离(electrospray ionization,ESI)

自然干燥后送入离子源内。化合物在真空下受激光辐照,基质吸收激光能量并转变成基质的电子激发能,瞬间由固态转变成气态,形成基质离子。而中性样品在与基质离子、质子及金属阳离子之间的碰撞过程中,发生了样品的离子化,从而产生质子化分子、阳离子化分子或多电荷离子或多聚体离子。基质的作用是吸收激光能量并使被测分子分离成单分子状态,使其发生解吸电离。

　　MALDI 可用于测定多肽、蛋白、糖蛋白、DNA 片段、多糖及其他生物技术产品等。MALDI 的特点:一个是准分子离子峰很强,几乎无碎片离子;因此可直接分析蛋白质分解后产生的多肽混合物。另一个是对样品中杂质(盐)的耐受量较大,盐的量在基质的 5% 以下时可以不用脱盐。

　　常用的质量分析器:飞行时间质量分析器、四级杆质量分析器、离子阱质量分析器、傅里叶变换离子回旋共振质量分析器等。

　　开始时,所有离子都在一起。由于小的离子移动得快,大的离子移动得慢,根据到达检测器时间的不同,而检测出不同质量的离子。具体可表示为:

$$m/z=2Ut2/d2=kt2(k=2U/d2)$$

$$m/z \propto t^2$$

式中,U 为加速电场强度;d 为飞行管长度。

　　飞行时间质量分析器的优点:①不存在聚焦狭缝,敏感度很高;②扫描速度快,可达 1 万张谱/s;③测定的质量范围广(仅取决于飞行时间),可达到几十万质量数,适合于蛋白质分子的测定。其缺点是分辨率低。

　　离子阱质量分析器由环形电极和两个端盖电极构成。离子被引入阱中后,经 RF 电压扫描,不同质荷比的离子相继排出得到检测。由于离子在阱内可存储较长的时间,增加了离子相互碰撞的机会,碎片信息较多,适用于定性和气相离子反应研究。优点:①可实现多级串联质谱(MS),是时间上的串联质谱;②结构简单、价格低、性能价格比高;③敏感度高(低至 10～18mol),比四级杆质量分析器高;④可快速扫描(5000 Dr/s),适用于定性分析。缺点:与标准图有一定差别(由于在离子阱中生成的离子有较长的停留时间,可能发生离子-分子反应),不利于定量测定。随着人类对生物大分子研究的不断深入,作为检测生物大分子的质谱也有了长足的发展,涌现出许多新的技术和新的应用,特别是在联用技术上,如两个或者两个以上的质量分析器相连形成空间或者时间上的串联质谱(MS),质谱与其他分离技术的联用,如质谱-色谱联用,都为大分子研究和临床诊断提供了更精细的技术支持。

　　(二)技术要点与技术优势

　　质谱能够在样品量极少的情况下提供物质的结构信息,但质谱样品只有在达到一定的纯度之后才可以直接进行分析,这就需要色谱对分析的样品进行纯化分离,因此常将两者结合起来使用。

气相色谱是利用不同待测组分在流动相(载气)和固定相间分配系数的差异,通过使待测组分在这两相反复分配来使待测组分分离。由于固定相对样品中各组分吸附或溶解能力不同,各组分沿管柱运动的速度就不同,流出柱子的时间也就不同。液相色谱分离的样品多为非挥发性的或强极性分子,质谱检测的是气态的离子,在与液相色谱联用时,需要将液态的流出物气化,已有的 EI 及 CI 电离源难以使这些化合物离子化。目前,几乎所有的 LC/MS 联用仪都使用大气压电离源作为接口装置和离子源。大气压电离源包括电喷雾电离源和大气压化学电离源,两者之中电喷雾电离源应用最为广泛。

尽管质谱技术有很多的优点,在很多领域的应用也发展迅速,但也有自身的瓶颈:如没有某纯物质为内标或特征性的离子碎片,则难以判断该物质是何种物质,无法定性和定量,所以目前还有许多物质无法用于质谱检测,尤其是一些大分子的复杂物质;目前质谱技术的自动化程度还相对较差,前处理过程也相对复杂,对工作人员的技术要求较高;另外仪器昂贵,日常运行费用及维护费用也较高,如 ID-MS 仪器,在处理样本时需要加入适量的核素稀释剂,该种稀释剂来源较困难,制备成本较高等,这些都为 ID-MS 的普及应用带来困难;此外该技术的高敏感性,如 SELDI-TOF-MS 技术筛检蛋白的高敏感性必然带来了检测的假阳性,这也是该技术不容忽视的一个弱点。但相信随着质谱技术的发展成熟,其在临床实验室检测中会有更广泛地应用。

(三)临床应用

生物质谱的临床应用主要体现在以下几方面。

1. **新生儿疾病的筛查** 新生儿筛查是在新生儿期对一些目前还无法在产前做出诊断的先天性疾病进行普查,以筛选出患儿,提前做出诊断,提前进行治疗。先天性疾病中大部分属于先天性遗传代谢疾病,目前已知的至少上百种。这些疾病多数不致死,但可以严重影响患儿的智力和体格,造成痴呆及残缺或畸形等,给家庭、社会、国家带来沉重的负担。

目前,应用液相色谱-质谱-质谱(LC/MS/MS)可临床检测 30 多种遗传性代谢失常疾病,如各种氨基酸代谢失常血症,包括同型胱氨酸尿症、瓜氨酸血症、酪氨酸血症、超苯丙氨酸血症、精氨酸酶缺乏症、精氨琥珀酸尿症和各种超甲硫氨酸血症;短链和长链酰基辅酶 A 脱氢酶缺乏症(SCAD 和 LCAD)、异戊酸血症、丙酸血症、甲基丙二酸血症、戊二酸血症,以及其他各种有机酸代谢失常疾病等。

新生儿筛查主要针对先天性甲状腺功能低下(服用甲状腺激素可以完全避免痴呆的发生)、苯丙酮尿症(PKU)(只要不服用含有苯丙氨酸的包括人奶在内的食品就可以完全避免痴呆的发生)、半乳糖血症(只要不服用含有乳糖的包括人奶在内的食品就可以完全避免痴呆的发生)。利用 LC-MS-MS 强大的特异性和分析功能,可以同时检测人体内的 45 种氨基酸,从而通过某些氨基酸与疾病的关系,达到临床疾病诊断的目的。

2. **检测循环肿瘤 DNA** 血液循环肿瘤 DNA(ctDNA)是肿瘤细胞新陈代谢的产物。肿瘤细胞与正常细胞一样会进行新陈代谢,凋亡坏死的肿瘤细胞会降解为 DNA 片段进入血液,形成 ctDNA。ctDNA 的片段长度大小一般都介于 160～500bp,而且含量极低,采用高通量的测序技术来对如此低丰度的待测产物进行研究也许并不一定是最佳的选择,而通过将待测样本转换成高速运动的离子,根据不同离子拥有不同的质荷比(m/z),来对待测样本进行分离和检测的质谱(Massspectromy)技术,则在这一领域具有广泛的优势。采用 MALDI TOF 质谱对 ctDNA 进行检测的最大优势在于准确度高、重复性好、稳定性强、检测速度快、样本处理标准化。可用于 ctDNA 的基因型分析、基因突变检测、DNA 甲基化(DNA methylation)、基因表达、拷贝数差异、单倍体序列差异等多项检测与分析。

可检测的 ctDNA 序列包括 *EGFR*(无义突变)、*EGFR* 外显子 19 和 20、*BRAF*、*KRAS*、*NRAS* 等多个基因的 200 多个突变位点。同时 ctDNA 的检测具有特异性强、实时、无创等特点,测定血液中 ctDNA 水平不仅可快速获知癌症的恶性程度及患者的生存概率,而且还可反映出治疗过程中肿瘤的退变情况并选择更加适合的治疗方案。

3. 蛋白质组学研究　质谱技术应用领域中的另一个重要方面是蛋白质组学研究。生物质谱技术可以检测蛋白质的氨基酸组成、分子量、多肽或二硫键的数目和位置及蛋白质的空间构象等,其准确、灵敏和高通量的特点已经成为检测蛋白及多肽分子和基因的重要技术。通过 MALDI-TOF-MS 检测寻找特异的一组蛋白质峰,建立肿瘤早期血清差异表达蛋白的诊断模型,比传统的生物标志物检测更为准确,已有研究报道用于多种肿瘤的早期诊断。美国学者 Adas 等采用 SELDI 技术对前列腺癌症患者的血清蛋白和正常人血清蛋白进行对比分析,确定了 9 个蛋白质峰为分析依据,其前列腺癌症检测特异性达 97%,对癌症早期诊断具有重要意义。除了前列腺癌,生物质谱分析在乳腺癌、宫颈癌、肝癌和肺癌等癌症的前期诊断方面都有所应用。

4. 微生物的检测　传统的致病微生物检测大多采用微生物培养、生物化学和分子生物学的方法检测,不仅分析周期长而且没有明确的种群分型标准,往往造成分析结果的滞后和种类分型的误判。

质谱技术在微生物检验方面具有得天独厚的优势:①可用于多种微生物样本,如痰液、血液、尿液、脑脊液和胸腔积液、腹水及经过培养的样本;②可用于几乎所有类型的病原体鉴定和分类检测,如细菌、真菌及其孢子、病毒、寄生虫等;③可对病原体的多种成分进行分析,包括蛋白质、脂质、脂多糖、脂寡糖、DNA、多肽及其他可被离子化的分子;④检测速度快,例如一个病原微生物的质谱鉴定实验,包括样本的采集和制备,整个过程不到 10 min;⑤样本用量少;⑥样本前处理简单;⑦特异性和准确性高,例如金黄色葡萄球菌的表型鉴定,Rajakaruna 等利用基质辅助激光解吸/电离-飞行时间质谱(MALDI-TOF-MS)技术分析了来自临床实验室的 95 个分离群和 39 个葡萄球菌群,并利用 MicrobeLynx 软件成功的识别了各个种群;⑧高敏感性,例如液相串联质谱可以检测到 10~100 个细菌或 20~50 个孢子的存在。在对生物样本进行处理后,甚至可以在单个菌水平发现并确定致病菌,使其在微生物尤其是传染病病原体鉴定方面具有巨大的优势。近年来已建立了微生物胞膜蛋白质、脂多糖、核酸等的指纹数据库,使其检测更加准确和快速。

目前在细菌检测中应用较多是飞行质谱技术。通过检测细菌胞膜成分或表达的特异蛋白对细菌进行种群的鉴别,不仅可以识别病原菌,而且有助于发现新的病原菌。此外,还可用于病原体的药物敏感性实验和真菌检测研究等。

生物质谱在微生物领域的应用主要集中在全细胞水平上的结构测定、生物降解及代谢过程的研究。ESI 和 MALDI-MS 技术可以给出细胞指纹图谱,进而得到种株特异性特征峰。此外,还可以通过生物质谱得到基于每一种细菌唯一的肽模式图谱,进而对不同种株的微生物进行鉴别。串联质谱能完成细菌多种成分的分析,包括蛋白质、脂类、脂多糖、DNA、多肽及其他能被离子化的分子。

第二节 分子诊断技术选择的基本原则

　　分子诊断是利用分子生物学的理论、技术和方法来研究人体内源性和外源性生物大分子及其体系的存在、结构或表达调控的变化，为疾病的预防、诊断、治疗和监测等提供依据，主要包括核酸和蛋白质诊断，已经成为实验诊断学的一个重要组成部分。狭义的分子诊断是基于核酸的诊断技术，通过对 DNA 和（或）RNA 的检测来实现对疾病的检测和诊断。目前，分子诊断技术已经被广泛应用于多种分子诊断领域，包括癌症检测（遗传性癌症的致病基因检测、癌症易感性基因或靶向性抗肿瘤药物的靶点基因检测等），遗传学检测（遗传病的诊断和携带者检测），药物基因组学检测[根据药代动力学和（或）药效动力学相关基因的遗传背景差异，为患者量体裁衣式地提供疗效更好、毒副作用更低的个体化治疗方案]和微生物检测（病毒基因分型、耐药基因检测）等。根据技术特征的差异，分子诊断技术大致可分为三类：①以测序技术为基础的分子诊断技术，如第一代测序技术和高通量测序技术等；②以扩增技术为基础的分子诊断技术，如常规 PCR 技术、实时 PCR 技术、环介导等温扩增技术等；③以分子杂交为基础的分子诊断技术，如原位杂交技术（in situ hybridiztion，ISH）、生物芯片技术等。面对种类繁多的分子诊断技术，在个体化医疗中如何选择合适的分子诊断技术以保证检测结果准确可靠，为临床诊疗的提供有效帮助，是在个体化医疗完成项目选择后必须解决的问题；一般来说应遵循的原则：实验室应优先选取国际和国内权威机构制定的各种指南中的"金标准"检测方法，同类方法中优先选择结果稳定性强、重复性好、特异性高的技术，同时也应考虑样本量，检测项目的多少等因素，综合选择合适的方法。现对一些常用分子诊断技术的特点进行阐述，为选择合适分子诊断技术提供参考依据。

一、以测序技术为基础的分子诊断技术

（一）Sanger 测序法

　　Sanger 测序法基于双脱氧核糖核酸（dideoxy NTP，ddNTP）末端终止法，根据核苷酸在某一固定点开始延伸，随机在某一特定碱基处终止，并且在每个碱基后面进行荧光标记，产生以 A、T、C、G 结束的四组不同长度的一系列核酸片段，然后通过毛细管电泳分离这些片段后读取待测核酸的碱基序列。

　　Sanger 测序法属于定性检测，可直接读取 DNA 的序列，是 DNA 序列分析的最经典的、最直接的方法。既可用于检测已知突变，又可用于检测未知突变，是开展基因分型的金标准。

　　1. 技术优点　测序长度较长，能发现新的变异位点，包括某些新的不多见的突变形式，并能确定突变的具体类型，如点突变、片段缺失等。将 Sanger 测序技术与分子克隆技术相结合也可用于 DNA 甲基化位点的检测。

　　2. 局限性　Sanger 测序法的准确率仍然无法达到 100%，约<2% 的碱基无法被 Sanger 序法测所识别。因为通量的缘故，它在大基因和多基因的检测方面效率很低。该方法灵敏度不高，因此对样本中肿瘤细胞的含量和比例都有较高要求，一般肿瘤细胞比例应不低于 50%。尤其是在进行肿瘤组织体细胞突变检测时，当组织中靶标基因突变比例低于 20% 时，可能出现假阴性结果。因此，Sanger 测序法不适用于活检或细胞学样本检测。

(二)焦磷酸测序法

焦磷酸测序技术是由 DNA 聚合酶、ATP 硫酸化酶、荧光素酶和三磷腺苷双磷酸酶 4 种酶催化的同一反应体系中的酶级联化学发光反应。在退火时,测序引物与模板 DNA 结合,在以上 4 种酶的协同作用下,引物上每一个 dNTP 聚合时释放的焦磷酸基团(pyrophosphoric acid,PPi)会与每一次荧光信号的释放偶联,通过检测荧光信号的释放和强度,能达到实时测定 DNA 序列和定量分析序列变化的目的。

焦磷酸测序是一种新型的测序技术,其重复性和精确性与 Sanger 测序法相当,但速度却远高于后者,适合对已知的短序列进行测序分析。

1. 技术优点　该方法检测灵敏度为 10%,比 Sanger 测序法要高,可用于 SNP 快速筛查,并能开展体细胞突变和甲基化的定量检测。同时该方法通量较高,分型结果准确可靠,通过实验设计的改变,可发现新的突变或遗传变异。

2. 局限性　测序长度较短,仅 10 多个碱基,不能对长片段进行直接分析。该方法检测灵敏度处于中等水平,对低于 10% 的突变难以有效检出。对肿瘤组织中的低丰度体细胞突变(<3%)进行检测时容易出现假阴性结果。不适用于活检或细胞学样本。

(三)新一代测序

新一代测序(next generation sequencing,NGS)又称大规模平行测序,采用平行测序的理念,能够同时对上百万甚至数十亿个 DNA 分子进行测序,大规模、高通量是该方法的主要特点。新一代测序包含多种可以一次性产生大量数字化基因序列的测序技术,但不同厂家的产品测序原理不尽相同,主要有边合成边测序、基于"DNA 簇"和可逆性末端终结大规模平行测序、四色荧光标记寡核苷酸的连续连接反应测序和半导体芯片测序。

高通量测序技术作为一个新的技术平台,除可用于单纯的基因测序外,还可用于大规模基因组测序和全基因表达图谱分析、SNP 分析、非编码小分子 RNA 的鉴定、转录因子靶基因的筛选和 DNA 甲基化的相关研究。

1. 技术优点　该方法采用芯片阵列进行测序,可以在数百万个点上同时阅读测序,通量很高。并有定量检测的功能,样品中 DNA/RNA 被测序的次数能间接反映样品中相应 DNA/RNA 的含量。测序成本也在不断降低,现在利用高通量测序技术进行人类基因组测序只需1000 美金。

2. 局限性　检测灵敏度和测序深度相关,一般认为 NGS 在肿瘤体细胞突变检测时的灵敏度在 10% 左右。目前 NGS 应用于肿瘤细胞突变检测的标准化和质量控制未形成共识,尚处于研究和探索中。

二、以扩增技术为基础的分子诊断技术

(一)扩增阻滞突变系统(ARMS)-PCR 法

扩增阻碍突变系统(amplification refractory mutation system,ARMS)是近年发展起来的一种新的 PCR 技术,用于已知突变基因的检测和分析。该方法的主要特点是设计两个不同的5′端引物,其中一个与正常 DNA 序列互补,另一个与突变 DNA 序列互补,对于纯合性突变,分别加入以上两种引物及 3′端引物进行两个平行 PCR,只有与突变 DNA 完全互补结合的引物才可延伸并得到相应 PCR 扩增产物。如果发生错配且错配位于引物的 3′端将导致 PCR 反应中断。

ARMS-PCR法是实验室常用的检测基因突变的方法,主要用于已知突变基因的分析。

1. 技术优点 ARMS-PCR法检测灵敏度高,可用于检测肿瘤细胞中突变占比为1%甚至更低的突变基因,因此特别适合肿瘤组织中的体细胞突变的检测,也可用于检测各种类型的SNP位点。

2. 局限性 该方法只能检测已知的突变类型,不能用于发现新的未知的基因突变。在实际工作中,如果检测的突变位点或类型较多,随着引物数目增加出现引物非特异性结合的概率也会相应增加,最终会导致结果的假阳性率显著提高。此外,当检测位点较多时,对DNA样本量的需求也会相应增加。

(二)高分辨率熔解曲线(HRM)法

高分辨率熔解曲线(high-resolution melting,HRM)法用途很广,包括对已知或未知基因变异的检测、SNP及基因甲基化的检测等。该方法是一种基于在加热过程中双链变性为单链原理的PCR新型技术,DNA双链体的熔解温度差异反映了基因的变异。双链DNA片段在其特定的温度熔解,熔解的温度由片段的CG含量、序列组成、长度,以及一个和多个杂合碱基决定。用DNA嵌合的染料可以看到任何双链片段的熔解峰图,在有荧光嵌合染料的情况下PCR扩增片段,扩增后的产物通过一个快速的可控的加热处理开始熔解。荧光水平在升温的过程中实时监测,染料随着双链DNA的熔解,荧光信号逐渐减少。

HRM法需要配备相应软件的实时荧光PCR仪。一般实时荧光PCR仪在检测熔解过程时,只能执行1℃/s精度的荧光监测,而HRM的工作模式则需要执行0.02℃/s精度的荧光监测。高精度的温差控制与监测保证了HRM可以准确地表达出熔解曲线间的细微差异,从而灵敏地检测出突变的发生。由于HRM分析不受碱基突变位点和种类的限制,可用于突变扫描、基因分型、序列匹配、DNA甲基化等方面的研究。

1. 技术优点 操作简便、快速、通量大、使用成本低;检测灵敏度达1%,特异性高,重复性好;扩增和检测同时进行,无须PCR后进行处理,有利于实现闭管操作,减少污染的可能性。

2. 局限性 通过熔解曲线图不能判断某一特异性的变异体,不能排除待测核酸中新出现的遗传变异,下游分析中检测需要有测序等补充。由于单个碱基突变导致DNA解链温度的变化非常小,该方法对仪器的灵敏度和分辨率有较高要求。对模板DNA纯度要求较高,对影响PCR产物熔点的因素,如盐离子浓度等十分敏感,如果待检DNA样本带有杂质,可能导致检测结果的误判。

(三)数字PCR(Digital PCR)

数字PCR是近年出现的一种新型PCR定量技术,与常规定量PCR不同,数字PCR通过将一个样本分成几万至几百万份,分配到不同的反应单元,每个单元包含一个或多个拷贝的DNA分子,并在每个反应单元中分别对DNA分子进行PCR扩增,扩增结束后对各个反应单元的荧光信号进行分析,直接得出DNA分子的个数,从而实现对原始样本中DNA分子的绝对定量检测。目前数字PCR技术尚处于不断发展中,Bio-Rad、LIFE Technologies、Fluidigm及RainDance等厂家相继推出技术较为成熟的数字PCR产品。

目前数字PCR的应用主要包括等位基因检测、基因表达水平的绝对定量分析、核酸标准品绝对定量分析和二代测序文库绝对定量分析等。

1. 技术优点 数字PCR的灵敏度高达0.001%~0.0001%,并具很高的方法学特异性,能检测和区分复杂背景下的靶标序列,并分析微小的浓度差异。与常规PCR易受反应抑制药的影响不同,数字 PCR 能高度耐受 PCR 反应抑制药,同时不依赖对照品或标准品,实现对核酸分子拷贝数直接精确的鉴定和分析。实验数据分析直观便捷,每个微滴的检测结果均以阴性或阳性判读,能较好实现数据分析过程的自动化。

2. 局限性　数字 PCR 仪通量较低,且目前能检测的荧光信号仅有 FAM 和 HEX 两种。虽然数字 PCR 技术的灵敏度高,但不适用于 DNA 浓度高的样本的分析,因为核酸浓度高时,每个微滴里面包含的拷贝数分布不符合统计学的泊松分布,导致实验结果不能正确反映原始样本中 DNA 分子数量。数字 PCR 虽然不依赖标准曲线,但是每次反应之间可能存在差异,短期内不可能替代常规定量 PCR 和其他用于核酸检测的金标准方法。数字 PCR 技术真正走向临床检验还需要一段时间,目前商业化的数字 PCR 仪仅适用于科研用途。

(四)实时荧光 PCR

实时荧光 PCR 是聚合酶链式反应的一种广泛应用的变形,检测化学形式有多种,总体上可分为荧光嵌入染料型和荧光探针型两种。荧光嵌入染料型是利用双链 DNA 嵌合染料来指示扩增产物的变化。荧光探针型实时 PCR 是利用与靶序列特异杂交的探针来指示 PCR 产物的变化。

荧光定量 PCR 是检测拷贝数变化的一种快速且经济的技术方法,在传染病领域及肿瘤领域应用较多,涉及传染病领域的靶基因检测或肿瘤领域的体细胞特定稀有突变检测。

1. 技术优点　全封闭反应和检测,无须 PCR 后处理,大大减少了模板污染和假阳性的可能。特异性强,选择荧光探针与靶序列互补杂交进一步提高了检测的特异性。检测快速,使用 96 孔或 384 孔实时 PCR 仪可实现高通量检测,自动化程度高,灵敏度好。

2. 局限性　荧光嵌入染料型实时荧光 PCR 由于易受非特异产物和引物二聚体的干扰而可能造成假阳性结果,特异性较低。对肿瘤组织提取 RNA 的质量要求较高,同时用于分析基因表达量时的判读标准尚存在争论。

三、以分子杂交为基础的分子诊断技术

荧光原位杂交(fluorescence in situ hybridization,FISH)是利用荧光分子标记的 DNA 探针与细胞核内 DNA 靶序列进行杂交的一种分子细胞遗传学技术。基本原理:被检测的染色体或 DNA 纤维切片上的靶 DNA 序列如果和核酸探针是同源互补的,在经过变性、退火和复性等步骤后,将会形成靶 DNA 分子与核酸探针的杂交体,如核酸探针的某一种核苷酸标记上了报告分子(如生物素、地高辛),利用该报告分子与荧光素标记的特异亲和素之间的免疫特异性反应,实现在荧光显微镜下对待检 DNA 分子的定性、定量或相对定位分析。

FISH 主要用于基因缺失和基因融合的检测,在检测隐匿或微小的染色体畸变及复杂核型等方面具有优势。

1. 技术优点　可进行多种荧光分子标记,显示 DNA 片段及基因之间的相对位置与方向,空间定位精确。同时该方法灵敏度高、特异性好,能同时检测分裂期和间期的多个细胞,并进行定量分析。

2. 局限性　FISH 检测通量低,试剂成本昂贵,对实验操作过程和判读技术要求较高,必须经过严格的 FISH 操作和结果判读培训,只有经 FISH 操作经验丰富的医师判定的结果才具有可靠性。

第三节　分子诊断检测技术与平台建设

一、实时荧光定量 PCR 技术

实时荧光定量 PCR 通过荧光染料或荧光标记的特异性的探针,对 PCR 产物进行标记跟踪,实时监控反应过程,结合相应的软件可以对产物进行分析,计算待测样品模板的初始浓度。该方法的灵敏度高、特异性强、重复性好、定量准确、速度快、全封闭反应等优点,成为分子生物学研究中的重要工具。目前已广泛地应用于 mRNA 表达的研究、DNA 拷贝数的检测、单核苷酸多态性的测定、细胞因子的表达分析、肿瘤耐药基因表达的研究及病原体感染的监测等。

1. 主要仪器配置　目前,市场上主要的荧光定量 PCR 仪如下。

美国应用生物公司(ABI)生产的 7500、7300、7900、StepOne/StepOne Plus、ViiA7:①7900 主要优点是高通量,支持 384 孔板和 TaqMan 低密度表达谱芯片;缺点是体积大,价格贵,性价比上不如 7500。②7500 主要特点是多通道,支持 5 个通道,适合多重 PCR 检测,而 7500 fast 版本支持快速检测和 HRM 分析,是目前最主流的机型。③7300 是 7500 的简化版,支持 4 个通道,去掉了快速检测功能。④StepOne/StepOne Plus 主要特点是具有独特的 Veriflex TM 模块,控温效果大大提高,可进行梯度 PCR 和快速检测,并且不需外接计算机。⑤ViiA7 无缝整合了多种定量 PCR 和基因分型应用,具有灵活性、卓越的性能、集成 TaqMan 分析和诸多先进的特性,能实现高产率定量 PCR;缺点是价格昂贵、体积大。

罗氏公司(ROCHE)生产的 Light cycler 2.0、Light cycler、Light cycler 480、Light cycler Nano。Light cycler 与 Light cycler 2.0 一样采用独特的离心式空气加热,使升、降温速度至今无人超越,检测速度非常快,曾成为一代经典,前者只支持 3 个通道,后者支持 6 个通道,两者都仅支持 32 孔板。近几年罗氏公司推出的 Light cycler 480 Ⅰ型和Ⅱ型却完全摒弃了 Light cycler 空气加热的设计思想,采用半导体加热。Light cycler 480 特点是适合高通量检测,可与自动核酸提取仪联用,装配成自动化工作站。Light cycler Nano 与 Light cycler 2.0 一样采用离心式空气加热,仅支持 32 孔板,但检测通道达到 12 个以上。

伯乐公司(Bio-Rad)生产的 Chromo4、Opticon2、CFX96、IQ5。目前伯乐公司的 IQ5 荧光定量 PCR 仪是一款性价比较高的产品,采用 96 孔 iCycler 加热,5 通道,冷 CCD 检测,可脱离计算机控制独立运行,而且还带有温度梯度功能。售价也远远低于 ABI 的 7500。总体来讲,伯乐公司的 PCR 仪性价比较高,扩展性非常强,其许多普通 PCR 仪加上荧光检测系统后便可扩展成实时荧光定量 PCR 仪,如其 CFX96 系统。

2. 检测项目建立

(1)商品化试剂检测项目:目前市场上商品化的实时荧光定量 PCR 检测试剂有很多:①肝炎类,如乙型、丙型肝炎病毒核酸定量检测试剂盒;②性病类,如沙眼衣原体、人乳头瘤病毒核酸定量检测试剂盒;③呼吸道类,如肺炎衣原体、呼吸道合胞病毒核酸检测试剂盒;④优生优育类,如人巨细胞病毒、弓形虫核酸检测试剂盒;⑤肿瘤类,如融合基因 *BCR-ABL* 核酸检测试剂盒、*EGFR* 基因突变检测试剂盒;⑥遗传病类,如 α-地中海贫血基因检测试剂盒、Y 染色体微缺失检测试剂盒;⑦公共卫生类,如禽流感 H7N9 病毒核酸检测试剂盒、沙门菌核酸检测试剂盒等。这些商品化试剂操作简单、扩增效率高、特异性强、灵敏度高,已大量用于临床。

(2)自建检测项目:对于自建检测项目,需要在实验前有比较完整的实验设计方案。整个实验方案设计流程包括基因序列的查找、引物和探针的设计与合成标记、标准品的制备、反应体系与条件的优化、数据分析及整个实验操作流程。

大量阅读相关的背景资料,根据自己所要研究的基因名称,在基因库中找到相应基因序列。设计好引物和探针,除了能获得高的扩增效率外,对 PCR 扩增的特异性、消除基因组 DNA 的扩增及提高扩增的灵敏度都有很大的影响。

外标准品的制备方法有三种:①是化学合成目的基因,它的优点是纯度高、定量准确;缺点是受化学合成工艺的限制,只能合成 120bp 以下的长度。②是将 PCR 扩增产物直接梯度稀释,它的优点是方便、简单;缺点是不准确、不稳定。③是将 PCR 产物克隆到载体上,然后抽提出质粒,经过测量浓度和拷贝数换算,可准确定量;它的优点是稳定、准确。通常外标准品由 4 个点到 5 个点组成,模板的浓度分别为 $10^7/ml$、$10^6/ml$、$10^5/ml$、$10^4/ml$、$10^3/ml$。

数据分析可利用仪器自带的软件系统,包括基线的设置、标准曲线的绘制、阴性和阳性的判断及结果计算。

二、定性 PCR 技术

常见的定性 PCR 检测技术有等位基因特异性 PCR 技术、巢式 PCR 技术、多重 PCR 技术、原位 PCR 技术、反向 PCR 技术、甲基化特异性 PCR 技术、逆转录 PCR 技术、PCR-限制性片段长度多态性分析技术、单链构象多态性、转移终止引物延伸法等技术。在建立定性 PCR 技术平台时,要充分考虑各种检测技术的特点,选择合适的检测技术。

1. 主要仪器配置　定性 PCR 所用的仪器包括普通 PCR 仪、梯度 PCR 仪和原位 PCR 仪。①普通 PCR 仪由主机、加热模块、PCR 管样品基座、热盖、控制软件组成。②梯度 PCR 仪除具有普通 PCR 仪的结构外,还具有特殊的梯度模块,可实现对梯度温度和梯度时间等参数的调整。因此,可以在一次实验中对不同样品设置不同的退火温度和退火时间,从而可在短时间内对 PCR 实验条件进行优化,提高 PCR 科研效率。③原位 PCR 仪与普通 PCR 仪相比,用玻片代替了 PCR 管,其反应过程是在玻片的平面上进行的。无论哪种 PCR 仪,都要经过变性-退火-延伸这三步。而对 PCR 仪性能影响最大的,是仪器的温度控制能力。主要表现:温控准确度、温度均匀性、升温和降温速度、梯度功能。

温度均匀性,即不同反应孔之间温度的差异,直接影响反应孔间检测结果的一致性。采用半导体加热的 PCR 仪,容易出现边缘效应,即加热模块边缘孔的温度比中间孔低。采用空气加热,则很好地解决了这个问题。PCR 仪温度均匀性要求:$\pm 0.01 \sim \pm 0.5℃$。

PCR 仪具备梯度功能,可使不同反应孔设置不同反应温度,从而不同的扩增反应可在同一台仪器上同时运行,这对于科研工作中反应条件优化非常有利。

进口品牌以美国 ABI 的 PCR 仪(2720 型 PCR 仪、Veriti 96 孔梯度 PCR 仪,step one 实时荧光定量 PCR 仪)为参考标准,功能简单,性能稳定,价格合理。国产的 PCR 仪以上海领成的 PCR 仪(TCG3 型领成科研型 PCR 基因扩增仪、TCT3 型领成梯度 PCR 仪、TC988C 领成科研型实时荧光定量 PCR 仪)为参考标准,功能和性能可以和大多数进口品牌相比。

2. 检测项目建立

(1)商品化试剂检测项目:由于定性 PCR 扩增产物需要电泳来判断扩增产物片段长度与目的产物是否相符或通过亮度和宽度判断产物纯度和完整性,所以市场上有很多商品化的检测试剂将定性 PCR 技术与荧光 PCR 法相结合,以便省去电泳这一步骤。例如人非小细胞肺癌 EGFR 基因检测试剂盒,就是利用了等位基因特异性 PCR 技术与荧光 PCR 法。

(2)自建检测项目:对于自建检测项目,要根据所用到的 PCR 检测技术原理,设计合适的引物序列:①等位基因特异性 PCR 将待测的突变碱基设计于突变引物的 3′端;②巢式 PCR 将外引物设计得比内引物长;③多重 PCR 要使各对引物之间的扩增效率基本一致,还要考虑到同一反应内各扩增产物片段的大小应不同,以便检测时能通过电泳将各片段充分分离开来;④原位 PCR 要考虑引物的特异性和扩增效率;⑤反向 PCR 引物要与核心 DNA 区两末端序列互补并且两引物 3′端是相互反向的;⑥PCR-限制性片段长度多态性分析在引物与模板的互补配对区域内不存在可能的基因变异,同时该引物还必须有较高的扩增效率。

定性 PCR 的数据分析是通过电泳和凝胶成像来完成的,这与荧光定量 PCR 不同。电泳的主要目的是看扩增产物片段长度与目的产物是否相符,后期还可以进行切胶回收来收集产物。当然也可以通过亮度和宽度判断产物纯度和完整性。通过杂带判断非特异性产物情况。不是每次 PCR 后都可以完美地跑出目的片段的,需要通过电泳提供一个客观的依据。

三、基因芯片技术

基因芯片将寡聚核苷酸、基因组 DNA、cDNA 或肽核苷酸作为探针,通过共价键固定在经过表面化学处理的硅片、玻璃片、塑料片等硬质介质上,制备成芯片,再配以核酸靶标扩增体系、杂交体系、荧光扫描和结果分析体系,形成的一整套基因芯片检测分析系统。基因芯片技术由于同时将大量探针固定于支持物上,所以可以一次性对样品大量序列进行检测和分析,从而解决了传统核酸印迹杂交技术操作繁杂、自动化程度低、操作序列数量少、检测效率低等不足。而且,通过设计不同的探针阵列、使用特定的分析方法可使该技术具有多种不同的应用价值,如基因表达谱测定、突变检测、多态性分析、基因组文库作图及杂交测序等。

1. 主要仪器配置　根据探针所处的载体不同,目前市场上的基因芯片分析系统可分为固相基因芯片系统和液相基因芯片系统。

(1)固相芯片分析系统:主要有美谷分子 Axon GenePix 4000 系列生物芯片扫描仪、美国昂飞 Affymetrix GeneChip 基因芯片系统、安捷伦 Agilent DNA 微阵列扫描仪、illumina iScan 微珠生物芯片平台、博奥生物晶芯系列基因芯片分析系统等。由于基因芯片扫描产品及用户自主开发的扫描系统其光学系统构型各不相同,各有优、缺点。Axon GenePix 4000 系列生物芯片扫描仪最多可提供 4 只激光管作为激发光源,以及拆装方便的可装 16 块发射滤光片的转轮,最大限度地满足客户在基因芯片试验上的不断发展的功能需求。如进行 SNP 分析、多样品交叉比较分析、高通量试验等要求。Affymetrix GeneChip 系列产品包括寡核苷酸芯片、操作及分析仪器,以及数据处理相关软件。能够从全基因组水平进行基因表达、蛋白/核酸相互作用等多方面的系统分析。安捷伦 Agilent DNA 微阵列扫描仪能够读取任何"1×3"规格玻片微阵列,图像稳定,灵敏度强,超低限检测,快速扫描。illumina iScan 微珠生物芯片平台能够提供亚微米分辨率和高效的数据输出率,利于进行高密度基因分型、DNA 甲基化和基因表达分析,可大量用于肿瘤、心血管疾病、精神疾病、各种免疫性疾病的研究,但不能用于临床诊断。博奥生物晶芯系列基因芯片分析系统具有高度的自动化,高清晰的图像质量,超高的检测密度和优异的稳定性和重复性,可用于中低通量的表达谱芯片、重测序芯片的分析、自身免疫性疾病检测和细菌鉴定与耐药检测等。

（2）液相基因芯片系统：目前只有 Luminex 公司提供的 MAGPIX、Luminex 100/200 和 FLEXMAP 3D 三种型号。它们一个孔分别可以检测 50、100 和 500 个指标。与 Luminex 100/200 相比，FLEXMAP 3D 将微球由非磁性改为磁性，大大提高了检测效率、检测的灵敏度和动力学范围。它可以自动调节探针高度、可旋转的系统基座和更加简化的第三方液体操作使得其具有更多的优越性。

2. 检测项目建立

（1）商品化试剂检测项目：目前市场上商品化的基因芯片检测试剂有很多。如检测病原微生物的乙肝病毒基因分型与耐药检测试剂盒、致病性大肠埃希菌和志贺菌基因芯片检测试剂盒、血液重要致病菌基因芯片检测试剂盒、人乳头瘤病毒分型检测试剂盒等；检测药物代谢的 *CYP2C19* 基因型检测试剂盒、*MTHFR* 基因型检测试剂盒、*ALDH2* 基因型检测试剂盒等；检测肿瘤基因的结肠癌基因 PANEL、白血病基因 PANEL、肺癌基因 PANEL 等；检测遗传病基因的地中海贫血、血友病、苯丙酮尿症、成人多囊肾病、遗传性耳聋基因 PANEL 等。这些商品化试剂高通量、大规模、高灵敏、高度自动化，已大量用于临床。

（2）自建检测项目：对于自建检测项目，需要自制 DNA 芯片。大量阅读相关的背景资料，根据自己所要研究的基因名称，在基因库中找到相应基因序列。

①芯片支持物（基片）的选择：可以作为支持物的材料主要有玻片、硅片等实性材料，也有硝酸纤维素膜、尼龙膜及聚丙烯膜等膜性材料。在选择这些材料时，要考虑液体在其表面的扩散性、支持物固有的荧光背景、表面添加的化学基团、化学稳定性和构建复杂性、固定在支持物上点的表面积、最终产品的核酸承载能力和非特异性结合状况等。

②探针的设计：根据自己所要研究的基因设计不同的固定于芯片上的探针。包括基因表达和转录图谱分析及靶序列中单核苷酸多态性或突变点的检测。

③将探针布局在芯片支持物上：探针分子与支持物表面的作用方式有化学偶联和物理吸附两种方式。排布方式有原位合成和合成后点样两种方式。合成后点样方式有接触式点样和非接触式点样。目前市面上有成品的芯片点样仪，如 Bio-Rad 2202 芯片点样仪。

自制基因芯片简单、实用、经济，适合国内实验室开展 DNA 芯片研究工作。

四、测序技术

成熟的 DNA 测序始于 20 世纪 70 年代中期的 Sanger 双脱氧链终止法与 Maxam-Gilbert DNA 化学降解法测序。在后续发展过程中，基于 Sanger 双脱氧链终止法测序更受欢迎并进行了一系列技术改进，首先是使用四色荧光染料代替放射性核素对 ddNTP 进行标记，使测序过程更加安全和快速，并降低了检测成本；其次是采用毛细管电泳技术分离 DNA 片段，使测序过程得以自动化运行，大大缩短了测序所需时间，增强了技术的便利性，目前被全世界很多实验室广泛使用。

尽管传统 Sanger 法测序具有阅读长度长、精确度高等目前仍无法超越的优点，但在检测较大的基因组片段的基因序列时并不是最理想的测序方法，主要是由于传统 Sanger 法在单次测序的通量较低，因此在检测较大基因组片段的基因序列时仍然存在成本高、速度慢等缺点。NGS 技术通过高通量的平行测序反应结合后期的生物信息学数据处理，能大大提高测序速度，同时大幅度降低检测成本。

(一)主要仪器配置

1. 第一代测序仪是以 Sanger 法为测序技术基础,商品化自动测序仪生产厂家主要有美国 Life Technology 公司和 Beckman Coulter 公司,其中 Life Technology 公司是在 2008 年由 Invitrogen 公司和 Applied Biosystems 合并建立。第一台商业化毛细管电泳法测序仪是在 1986 年由当时的 Applied Biosystems 公司最早发明,此后推出了一系列型号的产品,各型号测序仪的毛细管电泳泳道不同,其中 310 型为 1 道、3130 型为 4 道、3500 型为 8 道、3130XL 型为 16 道、3500xL 型为 24 道、3730 型为 48 道、3730xL 为 96 道。Beckman Coulter 公司生产的是 Beckman CEQ8000 遗传分析系统,为 8 道毛细管电泳法测序仪。

2. 第二代测序仪是以循环芯片测序为技术特点,代表性的商业化产品主要如下。

(1)美国 Roche 公司的 454 测序系统是基于焦磷酸测序法的超高通量基因组测序系统,能以极其低廉的价格进行大规模平行测序反应,开创了第二代测序技术的先河,主要产品型号有 GS Junior、GS Junior+、GS FLX 和 GS FLX+,其中 GS FLX 和 GS FLX+测序仪配合 Titanium 系列测序试剂能实现更高的测序通量(400Mb 每反应)和单序列读长(400bp),单一读长的准确性超过 99.5%,完整测序结果一致准确性大于 99.99%。

(2)美国 Illumina 公司的 Solexa 测序平台是基于可逆终止法边合成边测序技术,利用其专利核心技术"DNA 簇"和"可逆性末端终结"实现了基因组数百万个碱基的大规模平行测序,先后推出了 Genome Analyzer Ⅰ、Genome Analyzer Ⅱ 和 Genome Analyzer Ⅱx 等型号测序仪,2010 年 Illumina 公司将第二代测序仪 Genome Analyzer Ⅱx 升级到 HiSeq 2000,HiSeq 2000 测序原理与 Genome Analyzer 相同,采用稳定的可逆终止法边合成边测序技术。与 Genome Analyzer 不同的是,HiSeq2000 采用 2 个激光源对 Flow Cell 扫描,4 台照相机对 4 种碱基分别进行记录,通过减少不同碱基间的信号干扰而提高了测序准确度。同时 HiSeq2000 通过采用 Flow Cell 双表面成像技术来增加 Flow Cell 有效面积的方式增大了测序通量,使测序成本大大降低,单序列读长可达 100bp。HiSeq 2500 是 Illumina 于 2012 年推出的 HiSeq 2000 测序仪的升级版,与 HiSeq 2000 相比,HiSeq 2500 有两种测序模式:High Output 模式和 Rapid 模式,其中 High Output 模式与 HiSeq 2000 测序所用 Flow Cell 和测序试剂相同,Rapid 模式因采用全新 Flow Cell 及测序试剂而缩短了测序时间,单序列读长可达 150bp。2015 年 Illumina 公司在 HiSeq 2500 基础上推出的 HiSeq 3000 和 HiSeq 4000 测序仪使用了创新的有序流动槽技术,大幅提高测序速度和通量,并进一步降低了测序成本。Illumina 公司的其他测序仪型号还包括 NextSeq 500、NextSeq 550、MiSeq 等。

(3)美国 Life Technology 公司的 SOLiD 测序平台是基于荧光标记寡核苷酸的连续连接反应测序技术。SOLiD 测序平台最为引人注目的地方就是高准确度,因为采用双碱基编码检测技术在测序过程中对每个碱基判读两遍,提供内在的校对功能,通过减少原始数据错误确保了对原始碱基判断的准确性,原始碱基数据的准确度大于 99.94%,是目前第二代测序技术中准确度最高的。Life Technology 公司前身之一 Applied Biosystems 公司于 2007 年底推出了 SOLiD 1 测序仪,此后相继推出了 SOLiD 2、SOLiD 3 和 SOLiD 4 等型号。目前 SOLiD 4 单次运行可产生 300GB 的序列数据,相当于 100 倍人类基因组覆盖度。

(4)美国 Life Technology 公司的 Ion Torrent 测序平台是基于半导体芯片测序技术。该平台使用了一种布满小孔的高密度半导体芯片,每个小孔就是一个测序反应池,孔底部带有感应器。当 DNA 聚合酶把核苷酸聚合到延伸的 DNA 链上时,会释放出一个氢离子,反应池中的 pH 发生改变,位于池下的离子感受器就会感受到信号,把化学信号直接转化为数字信号,从而读出 DNA 序列。与其他新一代测序仪相比,Ion Torrent 平台不需要激发光、CCD 成像仪及荧光标记,能直接并快速"读"出 DNA 序列,具有简单、快速、准确、灵活和低成本等显著优势,目前型号主要有中低通量的 Ion PGM 和高通量的 Ion Proton。

目前国内已获批准的国产基因测序仪共有 6 种,分别是华大基因公司的 BGISEQ-100 和 BGISEQ-1000、达安基因公司的 DA8600、华因康公司的 HYK-PSTAR-ⅡA、博奥生物公司的 BioelectronSeq4000 和贝瑞和康公司的 NextSeq CN500。其中 BGISEQ-1000 是基于华大基因在 2013 年收购美国测序仪生产公司 CG(Complete Genomics)的原有测序平台,BGISEQ-100 和 DA8600 是基于 Life Technologies 公司的 Ion Proton 测序平台。NextSeq CN500 是贝瑞和康联合 Illumina 公司推出的,采用 Illumina 经典的边合成边测序的高通量测序技术。

3. 第三代测序仪是以单分子测序为技术基础,代表性产品有美国 BioScience 公司最早推出的 HeliScope 测序仪和美国 Pacific Biosciences 公司推出的 PacBio RS 测序仪。与第二代测序仪比,第三代测序仪具有几个优点:①单分子测序,大大提高了样本的通量和检测的速度;②RNA 直接测序,大大降低了体外逆转录产生的系统误差;③长片段测序,大大提高 DNA 聚合酶内在自身的延续性。第三代测序仪正向着高通量、低成本、长读取长度的方向发展。

(二)检测项目建立

1. **商品化试剂检测项目**　主要有达安基因公司的 *EGFR* 基因突变检测试剂盒(测序法,国械注准 20153401069)、*KRAS* 基因突变检测试剂盒(测序法,国械注准 20153401472)等。2014 年 7 月国家食品药品监督管理总局发布了胎儿染色体非整倍体(T21、T18、T13)检测试剂盒(联合探针锚定连接测序法)和胎儿染色体非整倍体(T21、T18、T13)检测试剂盒(半导体测序法)医疗器械注册,这是国家食品药品监督管理总局首次批准注册的第二代基因测序诊断产品。

2. **自建检测项目**　Sanger 测序技术直接读取 DNA 的序列,因此是被认为是基因分型的金标准,临床应用已相对成熟,对于可能出现的问题也比较清楚,相关的质量管理和控制重点及应对措施已经被众多临床实验室人员所熟知和掌握。Sanger 测序法的操作过程主要包括 PCR 扩增和 PCR 产物纯化、测序反应、测序和结果分析四个主要步骤。分析时需设置阴性对照品和阳性质控品,当阳性质控品没有出峰时提示实验失败,应首先确认 DNA 质量和试剂保存是否完好,并采用同批号试剂和同一台仪器重复实验。当阴性对照品出峰时,提示存在污染,需要找出污染源后重新实验。Sanger 法优点是测序读段长度较长,可发现新的变异位点。目前关于 NGS 测序技术的相关标准和质量参数很少,因此对于临床实验室使用时就需要特别注意对测序设备及数据分析软件的性能、分析结果的确认等进行评价,才能最终获得可重复、高质量的测序结果。而且还需要掌握特定测序设备的性能和规格,熟悉其在用于临床检测和分析中的优点、缺点和特殊要求。

测序技术正处于迅速发展阶段,自建检测项目时必须以动态的眼光分析现有的测序平台技术平台权衡选择,根据实验室的需求,对以下几个方面进行综合考虑:①测序通量,指仪器在单次运行时可以产生多少的数据量;②样品通量,指在给定的时间内可以检测的样品数目;③读段长度,指单次测序反应产生的碱基的数目;④覆盖深度,指可以用于特定区域碱基识别的独立的读段数目;⑤成本,包括初始测序设备的成本,单次运行的试剂成本,以及下游的数据分析和生物信息学费用;⑥运行时间,指单次运行生成数据所需的时间;⑦人员要求,实验室人员必须熟练掌握和了解测序技术平台检测和生物信息学分析过程及可能存在的问题,并熟知临床相关检测项目的结果范围。

五、核酸杂交技术

(一)简介

核酸分子杂交技术是指用标记的已知 DNA 或 RNA 片段检测样品中未知核酸序列,通过碱基互补配对原则发生同源性结合,再经显影或显色的方法,将结合的核酸序列的位置或大小显示出来,是定性或定量检测 DNA 或 RNA 序列片段的有力工具。

(二)主要仪器配置

核酸杂交用到的主要仪器有分子杂交仪、荧光显微镜(全自动荧光原位杂交扫描分析系统)。

原位分子杂交、斑点分子杂交,所用的分子杂交箱是振荡式的摇床分子杂交;Southern、Northern 杂交,所用的杂交仪是旋子式杂交仪,仪器采用独特的滚动式反应架装置,配套特制密封杂交管在水平轴上旋转,使杂交管内壁上的杂交反应膜各处能均匀地杂交液反复地接触,充分反应。

功能齐全的分子杂交仪仪器部件:箱体、杂交瓶转架或离心管转架、杂交管、摇床、隔膜、计算机控制系统等部件组成。可用于 Southern、Northern、Western 等分子杂交,还可以用于原位杂交。不同型号的箱体容纳的管子数,微孔版数,载波片数和平板数也不同。功能能齐全的分子杂交仪都有以下功能:微计算机智能控制,液晶显示三种功能(温度显示、瓶架旋转速度、托盘摆动速度)。具有存储记忆功能,可以直观显示系统的运行状况。温度控制采用数字 PID 技术,输出采用 PWM 方式,控温精度高,稳定性好,并设有超温保护装置,可以同时直观箱内控温温度,滚动式瓶架旋转速度,酶标板或试剂托盘的摆动速度。同时任意选择您所需要的控温温度,瓶架旋转速度,摇床摆动速度。

分子杂交工作站内置多种应用程序,客户亦可根据实验需要自行编程。使用分子杂交工作站时,实验人员只需把待实验的洗液、染液、杂交膜、封阻剂或者其他反应试剂放在反应瓶中,设置好反应时间和清洗时间后,就可以离开。仪器按照内置程序,自动进行吸液、振荡反应、排液、处理杂交膜和凝胶。实验完成后,将杂交膜从托盘中取出,即可进行后续实验。

荧光原位杂交标本较多的实验室建议采用全自动荧光原位杂交扫描分析系统。全自动荧光原位杂交扫描分析系统是通过软件控制载玻片自动进样,控制显微镜自动查找细胞,并且进行各种探针图像捕捉,并自动去除背景,自动合成彩色的图片的集成系统。全自动荧光原位杂交扫描分析系统可以大大降低研究人员的工作强度,并且在同一个标准的控制下,提高了分析判断的准确度,并且利用现代化的高科技手段,可以快速实现多方多终端会诊及远程诊断。

(三)检测项目建立

目前市场上商品化的分子杂交检测试剂盒有 HBV 耐药基因检测、HPV 基因分型检测、产前染色体数目 FISH 检测试剂盒等。市场上斑点法 HBV 耐药基因检测建议检测 HBV DNA 含量在 10^3 U/ml 以上,HPV 基因分型检测试剂盒能检测目前流行的大多数病毒类型,产前诊断染色体数目 FISH 检测试剂盒具有快速检测、灵敏度高等特点,这些试剂盒已大量用于临床。

六、染色体核型分析技术

(一)简介

核型分析是指将一个体细胞中的全部染色体按照其各自特定的形态结构(包括染色体的长度、着丝粒位置、臂比、随体大小)特征排列所构成的图像。通过染色体核型分析,可以发现染色体结构和数目的变异情况,临床上用以诊断不孕不育、发育不良、产前诊断、遗传病或恶性肿瘤等。

(二)主要仪器配置

目前,仪器设备主要有超净工作台、恒温培养箱、恒温水浴箱、离心机、光学显微镜、刻度离心管、乳头吸管、棕色试剂瓶、载玻片、吹风机、玻片、染色缸。

随着光电技术和计算机技术的发展,细胞遗传工作站逐渐进入到各大型细胞遗传学实验室。细胞遗传工作站是一种用于遗传研究的图像分析系统,该系统包括从图像的捕获到最后分析结果输出的全套硬件与软件,具备多种先进的分析功能,是进行遗传学研究中的有力工具。这种技术不但大大降低了分析比对工作的劳动强度,而且提高了工作效率和工作质量。细胞遗传工作站包括图像采集系统、细胞遗传学分析软件、计算机工作站系统。

图像采集系统:应包括电动物镜转盘、电控光源管理、电动扫描载物台、电动 Z 轴调焦、各种光学滤片、含扫描台控制器,预留各种接口,为今后配接载玻片输送箱做好准备。图像采集系统在功能上可以自动沾油,自动拍摄,自动选取最佳图片存储,回复性察看,高放大倍数情况下对染色体图像的捕捉。

细胞遗传学分析软件:强大的增强和修改功能、自动或手动二值化控制、背景修正、自动背景杂质清除、局部放大、阈度值处理、多病例核型比较分析、文字及其他标签的注释,对中期图像也可局部修改、移动、复制、删除,可以进行灰度调整。分析软件能对交叉、粘连和重叠的染色体进行自动和手工分割,具有手工和自动染色体排序、配对功能,调整着丝粒位置。

计算机工作站系统应具有可靠的数据备份功能,所有信息均可直接实现光盘刻录、文件转移等备份,可以跟医院的 LIS 或 HIS 系统进行连接,实现数据共享,可以根据用户要求设计报告项目和检验项目,以及报告风格。计算机工作站还应具有培训功能,软件能识别实验室自己特定条带的分裂相,能不断识别用户染色体带型,使染色体排序准确性不断提高。可将核型、中期相和患者资料以 1 条记录储存在数据库中,建立本医院的病历库,方便病历的归案及病历的查找,优化病历处理系统,便于查找病历资料及文件检索。

(三)检测项目建立

染色体核型分析用到的主要试剂有秋水仙素、低渗液、卡诺固定液、吉姆萨染液、培养基、PBS、卡那霉素。外周血染色体核型分析需要在培养基中添加植物血凝素刺激淋巴细胞转换成淋巴母细胞增殖,秋水仙素通过抑制细胞分裂前期纺锤丝的形成,使细胞分裂停留在中期。培养基可以实验室自己选购合适的粉剂过滤除菌在使用前添加必要的血清、抗生素、植物血凝素等,也可以选择商品化的培养基直接使用。商品化的培养基因使用方便质量稳定而逐渐在实验室中大量采用。

七、生物质谱技术

(一)简介

生物质谱仪的离子化方式主要是电喷雾电离与基质辅助激光解吸电离,前者常采用四级杆质量分析器,所构成的仪器成为电喷雾(四级杆)质谱仪(ESI-MS),后者常用飞行时间作为质量分析器,所构成的仪器称为基质辅助激光解吸电离飞行时间质谱仪(MALDI-TOF-MS)。ESI-MS 可以和液相色谱、毛细管电泳等现代化的分离手段联用,从而大大扩展了其在生命科学领域的应用范围。MALDI-TOF-MS 的特点是对盐和添加物的耐受能力高,且测样速度快,操作简单。

(二)主要仪器配置

质谱仪分有机质谱和无机质谱两大类。无机质谱的生产厂商有 agilent、Thermo、PE、岛津等,市面上比较多的是 PE 和 Thermo。目前商业化的生物质谱仪,其离子化方式主要是电喷雾电离与基质辅助激光解吸电离,前者常采用四极杆质量分析器,所构成的仪器称为电喷雾(四极杆)质谱仪(ESI-MS),后者常用飞行时间作为质量分析器,所构成的仪器称为基质辅助激光解吸电离飞行时间质谱仪(MALDI-TOF-MS)。ESI-MS 的特点之一是可以和液相色谱、毛细管电泳等现代化的分离手段联用,从而大大扩展了其在生命科学领域的应用范围,包括药物代谢、临床和法医学的应用等;MALDI-TOF-MS 的特点是对盐和添加物的耐受能力高,且测样速度快,操作简单。此外,可用于生物大分子测定的质谱仪还有离子阱(ion trap,IT)质谱和傅里叶变换离子回旋共振(Fourier transform ion cyclotron resonance,FTICR)质谱等。而最近面市的最新型的生物质谱仪是液相色谱-电喷雾-四极杆飞行时间串联质谱仪(LC-ESI-MS-MS)与带有串联质谱功能的 MALDI-TOF 质谱仪,前者是在传统的电喷雾质谱仪的基础上采用飞行时间质量分析器代替四极杆质量分析器,大大提高了仪器的分辨率、灵敏度和质量范围,其商品名有 Q-TOF 和 Q-STAR 等;后者是在质谱中加入了源后降解(post-source decay,PSD)模式或碰撞诱导解离(collisionally induced dissociation,CID)模式,从而使生物大分子的测序成为可能。实验可以根据自己开展项目的需要选购所需的仪器。

(三)检测项目建立

在临床上,常用质谱方法来检测 VitD、同型半胱氨酸、胆汁酸等,进行药物浓度监测,通过测定血尿中氨基酸、肉碱及其衍生物等来诊断遗传代谢病。用 MALDI-TOF 质谱仪对一些难培养病原微生物的指纹图谱进行分析鉴定。在检测这些小分子物质是需要用到相应的内标品和标准品,这些物品可以从标准化物质中心中购买。质谱技术具有灵敏度高、特异性好、高通量等特点,已在临床中得到推广应用。

本章小结

在个体化医疗中如何选择合适的分子诊断技术以保证检测结果准确可靠,为临床诊疗提供有效帮助,一般来说应遵循以下原则:实验室应优先选取国际和国内权威机构制定的各种指南中的"金标准"检测方法,同类方法中优先选择结果稳定性强、重复性好、特异性高的技术,同时也应考虑样本量,检测项目的多少等因素,综合选择合适的方法。分子诊断技术种类繁多,包括荧光定量 PCR 技术、定性 PCR 技术、基因芯片技术、杂交技术、第一代测序技术、高通量测序技术、质谱技术等,在应用前需明确各技术的原理、特点和优势及临床应用情况,并结合临床检测项目的技术要求进行分析,选择最佳的检测方法以满足临床诊疗的需要。

参 考 文 献

测序技术的个体化医学检测应用技术指南(试行).2015.
陈竺.2015.医学遗传学.3 版.北京:人民卫生出版社.
药物代谢酶和药物作用靶点基因检测技术指南(试行).2015.
遗传病相关个体化医学检测技术指南(试行).2015.
肿瘤个体化治疗检测技术指南(试行).2015.

第4章

人员配置与要求

● 内容提要

　　随着疾病个体化治疗的发展,个体化分子诊断已越来越多地应用于临床。从业人员的相关要求也急需规范和制订,本章根据国内外相关规定和经验,初步探讨了实验室相关人员(实验室主任、实验室主管、检验技师、检验医师和遗传咨询师等)的工作定位和从业要求等内容,同时也对生物信息学人员的职责进行了探讨,阐述了分子诊断人员的培养的必要性和迫切性,以及培训的内容等。

　　随着疾病个体化治疗的发展,个体化分子诊断已越来越多地应用于临床。个体化分子和诊断主要是指基于组织、细胞和血液等标本的分子遗传学检测,用于协助疾病诊断和分型、指导靶向治疗、预测治疗反应及判断预后等。个体化分子诊断实验室的规范化建设包括实验室的布局和流程设置、运营管理、质量管理和安全管理等。其中人员的配置及其要求是准确实施个体化分子诊断的关键环节之一,目前国内这一领域尚处于起步阶段,缺乏相应的准入要求。根据医疗机构管理条例"医疗机构临床实验室管理办法""医疗机构临床基因扩增检验实验室管理办法"和参考美国 American Board of Clinical Chemistry(ABCC)、American Society for Clinical Pathology(ASCP)文件,笔者制订了分子实验室人员配置的基本要求,供大家参考。

第一节　实验室人员的职责

一、人员配置的原则

　　实验室人员的数量以满足开展个体化检测项目的类别和工作量的原则来配备。

　　实验室人员结构要合理,一般分为实验室的管理者(具有博士学位的实验室主任)、实验室主管、检验技师、检验医师、遗传咨询和生物信息学人员,具有高级、中级和初级职称的人员配备比例要适当。因为分子病理检测报告的签发及病理诊断必须由临床病理医师执行完成,所以分子病理实验室管理者由具有执业资质且具备相应管理能力的分子病理医师担任为宜。

　　实验室所有工作人员应具备与其岗位工作相适应的教育[学历和(或)学位]、培训(资质)和能力。人员的职责应以文件化的形式给予明确,做到责任到人,使各类人员自觉履行岗位职责。新进员工上岗前应按照岗位职责和能力要求进行相应培训和考核,合格证者上岗。已经上岗的各类员工至少每年按照岗位职责和能力要求进行培训、考核和能力评定,能力合格者方能继续从事本岗位的工作。

实验室应为各级实验室人员提供专业发展计划,包括但不限于提供定期的、终身的专业培训和继续教育及学术讲座等,以适应专业发展的需求,跟上本专业的发展步伐。人员的管理应建立各类人员技术档案,档案包括主要工作人员的学习经历、资格证书、执业培训、继续教育、考核情况、能力评估、工作经历,以及科研、获奖情况记录等,作为衡量人员技术能力的参考依据。

二、实验室人员的资质与职责

(一)实验室主任的资质与职责

1. 实验室主任的资质　个体化分子诊断实验室(以下简称实验室)主任应具有临床医学、检验医学或病理专业博士学位,具有分子生物学相关工作经历,具有副主任医师以上专业技术职称,其主要职责应包括与实验室提供服务相关的专业、学术、顾问或咨询、组织、管理及教育事务,并拥有资源和权限对实验室的全面运行及管理承担最终责任。

在美国,实验室主任必须具备相应博士学位,并有至少 2 年博士后培训和(或)实验室亚专业工作经历,有些特殊专业需要具备美国医学遗传学会(American Board of Medical Genetics,ABMG)证书或资格。

2. 实验室主任的职责　实验室主任必须定期(至少每周)现场监督或执行以下职责。

(1)根据所在机构赋予的职能范围,对实验室服务实行有效领导,包括预算策划和财务管理。

(2)确保实验室建立和实施质量体系,并具备持续质量保证/改进的能力。

(3)确保有适当数量的具备所需的教育、培训和能力的员工,以提供满足患者需求和要求的实验室服务。

(4)根据相关法律及专业标准,建立和维持相关程序以确保患者身份及所有信息的隐私及安全。

(5)与实验室主管及其他员工定期交流协商,对实验室检测项目、相应检测技术、仪器及试剂的使用有决定权。

(6)建立符合良好规范和适用要求的安全实验室环境。

(7)使用准确、及时和有效的方式审查、核准、解释及报告所有实验室的结果。

(二)实验室主管的资质与职责

1. 实验室主管的资质　实验室主管,应符合分子诊断技术人员基本资格及具备相关从业经历。主要包括临床医学(如临床检验诊断学、病理学、血液学、内科学、肿瘤学等相关专业)专业背景,并具有分子生物学相关工作经历,具有本科或硕士以上学历,具有中级以上专业技术职称,从事本专业 3 年以上并获得临床基因扩增检测技术准入资质的相关技术工作人员。

2. 实验室主管的职责　实验室主管的主要职责是负责实验室日常运行、实施质量控制、审核报告、受理并解决临床反馈和投诉、维护设备仪器、验收审核试剂、完成检测项目的性能验证,以及开展新项目等。

(三)检验技师的资质与职责

1. 检验技师的资质　实验室技术人员(即检验技师),应符合分子诊断技术人员基本资格及相关从业经历,主要包括临床医学(如临床检验诊断学、病理学、血液学和内科肿瘤学等)专业背景,或者在以下领域获得本科以上学位:生物学、免疫学、化学、微生物学和临床检验诊断学相关的其他专业。具有分子生物学相关工作经历,并获得有资质的培训机构培训合格取得上岗证后方可上岗。

2. **检验技师的职责** 检验技师主要职责是进行实验室日常检测工作,包括标本收集、项目检测、室内质控的检测、结果分析、出具实验报告、设备仪器的维护和试剂检查等,并配合实验室主管完成检测项目的性能验证、开展新技术和新业务等。

(四)检验医师的资质与职责

1. **检验医师的资质** 检验医师在我国还属于起步阶段,与检验技师不仅存在称谓上的不同,两者在工作内容、培养模式和服务对象等方面也存在诸多本质区别。传统的检验医学主要是以提供准确可靠的检测结果为目的,将检验报告送至临床医师,供其参考、分析,但负责解释和咨询工作,但部分临床医师在查看检验报告单时往往不能完全理解非本专业检测项目,尤其是新开展的个体化分子项目的临床意义,在检测结果与患者的病情不相符时,甚至还会对检测结果的可靠性存有疑虑,造成了检验与临床之间的隔阂和误解,限制了检验医学的全面、快速及内涵发展。如何解读检验结果并与临床进行有效地沟通和交流就显得极为迫切和重要,检验医师正是在这样的背景下应运而生的。分子检测实验室的检验医师主要负责与患者和临床医护人员的密切联系和沟通,宣传介绍检测项目,结合患者病情帮助临床医师选择最合理、最个性化和最能指导临床诊疗活动的检测项目,全面而详细地解读检测结果等。

检验医师的从业标准尚未能完全达成共识,借鉴国外经验和现有的条件,检验医师首先具备医师执照,而后进行一段时间的检验专科培训。要有临床医学专业背景,取得执业医师资格,并通过检验医师规范化培训(在临床及检验科均有 2 年以上的轮转或工作经历)。如从事分子诊断项目相关工作时,还应通过分子诊断技术培训,获得临床基因扩增检测技术准入等相关资质。

2. **检验医师的职责** 国际标准化组织颁布的《医学实验室质量和能力的专用要求》明确指出:医学实验室"也可提供涵盖其各方面活动的咨询服务,包括结果解释和进一步的适当检查的建议。"2013 年卫生部颁布的《医疗机构临床实验室管理办法》再次强调:"医疗机构临床实验室应当提供临床检验结果的解释和咨询服务。"结合工作实际,检验医师的职责主要应包括以下方面:审核和签发检验报告单(特别是肿瘤或遗传病的分子诊断报告),并负责向患者及临床医师进行必要地解释和说明;进行某些特殊项目的检验,并签发具有诊断性的检验报告;与临床科室保持联系和沟通;做好咨询服务及新项目、新技术的宣传和推广等工作;参与临床病例会诊、讨论及日常查房;正确解读检测结果,并为临床提供有价值的诊疗建议;指导临床医师合理选择实验项目,对临床疾病诊断提供新的检测手段和方法,优化和组合检验项目;编写《临床标本采集运送手册》《实验室质量控制》等医疗书;参与科室的规范化管理;对临床及检验专业实习、进修人员进行培训;对其他相关工作进行指导。

(五)遗传咨询师的资质与职责

遗传咨询是在运用医学、心理学及家族遗传基因的基础上,帮助咨询者了解疾病的过程,这个过程包括了解家族史和用药史,推测疾病发生和复发的概率,告知咨询者关于遗传、检测、控制、预防、资源和研究方面的信息,指导咨询者做出知情选择和明确可能承受的风险。

1. **遗传咨询师的资质** 遗传咨询师从业人员须由获得医学遗传学背景的医学硕士或博

士学位且从事医学遗传学和咨询领域的专业卫生人员担任。该领域涉及许多学科,如生物学、遗传学、护理学、心理学、公共卫生学和社会学等。

2. 遗传咨询师的职责　遗传咨询师作为医疗服务人员,有义务为家族中有先天缺陷或遗传疾病史的患者及具有遗传易感性的高风险家庭提供咨询和帮助。遗传咨询师需要发现患病高风险的家族,调查家族中表现出的症状,阐明疾病的危害,分析疾病遗传的模式和疾病发生的概率,为家庭成员提供可靠的选择。此外,遗传咨询师还应为患者家属提供帮助和咨询,作为患者的顾问,应该从患者及其家庭出发,帮助患者及其家庭寻求社区或全社会的帮助。

遗传咨询师在调查患者家族的健康史后,再决定患者及其家属是否需要接受基因检测,以及何种检测以确定患某种疾病的风险。

随着社会对遗传性疾病的广泛了解,遗传咨询师的工作领域几乎涉及医疗服务的所有行业,特别是与患者和医师联系密切的相关领域,如辅助生殖技术/不孕症、产前咨询、胎儿干预和治疗、儿科咨询、家族性癌症风险咨询、血液学、心血管遗传学、代谢遗传学、神经遗传学、精神疾病治疗等。

(六)生物信息学人员的资质与职责

生物信息学是一门生命科学领域的新兴的交叉学科,是为人类理解各种数据的生物学意义,运用数学与计算机科学手段进行生物信息的收集、加工、存储、传播、分析与解析的学科。近年来,人类基因组计划和蛋白质组计划的开展,为生物医学人类遗传学等研究提供丰富的生物学信息。简单、经济和快速的测序等生物工具促生了大量的数据,因此就更需要有生物信息人员能够理清堆积成山的信息,让其对科学家和临床医师具有意义,并最终惠及患者。

1. 生物信息学人员的资质　生物信息学从业人员须由获得分子生物学、临床医学、遗传学、统计学、公共卫生学等专业的硕士或博士担任。应该熟悉常用的生物信息学工具的使用,如序列比对、基因识别、基因重组、蛋白质结构预测、基因表达、蛋白质反应的预测,以及建立进化模型等。

2. 生物信息学人员的职责　生物信息学人员作为临床分子诊断检测中一员,主要职责如下。

(1)负责各种基因测序(含高通量测序)、基因芯片仪分析平台构建、维护与完善,测序和基因芯片等仪器的维护、保养工作,数据的备份及保存工作。

(2)相关生物信息分析数据的采集、整理、挖掘和利用。

(3)建立基因测序、基因芯片等数据分析流程,及时总结项目的完成情况,提交完整的数据分析记录报告,必要时优化数据分析流程。

(4)负责受检患者的临床资料、家族史等的收集、整理及归档工作。

(5)利用各类生物信息软件和统计学方法进行生物数据(比如高通量的基因和蛋白测序)的分析,分析挖掘各类组学数据,为实验室的提供生物信息学支持。

第二节　分子诊断人员的培养

一、检验技师

检验技师在临床分子诊断实验室主要从事的工作包括标本处理与保存、标本检测、分析中质量控制、项目推广和分子诊断技术的继续教育等。对临床分子诊断实验室的检验技师培养应该包括以下内容。

1. 上岗前的资质培训 从事临床分子诊断工作的检验技师应参加由卫生部临检中心或由省级卫生行政部门指定并经卫生部临检中心认定的机构进行的上岗培训,并获得《临床基因扩增检验实验室技术人员培训合格证书》,如果从事涉及产前诊断的工作人员,还应该参加有关部门举办的母婴保健技术培训班,并获得《母婴保健技术考核合格证书》或《产前诊断技术培训班培训合格证书》。

2. 专业技能培养 临床分子诊断检测方法繁多,每种检测方法涉及众多基因,由于临床分子诊断检测自动化程度较低,操作过程烦琐,容易受多种因素干扰,因此培养检验技师的专业技能是保障临床分子诊断结果准确可靠的基本要求。

(1)掌握各种分子诊断检验方法的基本原理和临床应用。

(2)掌握常用分子诊断检验仪器设备的操作使用方法及影响检验结果的设备因素。

(3)掌握现有分子诊断试剂的配制和成品试剂盒的有关知识及影响检测质量的试剂因素。

(4)树立牢固的质量管理观念:①要严格执行检验工作制度和技术操作规程。收取标本要严格查对,标本如果不合格,及时与医师联系;严格按技术规程进行检验操作,不得随意变更程序;检测后认真核对检验结果,如与临床不符或可疑要主动与医师联系,必要时重新检测。发现检验目的以外的阳性结果应主动报告;认真填写检验报告和检验登记,按规定处理标本。②要做好实验室的质量控制,首先做好室内质量控制,主要检验项目按规定(每批次或每日)设阳性或阴性标准样本。检测中出现假阳性、假阴性结果或超标准误差时,须停止报告,及时查找原因。对实验用仪器、器材、试剂(盒)需要经常进行质量检测并标定(调试、校正),需要计量测定的分析天平、酸度计等按时送检测定校准。应定期召开检验质量分析会,根据室内质控结果和临床对检验质量的意见反映,及时分析解决检验质量存在的问题。

(5)及时总结临床分子诊断工作的经验教训,摸索规律,探究原因,使检验结果达到准确、快速、及时的总要求。

(6)培养科学严谨的工作作风。应认真、严谨、干练、稳重,如上班提前到岗,做好室内卫生整理,对仪器设备进行认真检查,做好实验前的准备工作;检验操作一丝不苟,慎重判定检验结果;实验台面始终保持整洁,物品摆放有序等。

二、检验医师

检验医师在临床分子诊断实验室主要从事的工作包括报告制作与发放、分析前质量控制、分析后质量控制和临床沟通等。对临床分子诊断实验室的检验医师培养应该包括以下内容。

1. 上岗前的资质培训 每一位检验医师应参加《检验医学科住院医师规范化培训》并取得《住院医师规范化培训合格证书》,取得《执业医师资格证》并进行注册,执业地点为所工作的单位。应参加由卫生部临检中心或由省级卫生行政部门指定并经卫生部临检中心认定的机构进行的上岗培训,并获得《临床基因扩增检验实验室技术人员培训合格证书》,如果从事涉及产前诊断的工作人员,还应该参加有关部门举办的母婴保健技术培训班并获得《母婴保健技术考核合格证书》或《产前诊断技术培训班培训合格证书》。

2. 专业技能培养 检验医师除了具备检验技师的各项技能外,对临床分子诊断实验室的检验医师培养还应该包括以下内容。

(1)报告分析与制作能力:①掌握国内外最新的权威机构或杂志发布的临床实践指南的基

因诊断相关内容,定期跟踪其动态;②针对不同的分子诊断检测项目,制作相应的报告模板,并定期进行修订,使得检测报告内容与临床诊疗指南的变化一致;③学习并熟悉常用生物信息学知识及相关生物信息学软件的使用;④学习并熟悉常见的核酸、蛋白质数据分析。

（2）临床沟通能力:①检验结果与临床不符时应与医师沟通,必要时可重复检测。对已知晓与临床不符的检验结果,则应主动与临床医师联系,共同分析其产生原因(标本取材、标本放置时间、污染等)。②检验结果判定疑惑时,可与医师沟通,共同分析检测结果,按照既实事求是,又利于疾病诊治的原则做出报告。③患者对检验结果有疑问,又难以解释时,应与医师联系,沟通情况,以医师对患者的解释为主,避免因说法不一而增加患者的疑惑。④检验结果提示需做其他检查时,应向医师建议。

（3）质量管理能力:具备对整个检测过程,包括分析前、分析中和分析后的质量控制能力。①具备(对按时间顺序,自医师申请至分析检验启动的过程等)分析前的质量控制能力,包括检验申请、患者准备和识别、原始样品采集、运送和实验室内传递等;②具备(样本检测过程中的)分析中的质量控制能力,包括仪器设备维护、性能评价等;③具备(从检测完毕到临床医师收到检测报告的过程等)分析后的质量控制能力,如数据的传输、报告制作与解释等。

三、生物信息学人员

生物信息学人员的主要职责是利用各类生物信息软件和统计学方法进行生物数据的分析,分析挖掘各类组学数据,为实验室提供生物信息学支持。对临床分子诊断实验室的生物信息学人员的培养应该包括以下内容。

1. **上岗前的资质培训**　从事临床分子诊断工作的生物信息学人员应参加由卫生部临检中心或由省级卫生行政部门指定并经卫生部临检中心认定的机构进行的上岗培训,并获得《临床基因扩增检验实验室技术人员培训合格证书》,如果从事涉及产前诊断的工作人员,还应该参加有关部门举办的母婴保健技术培训班,并获得《母婴保健技术考核合格证书》或《产前诊断技术培训班培训合格证书》。

2. **专业技能培养**

（1）首先要掌握生物学、生物化学、分子生物学、遗传学等基本知识和实验技能。

（2）掌握计算机科学与技术基本知识和编程技能,具备较强的数学和统计学素养,熟悉各类生物学数据库的使用。

（3）掌握生物信息学、基因组学、计算生物学、蛋白质组学、生物芯片原理与技术的基本理论和方法,具备综合运用分子生物学、计算机科学与技术、数学、统计学等知识和技能,解决生物信息学实际问题的能力。

本章小结

本文介绍了个体化分子诊断实验室不同人员的分工及相应的职责,以及相关人员的培养,随着分子诊断涵盖的亚专业日益增加和检测数量的日益增大,针对不同层次的实验室工作人员的培训和认可对保证高度训练有素的专业人员将显得越来越重要,希望本章的内容能给分子实验室的建设和规划起到借鉴作用。

参 考 文 献

蔡旭. 2012. 临床分子病理实验室的建立与标准化管理. 中华病理学杂志.

CNAS-CL36：医学实验室质量和能力认可准则在分子诊断领域的应用说明.

分子病理诊断实验室建设指南（试行）. 2015. 中华病理学杂志.

Mackinnon AC Jr, Wang YL, Sahota A, et al. 2012. Certification in molecular pathology in the United States：an update from the Association for Molecular Pathology Training and Education Committee. J Mol Diagn.

第 5 章

分子诊断分析前的质量控制

● 内容提要

　　准确的检验结果依赖于高质量的标本,标本的采集在保证检测结果的准确性中占有非常重要的地位,没有合格的标本就没有准确的检测结果,因此全面检验质量控制的第一步就是保证获得高质量的标本。

　　在分子诊断分析前质量控制工作中,标本采集时适当的处理是确保样品完整性、保证核酸定性检测和准确定量测定的关键。不恰当的处理可能导致核酸降解,使检测结果出现假阴性或偏低(定量测定时);此外,标本采集还必须遵守相应的生物安全指南的要求。本章主要讲述的是临床分子诊断中常见类型标本的采集前注意事项及采集程序。

第一节　标本类别及采集流程

　　分子诊断检测的标本采集总原则包括两点:标本不被外界因素污染,操作者不被标本中潜在的病原体感染。因此,要求采集者在采集标本的过程中必须戴手套、帽子和口罩,无菌体液标本采集时应遵循无菌操作规则,既可防止采集过程中对标本的污染,也可避免采集者受感染。采集过程的生物安全防护应遵守 CLSI-M29《实验室人员职业暴露保护》《微生物和生物医学实验室生物安全准则》的规定。

　　特殊的检测程序(如新鲜组织标本 RNA 的相关检测)还应遵守额外预防措施和采集要求,实验室应充分考虑影响检测的潜在干扰因素和污染源,并确保相关临床医师和护士知晓标本采集的特殊要求,并得到充分的培训。完善的分子诊断标本采集系统应包含上述额外的预防措施和特殊的标本采集耗材。实验室在接收标本后应立即将标本信息录入实验室信息系统,以便临床医师和实验室工作人员实时查询和追踪标本的状态。

　　实验室应针对每种检测方法和程序制订相应标本的接收和拒收标准,并作为标准操作程序的一部分。例如对于溶血、冷冻过的红细胞,以及标识错误或者无标识的标本应该考虑作为拒收的标准;但是对于临床采集的标本,实验室应尽量接收,例如在某些特殊情况下,检测必须做且标本经过一定的处理后不影响检测结果的情况下,经实验室主任批准后可考虑接收该标本,所有这类特殊情况都应该记录下来,并在随后的检验报告中备注标本情况。

一、血液标本

血液标本是临床分子诊断最常用的原始样品,应用最为广泛,几乎可以用于所有类型的基因检测,涉及遗传病、感染性疾病、肿瘤等,分子诊断中血液样品以静脉血最为常见,检测时根据不同检测目的可采用全血、血浆或血清,血液标本的标准采集流程见图 5-1。

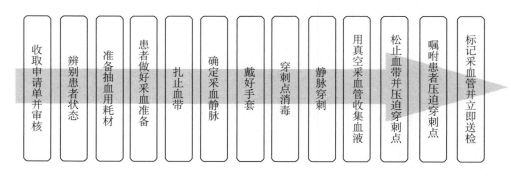

图 5-1　静脉血液标本采集流程

二、组织标本

组织标本主要是在血液标本和口腔标本无法获取,或者组织标本的基因型与血液标本或口腔标本不一致(如实体肿瘤或镶嵌现象时),或者组织是某些感染性病原体的唯一宿主时需要应用。临床分子诊断中常用的组织标本包括新鲜组织标本(图 5-2)和石蜡组织标本(图 5-3),首选新鲜组织标本,石蜡组织标本是在新鲜标本无法获取时的替代选择。

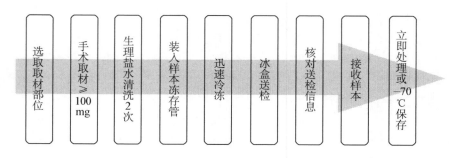

图 5-2　新鲜组标本采集流程

三、产前诊断标本

产前诊断标本包括绒毛膜、绒毛膜培养细胞、羊水、羊水培养细胞及其他所有胎儿分娩前获取的细胞样本。必要时采集标本进行检测,可以在分娩前预测胎儿的基因型和表型信息。产前诊断标本的标记信息应至少包括母亲的全名和标本类型,同时应采集母亲的外周血以排

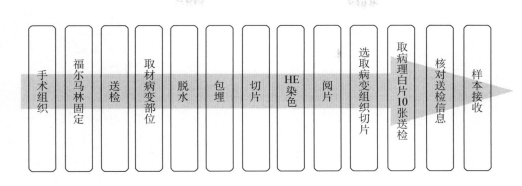

图 5-3　石蜡组织标本采集流程

除母体细胞和核酸的污染,在检测完成之前,原始标本需备份保存,且必须保留备份培养物,羊水穿刺必须在胎儿 15 周以后才能进行,最小标本采集量应不小于 10ml。

1. 羊水标本　一般由临床医师以无菌操作进行羊膜腔穿刺采集,医师在超声探头的引导下,用一根细长穿刺针穿过腹壁、子宫肌层及羊膜进入羊膜腔采集标本,标本采集后应尽快送检(图 5-4)。

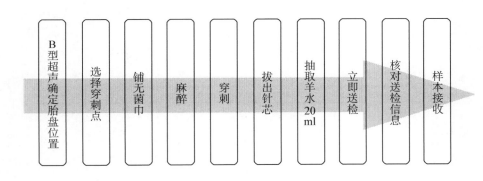

图 5-4　羊水标本采集流程

2. 绒毛膜标本　绒毛膜标本在运送之前必须洗净以排除母体细胞的污染,尤其是母体子宫内膜脱落组织。绒毛膜标本标准采集量为 15mg,应储存在惰性培养基或者生理盐水中进行运送,绒毛膜或羊水培养细胞应同时双瓶细胞培养,且细胞生长贴壁超过表面积 75%。绒毛膜标本在处理之前应以显微镜观察母体细胞污染情况,如果没有母体细胞污染可以直接当天处理,否则应先人工尽量去除所有母体细胞。如果细胞到达实验室当天不能提取核酸,可放置 2~8℃ 保存,次日处理。

培养细胞标本到达实验室后,应首先在 2h 之内以倒置显微镜观察其生长情况,如果贴壁超过 75%,可立即处理标本,提取核酸,否则应要求实验室继续培养细胞(图 5-5)。

B型超确定胎盘位置
B型超声引导
导管经阴道插入胎盘
吸取绒毛膜约15 mg
放入惰性培养基或生理盐水
立即送检
核对送检信息
接收样本
立即处理

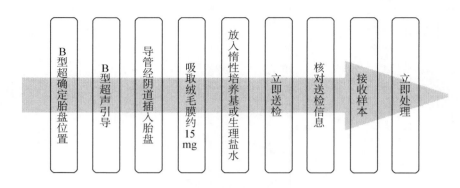

图 5-5　绒毛膜标本采集流程

四、骨髓标本

骨髓标本多用于血液系统疾病的分子生物学检查，如染色体核型分析、融合基因检测、FISH 检测等，由临床医师无菌操作进行骨髓穿刺采集。采集流程如图见 5-6。

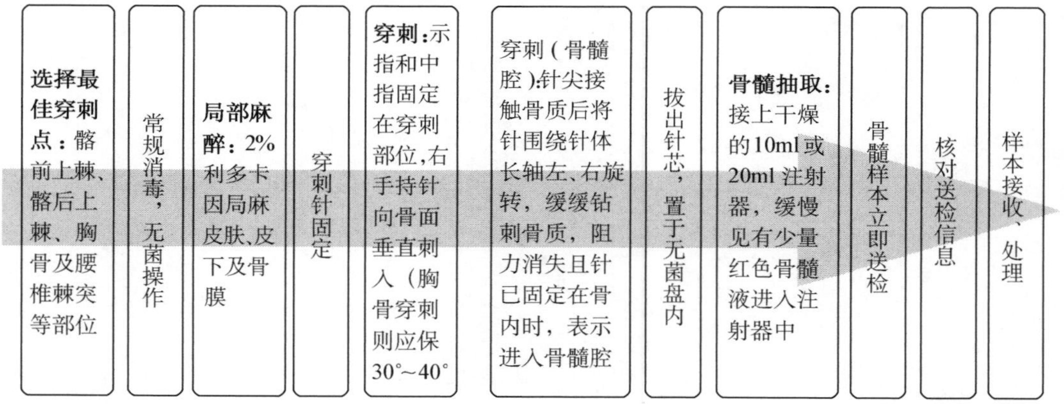

选择最佳穿刺点：髂前上棘、髂后上棘、胸骨及腰椎棘突等部位
常规消毒，无菌操作
局部麻醉：2%利多卡因局麻皮肤、皮下及骨膜
穿刺针固定
穿刺：示指和中指固定在穿刺部位，右手持针向骨面垂直刺入（胸骨穿刺则应保30°～40°
穿刺（骨髓腔）：针尖接触骨质后将针围绕针体长轴左、右旋转，缓缓钻刺骨质，阻力消失且针已固定在骨内时，表示进入骨髓腔
拔出针芯，置于无菌盘内
骨髓抽取：接上干燥的10ml或20ml 注射器，缓慢见有少量红色骨髓液进入注射器中
骨髓样本立即送检
核对送检信息
样本接收、处理

图 5-6　骨髓标本采集流程

五、尿液标本

尿液标本也是临床分子诊断中常用的标本类型之一，主要用于感染性疾病的分子诊断，如某些病毒和细菌感染可通过尿标本进行检测，在患者留取尿液标本之前，实验室工作人员、医师或护士需对患者进行指导，给患者介绍留取标本的正确方法及有关注意事项，男性清洁中段尿标本采集流程见图 5-7。女性清洁中段尿标本采集流程见图 5-8。

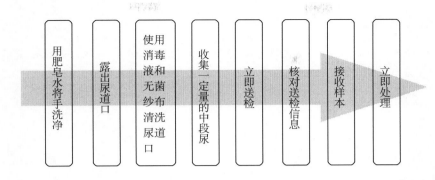

图 5-7　男性清洁中段尿标本采集流程

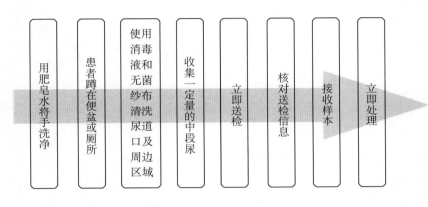

图 5-8　女性清洁中段尿标本采集流程

六、粪便标本

粪便标本主要用于某些感染性疾病的临床分子诊断,也有进行肿瘤的临床分子诊断,其标本采集与粪便一般检验的采集方法一致,留取新鲜的自然排出的粪便 3～5g,必要时可肛拭子采取,放入干燥、清洁、无吸水性的有盖容器内,贴好标识送检(图 5-9)。

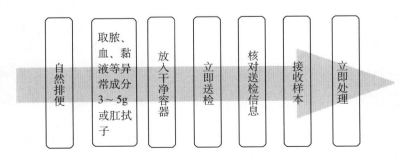

图 5-9　粪便标本采集流程

七、尿道及宫颈标本

尿道或宫颈分泌物是泌尿生殖道微生物感染检测常用的标本。男性一般在尿道口采集标本,采集流程见图 5-10。女性分为尿道及宫颈分泌标本,采集流程见图 5-11。

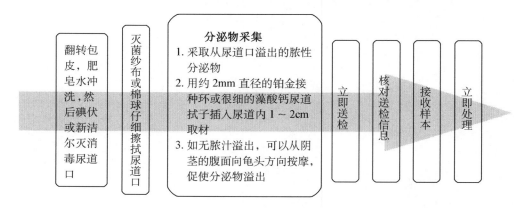

图 5-10　男性尿道分泌物标本采集流程

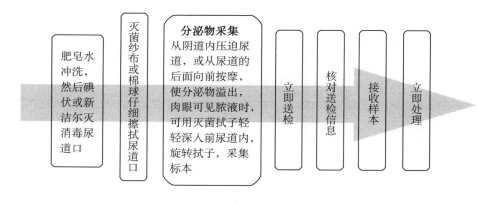

图 5-11　女性尿道及阴道分泌物标本采集流程

八、痰液标本

1. **自然咳痰法**　晨痰为佳,患者清晨起床后,用清水反复漱口后用力自气管深部咳出第一口痰于灭菌容器内,立即送检。对于痰量少或无痰的患者可采用雾化吸入加温至 45℃ 的 10％NaCl 水溶液,使痰液易于排出。

2. **支气管镜采集法**　支气管镜在肺内病灶附近用导管吸或支气管刷直接取得标本,该方法在临床应用有一定困难。

3. **小儿取痰法**　用弯压舌板向后压舌,用无菌棉拭子伸入咽部,小儿经压舌刺激咳嗽时,可喷出肺部或气管分泌物粘在棉拭子上,立即送检。

痰标本应加盖,避免痰中微生物的播散,采集标本应及时送检,如不能及时送检时应置于2~8℃保存,用于感染性疾病分子诊断的痰标本应尽量在抗生素使用前采集(图 5-12)。

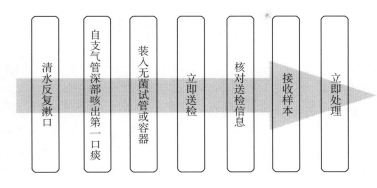

图 5-12　痰液标本采集流程

九、支气管肺泡灌洗液标本

局部麻醉后将纤维支气管镜插入右肺中叶或左肺舌段的支气管,将其顶端契入支气管分支开口,经气管活检孔缓缓注入 37℃无菌生理盐水,每次 20~50ml,总量 100~300ml。每次注液后以一定的负压吸出,其中第一次吸出的灌洗液弃去,收集之后的盥洗液于无菌容器中,根据不同的检查项目贴好标签并立即送检。用于感染性疾病分子诊断的标本应尽量在抗生素使用前采集(图 5-13)。

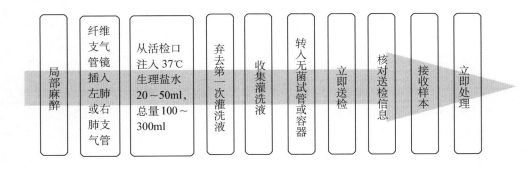

图 5-13　支气管肺泡灌洗液采集流程

十、其他标本

除常见标本外,浆膜腔积液、脑脊液、分泌物标本等也用于临床分子诊断,例如肺癌或其他肿瘤肺转移时,胸腔积液、腹水中肿瘤细胞可以用于取代活检组织进行检测。此外,感染性疾病时,胸腔积液、腹水、脑脊液、痰及某些分泌物标本可用于病原体核酸检测,辅助临床诊断。

胸腔积液、腹水标本一般由临床医师进行局部麻醉后经胸膜腔穿刺术采集,脑脊液通常由临床医师通过腰椎穿刺术收集,也可以由颈椎或脑池横向穿刺来获得,一般脑脊液穿刺同时需先测定颅内压,胸腔积液、腹水和脑脊液如果需要同时进行多项检测时,一般第 1 管用于微生物检测。对于所有无菌部位的标本采集,无菌操作是强制要求的。

第二节　标本采集前注意事项

狭义的分子诊断是基于核酸进行的相关检测,核酸是从各种标本中提取和纯化后的分析物,临床分子诊断中提取的核酸包括人体和病原微生物两种来源,而核酸又包括核糖核酸(RNA)或脱氧核糖核酸(DNA),分子诊断首先必须了解各种不同类型的生物标本适合于何种类型核酸的检测,临床分子诊断常见的目的分析物及各种标本基质的使用范围见表 5-1。

表 5-1　临床分子诊断常见的目的分析物与标本基质对应表

基质	gDNA	vDNA	Bact DNA	mtDNA	Cell RNA	vRNA	Bact RNA
全血	√	√	√	√	√	√	√
血清/血浆	√	√	√			√	√
组织/活检标本	√	√	√	√	√	√	√
石蜡包埋组织	√	√	√	√	√	√	√
冷冻组织	√	√	√	√	√	√	√
骨髓					√		
绒毛膜/羊水							
尿液	√		√		√		√
粪便		√	√		√		√
支气管肺泡灌洗液		√	√			√	√
口腔细胞	√						
脑脊液	√	√	√		√	√	√
培养细胞	√	√	√	√	√	√	√
细针抽取物	√	√	√		√	√	√
痰液		√					
拭子		√	√				√

注:"√"处表示该标本类型可用于相应核酸的检测。gDNA:人基因组 DNA;vDNA:病毒 DNA;Bact DNA:细菌 DNA;mtDNA:线粒体 DNA;Cell RNA:细胞 RNA;vRNA:病毒 RNA;Bact RNA:细菌 RNA

一、肿瘤组织标本

1. **石蜡固定组织**　石蜡组织标本由病理医师操作获取,作为新鲜组织标本的补充,在新鲜组织无法采集、未保存新鲜组织标本或运输条件不具备等情况下使用,至少应提供 1～2g 石蜡组织块或 10 张以上的石蜡切片,如果是用于靶向药物基因检测或化疗药物代谢基因检测的肿瘤标本,必须是经过 HE 染色确认的肿瘤组织,避免癌旁组织对检测结果的干扰。

2. **新鲜组织**　新鲜组织和活检组织是临床医师通过外科操作获取的,其主要用途包括病理学检查、电镜检查、免疫荧光检查及临床分子诊断等。如果用于临床分子诊断,组织标本应该用无菌纱布或无菌生理盐水浸泡的纸包裹起来保持组织的水化状态。病理医师通常取新鲜组织或活检组织进行固定、染色和病理学诊断,同时取典型的组织进行核酸提取和进一步的临床分子诊断。所取组织能够用于培养细胞系或者能够匀浆化用于分子复苏(如 RNA、DNA 或蛋白质),在取病灶组织检测的同时还应取非病灶组织作为对照,尤其是对于微卫星不稳定性试验和杂合性缺失分析,非病灶组织的对照非常重要。

组织标本最佳的组织标本量是 1～2g,但是在不同组织中 DNA 和 RNA 的含量有差异,因此最佳的组织标本量还应与组织类型相关。细胞含量高的标本(如骨髓、淋巴结及脾)用于DNA 检测时标本需求量较小。需要注意的是,原发部位肿瘤的下游淋巴结可能藏有少量肿瘤细胞,单一组织切片显微镜检查可能会漏检。肌肉、纤维和脂肪等细胞含量少的组织不太适合DNA 检测,可能需要相对较多的标本量,通常情况下,如果没有大量的脂肪组织浸润,10mg组织可至少提取 $10\mu g$ 的 DNA 或 RNA。由于不同来源的组织量及所含蛋白质的不同,所使用的核酸提取试剂盒也是有区别的,标本采集也应遵循核酸提取试剂盒说明书的要求。

对于外科手术采集组织标本需要特别提醒的是,由于麻醉的需要,标准化核酸稳定技术的缺乏,手术过程中所导致的组织较长时间的缺氧,可对组织中基因表达水平有影响,而且较长时间的缺氧还可导致组织局部 PH 的变化,核酸的产量也可能因此而降低。

3. **循环肿瘤细胞**　从实体瘤中脱落的循环肿瘤细胞(circulating tumor cells,CTC)非常少(约 10^9 个正常血细胞中约一个 CTC),而且仅限于乳腺癌、结肠癌、前列腺癌和肺癌等几种类型的肿瘤。在外周血中定量检测 CTC,对癌症的检测、分期和监测癌症治疗反应或复发有重要意义。目前,一系列相关 CTC 的测试和设备在开发和临床测试阶段。这些方法通常包括CTC 的富集,不同的检测和方法的特性。由于 CTC 检测方法的高度复杂性、方法限制和缺乏标准化,大多数 CTC 检测技术未在临床上得到广泛使用。

CTC 检测的目的是能够在切实可行状态下从外周血中分离出数量充足且非常稀有的、高纯度的 CTC 细胞。目前的方法依赖这些细胞的不同物理性质、特异性生物标志物或 CTC 的功能特征。在分离的 CTC 中已经检测到肿瘤特异性突变乳腺、肺、结肠、前列腺、肾、膀胱癌和其他癌症。

二、血液标本

1. **全血**　采血前除需核对患者姓名、性别、年龄、编号及检验项目等外,还应按检测项目的要求,准备好相应的容器,如空白试管、抗凝管或促凝管等。患者应取坐位或卧位,采血部位通常是前臂肘窝的正中静脉。若无真空采血管,可用普通采血法,采血后应取下针头,将血液沿管壁缓慢注入试管内。

血液标本的采集管中一般应添加适当的抗凝剂或其他添加剂,添加剂的种类和量应根据检测目标物(如基因组 DNA、细胞内 RNA 和病毒 RNA 等)、检测项目和所需标本的体积来决定。目前多数学者认为,肝素和亚铁血红素会抑制 PCR 反应,因此推荐使用 EDTA 和 ACD作为外周血全血的抗凝剂,如果检测的目标是细胞内 RNA,推荐在采集管中添加 RNA 稳定剂,或者在血液标本采集后立即加入 RNA 稳定剂。

2. **血浆游离 DNA**　某些类型癌症的 DNA 释放到血流中,来自肿瘤细胞的无细胞血浆DNA 具有遗传变异,如拷贝数变异(copy number variants,CNV),微卫星不稳定性(microsatellite instability,MSI),倒位(inversions),缺失(deletions)和异常甲基化(aberrant methylation)。检测血浆或血清中的无细胞游离核酸(cell-free nucleic acids,cfNA)可以提供早期的"液体活检",用于癌症检测,以及用于监测治疗效力和疾病的复发。游离 DNA 的释放机制尚不清楚,包括从坏死肿瘤脱落、肿瘤衍生的外来体、细胞碎片或在血液中 CTC 的裂解。肿瘤细胞的裂解可能是血浆/血清的 DNA 的主要来源。无细胞 DNA(cfDNA)可以作为转移性乳腺癌中的特异性和敏感性生物标志物。

三、骨髓标本

髂前上棘为最佳穿刺点,如果髂前上棘无法穿刺时可以选择髂后上棘、胸骨及腰椎棘突等作为穿刺点,局部麻醉一般以 2%利多卡因局麻皮肤、皮下及骨膜。穿刺针固定位置,一般将穿刺针固定器固定在适当的长度,胸骨穿刺约 1.0cm 处,髂骨穿刺约 1.5cm 处。

骨髓采集量以 1~2ml 为宜,骨髓标本与血液标本类似,由于肝素和亚铁血红素目前认为会抑制 PCR 反应,因此推荐使用 EDTA 和 ACD 作为抗凝剂,如果检测的目标是细胞内 RNA,推荐在采集管中添加 RNA 稳定剂,或者在骨髓标本采集后立即加入含有 RNA 稳定剂的容器中。

四、体液标本

1. 尿液　尿液标本根据不同的采集要求可分为 9 种类型:随机尿液标本、晨尿液标本、时段尿液标本、24h 尿液、清洁尿液标本(中段尿液标本)、导管尿液标本、耻骨上穿刺尿液标本、尿液培养标本及婴幼儿尿液标本。标本采集的要求不同主要原因有两个,一是检测目的和临床意义,二是受检者特征。一般情况下,清洁尿液标本(中段尿液)即可满足临床分子诊断的要求,也是最容易采集且应用范围广的尿液标本,男性与女性采集方法不一样,对于无法自主排尿的患者,导尿管尿液标本或穿刺尿液标本可作为替代,要进行多项分析时,尿液需分装,并根据不同的分析目的,选择不同的运送和保存方法如果患者不能自行完成可由医务人员协助患者,但医务人员需戴无菌手套。

2. 粪便　盛粪便标本的容器必须有盖,有明显标记。要选取粪便的脓、血、黏液等异常成分进行检查,外观无异常时应从粪便表面、深处等多部位取材;采取标本后及时送检,否则可因 pH 及消化酶等影响,而使粪便中细胞成分破坏分解。不应留取尿壶或便盆中的粪便标本,不应该从卫生纸或衣裤、纸尿裤等物品上留取标本,不能用棉签有棉絮端挑取标本。

3. 胸腔积液、腹水　一般在用抗生素等抗菌药物治疗之前,或者在停止使用抗菌药物之后 2~3d 采集标本。穿刺成功后,采集中段标本于无菌容器中,采集量一般为 5~10ml,由于标本极易出现凝块、细胞变性、细菌破坏或自溶等,所以标本中应加入抗凝剂,采集标本后应及时送检。

4. 脑脊液　脑脊液通常是由腰椎穿刺收集,也可以通过颈椎外侧或脑池穿刺。采集前患者应先禁食,由医师以无菌操作在患者第 3 和第 4 腰椎间隙或稍低处穿刺取得,小儿则于第 4 和第 5 腰椎间隙穿刺,穿刺过程中必须严格遵循无菌操作,必须装入戴帽(盖)的无菌容器,以避免细菌污染,并立即送检。

5. 分泌物　男性尿道样品的采集应使用不锈钢轴或柔性塑料轴的聚酯拭子,女性阴道和宫颈标本采集可使用尼龙聚酯拭子,而且应采用运输培养基进行运输。

女性阴道分泌物标本采集要清洗外阴后用窥阴器扩张阴道,用灭菌棉拭子采取阴道口内 4cm 内侧壁或后穹窿处分泌物。

宫颈分泌物标本采集首先清洗外阴部和尿道口后,再用无菌纱布或无菌干棉球拭干,用窥阴器扩张阴道,用灭菌棉拭子插入宫颈口 2cm 采集分泌物,转动并停留 10～20s,让拭子充分吸附分泌物,或用去针头的注射器吸取分泌物,将所采集分泌物置入灭菌试管内送检,同时应尽量避免被阴道宫颈附近正常菌群污染。

对于 HPV 检测的宫颈标本采集,应使用试剂生产厂商推荐或规定的标本采集程序和专用采集耗材。

第三节　标本的稳定性

进行临床分子诊断的标本,在采集后,其核酸(DNA、RNA)的稳定性与采集的容器、标本类别、环境温度、运输条件和储存状态等密切相关,核酸的稳定性是影响分子诊断检测结果的重要因素。因此,对标本的稳定性的质量控制是分析前质量管理的必要因素之一。

一、外周血标本

外周血是最常用的分子诊断原始样本,包含全血、血清、血浆、淋巴细胞层等多种血液成分,均可溯源至原始样本。血液标本采集后 RNA 的降解,以及细胞内基因诱导表达均能够导致与体内基因表达水平不一致的检测结果,组织及其他体液标本在离体后数分钟内同样也会发生上述情况。因此,无论任何情况,强烈推荐血液标本采集后直接注入添加有 RNA 稳定剂的容器当中。

用于 DNA 分析的全血样本室温可稳定 24h,2～8℃可稳定至少 72h,用于 RNA 分析的全血样本需添加 RNA 稳定剂,采集和储存不稳定的全血样本,不建议用于基因的转录和表达水平的分析。

用于 DNA 和 RNA 分析的血清和血浆中的核酸(含病毒等病原体核酸)在－20℃以下才能保持稳定。

无创产前筛查标本为孕 12～24 周的孕妇外周静脉全血,用 EDTA 抗凝管采集孕妇外周血后须将标本放置于 4℃冰箱中,在 8h 内进行血浆分离。

由于脱氧核糖核酸酶活性,循环肿瘤 DNA(ctDNA)在血液中稳定性有限,因此抽血后 4～5h 即需要完成核酸提取。

循环肿瘤细胞(CTC)检测血液标本采集:采用专用 ACD 抗凝真空采血管,15～30℃保存,于 24h 内进行检测处理。

干血片标本适用于 DNA 分析,室温条件下细胞内 DNA 可稳定至少 19 个月以上(表 5-2)。

二、组织标本

DNA 和 RNA 在不同组织类型中的稳定性不一样,采集的新鲜组织不建议室温(22～25℃)保存,为了获取最佳的检测结果,建议新鲜组织在液氮中瞬间冰冻保存,或者立即存放于恰当的核酸保护剂中,如果不能立刻执行上述保存方式,应放置于冰上运输至符合条件的实验室,尤其是 RNA。对于进行分子诊断的新鲜组织标本应尽快放置于含有核酸保护剂的溶液中,以防止核酸水解,尤其对于半衰期仅有几分钟,甚至几秒钟的 RNA 转录分析来说尤为重要。需要特别提醒的是,如果标本同时需要进行免疫组织化学检测,不应将标本放置于核酸稳定剂中。用于 DNA 检测时,石蜡包埋组织中的 DNA 在室温即可保持稳定;不推荐石蜡包埋组织用于 RNA 研究。

表 5-2　常见标本类型的稳定性

标本类型	检测目标	稳定性
全血	基因组 DNA	室温稳定 24h,2～8℃稳定 72h,－20℃可长期保存
	基因组 RNA	室温不建议保存,标本置入含有核酸稳定剂的容器中,放置于冰上运输至实验室,－20℃可稳定保存
干血片	DNA	室温稳定 19 个月(防潮)
血浆/血清	胎儿游离 DNA	2～8℃,8h 内分离血浆,－20℃或更低温度保存
	循环肿瘤 DNA	抽血后 4～5h 即需要完成核酸提取
	DNA 病毒	2～8℃稳定 1 周
		－20℃稳定 1 年以上
	RNA 病毒	2～8℃,6h 内分离血浆,－20℃或更低温度保存
组织	DNA/RNA	新鲜组织应尽快加入到含有核酸保护剂的容器中,放置于冰上运输至实验室,石蜡包埋组织中的核酸在室温即可保持稳定
骨髓	RNA	必须在采集后立即置于 RNA 稳定剂中,或者于液氮中速冻,放置于干冰上运输
培养细胞	DNA/RNA	37℃(保持细胞活力)

三、其他标本

血液和组织是分子诊断中最常见的标本来源,除此之外还有很多其他标本类型,掌握其稳定性对得到准确的检测结果非常重要。

用于血液系统疾病分子诊断的骨髓标本十分不稳定,进行 RNA 分析时必须在采集后立即置于 RNA 稳定剂中,或者于液氮中速冻,放置于干冰上运输,以充分抑制 RNA 酶的活性;当标本不稳定或者不适合冻存时,必须在 1～4h 完成 RNA 提取。

细针抽吸物也常用肿瘤等疾病的分子诊断,其稳定性与骨髓标本类似。在核酸提取前,培养细胞均应在 37℃保存以保持其活力。

口腔细胞稳定性较好,室温条件下可稳定 1 周左右,需要注意的是用于 RNA 分析时,需添加适当的 RNA 稳定剂。

CTC 检测胸腔积液、腹水或脑脊液标本采集后须在 4℃保存,24h 内进行检测处理。检测脑脊液中 HSV、CMV、EBV 或 VZV 等 DNA 病毒时,应将脑脊液标本置于－20℃或－70℃保存;检测脑脊液 RNA 病毒时,必须在 1～4h 提取 RNA,否则应立即去掉标本中可能存在的红细胞,然后低温冻存。

新鲜尿液样品应当低温保存,因为尿液低 pH 和高尿素会迅速使 DNA 变性,尤其在 25℃或更高温度下,因此尿液标本一旦接收,应在 2～8℃条件存储。

宫颈拭子标本根据检测项目的不同,DNA 可在 2～8℃条件下稳定保存 10d。在 DNA 提取前,精液标本需要在 2~8℃ 条件下保存,精斑亦可以用于精子 DNA 分析(表 5-2)。

第四节　标本运输设备与条件

原始标本的运输在临床检验分析前阶段是最难控制的环节之一,原始样品不仅在临床科室和实验室之间传递,还有可能在医院与第三方实验室之间传递。而适当的运输设备和恰当的运输条件是保证样本稳定的基础。

一、运输设备

医院内临床科室与实验室之间的标本运输由于时间短,且一般都配备有专门的转运人员,但是医院与第三方实验室之间的标本转运情况相对复杂得多,可能在同一个城市,也可能在不同的城市之间进行转运,除了专人运输,还有可能通过物流或快递公司来进行运输,标本具备潜在的生物危害,涉及更为复杂的标本稳定性问题和生物安全问题,需要遵照国家和当地法规的要求。

医院内运输样本的样本转运箱需符合《病原微生物实验室生物安全管理条例》和《可感染人类的高致病性病原微生物菌(毒)种或样本运输管理规定》中对样本容器和包装材料的要求,转运箱的内、外箱体需采用经过特殊处理的高分子聚合材料,具备防水、防破损、防外泄、耐高温、耐高压的特性,并应当印有卫计委规定的生物危险标签、标识、运输登记表、警告用语和提示用语。

为保证样本品质,对于需要冷藏或冷冻进行运输的标本转运箱,还需具备精确控温能力,能够满足 2~8℃、−2~−10℃、−12~−18℃、−15~−22℃,−30~−55℃ 等多个温区的控温需求,确保样本质量稳定,并且需要具备全程温度监控技术,便于更为直观地观察生物样本所处的温度环境。此外,还要求箱体的消毒灭菌方式灵活,适用于高温、臭氧及紫外线等多种消毒方式,可反复使用。

对于城市内或城市间需要通过交通工具运输的,按照《病原微生物实验室生物安全管理条例》的规定,应当通过陆路运输;没有陆路通道,必须经水路运输的,可以通过水路运输,转运箱应符合欧盟关于通过公路的《国际公路运输危险货物协定》(authorizationdangerous road,ADR);通过铁路进行危险品运输应符合《国际铁路运输危险货物规则》(regulations concerning the international carriage of dangerous goods by rail,RID)。通过水路运输应满足《国际海运危险货物规则》(international maritime dangerous goods,IMDG Code)关于感染性物质的运输的包装要求,紧急情况下或者需要将高致病性病原微生物菌(毒)种或者样本运往国外的,可以通过民用航空运输,但应符合《国际航协危险品规则》(IATA 50th 2009)及《危险物品安全航空运输技术规则》(ICAO2009-2010)对于包装的要求。运输时应保证样品不被损坏,且不会对环境造成危害,还应注意选择有合法资质的运输公司,包括专业的包装、搬运和运输人员,以及运输工具等。

二、运输条件

1. 全血/血浆/血清/干血片　用于 DNA 分析的全血样本,如果 24h 内能够运送至实验室,可室温运输;如果 72h 内能够运输至实验室,应该置于 2~8℃ 条件下进行运输,72h 及更长的运输时间需在－20℃或以下条件下运输；用于 RNA 病毒分析的全血样本，应该在 4h 内分离血浆，5d 内能够运输至实验室需在 2～8℃条件下运送，5d 及更长时间运输时需在－20℃条件下运送。无论用于 DNA 还是 RNA 分析，血清样本均应在干冰上运输，血浆应该在 2～8℃条件下或－20℃条件下进行转运。干血片可在室温条件下运输。

2. 支气管肺泡灌洗液　支气管肺泡灌洗液采集后 24h 内能够运输至实验室，可室温运输；72h 内运输至实验室需采用 2～8℃冷藏运输，72h 及更长时间运输需采用－70℃或更为严格的条件。

3. 骨髓　骨髓标本应该在 2～8℃条件下运输，如果用于 RNA 分析，应该添加 RNA 稳定剂。

4. 口颊细胞　室温条件下，核酸在口颊细胞中可稳定存在 1 周，可以室温运输，如果检测目标为 RNA，口颊细胞需放置在 RNA 稳定剂中。

5. 淋巴细胞层　淋巴细胞层主要是取自外周血，无法在规定时间内提取人基因组或淋巴细胞内寄生病毒的核酸时，需分离淋巴细胞，淋巴细胞需 2～8℃冷藏运输，无法及时提取时应放置－70℃以下储存。

6. 脑脊液　脑脊液标本用于 DNA 病毒检测时，需要在 2～8℃条件下运输，应该保存在－20℃或－70℃或更低温度的条件下。用于 RNA 分析时（包括 RNA 病毒），标本采集后应立即置于冰上降温，并置于干冰上运输至实验室。

7. 细针抽吸物　细针抽吸物与骨髓标本一样，DNA 分析时应该在 2～8℃条件下运输，如果用于 RNA 分析，采集后应立即速冻或者置于 RNA 稳定剂中进行运输。

8. 组织　用于 DNA 分析时，新鲜组织采集后应立即冰上速冷，并保持在冰上运输至实验室；用于 RNA 分析时，新鲜组织采集后应立即在液氮中速冻，并置于在干冰上运输至实验室。石蜡包埋组织可用于 DNA 和 RNA 的分析，保存和运输均可在室温条件下进行，但是仅在其他组织无法获取时使用，不是最佳选择。

9. 其他　痰标本在 30min 内能够运送至实验室时可以在室温下运输，否则应该在 4～8℃条件下运送；粪便标本在有防腐剂的条件可在室温下运输，但有些检测要求不可添加防腐剂时则需要在 2～8℃条件下运输；宫颈和尿道拭子一般应该在检测试剂生产厂家推荐的运送培养基中运输。

第五节　标本接收与处理

一、标本拒收标准与妥协

实验室应根据实验室的管理及检测项目的要求制订标本拒收标准，并严格执行，保证接收标本满足实验室的检测要求，实验室对于拒收标本的标准至少应包含的内容：

①缺乏唯一标识或标识错误的标本；②超出实验室检测范围的标本；③标本类型错误的标本；④标本容器错误且明显影响检测结果的标本；⑤标本量不足，无法完成检测的标本；⑥标本发生泄漏，可能存在污染的标本；⑦发生溶血的标本；⑧冷冻的全血标本。

通常情况下，没有唯一标识或标识错误的标本应该拒收，但在某些特殊情况下，例如实验室主任批准、申请医师请求或者标本无法再次获取的情况下，可以考虑进行检测，所有非常规的检测申请都必须记录在案。样本接收的标准必须文件化,并作为实验室标准操作程序的一部分严格遵照执行。

二、细胞富集/筛选

分子诊断的检测目标为核酸,而 DNA 酶和 RNA 酶等能够使核酸降解的酶类在环境中广泛存在,为减少外界因素对核酸的降解,保证检测质量,在检测不能及时进行的情况下,对标本进行适当地预处理是保证检测结果准确的重要手段。

核酸检测标本前处理的程序很多,包括细胞的富集和选择、病原体的富集和浓缩及核酸的制备等。病原体的富集和浓缩及核酸的制备属于分析中过程,本小节主要阐述各类细胞富集方法的选择。

为了使分子诊断的结果更灵敏和特异,实验室从复杂的细胞团中选择同源的细胞进行分析时,最佳方法的选择比较多,其中激光捕获显微切割(laser capture microdissection,LCM),荧光激活细胞分离法(fluorescence activated cell sorting,FACS),也即流式细胞仪细胞分选法,以及磁珠捕获法等是用于从血液和组织中选择特异性细胞的常用方法,这些方法常常用于发现循环肿瘤细胞检测微小残留病灶,或者富集孕妇外周血中的胎儿细胞用于产前分子诊断,无论循环血液或是组织中的肿瘤细胞,都可以通过细胞表面特异性的标记进行识别,细胞表面标记(如 CD 分子)可以用于选择或排除特定的细胞。常用的细胞富集和选择的方法如下。

1. 密度梯度离心法　密度梯度离心法主要用于分离外周血单个核细胞:采集的抗凝全血加入到分离液上层,离心后细胞在到达与自身密度相同的介质层时停止沉降,达到分离的目的,或者可直接采集血液至含有分离液的试管中;为了达到更好的分离效果,操作前分离液和血液样本应达到一致的环境温度。如果采用商品试剂还应遵守试剂厂家的要求。

2. 速度沉降法　主要用于分离密度相近而大小不等的细胞。这种沉降方法所采用的介质密度较低,介质的最大密度应小于被分离生物颗粒的最小密度。细胞在十分平缓的密度梯度介质中按各自的沉降系数以不同的速度沉降而达到分离的目的。

3. 抗体选择和富集细胞法　细胞通过流式细胞仪鞘流管时,根据细胞内或细胞表面分子的特征,如细胞表面标记(CD 分子)或肿瘤细胞表面标记(上皮细胞抗原,如 CK 等),设定特定选择细胞的参数,在流动室的喷口上配有一个超高频电晶体,充电后振动,使喷出的液流断裂为均匀的液滴,待测定细胞就分散在这些液滴之中;将这些液滴充以正负不同的电荷,当液滴流经带有几千伏特的偏转板时,在高压电场的作用下偏转,落入各自的收集容器中,不予充电的液滴落入中间的废液容器,通过分离含有单细胞的液滴实现细胞分离。

4. 激光捕获显微切割法　激光捕获显微切割可从组织中选择特殊细胞,应用非常简单,组织通过切片固定在载玻片上,覆盖透明膜,医师在光镜下观察和选择感兴趣的细胞,通过激活红外激光束产生热量溶解薄膜,以提取目标细胞。通过这种方法选择的细胞可以用于 DNA 和 RNA 分析,但是用于 RNA 分析时,染色时间不能太长,时间越长 RNA 的质量越差。LCM 的应用范围已经越来越广泛,包括通过形态学确认肿瘤细胞的分析、细胞基因表达分析及蛋白质分析、研究基因和疾病之间的关系等。

三、病原体富集和浓缩方法

在某些情况下,分子检测需要浓缩样品以富集病原体或游离循环核酸。待富集的核酸

(DNA/RNA)或病原体常见来源有血液、组织和无细胞系统,如体液、细针穿刺标本。富集或浓缩的要求取决于诊断用途、标本类型、病原体因素等。

1. 密度无细胞生物液体中核酸的浓缩　研究证实,在癌症、感染、自身免疫性疾病中发现宿主循环 DNA 的量增加,此外,在孕妇的血浆中可以检测到少量的胎儿 DNA。核酸的浓缩可以通过血浆或无细胞液体的高速离心或者超滤来实现。

2. 高速离心浓缩血清和血浆中的病原体　当样品中待检病原体的数量比较低时,富集样品有利于检测病原体或者定量分析。例如,人类免疫缺陷病毒和乙型肝炎病毒的定量测定,通过高速离心(约 24 000×g,60min)浓缩血清或血浆(0.5～1.0ml)沉淀病毒,然后在检测之前将病毒再悬浮于无酶 EP 管中。

第六节　标本储存

实验室接收到的标本应尽快检测,但是无法立即检测的标本必须采取恰当的条件保存,以保证检测时与标本接收时的结果无差异。从患者机体得到的未经任何处理的标本称为原始标本,例如血液、组织等;分离后的标本包括血清、血浆、分离的细胞等;此外,还有部分项目必须在收到标本后立即提取核酸等,样本均需进行保存。

一、原始标本

1. 储存容器　原始标本种类多,常见的有血液、组织、骨髓、脱落细胞、尿液、粪便及痰液等。储存容器的基本要求:疏水性材料制成的具备完全疏水且能够完全密封的容器,防止液体标本的挥发。容器使用前需要无菌处理,对于特殊标本还需要添加相应的添加剂,例如血液样本一般需要添加抗凝剂,对于以 RNA 为目标核酸的标本容器,需要进行无 RNA 酶处理;此外,还应根据实际条件添加 RNA 稳定剂,以减少核酸降解引起的检测结果偏差,例如血液中HCV-RNA 荧光定量检测时,所采用的最佳容器应该是含有 EDTA-K2 抗凝和核酸稳定剂的真空采血管,血浆分离后应该采取无 RNA 酶的 1.5ml 离心管进行冻存。

2. 储存温度　原始标本的常用储存温度包括室温、2～8℃、−20℃、−70℃或更低,对于不能立即提取核酸的原始样本,根据目的核酸 DNA 或 RNA 及原始标本储存的时间选择合适的储存温度。

3. 储存设备

(1)普通医用冰箱:普通医用冰箱是储存原始样品最常见的储存设备,常用的温度范围包括 2～8℃、−20℃,为保证冰箱内温度的恒定,医用冰箱一般均为非"无霜型"冰箱,一般可定期进行人工除霜,以减少温度高、低循环过程中产生的剪切力对核酸结构的破坏。普通医用冰箱一般用于短时间保存原始样品使用,是分子诊断实验室必备设备。

(2)超低温医用冰箱及液氮罐:超低温医用冰箱一般指冰箱温度可达到−70℃～−80℃的医用冰箱,因为 RNA 酶在−20℃条件下仍然有部分活性,所以储存以 RNA 为目标核酸的原始样品务必保存在超低温冰箱中,实验室必须配备超低温医用冰箱,以长时间保存 RNA样品。

液氮罐温度可低至−169℃,分子诊断实验室中,液氮罐的主要用途包括速冻和储存特殊样本,液氮罐与超低温冰箱均属于分子诊断实验室的标配。

（3）常温储存设备：分子诊断实验室常会用到干血片，常温储存即可，根据美国临床和实验室标准协会（Clinical and Laboratory Standards Institute，CLSI）MM13 的推荐，需采用可密封的袋子，防止受潮，抑制微生物的增殖；也可采用塑料袋或容器，但是应放置足够的干燥剂和指示剂，防止受潮。

二、DNA 标本

1. 储存容器　纯化的 DNA 可长期保存在冰点以下的纯水中，以尽量降低 DNA 酶的活性，保存的容器应该能够严格密封，容器应该由疏水性材料所制成，并且有橡胶垫圈以防止溶液挥发，应当指出的是，冻存管是最佳储存 DNA 的容器。

冻存管的材料很多，目前常用的多是高分子聚合物材料，聚丙烯材料能够吸附 DNA，尤其是在高盐条件下，聚乙烯材料的冻存管比聚丙烯材料吸附 DNA 的现象更为严重。异质同晶高分子聚合物和特殊设计的聚丙烯是最为合适用于专门储存 DNA 的冻存管材料。

2. 储存温度　纯化的 DNA 如果保存于没有 DNA 酶的 TE（Tris-EDTA）缓冲液中，室温可稳定保存 26 周，2～8℃可稳定保存至少 1 年以上，在－20℃的条件下可稳定保存 7 年左右，在－70℃以下的条件下可稳定保存更长的时间。对于质量有问题的样本，应在－20℃或更低温度的条件下储存。

3. 储存设备　用于储存纯化 DNA 的冷冻冰箱不可使用"无霜型"冰箱，该类设备除霜的过程中温度会不停地高、低循环，可能会通过剪切力降解核酸。

三、RNA 标本

1. 储存容器　RNA 比 DNA 的稳定性更差，且环境中 RNA 酶无处不在，作为储存纯化 RNA 的容器，在满足 DNA 储存容器要求的基础上，更要严格要求无 RNA 酶。

2. 储存温度　在－20℃条件下 RNA 酶仍然具有一定的活性，长时间储存微量的 RNA 酶可以不断降解 RNA，－70℃条件下 RNA 可稳定数年。因此，RNA 建议在－70℃或更低的温度条件下储存。

3. 储存设备　温度的不断高、低循环同样会通过剪切力引起 RNA 的降解，RNA 储存的冰箱不可采用"无霜型"冰箱。如果采用液氮罐保存 RNA，应注意及时添加液氮。

四、分离的细胞标本

分子诊断中分离的细胞一般是外周血单个核细胞（peripheral blood mononuclear cells，PBMC），用于提取细胞内人基因组 DNA、RNA 或胞内病毒的核酸，如 EB 病毒。外周血单个核细胞是从 EDTA、枸橼酸盐或肝素抗凝的全血中通过密度梯度离心方法分离的白细胞，分离 PBMC 需先检测细胞活力和细胞数量，细胞数量校准到每等份 $1 \times 10^5 \sim 5 \times 10^6$，因为分离 PBMC 的产量与全血标本中白细胞计数相关。由于密度梯度离心基本上消除了中性粒细胞，在白细胞计数有问题、淋巴细胞比例 40% 时，1ml 全血可以分离出 2×10^6 个细胞。对于未知细胞（尤其是淋巴细胞）计数的标本，1ml 全血中可以分离得到 10^6 个细胞。分离得到的白细胞分装于聚乙烯材料制成的冻存管中，根据需要保存的时间放置于－70℃或更低的温度下保存。

密度梯度离心法分离得到的 PBMC 可以冻存，以便用于后续的分析，冻存细胞解冻后其体外功能是否与新鲜细胞一致非常重要，可以与新鲜细胞的检测结果相比较，一般认为达到新鲜细胞活力的 80％或者回收率在 75％以上的冻存细胞可以使用。PBMC 一般保存在终浓度为 10％的二甲亚砜(dimethyl sulfoxide,DMSO)和终浓度为 11.25％人血清白蛋白的 RPMI 1640(Roswell Park Memorial Institute 1640)溶液中。细胞冻存液中的某些成分,例如 DM-SO,可以降低在冻存过程中冰的形成量及降低溶质浓度,从而降低离子压力。但是这些复合物本身高渗,使用过程中可能导致细胞渗透性损伤,为了减少这种损伤,一定要严格遵守操作程序。

本章小结

标本采集是临床检验分析前质量管理和质量控制的重要环节,尤其对于临床分子诊断,不同的标本类型其基质效应对核酸检测结果的影响非常大,因此分子诊断的各检测项目都明确规定了适用的检测标本,而且采集过程对核酸表达水平的影响也不可忽略,本章主要依据 CLSI 的指南性文件,对分子诊断所采用的各类标本基质、标本标识及标本申请单信息等采集前注意事项,以及对各类标本的标准采集程序进行了阐述,希望此节内容能够对临床分子诊断实验室的标本采集过程的规范化起到推进作用。

参 考 文 献

2005. Body Fluid Analysis for Cellular Composition. Proposed Guideline.

2005. Collection, Transport, Preparation, and Storage of Specimens for Molecular methods. Approved Guideline.

2003. Procedures for the Collection of Diagnostic Blood Specimens by Venipuncture Fifth Edition. Approved Standard.

2009. Urinalysis. Approved Guideline-Third Edition.

第 6 章

分子诊断分析后的质量控制

● 内容提要

　　临床分子诊断分析后在临床分子整个过程中占据举足轻重的作用,无论是对检测结果的分析报告的制作与解释,报告的发放及与临床的沟通,均需要检验医师具备掌握充分的分子诊断知识,同时懂得如何进行临床分子诊断分析前与分析中的质量控制,保证检测结果的可靠性。本章主要讲述的检测中后临床分子诊断分析后的主要内容与质量控制,包括基因变异的基本知识、临床报告内容及注意事项等,并对肿瘤、遗传病、感染性疾病、无创产前筛查和 PGS/PGD 五个方面举例分析了分子诊断报告的全过程。

第一节　基因变异及临床报告

一、基因变异及诊断依据

(一)基因变异及描述

1. 基因变异　遗传与变异,是物种形成和生物进化的基础。遗传物质脱氧核糖核酸(DNA)通过亲代传递给子代,使后代呈现与前代相近的性状,保持物种的相对稳定。同时,亲代与子代、子代个体之间也有差异,并不是完全相同,这种现象称为变异。变异分为可遗传变异和不可遗传变异:①可遗传变异是由遗传物质的变化引起的变异,主要包括基因变异、基因重组与染色体变异;其中基因突变是产生新生物基因的根本来源,是产生生物多样性的根本来源。②不可遗传变异是由环境引起的,主要包括受外界因素(如光照、水源等)影响产生的变异(图 6-1)。

　　人类基因组上的变异主要分为三大类:第一类,变异为单核苷酸变异(single nucleotide polymorphism,SNP);第二类,变异为小的缺失或插入(insertion/deletion,Indel),指的是在基因组的某个位置上所发生的小片段序列的插入或者删除,其长度通常在 50bp 以下;第三类,变异为大的结构性变异,这种类型比较多,包括长度在 50bp 以上的长片段序列的插入或者删除、染色体倒位,染色体内部或染色体之间的序列易位,拷贝数变异,以及一些形式更为复杂的变异等。为了和 SNP 变异作区分,第二类和第三类变异通常也被称为基因组结构性变异(structural variation,SV)。相对于 SNP,SV 对基因组的影响更大,更能用于解释人类群体多样性的特征,一些稀有且相同的结构性变异往往和疾病(包括一些癌症)的发生相关联甚至还是其致病的诱因。

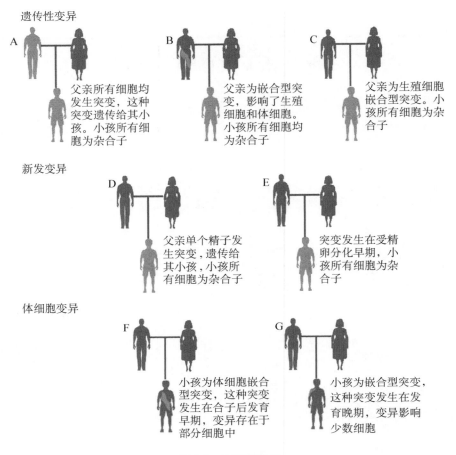

遗传性变异

A 父亲所有细胞均发生突变,这种突变遗传给其小孩。小孩所有细胞为杂合子

B 父亲为嵌合型突变,影响了生殖细胞和体细胞。小孩所有细胞均为杂合子

C 父亲为生殖细胞嵌合型突变。小孩所有细胞为杂合子

新发变异

D 父亲单个精子发生突变,遗传给其小孩,小孩所有细胞为杂合子

E 突变发生在受精卵分化早期,小孩所有细胞为杂合子

体细胞变异

F 小孩为体细胞嵌合型突变,这种突变发生在合子后发育早期,变异存在于部分细胞中

G 小孩为嵌合型突变,这种突变发生在发育晚期,变异影响少数细胞

图 6-1 变异的类别

图 A—C 为遗传性变异;图 D、E 为新发变异(denovomutations);图 F、G 为体细胞变异。遗传性变异往往是通过生殖细胞遗传给后代。图 A—C 表明虽然亲代在具有遗传性变异的同时也可以存在嵌合突变(体细胞和生殖细胞嵌合的这种组合比较罕见,称为性腺嵌合)。图 B 表明在这种情况下,子代继承了一个杂合子突变却具有更严重的临床表型。携带有生殖细胞嵌合的父本也可以遗传给子代。图 C 为新生突变定义为任一方的亲本均不存在而是子代成长过程中新发的基因型。新发突变也可能是起源于亲本的生殖细胞来源(如有多个受影响的后代则可推断)。图 D 为新发突变也可能是起源于亲本的受精卵。图 E 为新发突变可能在生命周期的早期便出现。图 F 为新发突变在整个生命周期后期的任何时间。图 G 为新生突变通常影响较少的细胞

2. 基因变异及描述 遗传变异是细胞中 DNA 核苷酸序列发生了稳定的可遗传的改变序列变异的学术命名方式。人类基因组变异协会(human genome variation society,HGVS)已建立系统的基因变异命名方法。具体基因变异命名方法可查阅网站:http://www. HGVS. org/varnomen。HGVS 基因变异命名指南根据需求不断更新。本文以 2016 年 2 月更新的

v15.11 版本为准。

人类基因的命名主要包括基因名称和基因符号等内容。根据国际人类基因命名委员会 (human gene nomenclature committee, HGNC) 颁布的人类基因命名指南 (2016 更新版), 人类基因的命名应该遵循 6 个基本原则: ①每一个基因的符号具有唯一性; ②基因符号是基因名称的缩写, 一般不超过 6 个字母; ③基因符号应由拉丁字母或其与阿拉伯数字组合而成; ④基因符号不应含标点符号; ⑤基因符号不应以 G 结尾; ⑥基因符号不涉及其他种属。

基因全称命名规则: ①名字的开头应用小写字母, 但有三个例外, 即用人名表示疾病、表型或者是首字母的缩写; ②如果存在别名, 应该包括在这个名字里面, 并加括号; ③若为其他种属的名称, 必须写在最后, 加括号标注。

基因符号命名规则: ①人类基因符号为大写拉丁字母或其与阿拉伯数字的组合 (除 C♯、ORF♯符号外), 不用罗马数字 (过去用的罗马数字要改为对等的阿拉伯数字); ②基因符号在书写时应用斜体, 但在目录中例外; ③希腊字母不用作基因符号, 所有过去用的希腊字母应转换为拉丁字母; ④前缀为希腊字母的基因名称应转换为对等的拉丁字母并放在基因符号的末端, 具有类似性质的基因可按字母顺序排列; ⑤不使用标点符号 (除 HIJA 免疫球蛋白和 T 细胞受体基因符号可用分字号外); ⑥基因符号通常不表示选择性转录物, 但当一组具有多个小编码序列形成多种不同的大的基因产物时, 这些小的编码序列可用不同符号表示; ⑦应避免表示组织特异性或分子量; ⑧应避免某些字母或字母组合作为基因符号的前、后缀而试图给出特定意义; ⑨癌基因的符号是对应于逆转录病毒同源癌基因, 但基因符号不加"v-"或"c-"前缀, 全称要加。

此外, 对于某些约定俗成的基因名称, 仍沿用以前的形式, 比如 survivin 和 *p53* 可为小写, 斜体表示基因, 标准体为蛋白质; BCL-2 或 Bcl-2、c-Myc 大小写混用, 斜体表示基因, 标准体为蛋白。

(1) 序列变异的层次: HGVS 制订规范的目标是使所有的变异描述都是独一无二的, 达到稳定、有意义、易记忆及明确无歧义的目的。所有变异发生的最终都是 DNA 水平的变异而引起相应 RNA 或蛋白水平的变化, 因此在描述变异时最基本的一条规则就是在首次出现变异描述时, 必须写出 DNA 水平的变异, 括号后可描述相应 RNA 及蛋白变异情况, 如, "c.78G＞C (p. Trp26Cys)"。DNA 变异涉及的 4 种碱基 AGCT 需大写, 而 RNA 中 agcu 需小写。蛋白水平的氨基酸推荐用 3 个字母的缩写, 因为单字母缩写容易引起歧义 (如 Ala、Arg、Asn、Asp 都以 A 字母开头, Gln、Glu、GLy 以 G 字母开头)。当同时表述几个变异时, 应列表说明。分列从 DNA、RNA、蛋白水平的变异明确表述, 并且 RNA 和蛋白水平的变化应说清楚是通过实验证明还是理论推断。而当变异发生在隐性遗传疾病患者时, 还应说明变异是纯合还是杂合情况。

(2) 变异描述的内容: HGVS, 是一个非政府的民间学术组织, 其官方网站的网址: http://www.hgvs.org/。HGVS 命名 SNP 法的规则是标出引用的核酸序列号 (reference sequence, RefSeq) 和 SNP 在该核酸序列中的位置。核酸序列变异的描述包括三部分: 引用的核酸序列号或国际人类基因组织 (human genome organisation, HUGO) 基因命名委员会推荐使用的基因符号、发生变异的位置及变异类型, 如, "NG_007938.1:g.12083G＞A""NG_007938.1"是核酸序列接受号及版本, "g.12083"表示核酸序列中的位置, "G＞A"表示原始碱基是 G, 变异碱基是 A。而使用 HUGO 基因符号描述的, 如"*GJB2*:c.76A＞C"。这样的命名方法有利于找出所在基因序列中的位置。

如果变异只是发生在一个序列或者基因中,在首次出现后核酸序列或者基因符号可省略,但如果有不同序列或者基因发生变异,则每次描述都需写全。

(3)变异序列的类型:当描述序列变异时,为避免混淆,需指出序列类型。g 代表基因组序列,c 代表编码 DNA,m 代表线粒体序列,r 代表 RNA 序列,p 代表蛋白序列。如,g.476A>T,c.76A>T,m.8993T>C,r.76a>u,p.Lys76Asn。

(4)变异类型的表达特异性的缩写分别来描述不同类型的序列变异

①">"表示碱基替换(DNA 和 RNA 水平):如,g.123456G>A,r.123c>u。在蛋白质水平上的取代被描述为 p.Ser321Arg。

②符号"_"用来界定变异碱基的范围:如,"c.76_78delACT"表示编码 DNA76-78 位碱基(ACT)缺失。

③"del"代表碱基缺失:如"c.135_137delTTA"表示编码 DNA135-137 位碱基(TTA)缺失。

④"ins"代表碱基插入:如,"c.76_77insG"表示编码 DNA76-77 位碱基之间插入了碱基 G。

⑤"dup"代表相同碱基的重复(重复插入被描述为重复,而不能用插入变异表达:如,序列 ACTTGTGCC 突变为 ACTTGTGGCC 不能描述为 c.8_9insG,而应描述为 c.8dupG)。

⑥"delins"或 deletion/insertions(indels)代表插入缺失:如,p.Cys28_Lys29delinsTrp 代表在 28 位密码子(编码半胱氨酸 Cys)及 29 位密码子(编码赖氨酸 Lys)有 3 个碱基缺失,导致这两个氨基酸被色胺酸代替。

⑦"inv"代表倒位:如 c.203_506inv,表示从 203 至 506 共 304 个核苷酸发生了倒位。

⑧"con"代表转换:如,g.123_678conNG_012232.1:g.9456_10011,表示 Genbank 中的参考序列 NG_012232.1 中的 9456 至 10011 核苷酸序列替代了该参考序列中 123 至 678 核苷酸序列。

⑨"fs"表示框移:如 p.Arg456GlyfsTer17(或 p.Arg456Glyfs * 17)。

⑩"[]"代表一个等位基因:如,c.[76A>C;83G>C]表示一条染色体中一个基因同时发生了 c.76A>C 和 c.83G>C 两种变异。c.[76A>C];[83G>C]则表示一个变异源于母亲,一个变异源于父亲,即一条染色体中发生了 76A>C 变异,另一条染色体发生了 83G>C 变异。

⑪"()"用于变异发生的具体位置不确定,括号中指出可能的范围:如,c.(67_70)insG 代表在 67~70 位碱基某个位置插入碱基 G。

⑫"ext"表示延长:p. * 110Glnext * 17(或 p. * 110Qext * 17),表示 110 位的终止密码子变异为 Gln,同时氨基酸序列延长了 17 个氨基酸(包括 Gln)。

(5)参考序列:美国国立生物技术信息中心(national center for biotechnology information,NCBI)收录的参考序列编码具有权威性及唯一性。其中前缀"NM_"表示为 mRNA 序列,"NP_"表示多肽序列,"NG_"表示基因组序列。基因组参考序列应列出完整基因序列,包括 5′及 3′非编码区(untranslated region,UTR)。当使用某段编码 DNA 参考序列描述突变时,应选择合适的转录体,且转录体的起始转录点应当明确,例如选择最常见的转录体或是已知的最大转录体或具有组织特异性的编辑转录体。当某一参考序列具有多种转录方式时,选择 NCBI 数据库里注释最全面的版本。

(二)命名规则

序列的变异可以发生在 DNA、RNA 及蛋白水平,我们需要从这三个层面来描述变异的具体规则。

1. DNA 水平的具体规则　核苷酸编号：DNA 中的核苷酸（表 6-1）的编号涉及发生变异DNA 的准确定位，在变异的描述中至关重要。

表 6-1　常用核苷酸表示信息表

符　号	意　思	描　　述
A	A	Adenine
C	C	Cytosine
G	G	Guanine
T	T	Thymine
B	C,G or T	not-A（B follows A in alphabet）
D	A,G or T	not-C（D follows C in alphabet）
H	A,C or T	not-G（H follows G in alphabet）
K	G or T	Keto
M	A or C	aMino
N	A,C,G or T	aNy
R	A or G	puRine
S	G or C	Strong interaction（3 H-bonds）
V	A,C or G	not-T/not-U（V follows U in alphabet）
W	A or T	Weak interaction（2 H-bonds）
Y	C or T	pYrimidine
Used in alignments only		
X	A,C,G or T	masked nucleotide
-	none	gap of indeterminate length

氨基酸序列的表示遵循以下规则。

①基因组参考序列（genomic reference sequence）：基因组参考序列的核苷酸编号是完全随意的，以数据库中存储文件中参考序列的第 1 个碱基编为 1，顺次后推，无"＋""－"等前缀。序列应覆盖感兴趣的序列（基因）的所有核苷酸，正好以基因的 5′启动子区开始（图 6-2）。

②编码 DNA 参考序列（coding DNA reference sequence）：编号没有 0。编号 1 对应翻译起始密码子 ATG 中的碱基 A（T 为 2，G 为 3，沿翻译顺序往后推）。翻译起始密码子 ATG 上游（5′端）碱基编号为－1，－2，顺次往前推。翻译终止密码子下游（3′端）的碱基编号为 *1，*2，顺次往下推。内含子的编号以紧邻的的外显子的编号加上（上游）或者减去（下游）内含子相对外显子的位置从两边往中间编号。如，编码 DNA 第 1 内含子位于第 1 外显子（碱基编号1~12）和第 2 外显子（碱基编号 13~88）之间，其间的内含子编号则为 12＋1，13－1，12＋2，13－2，顺次往中间推）（图 6-3）。

③碱基替换的描述：单个核苷酸的替换用符号"＞"表示。表示格式为"prefix""position_

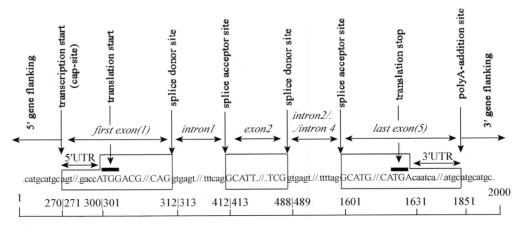

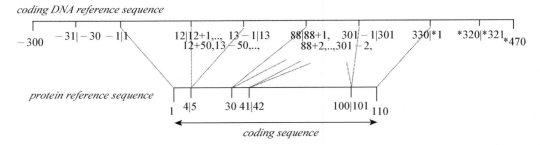

图 6-2　基因组参考序列中核苷酸命名

substituted""reference_nucleotide"">""new_nucleotide"。"prefix"表示序列类型,如 g 代表基因组序列,c 代表编码 DNA。"position_substituted"表示发生碱基替换的位置。"reference_nucleotide"表示参考碱基。">"表示替换。"new_nucleotide"表示新突变的碱基。例如,c.85G>C 描述的是在编码 DNA 的第 85 位核苷酸 G 变异成 C;c.-14A>C 表示在编码 DNA 的起始密码子 ATG 的 5′端前第 14 位核苷酸的位置发生了 A>C 的变异;同样,c.89-2A>C 说明在编码 DNA 第 88~89 位核苷酸中的内含子区发生了 A 到 C 的变异(变异点在第 89 位核苷酸上游两个碱基位置);c.*46T>A 表示在翻译终止密码子 3′端 46 位碱基处发生了 T>A 的替换。

两个及以上连续的碱基替换用符号"delins"表示:如,c.112~117delinsTG(或者 c.112_117delAGGTCAinsTG),表示在编码 DNA 第 112~117 位核苷酸(AGGTCA)被 TG 替换。

④核苷酸缺失的描述:在缺失开始及终止位置后加上符号"del"可表示核苷酸缺失,格式为"prefix""position(s)_deleted""del"。"position(s)_deleted"表示发生缺失核苷酸的位置或范围。如,c.7_8del(或 c.7_8delTG)表示编码 DNA 第 7~8 位核苷酸 TG 的缺失(序列 ACTT**TG**TGCC 变为 ACTTTGCC);c.88-?_923+?del 表示在编码 DNA 第 88 位核苷酸 5′端内含子某个未知位置起至第 923 位核苷酸 3′端内含子某个未知位置发生的缺失;值得注意的是,核苷酸序列的比对是从一个外显子(或内含子)两端向中间的最大比对,序列缺失如,ACTT**TGT**GCC 变为 ACTTGCC,则必须描述成 c.5_7del(c.5_7delTGT,而不是 c.4_

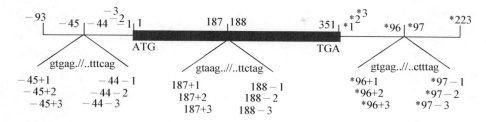

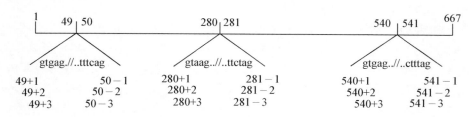

图 6-3　编码 DNA 和非编码 DNA 参考序列中核苷酸命名

表示蛋白质编码序列。在编码 DNA 参考序列中,核苷酸编号从翻译起始密码子 ATG 的第一个核苷酸 A 开始,表示为 c.1。编号依次进行直到翻译终止密码子的最后一个核苷酸(TGA、TAA 或 TAG)。翻译起始密码子 ATG 上游(5′端)碱基编号为 c.-1,c.-2,顺次往前推。翻译终止密码子下游(3′端)的碱基编号为 c. * 1,c. * 2,顺次往下推。内含子的编号以紧邻的的外显子的编号加上(上游)或者减去(下游)内含子相对外显子的位置从两边往中间编号。编码 DNA中内含子位于外显子碱基编号 187 和 188 之间,则 5′端内含子编号依次为 c.187+1、c.187+2……顺次往中间推。3′端含子编号依次为 c.188-1、c.188-2……顺次往中间推。当内含子具有奇数核苷酸时,中心核苷酸(N)与上游外显子连接,如 c.187 + N。非编码 DNA 参考序列的核苷酸编号从核苷酸 c₁ 开始。并在参考序列的末端结束。内部核苷酸按照编码 DNA 参考序列进行编号

6delTTG);序列 TCACTG**TCTG**CGGTAATC 变为 TCACTG CGGTAATC 表示为 c. 7_10del(c. 7_10delTCTG)而不是 c. 4_7del (c. 4_7delCTGT);AAAG**AAGA**GGAG 变为 AAAG GAG描述成 c. 5_9del(或 c. 5_9delAAGAG)而不是 c. 3_7delAGAAG;内含子序列缺失如,ctttag-GCATG 变为 cttagGCATG 描述成 c. 301-3delT 而不是 c. 301-5delT。

⑤核苷酸插入的描述:符号"ins"可表示核苷酸的插入,格式为"prefix""positions_flanking""ins""inserted_sequence"。"positions_flanking"表示位于插入位点侧翼的两个核苷酸的位置。如,c. 56_57insG 表示在编码 DNA 第 56~57 位核苷酸之间插入 G;c. 123+54_123+55ins AB012345.2;g. 76_420 表示在编码 DNA 的内含子 c. 123+54 和 123+55 中插入了一段 345 个核苷酸序列,序列为 GenBank 中参考序列 AB012345.2 中 gDNA 序列第 76~420位核苷酸序列。

⑥核苷酸重复的描述：符号"dup"可表示核苷酸的重复插入，格式为"prefix""position(s)_duplicated""dup"。"position(s)_duplicated"表示重复的碱基或碱基簇的位置。如，序列 ACTCTGTGCC 变成 ACTCT**T**GTGCC，描述为 g.5dupT（或 g.5dup，而不是 g.5_6insT），表示在基因组参考序列第 5 位核苷酸发生重复或插入。AGACTTTGTGCC 变为 AGACTTT**T**GTGCC，描述为 g.7dupT（或 g.7dup，而不是 g.5dupT 或 g.7_8insT），表示在基因组参考序列第 7 位核苷酸发生重复或插入。ACTTTGTGCC 变成 ACTTTGTG**TG**CC，描述为 g.7_8dup（或 g.7_8dupTG，而不是 g.5_6dup 或 g.8_9insTG），表示在 TG 串联序列中发生 TG 重复。ACTTTGTGCC 变成 ACTTTGTG**TGTG**CC，描述为 g.7_8[4]（或 g.5_6[4]或 g.5TG[4]，而不是 g.7_10dup），表示在 TG 重复序列变异区增加二次额外的 TG。c.123+74TG[3_6]（或 c.123+74_123+75[3_6]）表示在编码 DNA 的 123 核苷酸后的内含子 74 位发生 TG 双核苷酸重复 3～6 次。

⑦染色体易位：细胞遗传学中见到易位的表达，如 t(X;4)(p21.2;q35)，即 X 染色体与 4 号染色体之间发生平衡易位，短裂点为 Xp21.2 和 4q35，在分子水平则再加上具体的序列使断裂点更精确。这些易位断裂点应该提交到核酸序列数据库中，并列出其序列号和版本号，数据库包括基因银行(Genbank)，欧洲分子生物学实验室(European Molecular Biology Laboratory，EMBL)，日本 DNA 序列资料库(DNAData Bank of Japan，DDJB)。例如 t(X;4)(p21.2;q35)(c.857+101_857+102)，表示断裂位点发生在编码 DNA 的 857 位核苷酸后的 101 位内含子和 102 位内含子之间，连接 Xp21.2 与 4q34。

2.RNA 水平的具体规则　RNA 和蛋白水平的变异一样，源于 DNA 水平的变异，所以可能是实验分析获得的结果也可能是从 DNA 水平变异的推理。当其变异是实验分析所获得结果时，其描述基本同 DNA 变异描述，只是以符号"r"、碱基(表 6-2)小写来代表 RNA 序列，格式为"prefix""position_substituted""reference_nucleotide"">""new_nucleotide"，"prefix"指序列类型。"r"代表 RNA 序列，"position_substituted"为发生碱基替换的位置。"reference_nucleotide" 指参考碱基。">"表示替换。"new_nucleotide"指新突变的碱基。

表 6-2　RNA 中的核苷酸信息表

符　号	意　思	描　述
a	A	Adenosine
c	C	Cytidine
g	G	Guanosine
u	U	Uridine
b	c,g or u	not-a (b follows a in alphabet)
d	a,g or u	not-c (d follows c in alphabet)
h	a,c or u	not-g (h follows g in alphabet)
k	g or u	keto
m	a or c	amino
n	a,c,g or u	any

续表

符　号	意　思	描　述
r	a or g	purine
s	g or c	strong interaction（3 H-bonds）
v	a,c or g	not-u（v follows u in alphabet）
w	a or u	weak interaction（2 H-bonds）
y	c or u	pyrimidine

如,r.78u>a 代表第 78 位核苷酸 U 变成 A。但 DNA 变异可以影响转录过程,从而产生两个或多个转录本。遇到这种情况,可以在"[]"中以","分隔各转录本。如,r.[=,73_88del],表示 c.76A>C 导致了两种 RNA 分子,一种为正常的转录本(r.=),另一种为核苷酸从 73 位至 88 缺失转录本。r.[76a>c,73_88del],表示编码 DNA 序列中的 c.76A>C 导致了两种 RNA 分子,一种携带 76a>c 变异,另一种为核苷酸从 73 位至 88 缺失转录本。r.[=,88_89ins88+1_88+10; 88+2u>c],表示在编码 DNA 水平 c.88+2T>C 的变异导致其两种 RNA 分子,一种为正常转录本(r.=),另一种则为从内含子 88+1 至 88+10 的核苷酸插入,伴 r.88+2t>c 变异。

3. 蛋白水平的具体规则　蛋白水平的序列变异以符号"p"、氨基酸用三字缩写(首字母大写)来描述(表 6-3),每个氨基酸由三个核苷酸编码(表 6-4)。因为蛋白水平的序列变异可能是实验分析获得的结果也可能是从 DNA 水平变异的推理,所以在描述时首先要指出这点。如果是实验观察到的蛋白变化,则直接描述其蛋白序列变异情况,而不要试着将其和 DNA 水平变异情况混在一起。

(1)氨基酸编号:蛋白序列应为原始的翻译产物(包括信号肽序列),而不是经过翻译后修饰的成熟蛋白序列。翻译启始密码子蛋氨酸(methionine,Met)编为 1,写为 *Met*1(或 M1),不能编写为 *met*1 或 *Met*[1]。翻译起始点上游的氨基酸,如核苷酸一样,编号为-1、-2、-3……如 Gln-2、Thr-1;翻译终止点下游氨基酸编为 *1、*2、*3……如 *Gln**1、*Ser**2、……变异引起内含子翻译,编号同核苷酸,如 *Val*4+1、*Ser*4+2、……、*Phe*5-2、*Gln*5-1。

(2)沉默变异:沉默变异(Silent changes),不引起蛋白水平的变化。p.(Leu54Leu)或 p.(L54L)表述是错误的,应该含有 DNA 水平的表述,如表述为 c.162C>G (p.(Leu54=),如果表述为 *p.(Leu54=)*,则表示对蛋白质水平不会产生预期的影响。

(3)氨基酸替换:氨基酸替换(substitutions,missense changes),表示一个氨基酸被另外一个氨基酸替换,用"prefix""amino_acid""position""new_amino_acid"表示。"prefix"指序列类型。p 代表蛋白序列。如 p.Arg54Ser。"amino_acid"为参考氨基酸。"position"指氨基酸替代发生的位置。"new_amino_acid"指新突变的氨基酸。如 *p.Trp26Cys*,表述中不用在 DNA 或 RNA 序列中使用的">"符号。

①错义变异(missense varian),描述这类变异是在被替换的氨基酸后写出变异后的氨基酸,如,p.Trp26Cys,表示第 26 位氨基酸 Trp 被 Cys 替换。

②起始密码子改变(initiating methionine change-*Met*1),如果变异导致没有生产蛋白质,用(*p.0*)表示。Met1?,表示起始密码子 Met1 发生了改变,但不清楚改变成了哪种氨基酸。N 末端氨基酸序列缺失,如 *p.Phe2_Met46del*(以往的表述为 *p.Met1_Lys45del*,目前认为是不

表 6-3　氨基酸常见信息表

One lettercode	Three lettercode	Amino acid	Possible codons	Systemic name	Formula
A	Ala	Alanine	GCA,GCC,GCG,GCT	2-Aminopropanoic acid	$CH_3-CH(NH_2)-COOH$
B	Asx	Aspartic acid or Asparagine	AAC,AAT,GAC,GAT		
C	Cys	Cysteine	TGC,TGT	2-Amino-3-mercaptopropanoic acid	$HS-CH_2-CH(NH_2)-COOH$
D	Asp	Aspartic acid	GAC,GAT	2-Aminobutanedioic acid	$HOOC-CH_2-CH(NH_2)-COOH$
E	Glu	Glutamic acid	GAA,GAG	2-Aminopentanedioic acid	$HOOC-[CH_2]_2-CH(NH_2)-COOH$
F	Phe	Phenylalanine	TTC,TTT	2-Amino-3 phenylpropanoic acid	$C_6H_5-CH_2-CH(NH_2)-COOH$
G	Gly	Glycine	GGA,GGC,GGG,GGT	Aminoethanoic acid	$CH_2(NH_2)-COOH$
H	His	Histidine	CAC,CAT	2-Amino-3-(1H-imidazol-4-yl)-propanoic acid	$CH_2-CH(NH_2)-COOH$
I	Ile	Isoleucine	ATA,ATC,ATT	2-Amino-3-methylpentanoic acid	$C_2H_5-CH(CH_3)-CH(NH_2)-COOH$
K	Lys	Lysine	AAA,AAG	2,6-Diaminohexanoic acid	$H_2N-[CH_2]_4-CH(NH_2)-COOH$
L	Leu	Leucine	CTA,CTC,CTG,CTT,TTA,TTG	2-Amino-4-methylpentanoic acid	$(CH_3)_2CH-CH_2-CH(NH_2)-COOH$
M	Met	Methionine	ATG(translation initiation)	2-Amino-4-(methylthio)butanoic acid	$CH_3-S-[CH_2]_2-CH(NH_2)-COOH$
N	Asn	Asparagine	AAC,AAT	2-Amino-3-carbamoylpropanoic acid	$H_2N-CO-CH_2-CH(NH_2)-COOH$
P	Pro	Proline	CCA,CCC,CCG,CCT	Pyrrolidine-2-carboxylic acid	
Q	Gln	Glutamine	CAA,CAG	2-Amino-4-carbamoylbutanoic acid	$H_2N-CO-[CH_2]_2-CH(NH_2)-COOH$

续表

One lettercode	Three lettercode	Amino acid	Possible codons	Systemic name	Formula
R	Arg	Arginine	AGA, AGG, CGA, CGC, CGG, CGT	2-Amino-5-guanidinopentanoic acid	$H_2N-C(=NH)-NH-[CH_2]_3-CH(NH_2)-COOH$
S	Ser	Serine	AGC, AGT, TCA, TCC, TCG, TCT	2-Amino-3-hydroxypropanoic acid	$HO-CH_2-CH(NH_2)-COOH$
T	Thr	Threonine	ACA, ACC, ACG, ACT	2-Amino-3-hydroxybutanoic acid	$CH_3-CH(OH)-CH(NH_2)-COOH$
U	Sec	Selenocysteine	TGA,…		$H_2N-CH(COOH)-CH_2-SeH$
V	Val	Valine	GTA, GTC, GTG, GTT	2-Amino-3-methylbutanoic acid	$(CH_3)_2CH-CH(NH_2)-COOH$
W	Trp	Tryptophan	TGG	2-Amino-3-(1H-indol-3-yl)-propanoic acid	
X	Xaa	unknown or other	NNN		
Y	Tyr	Tyrosine	TAC, TAT	2-Amino-3-(4-hydroxyphenyl)-propanoic acid	
Z	Glx	Glutamic acid			
*	*(Ter)	Termination	TAA, TAG, TGA (translation termination)	HGVS addition (V2.0)	
Used in alignments only					
-	-	gap of indeterminate length			

表 6-4　氨基酸密码子表

在密码子的核苷酸位置				
第一	第二			第三
	T	C	A	G
T	TTT-Phe	TCT-Ser	TAT-Tyr	TGT-Cys	T
	TTC-Phe	TCC-Ser	TAC-Tyr	TGC-Cys	C
	TTA-Leu	TCA-Ser	TAA- * /Ter	TGA- * /Ter	A
	TTG-Leu	TCG-Ser	TAG- * /Ter	TGG-Trp	G
C	CTT-Leu	CCT-Pro	CAT-His	CGT-Arg	T
	CTC-Leu	CCC-Pro	CAC-His	CGC-Arg	C
	CTA-Leu	CCA-Pro	CAA-Gln	CGA-Arg	A
	CTG-Leu	CCG-Pro	CAG-Gln	CGG-Arg	G
A	ATT-Ile	ACT-Thr	AAT-Asn	AGT-Ser	T
	ATC-Ile	ACC-Thr	AAC-Asn	AGC-Ser	C
	ATA-Ile	ACA-Thr	AAA-Lys	AGA-Arg	A
	ATG-Met	ACG-Thr	AAG-Lys	AGG-Arg	G
G	GTT-Val	GCT-Ala	GAT-Asp	GGT-Gly	T
	GTC-Val	GCC-Ala	GAC-Asp	GGC-Gly	C
	GTA-Val	GCA-Ala	GAA-Glu	GGA-Gly	A
	GTG-Val	GCG-Ala	GAG-Glu	GGG-Gly	G

正确的),表示从第二位氨基酸 Phe 至第 46 位氨基酸 Met 发生缺失,氨基酸序列从第 46 位氨基酸 Met 编码。

③无义变异(nonsense variant),表示一种特异的氨基酸替换,引起氨基酸的密码子变为终止密码子从而使肽链合成提前终止,用"Ter"或" * "表示。如 p. Trp26Ter(或 p. Trp26 *),表示第 26 位色氨酸变成终止密码子。

④翻译 N-末端起始密码子上游发生变异可能导致肽链起始密码子 Met1 提前出现,格式为"prefix""Met1""ext""position_new_initiation_site"。如 p. Met1extMet-5,说明 N-末端起始密码子上游发生变异形成一个 Met-5 从而变成新的起始密码子提前开始翻译。如 p. Met1ValextMet-12 表示起始密码子 Met1 变异成 Val 而激活了上游 Met1-12 成为新的翻译起始点 p. Met1ValextMet-12。

⑤翻译 C-末端终止密码子发生变异可能导致肽链继续合成直到下一个终止密码子,格式为"prefix""Ter_position""new_amino_acid""ext""Ter+position_new_termination_site"来表示。如 p. Ter110GlnextTer17 (alternatively p. * 110Glnext * 17)说明第 110 位密码子(终止密码子 er/ *)变成 Gln 导致其肽链继续合成,增加了一段 16 个氨基酸的肽链然后到下个终止密码子(Ter17/ * 17)终止。

⑥氨基酸替代发生在翻译起始密码子(Met),有可能导致其不能合成蛋白,或者蛋白量的改变;如果实验证实没有产生蛋白,可用 p. 0 表示;如果只是推测,可用 p. 0? 表示。

(4)氨基酸缺失:如 DNA 水平核苷酸缺失一样,用符号"del"表示,格式为"prefix"

"amino_acid(s)＋position(s)_deleted""del"。如,p. Lys2del 表示蛋白序列 MKMGHQ 第 2 位氨基酸 Lys(K)缺失(序列变成 MMGHQ),而 p. Cys28_Met30del 表示第 28～30 位三氨基酸缺失;如果缺失伴插入,则用符号"delins"表示,格式为"prefix""amino_acid(s)＋position(s) _deleted""delins""inserted_sequence"。如,p. Cys28delinsTrpVal 表示第 28 位氨基酸 Cys 缺失并在该位置插入了 TrpVal 两个氨基酸。p. Cys28_Lys29delinsTrp 表示第 28～29 位的两个氨基酸 Cys28 和 Ly29 缺失并插入一个氨基酸 Trp。p. (Pro578_Lys579delinsLeuTer)表示第 578～579 位的两个氨基酸 Pro578 和 Lys579 缺失并插入氨基酸 Leu 和 Ter。

(5)移码突变:移码突变由于 DNA 水平的变异引起密码子移位,以被影响的首个氨基酸后加符号"fs"或者"fsX♯"来表示,后者描述更具体,说明了到终止密码子的长度,格式为"prefix""amino_acid""position""new_amino_acid""fs""Ter""position_termination_site"。如, p. Arg97ProfsTer23 (也可缩写为 p. Arg97fs,说明第 97 位氨基酸 Arg 作为第 1 个受移码突变影响的氨基酸变成了 pro,产生新的阅读框,直到 23 个氨基酸后达到终止密码子。可以看出,描述并不说明从移码突变到终止密码子具体的氨基酸变化(缺失、插入)。如一段序列,从第 30 位氨基酸 Leu 至第 42 位氨基酸 Cys 缺失,造成移码突变,描述为 p. Leu30fs 或者 p. Leu30SerfsX3 而不描述为 p. Leu30_Cys42delinsSerfsX3。对于前文中提到不要试着将蛋白序列变异情况和 DNA 水平变异情况混在一起,举例来说:CTCAGAACGATATAG(Leu-Arg-Thr-Ile-X)变成 CTAGAACGATATAG(Leu-Glu-Arg-X),DNA 水平的变异应描述成 c. 3delC,如果结合 DNA 水平的变异,蛋白水平变异应发生在第 1 个氨基酸,很容易误描述为 p. Leu1LeufsX4,但不考虑 DNA 水平变异情况,实际上氨基酸变化是从第 2 个氨基酸,描述为 p. Arg2GlufsX3。

(6)氨基酸插入、重复:氨基酸重复及插入的描述规则基本与 DNA 水平核苷酸的描述相同,氨基酸重复的格式为"prefix""amino_acid(s)＋position_repeat_unit"["copy_number"], 其中"amino_acid(s)＋position_repeat_unit"表示第一重复拷贝氨基酸位置或范围,如, p. Arg65_Ser67[12]。氨基酸重复及插入描述的格式为 p. Lys2_Met3insGlnSerLys、 p. Cys28delinsTrpVal 或 p. Gly4_Gln6dup。

4. 遗传药理学基因型术语规范　最广泛使用的命名法描述遗传药理学基因型不同于其他遗传学基因检测,以代谢相关基因细胞色素 P450 家族为例,人类细胞色素 P450(CYP)等位基因命名委员会(http://www.cypalleles.ki.se)推荐用"＊"命名,规则如图 6-4 所示。在该系统中,最常见的等位基因被指定为"＊1"。

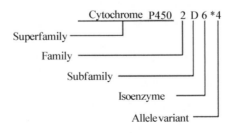

图 6-4　细胞色素 P4502D6 等位基因命名规范

5. 其他　对于更复杂的突变,可参考 HGVS 建议的命名规则,解决其他复杂的变异的命名。

(三)基因变异在疾病诊断中的应用

1. 遗传变异与基因诊断　遗传变异是生物体内遗传物质发生变化而造成的一种可以遗传给后代的变异,正是这种变异导致生物在不同水平上体现出遗传多样性。遗传多样性是人类社会生存和发展的物质基础。遗传多样性的研究无论是对生物多样性的保护还是对生物资源的可持续利用,以及未来世界的食物供应,都具有重要的意义。

基因组的遗传变异存在多种方式,包括从显微镜可见的染色体倒置到单核苷酸突变。随着基因组学的发展,可研究的遗传变异信息也变得更加全面,已经囊括了 SNP(单核苷酸多态性)、InDel(小片段的插入和缺失)、SV(结构变异)、CNV(拷贝数变异)和转座子变异等多项内容。

分子生物学技术的发展为人们从遗传物质基础核酸分子水平上认识疾病奠定了基础,遗传因素在疾病发生发展中的作用已越来越被人们所重视。随着分子生物学、分子遗传学的迅速发展,人们对疾病发生机制的认识逐渐深入到基因水平,推动了诊断和防治技术的新发展。分析内源基因变异及外源基因侵入的研究,使得分子水平诊断疾病的技术方法应运而生,经过不断地发展和完善,该方法已经在感染性疾病、遗传病和慢性病及肿瘤的诊断中发挥着重要的作用。

基因诊断就是应用分子生物学技术,在 DNA 或 RNA 水平,通过检测致病基因(内源或外源)的存在、基因结构缺陷或表达异常,对人体状态和疾病做出诊断的方法。其理论基础的实质是应用分子生物学和分子遗传学理论和技术,检查、分析受检者某一个或某一组基因结构和功能是否正常,从而对受检者做出诊断。

以检测核酸分子为基础的基因诊断技术经过几十年的发展和完善,已经成为体系化的分子水平检测技术平台,越来越广泛地被应用于生物医学研究和临床领域。其中,高通量测序技术,也称第二代测序(next-generationsequencing,NGS),能够获得关于疾病人群和普通人群的大量遗传变异信息,对于从整体遗传水平上阐述人类疾病的病因、发展并探索有效的预防和治疗措施具有重要的意义,也将临床医学带入了个体基因组测序和个体化医疗的时代。遗传检测已经越来越多地被用于临床决策的制订,如预防性乳腺切除术、心脏电除颤器置入、肿瘤治疗和产前诊断等,错误解读序列变异的意义会给患者带来严重影响。合理有效地利用庞大的遗传信息,将会极大地促进人类健康事业的发展,但是对序列变异致病性的不正确判定也会给患者带来严重的后果,导致治疗、预后或生殖咨询方面的误判。鉴于序列变异检测技术对医学的潜在巨大影响,必须要从人类基因组浩如烟海的变异背景中,将真正的与致病性相关的变异与众多非致病性相关的潜在功能性变异区分开来。

2. 遗传变异检测在疾病诊断中的应用

(1)产前诊断及优生:产前诊断和筛查可有效减少出生缺陷。传统的产前诊断多为有创方法,早期通过对母体血胎儿有核细胞进行分离寻找胎儿染色体异常和其他遗传异常;后续研究发现,孕妇外周血中不仅存在胎儿有核细胞,还存在血浆胎儿游离 DNA(cffDNA),因而促进了以 cffDNA 检测为特点的 NIPT 筛查技术的出现。

此外,序列变异检测技术也被应用于辅助生殖医学。采用以多重退火和成环循环扩增(multiple annealing and looping-based amplif-cation cycles,MALBAC)为基础的测序技术对人类单个精细胞的减数分裂、染色体重组和非整倍性状态进行了分析。

对于常规产前诊断的技术而言,传统的绒毛组织细胞培养加核型分析方法对标本要求高,失败率高;荧光原位杂交技术的探针检测范围有限。而 NGS 技术具有通量高、检测范围广、检测速度快、无创等特点,在产前诊断中应用日益广泛,但目前仍存在许多问题,如难以成功应用于双胎或多胎的检测、检测费用高、结果难以解读等,这些都限制了高通量测序的应用。目前,NGS 的产前诊断基本还限于染色体倍数异常的疾病,如 21-三体综合征。孕妇外周血游离 DNA 只有少部分来自胎儿 DNA,含量很低,因而要做到高敏感和特异性的检测需要通过增加测序深度来获得胎儿全基因组数据。

(2)孟德尔遗传病的分子诊断:孟德尔遗传病通常比较罕见,具有很强的基因型、表型相关性,致残致死率很高。多数孟德尔遗传病仅是通过临床特点来鉴别和诊断,并未涉及候选基因和突变基因的检测。连锁分析和候选基因筛选是研究孟德尔遗传病发病机制的传统方法,通常费时费力、成功率低,对不完全外显性、从头突变、散发、罕见疾病的诊断则无能为力。此外,传统方法对遗传异质性(病因突变发生在不同基因)和表型异质性(临床表现多样造成表型区分困难)明显的孟德尔遗传病的研究能力还很有限。

(3)复杂疾病的分子遗传检测:复杂性疾病的遗传度很低,多同时受遗传易感性和环境因素的影响。全基因组关联研究(genome-wideassociationstudy,GWAS)是人类复杂疾病研究的重要组成部分之一,即在群体水平检测全基因组范围的遗传变异与观测性状间的遗传关联。传统 GWAS 依靠芯片(Array)技术取得了很多成果,发现了一些遗传易感的常见变异,但该种方法所研究的变异通常对表型影响轻微,在某些性状上不同研究的结果异质性较弱,显著关联的遗传变异位点的功能较难解释,几乎不能进行临床诊断和危险分层,因而限制了其在临床上的应用。NGS 技术可提供高通量的测序数据,使研究复杂疾病的罕见突变、低频突变、表观遗传学异常等成为可能。

(4)肿瘤的诊断与治疗:肿瘤基因组与正常细胞基因组显著不同,肿瘤基因组通常具有很高的异质性,可包含多个克隆的基因组类型,结构变异明显;肿瘤组织自身之间或与正常基因组之间差异明显,因此同一病例正常组织和癌组织的比较对鉴别体细胞突变至关重要。NGS 技术实现了肿瘤样本的全基因组、外显子组、转录组测序,大大促进了肿瘤细胞获得性突变的研究。肿瘤测序往往数据量庞大、变异类型繁多,因此 WGS 比 WES 的数据处理更具有挑战性,但结构变异在肿瘤基因组中频发,而且只能通过 WGS 发现近年来出现一种称为液体活检(liquidbiopsy)的无创方法。该方法采用血循环 DNA 取代组织活检 DNA 应用于肿瘤的分子检测。研究发现在癌症患者血清/血浆中存在循环系统游离肿瘤 DNA,并随实体瘤和化疗反应的变化而波动,这表明通过血循环 DNA 对癌症状态进行监测的可行性。检测循环肿瘤 DNA 可用来辅助影像学的检查,具有花费少、副作用低的特点。

序列变异检测能够用来寻找治疗靶点、药物抗性基因、分子标记物等,但是该种方法还存在很多问题:比如在不同病期、不同类型、不同转移灶和不同治疗情况下,循环系统肿瘤 DNA 量会发生改变,小量的循环肿瘤 DNA 不能保证检测的敏感性;各类序列变异检测技术可检测的突变类型还很有限等。序列变异检测也为药物靶点的研究和检测提供了有效的手段,为针对患者个体化医疗提供了可能。例如,非小细胞肺癌患者的药物靶向治疗,对于表皮生长因子阳性的 NSCLC 患者亚群(约占 15%),EGFR 靶向酪氨酸激酶抑制药(tyrosinekinaseinhibitors,TKI)能够有效改善 EGFR 突变患者的无进展生存期;而克唑替尼(crizotinib)在 NSCLC ALK 基因重排阳性患者可起到抗癌疗效。

(5)病原微生物的检测:感染性疾病是外源病原体入侵机体所致,一般通过病原体培养或血清学方法进行病因诊断。这些传统方法在检测的速度、特异性、灵敏度和诊断的正确性、早期性等方面存在明显不足,并且鉴定的方法受诸多因素限制。例如病原体感染后要经过一定时间才能产生抗体,采用血清学方法难以做出及时诊断,而且血清学检查只能确定是否接触过病原体,不能确定是否有现行感染。此外,对于混合感染和未知病原微生物的鉴定能力有限。近年来,人们对多种病原体的基因序列做了大量分析工作,已能针对病原体特异的核苷酸序列设计特异探针进行分子杂交,或通过 PCR 扩增病原体基因的保守序列,从整体上把握病原微生物群体的组成情况,获得含量低的病原微生物的遗传序列,并可通过未知序列鉴定出新的物种。对临床分离株进行基因组测序,从而对大多数感染性疾病做出早期、明确的病原学诊断,还可检出带菌者和潜在性感染,并能对病原体进行分类、分型鉴定。此外,序列编译检测还可用于抗生素耐药性监测和感染控制,也可用于药物研发和指导临床试验。目前序列变异检测技术也已经应用于病毒性疾病、细菌性疾病及寄生虫病的检测,如人类免疫缺陷病毒(human immunodeficiency virus,HIV)、丙型肝炎病毒(hepatitis C virus,HCV)及流感病毒等,新的序列变异检测技术更为高效便捷,为检测病毒变异提供了更有效的手段。此外,基因诊断尚可用于淋病奈瑟菌、幽门螺杆菌、脑膜炎奈瑟菌等细菌的检测,也可用于螺旋体、疟原虫、弓形虫等多种寄生虫疾病的诊断。

总而言之,不同的遗传变异有着不同的临床意义,各种分子诊断技术平台的发展促进了这些变异检测的临床应用。其中,测序技术促进了个体基因组测序的发展,不同个体的基因序列存在遗传多样性,利用全基因组信息可以从整体上分析个体的遗传状态,对预防、诊断、治疗和预后提供指导性建议。如今序列变异检测应用于临床医学领域还面临许多挑战:研究成果的支持(科学结果、数据库的支撑),具有遗传知识背景的临床医师,患者遗传检测意识的提高,伦理、隐私、生物安全的规范化,序列变异检测技术和信息处理的挑战,临床检测技术的合理选择等。相信随着这些问题的逐渐解决,序列变异检测技术将会广泛地应用于临床医学领域。

3. 基因变异在疾病诊断中存在的问题

(1)基因变异检测方法中存在的问题:Sanger 测序技术已经相当成熟,可能产生的问题也比较清楚,相关的质量管理和控制重点及措施已经被许多临床实验室采用。由于该方法可直接读取 DNA 的序列,因此是被认为是基因分型的金标准。Sanger 测序法的操作过程主要包括 PCR 扩增和 PCR 产物纯化、测序反应、测序和结果分析四个主要步骤。分析时需要设置阴性对照和阳性质控品,当阳性质控品没有出峰时提示实验失败,确认 DNA 质量好后,采用同批号试剂和同一台仪器重复实验,并确保检测试剂按要求保存。当阴性对照品出峰时,说明有污染,需要找出污染源后重新进行实验。该方法属于定性检测,优点是测序长度较长,可发现新的变异位点。主要不足:灵敏度不高,尤其是在进行肿瘤组织体细胞突变检测时,当组织中靶标基因突变比例低于 20% 时,可能出现假阴性的结果;对试剂和仪器有特殊要求,不易普及;操作复杂,成本相对较高,速度慢、通量低。

NGS 测序技术发展很快,相关的标准和质量参数很少,甚至没有。因此,对于临床实验室使用时就需要特别注意遵照相关的专业指南条款,对于测序设备及数据分析软件的性能、分析结果的确认等进行评价,才能最终获得可重复、高质量的测序结果。而且,还需要掌握特定测序设备的性能和规格,熟悉其在用于临床检测和分析中的优点、缺点和特殊要求,特别是在样品类型、模板质量、序列混合方式等方面。

（2）测序方法和仪器的选择所带来的问题：NGS 技术正在迅速发展。最初的 NGS 检测平台主要是为了科研所需的大规模检测通量而设置，随着技术进步，以及面向临床的简单、快捷测序需求的增加，又有多种小型化的台式测序仪推出。据预测，这些小型化的测序仪还将不断推陈出新，而且价格会更便宜、性能也更优越。但正是因为有多种可供选用的技术平台，而且每一个都有自己的优点和缺点，必须以动态的眼光分析现有的技术平台、根据实验室的需求进行权衡选择。下列的七个主要因素可供在选择测序平台时权衡考虑。

①测序通量：测序通量表示仪器在单次运行时可以产生多少的数据量。高测序通量可以满足全基因组测序的需求或一次获得更大的覆盖深度或检测更多的混合样品。主要的缺点是单次运行成本较高，而且所需的计算资源明显高于中等或低通量的测序仪。如果样品数量不多或仅需要对靶向区域进行测序，较低通量的系统（甚至 Sanger 测序）就可以满足需求。

②样品通量：样品通量是指在给定的时间内可以检测的样品数目，将由仪器运行时间、测序通量、多样品混合检测容量，以及预期的应用对象等确定。

③读段长度（读长）：读段长度是指在单次测序反应产生的碱基的数目。更长的读段长度可以简化序列比对过程，并可以较为准确地判断特定区域的单倍型。读段长度的增加将直接延长仪器运行时间，以及降低单次运行的成本。较短的读段长度可能在变异检测方面存在局限性。这些属性权重的高低，将取决于检测项目的范围和性质。

④覆盖深度：覆盖深度是可以用于特定区域碱基识别的独立的读段数目。针对某一区域的覆盖深度增加时，最终拼接完成的共有序列出错率就会下降。

由于目前 NGS 平台采用的技术原理各不相同，最终获得的测序读段长度也长短不一。因此，在测序数据准确性相同的条件下，进行重测序时所需覆盖深度也各不相同。不同测序读段长度和对应的参考覆盖深度要求如表 6-5 所示。

表 6-5　不同读段长度的平台进行基因重测序时所需要的覆盖深度

平均测序读段长度（bp）	重测序所需的覆盖深度（倍）	参考测序平台
－50	1000	CG，Illumina/GA，HYK/PSTAR-IIA
51～100	50～100	Illumina/HiSeq
101～300	30～50	Ion Torrent
301～400	10～30	454
401～500	8～15	
501～600	6～10	Sanger
601～1000	－5	

注：推荐的覆盖深度参考 NHGRI 的数据。http://www.genome.gov/sequencingcosts/

此外，特定基因组区域所需的覆盖深度可受到序列结构的影响，例如有些富含 GC 区域或碱基重复区域，可能需要更深的覆盖倍数才能产出质量合格的序列。

针对不同的检测项目需要的具体要求，也将影响测序通量和多样品混合检测容量。为特定临床项目建立覆盖深度标准时，应考虑到该项目所需的分析准确度和精密度。如果对遗传背景不同的混合样品进行测序时，就需要更高的覆盖率才能成功检出变异。例如，同样是读长 150bp 的测序平台，如果检测外周血有核细胞基因组 DNA 的胚系突变，需要 50～80 倍覆盖深度;如果用于检测来自 FFPE 标本的肿瘤细胞体细胞突变,则需要 500～1000 倍的覆盖深度。

⑤成本:NGS 的检测成本包括初始测序设备的成本、单次运行的试剂成本,以及下游的数据分析和生物信息学费用,应根据实验室的预计检测通量和后续的潜在增长进行评估。尽管供应商可能会降低试剂的费用,但在大多数情况下,检测通量高的仪器的单次运行成本也高,因为试剂的消耗是按照每次运行计算的,而与每次运行时检测了多少个样品无关。因此,必须要让仪器运行接近满负荷,才能更好地控制单个样品的平均检测成本。另外一个需要考虑的是测序仪维护的复杂度和所需要的时间成本。此外,NGS 测序仪需要配备训练有素的实验技术人员,从事个体化医学检测的人员都必须经国家规定的相关培训并取得合格证书,这都是需要考虑的人力成本投入。

⑥运行时间:运行时间指单次运行生成数据所需的时间。通常依赖于读段长度和生成的数据量。仪器的测序通量越高、运行时间越长。但是,增加的测序通量也可以用于混合样品的检测。如果临床应用检测项目可以接受较长的运行时间,通过增加测序通量就可以降低单个样品的平均成本。检测通量低的测序平台一般运行时间较短,可以快速返回检测结果。其他需要考虑的时间因素还包括样品制备、文库构建及数据处理,这些都可能显著增加测序项目完成所需的总体时间。

⑦测序首次成功率:在检测项目设立和优化时还需注意,测序的首次成功率也应该是临检项目中需考虑的重要因素,因为对于大多数 NGS 测序仪,单次运行时间都将花费数小时甚至数天,如果某个项目总是失败或者需要多次重复检测才能得到可靠的结果,将会大大影响报告发出的时间并增加实验成本。

(3)测序技术的潜在缺陷或特征可能导致的问题:测序的操作人员必须娴熟掌握和理解检测过程、与临床相关的检测结果的范围,以及测序的技术平台和生物信息学分析软件可能存在的问题。在评价原始测序数据、数据分析过程、质量值(qualityscore)分析,软件得出的结果解释等过程中也可能会出现问题。在实际检测项目开发和验证中均需要多加注意。

以在各种测序反应中广泛应用的荧光素(fluorophore)为例,如果不是新鲜配制的荧光素,可能会因为暴露在光线中而快速降解,导致后续测序反应中的检测信号明显衰减;此外,某些荧光素还可能会因为散射而导致邻近碱基检测信号"噪声(noise)"增加,甚至识别错误。对于这些因为荧光素造成的测序技术问题,需要通过设立样品间标准化方法或调节测序仪的检测信号时的灵敏度等进行调节或纠正。

另外,在数据分析时,虽然多个高通量测序平台产出的序列文件均为 FASTQ 格式(其中包含了每个碱基的质量值信息),但是对于每个碱基的质量编码标识,即 ASCII 编码方式,不同平台的不同的软件采用不同的方案,例如:Sanger,Phred 质量值的范围从 0 到 92,对应的 ASCII 码从 33 到 126;Solexa/Illumina1.0,Solexa/Illuminaqualityscore,值的范围从 -5 到 63,对应的 ASCII 码从 59 到 126;Illumina1.3+,Phredqualityscore,值的范围从 0 到 62,对应的 ASCII 码从 64 到 126。在实际数据分析时需要详细查考对应平台的帮助手册,这一点在评价原始数据及进行质量控制时需要特别注意。

(4)碱基识别和质量值

①碱基的质量值:454 和其他 NGS 在很大程度上都依赖于碱基质量值来判断测序反应的性能和产出数据的质量。每个测序平台计算均基于仪器的规格,以及测序数据生成过程来计算碱基质量值。尽管计算方法会存在不同,它们都是以对数值的形式来指明碱基的错误率(表

6-6),这有时也被称为"Phred-like"质量值。

表 6-6 碱基的质量值与错误率的关系

碱基质量值	碱基识别错误率	碱基识别准确率
10	1/10	90%
20	1/100	99%
30	1/1000	99.9%
40	1/1 万	99.99%
50	1/10 万	99.999%

Phred 值最初采用大的查找表,利用峰图和其他特征来估算 Sanger 测序读段中碱基识别的质量,Phred 值大于 30 规定为高质量。并非所有的软件包使用原来的查找表,但 Sanger 读段的质量值仍称为 Phred 值。Sanger 测序错误率的定量估计限定为 Phred 值;但是,这一指标没有兼顾多个 Sanger 读段的信息联合,也不能作为比对和变异识别的指标。比对的质量通常是由操作者控制的,缺少度量来定义比对的好坏程度。

Phred 最初是一种研究工具,要整合到临床环境很烦琐。现在则有了许多适合应用于临床实验室的商业软件包。这些程序可以来自于测序仪器制造商及独立供应商,后者开发多种测序平台下有用的数据分析程序。进行诊断序列分析的实验室需要使用这些软件来控制碱基识别的质量。评估每个测序反应所产生序列的平均 Phred 值,可以帮助实验室分辨由于低质量模板,不充分的 PCR 扩增或整体仪器误差(例如,毛细管阵列问题)形成的低质量序列。

Phred 值和计算公式广泛应用于多个测序平台。这些 Phred-like 质量值,通常称为"Q值",也是计算错误的可能性,但通常明确地加入了信噪水平、簇/磁珠重叠(探测器无法解读)、碱基掺入率(滞后/流速)等参数。尽管都采用类似 Phred 格式,不同平台的 Q 值不一定是完全等价的,因为每个 NGS 平台之间的底层数据产生和碱基质量算法存在计算差异。当研究这些计算时需要参照仪器和供应商手册;NGS 仪器的常规操作一般不需要修改,但需要跨平台比较时就应当非常谨慎。除了原始碱基识别的质量值,NGS 测序仪还有其他的覆盖深度(coverage depth)、链偏倚(strand bias)等更多指标可用。质量控制应当综合使用这些质量值和整体指标。

NGS 的读段 Q 值由于测序技术和序列内容的不同可以有很大的变化。例如,在大多数 NGS 平台,当出现同聚体、微卫星、插入缺失或者其他类型的序列变异时,Q 值大于 30 的碱基数目将下降,在不同平台下降的程度不同。

"平均 Q 值"是在序列读段的开头是高的,但是随着读段延伸逐渐降低。由于序列读段是独立的,整体的碱基识别质量来自于所有的测序读段。因此,这可能导致过高或过低的"整体 Q 值"。Q 值也可以通过重新校正来修饰。这个过程考虑比对质量和增强或减弱特定碱基识别的其他因素。

来自于随机序列和来自目标捕获或基因组特定区域 PCR 扩增的序列 Q 值也需要区分对待。Q 值基于基因组水平的平均值,对于特定目标区域许多程序推荐通过重新校正来得到更准确的数值。Q 值受到每个读段中序列变异(例如同聚体或者微卫星)的影响。对 PCR 扩增产物来说,平均 Q 值依赖于这些因素在扩增子中的长度和位置分布。这并不是说,这些碱基和变异不能被准确识别,但建议仔细检查基因组的目标区域,并设置不同于一般 Q 值的有效性度量水平。

除了碱基的 Q 值,序列读段通常还给出比对质量值。这个值表面该区域比对回参考序列的配对程度。小的变异一般不会影响这个数值;然而,插入缺失、同聚体和拷贝数等变异会有显著影响。此外,还有来自比对方式的影响。启发式比对算法,主要用于大量序列读段的比对,不能很好地处理插入缺失和其他大片段的变异。在这种情况下,通常用改进了的 Smith-Waterman 算法来重新比对。这会增加相当多的分析时间,但需要这么做的区域是可以识别和定位的。插入缺失的局部重新比对,包括同聚体、微卫星和其他变异,可以提供很大的改进。基因组中假基因或者其他高度同源序列的存在也可以导致错配。在这些情况下,全局比对相较于局部比对可能减少,但不消除问题。

对于存在变异的高质量序列读段,也有许多其他的衡量指标。包括序列读段在不同链之间的平衡(链偏倚)和等位基因变异在不同链之间的平衡(等位基因百分比)。忽略系统误差,等位基因的数量是随机的和符合泊松分布的,因此可以估算假阳性和阴性误差。例如,当一个样品中少于 30% 的变异读段是在 30 倍的覆盖度下观测到的,那么该个体是杂合子的概率小于 2%。很多软件包通过不同的方式使用这些指标来识别实际的变异。

总之,虽然 Sanger 测序和 NGS 一开始采用了相似的度量指标,Phred 值和 Q 值,后者增加了许多其他有用的指标来评估总体质量,不只是在碱基识别阶段,还包括了最终获取变异和频率的每一个步骤。这些指标可用来评估单个碱基的质量和整个序列读段的质量是否符合可接受的分值标准。在接下来的拼接过程中就可以自动过滤碱基和读段了。通过这些分值,可以应用一个过滤仅保留符合质量值,比如 Q30 的读段用于后续分析。此外,衡量相邻碱基的质量值是非常重要的;大的偏差可能表示一个有待深入研究的问题。

②文件格式:不同 NGS 平台的原始数据文件目前尚没有一致的或者标准的质量指标;但是,一个标准的文件格式正在逐渐得到一致认可,即 FASTQ 格式文件。FASTQ 文件是一个特定的文本文件格式,用于保存生物序列(通常是核苷酸序列)和相应的质量值。尽管这一格式正在成为标准,但是不同平台产生的内容和质量值的多样性,使得直接比较不同平台产生的数据是很困难的。除了 FASTQ 文件中的碱基识别,还有每个测序反应过程中产生的多个文件和文件类型,并且每个都包含不同的值,质量值,以及过滤低质量读段以便下游分析的特异的仪器运行指标。临床实验室需要花时间分析验证所有的文件类型并确定要保留和要丢弃的文件。处理和保存文件的评估基础取决于临床实验室的分析预期。使问题复杂化的是 NGS 技术由商业供应者开展,并且化学试剂、硬件、软件都定期更新。对临床实验室来说这些更新是破坏性的,在大多情况下,需要额外的分析验证。建议保持与商业供应商的持续联系。

③序列评价:NGS 反应过程中原始数据的数量和规模巨大,使得其保留、存储和检验都很难而且价格不菲。在临床检测的验证过程中,需要执行一个稳健的生物信息学分析流程,低质量数据(由质量值决定)在数据分析之前自动过滤,以避免假阳性。一次 NGS 反应产生的原始数据平均为万亿字节级别,这使得临床实验室必须依赖特定 NGS 仪器内置服务器提供的碱基识别(basecalling)算法。

二、临床报告前涉及的内容

检测结果以检测报告单的形式发放,需提供纸质版检测报告,有条件的检测实验室可以用电子版的形式发放报告,并建立网络查询系统,送检医师通过登陆网站进行检测结果的查询。

(一)临床报告涵盖的内容

遗传变异的分子检测是在遗传咨询基础上开展的实验室检测。而实验室的检测结果也必须由临床咨询医师结合患者的临床症状进行合理地解释。遗传病的实验室检测报告也应与现有的或已建立的实验室检测报告的标准一致。

1. 检测报告中应当包括的内容

(1)医疗机构(及科室)名称、项目名称、样品唯一编号、送检医院及科室、检测单位联系信息。

(2)检测样本的识别信息包括患者姓名、性别、患者出生日期(产前诊断应同时列出目前年龄和孕周)、标本采集时间、样品接收时间、实验编码、标本类型、送检医师、疾病诊断、检测结果报告单出具的时间等。

(3)样品处理过程、检测方法、检测过程、检测结果并附相关图表;必要情况下需包括检测的正常范围、阳性判断值(Cut-off)等。

(4)对检测到的结果有清楚的描述及解释、临床意义和建议、检测的局限、参考文献、针对相应的遗传检测目的,对遗传检测实验的局限性(如实验技术的局限性和临床有效性、非父源性等)应有清楚的解释和描述。并对实验结果有解释性的表述(可能包括对风险率的估计)。

(5)在估计风险率的结果报告中,需清楚描述用以计算风险率的信息和数据。

(6)实验检测结果需有检测人员、结果解释人员及报告审核人员等签名。

针对不同的检测方法,应在实验室内建立相应的检测结果判断和诊断标准。尤其应对检测方法的选用、实验标记物的选择(连锁分析的标记物)、检测系统、阳性标记(如 PCR 产物的长度)等进行临床有效性、敏感性和特异性的质量评估。

分子遗传学检测的报告中应包括实验/疾病检测的原因、采用的检测方法、检测的目的位点、个体的基因型、检测到的突变位点、结果的解释(临床意义)、需要进行的随访建议、遗传咨询建议等详细内容。如检测方法为连锁分析方法,检测报告中应包括家系和基因型信息。需要指出的是,任何的遗传学检测报告都应注意保护患者和其他家庭成员的隐私。因此,建议检测实验室为临床医师和患者提供不同版本和不同信息的实验检测报告。在检测报告中,检测实验室可根据不同的检测方法为患者或临床医师提供专业的实验报告解读,以帮助临床医师做出正确诊断。但需注意,检测报告的解读不能替代临床医师进行诊断。所有的检测结果应由 2 名以上人员进行独立解读,其中一名必须为实验室主任或实验室负责人或其他有资质的人员。对所有存在问题或数据不一致的结果,必须在具有另外的补充实验分析情况下,由具备资格的人员进行判断处理。检测结果可参考应用已知基因型的家族内成员作为对照进行分析解释。由于定量分析结果的可靠性明显小于定性(阴/阳性)分析结果,因此必须应用内部对照来确保检测的准确性。对 PCR 分析,需考虑到不同扩增产物的可能性。

2. DNA 测序报告和解释应包括的内容 对于测序结果的临床报告,下列信息对于理解和判读检测结果非常重要,在设计最终的报告模板时,应该尽可能的全部包含。

(1)测序所分析的基因和(或)染色体区域,应该采用 HGNC 的基因命名规则明确注明。分析的基因和(或)染色体的具体区域应该注明,例如编码区、外显子、剪切位点等。

(2)所用的参考序列(RefSeq 存取号)应该注明。

(3)对于测序发现的序列变异和确切位点,应该采用 HGVS 的命名规则详细注明。如报告中需注明单核苷酸在基因库(Genebank)中参考序列的位置和变化、相应的蛋白质变化的标准位置。

(4)预测碱基的变异与已知基因结构和其他数据的相关性、碱基变异对基因的影响。如核酸变异所致的氨基酸编码改变及其可能导致的蛋白质功能变化,也应该采用 HGVS 规则并参考文献资料详细列出。碱基的错义变异需注明是否代表突变、多态性或稀有变异。对每个遗传病,实验室均应首先以相应的数据库为参考依据。如检测到的变异为新的突变,而突变的性质和意义目前可能并不明确,应当在报告中表明。

(5)检测结果的临床相关性应该注明。因为有关变异致病性的信息可能随时间而改变,如果检出的变异可能造成潜在的临床效应也应注明。

(6)检测方法的技术局限性及检测结果的解读的局限性也应该明确表述。例如,检测结果阴性时,应对此阴性结果的可能性原因进行的解释和描述。如因测序仅局限在基因的编码区而突变可能在未涵盖的内含子或启动子区、不能排除在基因组其他部位还存在致病突变、检测的敏感度<100%、应用的测序方法并不能检测到大的基因缺失和重复、其他基因也可能导致疾病等。

(7)结果分析过程中所用到的所有数据分析软件包、数据库等应该注明名称和版本号。在线数据库最好注明网址。

(8)应提供一份与患者表型相关的基因信息摘要,若建议患者继续检测其他基因,也建议在报告中注明。

(9)若根据患者的检测结果,推测需要进一步检测其他人员的基因,也应该在报告中提出建议,例如,对于遗传病患者的家庭成员,应该按照遗传病的遗传类型和外显度,对家庭成员提出基因筛查建议。

(10)如果已知某种变异和疾病的治疗或预后之间存在相关性,应该在报告中提出建议。

结果报告需要有严谨有效的发放和审校流程,以确保检验信息的完整、有效、及时、正确、隐私。首先要对检测结果报告进行审核分析,包括审核检测过程的有效性,受检者的基本信息,结果数据分析。审核者应当是主管技师以上的工作人员、本专业实验室负责人、高年资检验人员和临床实验室主任授权人,审核者对检验报告的质量负责。

3. 全外显子或全基因组二代测序的报告和解释还应包括的内容

(1)所有检测到的基因变异均应根据国际标准进行评估和分类。

(2)对变异所导致的基因功能或基因产物和对疾病的可能性影响及现有的证据进行评估。

(3)对覆盖大范围表型的检测,还应对是否与患者的临床表现相符进行对比评估。

(4)如检测到多个具有临床意义的变异,每个变异与临床表现的相关性都应涉及。

偶然发现的可能变异或不具有临床意义,检测实验室应建立相应的程序和标准。应根据国际标准对检测到的变异进行标注(www.genenames.org)。变异的标注方式应包括基因名称、杂合/纯合性,cDNA 命名、蛋白质命名、外显子序号等。在检测报告中应清楚标明,是否检测到了可解释患者疾病的突变。如突变并不明确解释疾病,应对可能的情况进行解释。在检测报告中还应列出相应的支持证据。当采用的二代测序方法尚不能覆盖所有基因,应在检测报告中注明实际可覆盖的基因和基因区域。在应用二代测序的检测报告中,应清楚注明检测的局限性,并对数据处理方法和过程给予描述。

(二)数据的临床解释

对于发现的序列变异需要参照 HGVS 制定的规则进行描述,尽可能根据现有的文献结果给出解释,指明检出的变异是否改变蛋白质编码和功能,与疾病表型之间的关系等信息。对于在测序中发现的变异,建议采用以下的分类进行表述。

1. 序列变异曾经有报道,已被公认与疾病相关。序列变异的临床结果之间的关系有比较可行的文献报道支持。

2. 序列变异之前未被报道,但预期会导致疾病。一般来说,如果变异是插入缺失、移码突变、剪接位点 AG/GT 的突变,都会干扰正常的蛋白质合成和细胞的转录和翻译调节过程。

3. 序列变异之前未被报道,可以与疾病无关,也可能与疾病有关。错义变化、在框(in-frame)插入缺失、剪接位点突变,都可能影响基因表达或细胞内处理过程,可能与疾病相关联。一般需要进一步结合其他检查才能澄清这些变异的临床意义。

4. 序列变异之前未被报道,很可能不会致病。这些变异一般不改变编码序列、碱基变化不会对已知的细胞内信号处理或调节途径发生影响。

5. 序列变异曾经有报道,是一个公认的中性变异。有证据表明,该序列变异在正常人群中可以观察到,与疾病发生之间没有相关性。

6. 序列变异不是预期疾病的病因,但有报道与另外一种疾病临床表现有关。一般来说,对于检测中发现的这些与患者预期的临床表型无关的偶发突变(incidental findings),可以不给予报道;但是,如果检出的突变可能对患者或其家人带来明确的致病性和危害,则建议在检测结果中如实报告。实验室应参考现有文献,为特定项目制订偶发突变的报告原则。

总体而言,测序结果的报告应该尽可能参考已有的疾病和(或)基因相关的文献报道或疾病诊治指南,经过全面分析后,再做出准确解读和报告。对于文献暂时尚未报道、不确定是否有临床相关性的变异,实验室需要制订相应的标准进行声明,并有后续的处理策略。

三、临床分子诊断检测流程及注意事项

为了保证临床医师或其他人员从临床分子诊断检测报告中获得准确、明晰、无歧义的信息,临床实验室应制订严格的临床分子诊断检测流程,并定期根据相关的疾病诊疗指南和临床分子诊断相关规范进行修改。

1. 临床分子诊断检测流程　序列变异检测在临床的检测流程见图 6-5,将从患者就医开始至报告发放等整个临床分子诊断检验过程纳入监管中。

2. 临床报告的注意事项　序列变异临床报告的编写需要有严谨有效的流程,以确保检验信息的完整、有效、及时、正确,并保护患者的隐私。检测结果以检测报告单的形式发放,需提供纸质版检测报告,有条件的检测实验室可以用电子版的形式发放报告,并建立网络查询系统,送检医师通过登陆网站进行检测结果的查询。

实验室还应建立科学的、系统的检验结果解释方案,提供结果的解释意见。报告单上提供咨询服务的方式和途径,如客户服务专线,配置专业的咨询服务人员;方便临床医师和患者随时反馈意见和提出咨询。

此外,由于系列变异临床应用的广泛性,因此在报告的审核过程中应当根据具体的检测目的来区分对待,但无论是什么检测目地的序列变异的报告都应注意以下几个问题。

(1)检测结果回报时间(turnaround time,TAT):TAT 是指从采集血样样品到报告结果

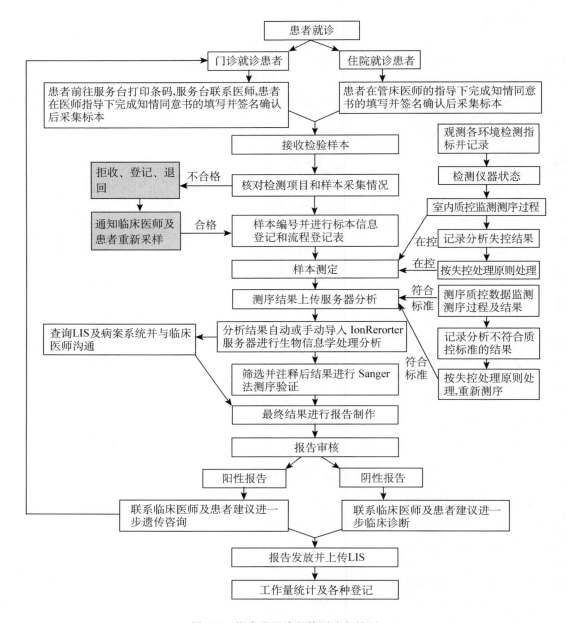

图 6-5　临床分子诊断检测流程控制

的时间。应该针对每个测序项目的实际检测流程和临床需求,以书面的形式制订合适的 TAT。

(2)检测报告的机密性:所有的检测结果均具有机密性。结果可用于指导临床的个体化医疗。如果将结果报告直接告知患者,需要有相应的指导,使其理解检测的结果,了解检测方法的不足。

(3)检测记录的保存和患者报告的可追溯性:实验室需要根据当地卫生行政管理部门要求,明确各种不同测序数据的保存类型和时间。一般检验报告单至少保存 2 年,检测结果数据至少保存 2 年;室内质控和参加室间质量评价记录和质控信息至少保存 2 年;仪器状态和维修记录要保留到仪器使用终身。检测结果的查询通常可根据患者姓名、样品编号、检测项目和送检日期进行查询。检测报告发放后收到检测报告投诉需记录并统计,分析原因,避免二次错误。

测序原始图像数据可以不用长期保存,其他后续数据(例如 BAM、FASTQ、VCF 文件)需要保存一段时间以供后期验证时调用。建议测序原始或早期的数据保存时间不少于 2 年。对于包含序列变异信息的 VCF 文件和包含医学解释的正式报告,应该保存更长时间,建议长期保存。

测序数据可以用本地或云计算中心方式保存,但需要采取制订和合适有效的措施来保证涉及个人隐私的医学资料的私密性和安全性。

(4)检测后基因咨询:遗传咨询是为患者或其家属提供与遗传疾病相关的知识或信息服务。此过程主要包括通过对家族史的解释和医学发病史、遗传规律对疾病的发生和再发风险进行评估;对咨询者进行疾病的遗传、实验室检测、治疗处理及预防的教育,同时提供与疾病有关的各种治疗措施、求助的渠道和对研究方向的认知;辅导咨询者进行知情选择和对所患疾病及其再发风险的认知和接受。遗传咨询范围已从单纯的生育遗传咨询扩大到对包括常见肿瘤等具有遗传倾向疾病的咨询。对此类疾病,非指导性咨询原则已不适用,而对咨询者进行疾病相关的遗传学内容的教育和研究信息被列入遗传咨询的范畴。

需进行遗传咨询的指针:①遗传学筛查和遗传学检测阳性者;②高龄孕妇(一般设定为＞35 周岁)和曾怀有过遗传病的胎儿或生育过遗传病患儿的父母;③父母之一是遗传病患者或携带者;④反复发作的自发性流产或有长期不孕不育史的夫妻;⑤有遗传病家族史者;⑥近亲婚配者;⑦有明显环境致畸形物的接触史;⑧患有遗传因素相关的常见病(如肿瘤等)。

遗传咨询中须遵循自愿平等、教育、非指导性、心理关注、信任和隐私保护、伦理道德、法律等原则。咨询师的伦理道德标准和文化背景等对咨询过程具有倾向性的影响。在复杂的遗传学和医学情况下,面对矛盾和不确定的数据时,咨询师对问题的综合分析及如何辅导咨询者做出选择的能力尤为重要。遗传咨询师应为具有遗传学、生物学、心理学、公共卫生学和社会学的相应知识背景,并经国家部门认证具有资质的合格人员。临床遗传医师应由经过医学遗传学专业训练的专科医师担任。某些情况下,可由接受过遗传学培训的儿科、妇产科或内科医师担任。

遗传咨询的目的是增加患者对遗传病的了解、知晓可选择的疾病管理和治疗预防措施和向患者解释疾病的风险和检测的益处。遗传咨询在患者的选择过程中应着重为患者提供重要的、非倾向性的信息和非指向性的帮助。

遗传咨询的过程为获取信息、建立或证实遗传病的诊断、进行风险评估、为患者提供信息、为患者及其家庭提供必要的心理咨询和治疗措施选择的信息及帮助。其中,家族史信息的获取是遗传咨询过程中首要和重要的部分,通常以家系谱的方式来描述和记录先证者及其家庭成员的相互关系和表型特征。在遗传病的诊断中,家系谱应使用国际通用的符号来记录和表示。应由临床遗传专科医师而非普通临床医师或实验室检测人员对遗传病进行诊断。

未来再生育或个体再发风险是遗传咨询者关心的重要问题。对遗传病或先天畸形的发生或再发风险进行评估和计算是遗传咨询师应掌握的基本知识。咨询师须掌握概率的基本运算方法。在无其他因素的影响下,对单基因病的遗传风险评估可按照孟德尔遗传比率结合概率运算法则进行计算。而大多数情况下,如在子代中已发现有患者的情况下,应采用 Bayers 分析方法对遗传风险进行评估。结合已掌握的孟德尔遗传比率、家系中各成员之间的关系、实验室检测结果、疾病的特定遗传信息(如外显率、人群突变率等),计算特定条件下某个体携带致病基因的后概率,即遗传病的发生风险。对染色体病的风险评估要根据相应的参考评估原则和计算步骤进行。多基因遗传病的再发风险与多种因素有关,关系复杂,通常以经验风险率来表示。尽管肿瘤的发生与基因突变有关,但大部分肿瘤的基因突变为获得性,结构组成性的基因突变所占比例很小。因此,对肿瘤的风险评估通常应用流行病学和遗传风险计算方法相结合的方式进行。

一般情况下,对孟德尔遗传病的咨询较为传统和容易,但仍需注意外显不全、延迟显性、表现度差异、基因多效性、已具有先证者时的再发风险率等问题。对非孟德尔遗传病包括基因组印记与单亲二体、遗传早现与动态突变、表观遗传和 DNA 甲基化的咨询中,咨询师对信息的清楚传达、能否帮助准确理解是咨询者可做出自我选择的前提。

(5)样本(及核酸)保留与处理:肿瘤个体化治疗基因检测报告发出后的样本应尽可能较长期保存。实验室应制订样本储存制度对样本进行保存,建立样本储存的规章制度,做好样本的标识并按规定存放,保存好样本的原始标码,建立配套的样本存放信息管理系统。

样本的处理和相关材料的处理要符合《医疗废物管理条例》《医疗卫生机构医疗废物管理办法》及国家、地区的相关要求。

母体样本污染是产前遗传检测常常面临的问题。通常情况下,混有母体细胞的羊水或绒毛经培养收获后的细胞大多为胎儿细胞,因此对细胞遗传学检测影响较小。而基于 PCR 扩增的核酸检测灵敏度高,微量的母体污染可直接影响检测的准确性,因此必须排除母体污染的样本才能用于遗传检测。常用方法有短串联重复序列分析(short tandem rapeats,STRs)和可变数目串联重复标记(variable number tandem repeat,VNTR)。无母体污染的样本才能用于产前分子遗传学检测。

(6)患者的正确识别及知情同意:患者的正确识别是确保获得正确的临床样品的前提。收集样品的容器上应注明患者的唯一信息,通常应包括检测条码或编号、待检者的姓名、送检科室和住院号等信息。医护人员在采样前需首先核对确定患者的身份,再核实患者的姓名、性别、住院号等能标识患者的信息。

样品收集前应向患者讲解基因检测的意义,以得到患者的认同,即知情同意。对于涉及遗传基因信息的临床检测项目,所有受检者均需签署知情同意书,告知所检测项目的目的、意义、基本过程、剩余核酸的去向及保存时间、临检样品是否可匿名用于科研项目等,确保受检者的个人隐私(包括医疗记录和医疗数据)得到保护。

对实施有创检查的分子诊断项目(如穿刺取活检组织),采集人员应首先对检查可能遇到的风险清楚地告知患者及其家属,并对紧急情况下的紧急预案如实告知,使患者及其家属全面了解某些特殊检查可能带来的后果。知情同意书是医方履行如实告知义务的证据,也是患者行使选择权的书面依据。

根据《中华人民共和国侵权责任法》和卫生法规等规定,患者拥有生命权、健康权、隐私权、知情权、同意权等,医务人员在特殊检查中应当向患者告知医疗措施和医疗风险,并征得患者同意。患者不具备完全民事行为能力时,应由其法定代理人或授权委托人代理其行使民事权力;不宜向患者说明的,应当向患者的近亲属说明。

　　自愿原则是在遗传咨询和遗传检测中必须遵循的一个重要和首要的伦理道德原则,即完全尊重咨询者自己的意愿。国际上普遍实行的原则为当事者必须知情,被检测者和家庭内成员有权利自己做出决定,这种决定不受任何外来压力和暗示的影响。未经患者同意或在不知情情况下进行的遗传学检查视为不合法。

　　知情同意的主要内容应包括遗传检测的有效性、潜在的益处和风险、检测的局限性、其他的可替代方式等。负责谈话的医师或相关人员应当就疾病的状况、实验检测的目的和意义、需要的标本、完成遗传检测的地点、遗传检测的风险和益处、有无可取代的检测或诊断方式(包括风险和益处)、如果不进行实验检测面临的风险和益处等,对患者解释清楚。患者应有就相关问题进行询问的机会,以便其能对知情选择做出决定。建议采用书面知情同意的方式。以产前诊断和基因检测知情同意书为例,内容应包括患者拟行检查的名称、目的、局限性、拟行检查日期、拒绝诊疗活动可能发生的后果、检查可能出现的并发症和风险、检查后的注意事项、患者和谈话医师签名。

　　(7)遗传病的细胞、分子诊断技术及质量控制:目前,遗传病的实验室诊断主要包括细胞遗传学诊断和分子遗传学诊断,其中最常见的细胞遗传学诊断技术是染色体核型分析技术,此后又发展了染色体荧光原位杂交技术。分子遗传学诊断则以 PCR 技术为基础先后发展出了实时荧光 PCR、多色探针熔解曲线分析、高分辨率熔解曲线分析、多重连接探针扩增技术。随着 Sanger 测序技术、焦磷酸测序技术、基因芯片技术、高通量测序技术和时间飞行质谱生物芯片系统等一系列技术的发展,分子诊断技术从少量样本定性分析阶段进入到了大量样本定量分析的阶段,遗传病诊断水平获得了大幅度的提高。

　　(8)NGS 检测实验室的评估与准入:NGS 包括两个步骤,即实验分析过程(包括样品处理、文库构建和测序),生物信息学的数据分析流程(包括序列比对、注释及变异识别)。这两个过程在项目建立和整体优化中都是相互关联、密不可分的。NGS 测序平台一次产生的大量测序数据,对于实验室的技术和管理文档建立、结果确认、质量控制和质量保证、数据存储,以及新技术和数据分析软件的评价和采用等过程,都提出了很高的要求。

　　鉴于 NGS 技术的先进性及其对于个体化医学和精准医学的转化实践可能带来明确的临床获益,应该为这样的新产品和新技术提供临床准入途径。NGS 技术从上游到下游的测序流程的全部完成,需要确保测序仪器、测序反应通用试剂、测序目的专用试剂,以及下游配套的分析软件和算法等多个环节的兼容性和有效性,才能得到准确性、可重复性较高的结果;加之 NGS 检测试剂和耗材非常昂贵,这都增加了 NGS 进行大范围临床试验验证的难度。因此,通过传统的检测试剂盒申报的方式进行临床应用准入,需要比较长的时间周期和昂贵的成本投入;而且,NGS 技术流程及数据解读具有非常高的复杂性,即使有个别试剂盒获得批准,在实际应用过程中同样需要强化上市后的质量监管,包括 NGS 实验室的内部质量控制、实验室室间质量评价等全程质量管理工作,才能确保检测结果的准确可靠。因此,对于 NGS 技术在临床应用准入中的监管工作,将主要采用实验室能力评估与准入机制,即通过对符合条件的实验室进行认证和监督,经过认证合格的实验室(所)可以将自主开发的检测项目(LDT)用于临床检测。

　　鉴于 NGS 测序技术在检测技术和数据分析等很多方面具有诸多复杂性和不确定性,建议目前只能在 NGS 检测试点单位、采用自主开发的检测项目(LDT)的方式,在通过能力验证的实验室内部开展临床检测服务。

第二节　报告模式与案例分析

随着临床分子诊断技术的飞速发展,检验与临床的关联也越来越密切。不断提升检验质量,有赖于临床科室及广大医师的支持,与检验科的发展密不可分。其中,临床检验分析后的质量控制,是指被检测标本经过检验医师分析后检测结果报告给医师的过程。

各种检验报告是实验工作的最终结果,也是分析后质量控制最关键的环节。高质量的检验报告应是完整的,有以下内容:医院实验室的名称、报告类型、患者姓名、性别、年龄、科室(住院)、床号、检验项目、检验的目的、标本的种类、申请检验的医师姓名、标本采集时间、实验室接收标本时间、报告时间、检测的方法学、检验结果、分子诊断、建议、检测方法局限性、本次检测关键参数(测序覆盖深度等)、结果解释所参考的文献资料等信息。每份检验报告应由 2 位专业人员检查审核后才能发出。如发现标本有溶血、脂血、黄疸、石蜡组织标本降解等可能影响结果准确性的现象,应在报告单上注明。对有疑问的结果应复查,并主动与申请医师联系,问明情况,必要时重新采集标本复查。检测结果中出现确定的危急值时,应立即通知临床医师,并做好登记(检测数据、时间、报告人、被通知人)。

一旦出现检验结果与临床诊断不相符合的情况,检验人员应及时和临床医师进行沟通,找准症结,摸清情况。随着医疗知识的普及,很多患者都希望知道自己病情和病因,所以经常会让检验人员对自己的检验结果做出解释,检验人员应当有针对性地根据检验结果对病情进行客观全面的分析,这就要求检验人员在工作实践中,不断提升业务能力和专业知识。

一、肿瘤分子诊断结果报告

肿瘤分子诊断以疾病靶点基因诊断信息为基础,以循证医学研究结果为依据,为临床制订治疗方案提供科学依据,为患者能够获得个体化医疗手段创造条件,已经成为现代医学发展的趋势,并广泛应用于临床。通过检测肿瘤患者生物样本中生物标志物的基因突变、基因SNP 分型、基因及其蛋白表达状态来预测药物疗效和评价预后,指导临床个体化治疗,能够提高疗效,减轻不良反应,促进医疗资源的合理利用。除分子诊断技术的不断发展外,检测报告的制作及准时准确的发放有赖于分子诊断实验室质量保证体系的完善,使临床医师能够了解所开展检测项目的临床目的、理解检测结果的临床意义及对治疗的作用,医学实验室为患者或临床医护人员提供及时、准确的检验报告,并为其提供与报告相关的咨询服务,才能真正实现肿瘤个体化检测的标准化和规范化。以非小细胞肺癌的临床分子诊断结果报告为例介绍如下。

1. 非小细胞肺癌简介　肺癌是世界范围内最常见的恶性肿瘤之一,已成为美国恶性肿瘤死亡原因的第一位(图 6-6)。在我国,肺癌的发病率逐年上升,亦已成为恶性肿瘤中致死率最高的癌症。肺癌发病多在 40 岁以上,年龄 60~79 岁为发病高峰。男性平均终身罹患肺癌的概率为 1/13,女性则为 1/16。据估计,全球每年肺癌新发病例数约 180 万,约占癌症诊断总量的 13%。肺癌是男性最常见的癌症诊断和死亡的主要原因。肺癌是发达国家中女性癌症死亡的主要原因,而发展中国家中肺癌为癌症死亡原因的第二位。男性,肺癌发病率最高的是欧洲、亚洲东部、北部和美国,发病率最低的是撒哈拉以南非洲地区;女性,肺癌率最高的是美国北部、欧洲北部和西部、澳大利亚/新西兰、亚洲东部。中国女性肺癌率（每 10 万人中 20.4 例）高于一些欧洲国家，尽管吸烟的患病率较低。

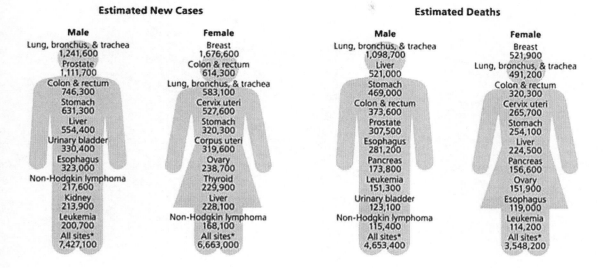

图 6-6　2016 年全球肿瘤发病率与死亡率

非小细胞型肺癌（non small cell lung cancer，NSCLC）包括鳞状细胞癌、腺癌、大细胞（未分化）癌等几种类型。其中，鳞状上皮细胞癌占 NSCLC 的 25%～30%，该类型肺癌与吸烟相关，通常生长于肺部中央接近支气管处。肺腺癌约占 NSCLC 的 40%，通常在肺的外层部分发现。大细胞（未分化）癌占 NSCLC 的 10%～15%，可发生于肺部的任何部位。非小细胞肺癌占肺癌总数的 80%～85%，与小细胞肺癌相比，非小细胞肺癌细胞生长分裂较缓慢，扩散转移相对较晚，尽管手术和化疗技术有了很大的提高，但当人们被确诊为 NSCLC 时 70% 已属晚期，难以通过手术和放疗进行根治性治疗。

研究表明，肺癌的发生是一个多因素相互作用（图 6-7），经过多步骤、多过程，细胞通过增殖、分化、不典型增生、转化及间变等过程而癌变，最后形成肿瘤，包括原癌基因的活化与抑癌基因的失活等。

非小细胞肺癌中存在不同的基因变异，常见的有 *EGFR*、*EML4-ALK*、*KRAS* 和 *ROS1* 等基因的变异（表 6-7），其中 *EGFR* 基因变异最为多见，在亚裔非小细胞肺癌患者中约占 50%，非亚裔患者中约 10%，*EML4-ALK* 融合基因占 2%～7%，*KRAS* 基因变异约占 25%，*ROS1* 基因变异约占 1%，且各基因变异间存在排斥性。大量研究数据显示，*EGFR*、*EML4-ALK* 和 *KRAS* 等基因变异之间存在相互排斥现象，即不会同时存在 2 个或 2 个以上的这类基因变异，且这些基因变异与 NSCLC 的治疗及预后密切相关。

2. 非小细胞肺癌临床分子诊断的方法与检测项目　随着非小细胞肺癌分子诊断和靶向药物研发的不断发展，非小细胞肺癌的靶向治疗已在临床上得到广泛地应用，尤其在晚期或转移性非小细胞肺癌患者的治疗中取得了显著的进展，越来越多的分子诊断项目被纳入 NSCLC 诊疗指南中，检测 NSCLC 相关的靶分子，为 NSCLC 的个体化医疗提供了坚实的依据。

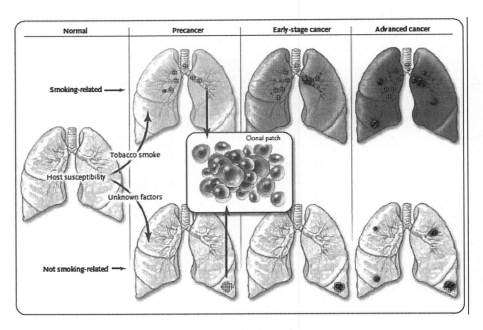

图 6-7　肺癌疾病进展

表 6-7　NSCLC 中靶基因突变频率

基　因	突　变	在 NSCLC 中的频率
AKT1	Mutation	1%
ALK	Rearrangement	3%～7%
BRAF	Mutation	1%～3%
DDR2	Mutation	约 4%
EGFR	Mutation	10%～35%
FGFR1	Amplification	20%
HER2	Mutation	2%～4%
KRAS	Mutation	15%～25%
MEK1	Mutation	1%
METa	Amplification	2%～4%
NRAS	Mutation	1%
PIK3CA	Mutation	1%～3%
PTEN	Mutation	4%～8%
RET	Rearrangement	1%
ROS1	Rearrangement	1%

（1）NSCLC 靶分子检测项目来源：美国国家综合癌症网络（National Comprehensive Cancer Network，NCCN）临床实践指南中，NCCN 专家认为分子检测技术的应用是改善转移性非小细胞肺癌患者治疗的关键步骤，因此强烈推荐转移性非小细胞肺癌患者进行分子检测。其中，对于腺癌、大细胞肺癌、非特异性非小细胞肺癌患者进行 *EGFR* 基因突变检测、*ALK* 基因检测、*ROS1* 基因检测及 *PD-L1* 检测是推荐的。另外，对于鳞状细胞癌患者，可以考虑进行 *EGFR* 基因突变检测及 *ALK* 基因检测，特别是针对那些无吸烟史患者或小活检标本或混合组织学类型的穿刺标本，也可以考虑进行 *ROS1* 基因检测及 *PD-L1* 检测。指南中还指出，*KRAS* 基因突变与 EGFR TKI 耐药相关，因此 *KRAS* 基因检测可作为 EGFR TKI 治疗患者的候选，以进一步确定患者是否可以从治疗中受益。*KRAS* 癌基因突变也是一个预后生物指标，与 *KRAS* 突变野生型患者相比，*KRAS* 基因突变的非小细胞肺癌患者生存结果较差。

此外，指南中还对一些基因变异与新的靶向药物相关性进行了描述，如 *BRAF* V600E 位点变异，非 V600E 突变的非小细胞肺癌具有可变的酶活性并且对维罗非尼（vemurafenib）、达拉非尼（dabrafenib）单用和达拉非尼（dabrafenib）＋曲美替尼（trametinib）联用敏感；高水平 MET 基因扩增或 MET 第 14 外显子跳跃突变，使用克唑替尼（crizotinib）可能从中受益；*RET* 基因重排及 HER2 基因突变的非小细胞肺癌患者分别可使用卡博替尼（cabozantinib）和曲妥珠单抗（trastuzumab）/阿法替尼（afatinib）进行靶向用药（表 6-8）。

表 6-8　NSCLC 靶分子检测与个体化用药

基因变异	靶向药物
ROS1 重排	克唑替尼（crizotinib）
PD-L1 表达	帕母单抗（pembrolizumab）
BRAF V600E 位点变异	维罗非尼（vemurafenib）
非 V600E 突变的非小细胞肺癌具有可变的酶活性	达拉非尼（dabrafenib），达拉非尼（dabrafenib）＋曲美替尼（trametinib）
高水平 *MET* 基因扩增或 *MET* 第 14 外显子跳跃突变	克唑替尼（crizotinib）
RET 基因重排	卡博替尼（cabozantinib），凡德他尼（vandetanib）
HER2 基因突变	曲妥珠单抗（trastuzumab），阿法替尼（afatinib）

（2）NSCLC 靶分子的检测方法：肿瘤靶基因检测方法的选择，一般需要根据靶基因的变异方式及其临床意义进行选择，如 *EGFR* 基因突变，其检测的临床意义在于，检测 *EGFR* 是否存在突变是临床上非小细胞肺癌患者是否使用 EGFR-TKIs 药物的指征之一，其常见的突变形式及突变频率也是选择检测方法需要考虑的因素（图 6-8），其次就是临床实验室自身存在哪些检测平台和仪器设备等。

表皮生长因子受体（epidermal growth factor receptor，*EGFR*）基因、间变性淋巴瘤激酶（anaplastic lymphoma kinase，*ALK*）基因、*KRAS* 基因、*BRAF* 基因是目前非小细胞肺癌靶向治疗研究的重要靶点，其检测方法见表 6-9。

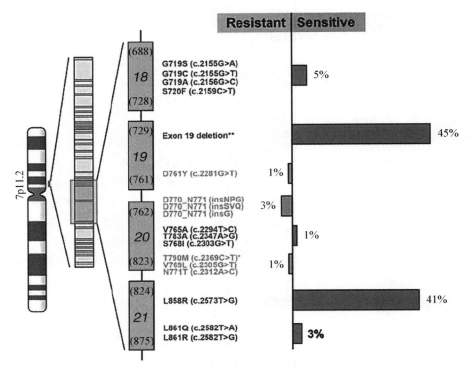

图 6-8　NSCLC 中常见的 *EGFR* 基因突变与 TKIs 用药之间的关系

表 6-9　NSCLC 中常见的靶分子分子诊断检测方法

项　目	检测方法	来　源	标本类别
EGFR 基因突变检测	荧光定量 PCR 一代测序 高通量测序	美国国家综合癌症 网络（NCCN）	石蜡肿瘤组织、新鲜肿瘤组织、胸腔积液、外周血
EGFR 蛋白表达	荧光定量 PCR	美国国家综合癌症 网络（NCCN）	石蜡肿瘤组织、新鲜肿瘤组织
KRAS、*BRAF* 基因突变	荧光定量 PCR 一代测序 高通量测序	美国国家综合癌症 网络（NCCN）	石蜡肿瘤组织、新鲜肿瘤组织、胸腔积液、外周血
EML4-ALK 基因融合	荧光原位杂交 （FISH）	美国国家综合癌症 网络（NCCN）	石蜡肿瘤组织、新鲜肿瘤组织
ROS1 重排	高通量测序	美国国家综合癌症 网络（NCCN）	石蜡肿瘤组织、新鲜肿瘤组织、胸腔积液、外周血
MET 基因扩增	高通量测序	美国国家综合癌症 网络（NCCN）	石蜡肿瘤组织、新鲜肿瘤组织、胸腔积液、外周血
HER2 基因突变	高通量测序 一代测序	美国国家综合癌症 网络（NCCN）	石蜡肿瘤组织、新鲜肿瘤组织、胸腔积液、外周血
PD-L1 表达	荧光定量 PCR	美国国家综合癌症 网络（NCCN）	石蜡肿瘤组织、新鲜肿瘤组织

　　检测 NSCLC 中 *EGFR* 基因突变最常用的分子检测方法包括基因测序法和扩增突变阻滞法,此外免疫组织化学检测也可以检测部分的 *EGFR* 突变。虽然测序法最直接,还可以检测未知的突变,但是其灵敏度相对较低,过程较为烦琐,因此目前临床常使用操作简便、灵敏度和特异性较好的扩增突变阻滞法对 *EGFR* 基因突变进行检测。除 *EGFR* 基因突变外,非小细胞肺癌患者中 *EGFR* 基因扩增及蛋白过表达也较常见,研究认为其与靶向治疗患者的预后相关。

　　荧光原位杂交(fluorescence in situ hybrid-ization,FISH)、显色原位杂交和实时荧光定量 PCR 的检测手段常应用于检测 *EGFR* 基因拷贝数,免疫组织化学检测则主要应用于 EGFR 蛋白的表达情况评估。但这两项检测均为纳入指南作为靶向治疗疗效评估的检测手段。*EML4-ALK* 融合基因的分子检测方法主要包括 FISH、IHC 和定量反转录-聚合酶链反应法(qRT-PCR)。其中 FISH 检测法是 *ALK* 融合基因检测的金标准,但检测成本高、对检测者的技能要求也高。定量反转录-聚合酶链反应法虽快速、简便,但仅能检测已知的融合型。

　　3. 荧光定量　实时荧光定量 PCR(flurogenic quantitative polymerase chain reaction,FQ-PCR),通过荧光染料或荧光探针实时监测 PCR 扩增过程,大大提高了检测灵敏度和特异性。它以其特异性强、灵敏度高、重复性好、定量准确、速度快、全封闭反应等优点成为了分子生物学研究中的重要工具。采用 ARMS-PNA 技术,结合荧光 PCR 平台,检测靶向基因上已被证实不同的突变。将这两种技术结合起来,最低可以检测到 10ng 基因组背景下突变含量为 1% 的 DNA 样本。但 ARMS-PCR 也存在其局限性:只能检测已知的突变类型,不能发现一些新的、未知的突变;如果检测的突变位点或类型较多,则随着引物数目增加出现非特异性结合的概率也相应增加;当检测位点较多时,对 DNA 样本量的需求增加。

　　【实例 1】

　　(1)样品来源:NCCN 指南指出,对于有局部复发及远处转移的中晚期肺癌患者,应当考虑分子检测,其标本来源可为以下几种。

　　①石蜡肿瘤组织:10 张石蜡包埋的肿瘤组织切片(4～10 张包埋白片)。

　　②新鲜肿瘤组织:病理医师检测确定为含有肿瘤细胞的组织黄豆大小(2cm×2cm),生理盐水冲洗 3～5 次,放入盛有生理盐水的无菌容器中,4℃保存送检。

　　③胸腔积液:50ml 放置于无菌容器中,4℃保存送检。

　　④外周血:循环肿瘤 DNA(ctDNA),15ml,EDTA 抗凝管(Streck 真空采血管),4℃保存送检(6h 内分离血浆,提取游离 DNA,于-80℃保存)。

　　(2)肿瘤组织检测流程:肿瘤组织荧光定量 PCR 检测流程见图 6-9,分析前应注意临床诊断与病理诊断,以及在采集标本时的标本的质量控制,避免送检样本中无肿瘤细胞或肿瘤细胞过少,影响检测结果的准确性。分析中应注意标本提取的质量和阴性或阳性对照等。分析后应注意定期更新结果的解释内容,使其与最新的临床诊疗指南或规范保持一致,避免出现错误的解释。

　　(3)数据分析:按照试剂盒说明书进行数据分析。数据分析时应注意以下 2 点。

　　①通过自动设置基线,手动设置阈值线确定突变组 CT 值。

　　②阴性及阳性对照分析,确定检测结果是否在控。

　　(4)结果报告:应制订适合临床实验室的分子诊断报告分析流程(图 6-10),确保每一位检验医师在进行报告分析时,摈弃个人喜好,使得报告内容具有一致性。

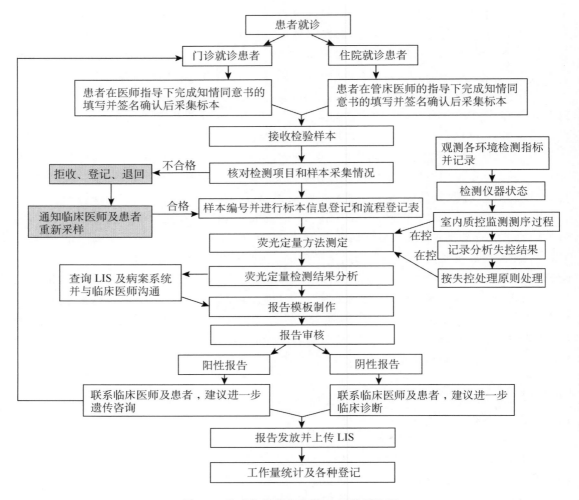

图 6-9　肿瘤组织荧光定量 PCR 检测流程

报告内容应该至少包括如下内容。

①结果报告基本信息：检测名称，标本标识号，患者信息（姓名、性别、年龄、科室、住院号等），标本类型，临床诊断，送检医师，报告内容（检测方式、采用的检测目标、方法及原理、检测结果、检测结果分析、备注），说明，检验者及报告者双审验证，报告日期，附录，参考文献。

②基因信息：详细描述检测的基因信息，包括检测基因名称、基因 ID、参考序列、变异位点。

③检测结果的描述：对所检测到的结果进行详细的描述，如，受检者 *EGFR* 基因所检测区域第 21 外显子检测到突变（p. L858R）。

④检测结果分析：首先，应当对本次检测的质量控制进行描述，是否符合检测标准；其次，对本次检测进行分子诊断，给出明确的定义；最后，针对本次的检测目的，结合当前权威认证的临床指南（NCCN、ASCO 等）为临床提供可能可行的临床建议，为个体化诊疗提供分子生物学

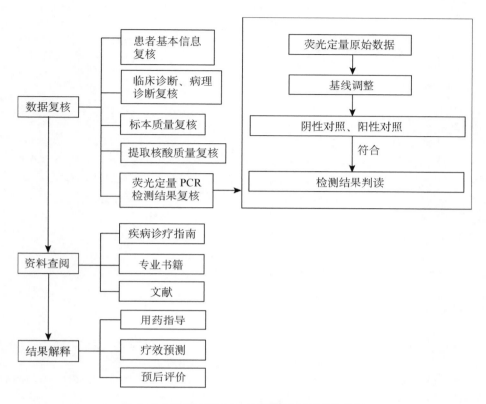

图 6-10　荧光定量 PCR 检测基因变异报告分析

证据。

⑤备注:简要地描述本次检测的目的及意义、相关疾病的流行病学及危害、所检测基因的定义,临床应用价值。

⑥附录:报告内容的补充,以便临床医师能更好地看懂检测报告。

(5)报告模板:*EGFR* 基因突变定性检测分析报告(×××实验室 *EGFR* 基因突变定性检测分析报告,图 6-11)。

4. Sanger 测序　Sanger 测序法是 DNA 序列分析的经典,该方法可直接读取 DNA 的序列,最直接的、可检测已知和未知突变的一种方法。尽管高通量测序方法的出现,但到目前为止,Sanger 测序仍然是作为基因检测的金标准,也是高通量测序后进行结果验证的必须途径。但其灵敏度不高,突变等位基因需要超过 20% 才能检出。对样本中肿瘤细胞的含量和比例要求较高,一般要求肿瘤细胞含量不低于 50%,不适用于活检或细胞含量少的样本。

×××实验室EGFR基因突变定性检测分析报告 　　　标本标识：

姓　名：	性　别：	出生日期：	联系电话：
民　族：	籍　贯：		
科　室：	住院号：	床　号：	标本类型：
临床诊断：	病理诊断：		送检医师：
标本接收时间：			报告日期：
标本状态：			

报告内容

1. 检测结果　本实验室对受检者送检的石蜡组织标本中提取基因组 DNA 进行 EGFR 基因编码区的 18～21 个外显子常见突变位点采用罗氏荧光定量 PCR 仪 LightCycle480II 进行荧光定性 PCR 探针法检测，结果如下。

(1)受检者 EGFR 基因所检测区域第 18、19、20 外显子未检测到突变。

(2)受检者 EGFR 基因所检测区域第 21 外显子检测到突变(p. L858R)。

(3)受检者 EGFR 基因所检测区域的 T790M 位点未发生突变。

2. 检测结果分析

(1)质量控制：送检标本提取总 DNA 浓度 46.5ng/μl；OD260/OD280＝1.96

　　　　　　是否满足检测要求：是　　　否

(2)分子诊断：该患者送检组织内 EGFR 基因检测区域为突变型。

(3)用药建议

①此标本中所检测 EGFR 基因突变为药物敏感性突变。根据《美国国立癌症综合网络(NCCN)非小细胞肺癌临床实践指南》，该 EGFR 突变型肺癌患者使用吉非替尼等酪氨酸酶抑制药(LTKls)治疗，可能从中获益。

②由于存在 KRAS、BRAF 等基因变异会导致 TKls 发生耐药的可能，因此必要时建议进一步检测 KRAS、BRAF 基因突变情况。

③在使用 TKls 过程中，可能会出现 EGFR 基因二次突变引起继发性耐药，请定期检测 EGFR 基因突变状态。

备注：EGFR 定位于 7p12。临床实践显示易瑞沙等表皮生长因子受体(EGFR)酪氨酸酶抑制药(TKI)药物对非小细胞肺癌的疗效存在很大的个体差异，仅有 8%～18% 的个体会有很好效果。通过对这些患者组织 EGFR 基因的突变分析，发现 EGFR 突变主要集中在外显子 18～22 上，其中外显子 18、19、21 和 22 绝大部分突变发生后，易瑞沙等药物的疗效会更显著。男性常见于 19 外显子突变，女性常见于 21 外显子突变。因此，通过检测 EGFR 基因 19～22 号外显子的突变，可以很好预测 TKIs 的治疗结果。同时研究显示，若对患者不加选择地使用 TKIs，EGFR 突变阴性的患者生存期明显缩短。

　　　说明：以上所陈述医学知识、医学理论和医学观点受限于目前的医学认知水平。以上表述文字在解读时需咨询专业人员，以免引起误解。

　　　　　　　　　　　　　　　　　　　　　　　检验者：_____　报告者：_____

　　　　　　　　　　　　　　　　　　　　　　　　　　　　报告日期：_____

EGFR 荧光定性 PCR 探针法检测位点

检测种类	检测的相关位点
exon 18	*EGFR* 基因 *G719C* 突变
	EGFR 基因 *G719S* 突变
exon 19	*EGFR* 基因 2235-2249del15(E746-A750del)缺失
	EGFR 基因 2236-2250del15(E746-A750del)缺失
	EGFR 基因 2236-2253del18(E746-T751del)缺失
	EGFR 基因 2239-2253del15 (L747-T751del)缺失
	EGFR 基因 2239-2256del8 (L747-S752del)缺失
	EGFR 基因 2240-2251del12 (L747-T751＞S)缺失
	EGFR 基因 2240-2254del15 (L747-T751del)缺失
	EGFR 基因 2240-2257del18(L747-P753＞S)缺失
	EGFR 基因 2237-2255＞T (E746-S752＞V)缺失
	EGFR 基因 2238-2248＞GC (L747-A750＞P)缺失
	EGFR 基因 2237-2252＞GCA (L747-T751＞Q)缺失
	EGFR 基因 2239-2251＞C (L747-T751＞P)缺失
	EGFR 基因 2254-2277del(S752-I759del)缺失
	EGFR 基因 2238-2255del,2237A＞T (L747-S752del,E746V)缺失
	EGFR 基因 2240-2248del9 (L747-T749＞S)缺失
	EGFR 基因 2239-2259de121＞CAAC (L747-K754＞QQ)缺失
	EGFR 基因 V769_D770insASV 插入
	EGFR 基因 D770_N771insG 插入
	EGFR 基因 H773_V774insH 插入
	EGFR 基因 *S768I* 基因突变
	EGFR 基因 *T790M* 基因突变
exon21	*EGFR* 基因 *L858R* 突变
	EGFR 基因 *L861Q* 突变

图 6-11　荧光定量 PCR 检测 EGFR 基因突变报告模板

【实例 2】

（1）样品来源：NCCN 指南指出，对于有局部复发及远处转移的中晚期肺癌患者，应当考虑分子检测，其标本来源可为以下几种。

①石蜡肿瘤组织：10 张石蜡包埋的肿瘤组织切片（4～10 张包埋白片）。

②新鲜肿瘤组织：病理医师检测确定为含有肿瘤细胞的组织黄豆大小（2cm×2cm），生理盐水冲洗 3～5 次，放入盛有生理盐水的无菌容器中，4℃保存送检。

③胸腔积液：50ml 放置于无菌容器中，4℃保存送检。

（2）肿瘤组织检测流程：肿瘤组织 Sanger 测序检测流程见图 6-12 所示，分析前应注意临床诊断与病理诊断，以及在采集标本时的标本的质量控制，避免送检样本中无肿瘤细胞或肿瘤细胞过少，影响检测结果的准确性。分析中应注意标本提取的质量和 PCR 扩增的效率等。分析后应注意定期更新结果的解释内容，使其与最新的临床诊疗指南或规范保持一致，避免出现错误的解释。

（3）数据分析：按照测序仪结果分析说明进行分析，分析过程中应注意以下 2 点。

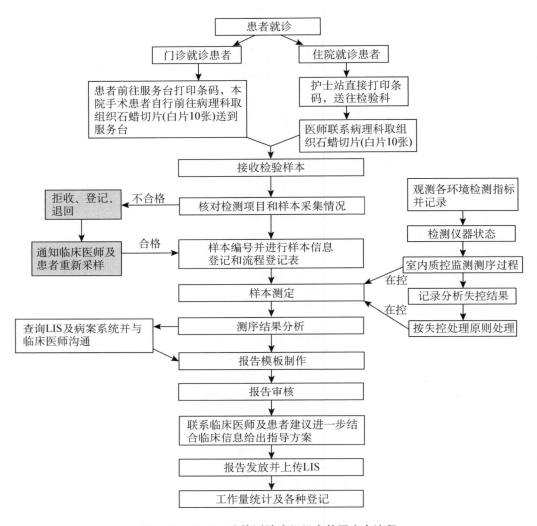

图 6-12　Sanger 法检测肿瘤组织中基因突变流程

①质控数据分析:采用 GAPDH 作为阳性对照,超纯水为阴性对照,全程监控 PCR 和测序反应过程。

②结果判读:测得序列与 NCBI GenBank 中的基因参考序列进行比对分析,根据核酸比对的结果确定基因突变情况,突变位点根据 NCBI-Clinvar 数据库、COSMIC 数据库及 NCCN、ASCO、ESMO 等指南对该变异进行解释及报道。

(4)结果报告:应制订适合临床实验室的 Sanger 测序的分子诊断报告分析流程(图 6-13),确保每一位检验医师在进行报告分析时,摈弃个人喜好,确保报告内容的一致性。

报告内容应该至少包括如下内容。

①结果报告基本信息:检测名称、标本标识号、患者信息(姓名、性别、年龄、科室、住院号等)、标本类型、临床诊断、送检医师、报告内容(检测方式、采用的检测目标、方法及原理、检测

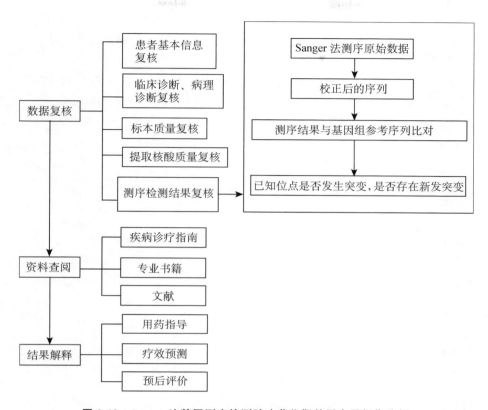

图 6-13　Sanger 法基因测序检测肿瘤药物靶基因变异报告分析

结果、检测结果分析、备注)、说明、检验者及报告者双审验证、报告日期、附录、参考文献。

②基因信息:详细描述检测的基因信息,包括检测基因名称、基因 ID、参考序列、变异位点。

③检测结果的描述:对所检测到结果进行详细的描述,如,受检者 *EGFR* 基因所检测区域第 21 外显子检测到突变(p. L858R)。

④检测结果分析:首先,应当对本次检测的质量控制进行描述,是否符合检测标准;其次,对本次检测进行分子诊断,给出明确的定义;最后,针对本次的检测目的,结合当前权威认证的临床指南(NCCN、ASCO 等)为临床提供可能可行的临床建议,为个体化诊疗提供分子生物学证据。

⑤备注:简要地描述本次检测的目的及意义、相关疾病的流行病学及危害、所检测基因的定义,临床应用价值。

⑥附录:报告内容的补充,以便临床医师能更好地看懂检测报告。

(5)报告模板:以 *KRAS* 基因突变检测为例。见图 6-14。

5. **高通量测序**　利用新一代高通量测序平台,通过在半导体芯片的微孔中固定 DNA 链,DNA 聚合酶以固定的单链 DNA 为模板,按碱基互补原理,合成互补的 DNA 链。DNA 链每延伸一个碱基时,就会释放一个质子,导致局部 pH 变化,感知层检测 pH 变化,并将化学信号转换成数字信号,达到实时判读碱基。最终,通过对所有测序信号的分析,实现对 DNA 序列各个位点不同碱基的相对定量及 DNA 片段的序列判定。通过实体肿瘤相关基因高通量检测,可以同时对多个与肿瘤相关的基因进行检测,快速、准确地检测癌症患者的基因变异情况,有利于治疗方案的选择与用药优化,从而实现肿瘤患者的个体化治疗。

技术优势:①高度特异性、一致的覆盖度,可以高效地测序,有助于节省成本;②可跨已知的易位位点进行灵敏、精确地扩增子制备;③标本用量少,兼容 FFPE 样品,起始样品量可以为低至 10ng 的 DNA,可以检测外周血循环肿瘤 DNA。

×××实验室KRAS 基因突变检测分析报告　　　标本标识:

姓　名:	性　别:	出生日期:	联系电话:
民　族:	籍　贯:		
科　室:	住院号:	床　号:	标本类型:
临床诊断:	病理诊断:		送检医师:
标本接收时间:			报告日期:
标本状态:			

报告内容

1. 检测结果　本实验室对受检者送检的石蜡组织标本中提取基因组 DNA 进行 KRAS 基因的第 1 外显子和第 2 外显子采用赛默飞 ABI3500 进行 Sanger 测序法检测,测序分析见附页,结果如下。

(1)受检者 KRAS 基因中第 1 外显子中第 12 密码子发生突变,为杂合子(G12G/S)。

(2)受检者 KRAS 基因中第 2 外显子未发生突变。

2. 检测结果分析

(1)质量控制:送检标本提取总 DNA 浓度 35.8ng/μl;OD260/OD280＝2.01

　　　　　　是否满足检测要求:是　　否

(2)分子诊断:该患者送检组织内 KRAS 基因检测区域为突变型。

(3)用药建议:此标本中所检测 KRAS 基因突变为药物耐药性突变。根据《美国国立癌症综合网络(NCCN)非小细胞肺癌临床实践指南》,该 KRAS 突变型肺癌患者如使用吉非替尼等酪氨酸酶抑制药(LTKls)治疗,可能不能从中获益,不建议使用 TKls 进行治疗。

备注:K-ras 定位于 12p12.1。K-ras 突变型编码异常的蛋白,刺激促进恶性肿瘤细胞的生长和扩散,并且不受上游 EGFR 的信号影响,因此导致 TKIs 治疗效果差。K-ras 基因突变见于 20% 的非小细胞肺癌、30%～35% 的大肠癌。K-ras 基因的检测不仅可以深入了解癌基因的情况,更重要的是筛选出针对抗 EGFR 靶向治疗药物有效的大肠癌患者,帮助医师选择对肿瘤患者最有效的治疗方法,从而真正实现肿瘤患者的个体化治疗,还能大幅减少相关治疗费用和毒副作用。

说明:以上所陈述医学知识、医学理论和医学观点受限于目前的医学认知水平。以上表述文字在解读时需咨询专业人员,以免引起误解。

检验者:＿＿＿＿＿　报告者:＿＿＿＿＿

报告日期:＿＿＿＿＿

(附页)

测序结果分析图

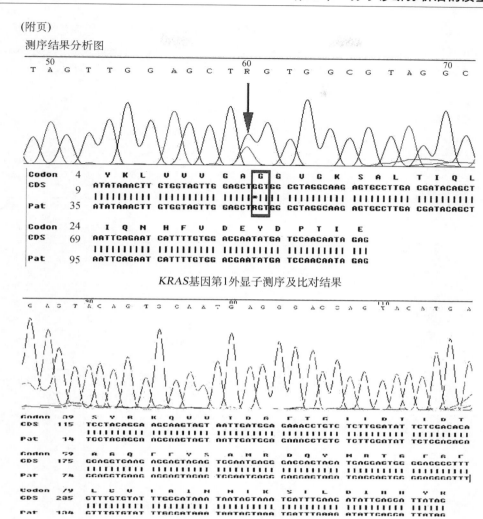

KRAS基因第1外显子测序及比对结果

KRAS基因第2外显子测序及比对结果

图 6-14　Sanger 法基因测序检测KRAS 基因突变报告模板

【实例 3】

(1)样品来源:NCCN 指南指出,对于有局部复发及远处转移的中晚期肺癌患者,应当考虑分子检测,其标本来源可分为以下几种。

①石蜡肿瘤组织:10 张石蜡包埋的肿瘤组织切片(4~10 张包埋白片)。

②新鲜肿瘤组织:病理医师检测确定为含有肿瘤细胞的组织黄豆大小(2cm×2cm),生理盐水冲洗 3~5 次,放入盛有生理盐水的无菌容器中,4℃保存送检。

③胸腔积液:50ml 放置于无菌容器中,4℃保存送检。

④外周血(循环肿瘤 DNA):15ml,EDTA 抗凝管(Streck 真空采血管),4℃保存送检(6h内分离血浆,提取游离 DNA,并-80℃保存)。

(2)肿瘤组织检测流程:肿瘤组织高通量测序检测流程见图 6-15 所示,分析前应注意临床诊断与病理诊断,以及在采集标本时的标本的质量控制,避免送检样本中无肿瘤细胞或肿瘤细胞过少,影响检测结果的准确性。分析中应注意标本提取的质量和 PCR 扩增的效率等。分析后应注意定期更新结果的解释内容,使其与最新的临床诊疗指南或规范保持一致,避免出现错误的解释。

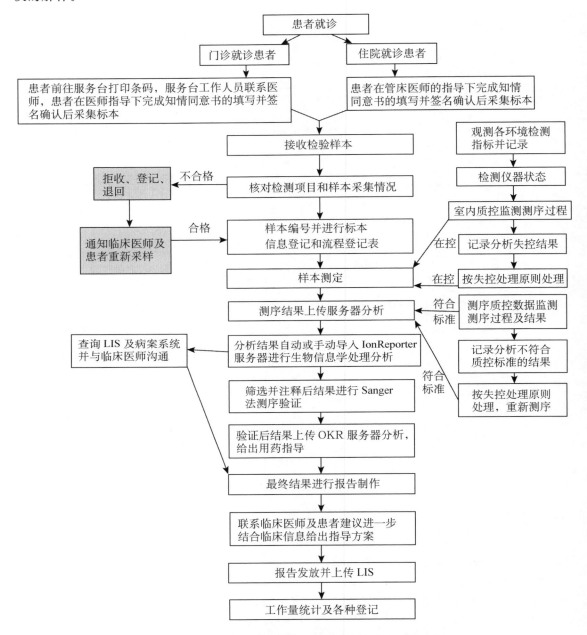

图 6-15　高通量测序法检测肿瘤组织中基因突变流程

（3）数据分析:按照高通量测序数据分析软件说明书进行分析。

分析中应注意:①时刻监控测序的每一个环节,包括样本类型、采集及保存方式、核酸提取的过程及质量、文库浓度、模板制备及上机测序的整个环节。②上机测序完成后通过几点质控标准,初步判断测序结果的可信,平均深度(mean depth)＞1000x、中靶率(on targert)＞95％、均一性(uniformity)＞90％。

(4)结果报告:应制订适合临床实验室的高通量测序的分子诊断报告分析流程(图 6-16),确保每一位检验医师在进行报告分析时,摈弃个人喜好,确保报告内容的一致性。

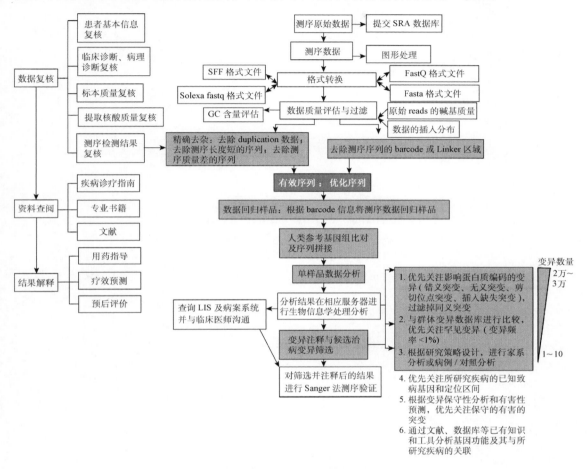

图 6-16　高通量测序检测基因变异报告分析

报告内容应该至少包括如下内容。

①结果报告基本信息:检测名称、标本标识号、患者信息(姓名、性别、年龄、科室、住院号等)、标本类型、临床诊断、送检医师、报告内容(检测方式、采用的检测目标、方法及原理、检测结果、检测结果分析、备注)、说明、检验者及报告者双审验证、报告日期、附录、参考文献。

②基因信息:详细描述检测的基因信息,包括检测基因名称、基因 ID、参考序列、变异位点。

③检测结果的描述:对所检测到结果进行详细的描述,如,受检者*EGFR*基因所检测区域第 21 外显子检测到突变(p. L858R)。

④检测结果分析:首先,应当对本次检测的质量控制进行描述,是否符合检测标准;其次,对本次检测进行分子诊断,给出明确的定义;最后,针对本次的检测目的,结合当前权威认证的临床指南(NCCN、ASCO 等)为临床提供可能可行的临床建议,为个体化诊疗提供分子生物学证据。

⑤备注:简要地描述本次检测的目的及意义、相关疾病的流行病学及危害、所检测基因的定义、临床应用价值。

⑥附录:报告内容的补充,以便临床医师能更好地看懂检测报告。

(5)报告模板:以非小细胞肺癌高通量基因测序报告模板为例,见图 6-17。

×××实验室肿瘤相关基因高通量测序分析报告 标本标识:

姓　　名:		性　　别:		出生日期:		联系电话:	
民　　族:		籍　　贯:					
科　　室:		住院号:		床　　号:		标本类型:	
临床诊断:		送检医师:					
标本接收时间:						报告日期:	
标本状态:							

报告内容

1. 检测内容　肺癌相关基因的选定区域进行测序。

2. 检测结果　本实验室对送检的石蜡组织进行核酸提取后,采用 Life technologies 公司 lon PGM 高通量测序仪检测 22 个实体肿瘤相关基因 *EGFR*、*ALK*、*ERBB2*、*ERBB4*、*FGFR1*、*FGFR2*、*FGFR3*、*MET*、*DDR2*、*KRAS*、*PIK3CA*、*BRAF*、*AKT1*、*PTEN*、*NRAS*、*MAP2K1*、*STK11*、*NOTCH1*、*CTNNB1*、*SMAD4*、*FBXW7*、*TP53* 中的突变热点,包括替换、插入、缺失和转换,以及 *ALK*、*ROS1*、*RET* 和 *NTEK1* 基因的重排,并使用 lon Reporter 数据分析软件对测序结果进行分析,采用 Sanger 法测序验证,结果如下。

(1)*EGFR* 基因热点区域第 21 外显子检测到突变(p. L858R)。

(2)*KRAS*、*BRAF* 基因未检测到突变。

(3)*FGFR3*、*TP53* 基因发生 2 个位点的点突变。

(4)*ALK*、*ROS1*、*RET*、*NTEK1* 等未发生基因重排。

3. 结果解释

(1)质量控制:送检标本提取总 DNA 浓度 49. lng/μl;OD260/OD280＝1.86

是否满足检测要求: √是　　□否

(2)分子诊断

①此检测标本 *EGFR* 基因所检测区域检测敏感突变(突变型),此检测标本 *KRAS*、*BRAF* 所检测区域均未检测到突变(野生型)。该患者 *EGFR* 基因为突变型、*KRAS*、*BRAF* 基因为野生型,根据《美国国立癌症综合网络(NCCN)非小细胞肺癌临床实践指南》及其他临床诊疗指南,可以使用抗 EGFR 靶点药物(酪氨酸酶抑制药)治疗。请结合临床综合考虑。

②此检测标本未检测到 *EML4-ALK* 融合基因,根据《美国国立癌症综合网络(NCCN)非小细胞肺癌临床实践指南》及其他临床诊疗指南,不建议使用克唑替尼。

③本检测提供的结果仅供临床参考,请结合临床及其他检测结果综合分析。

备注:通过实体肿瘤相关基因高通量检测,快速、准确地检测癌症患者的基因变异情况,有利于治疗方案的选择与用药优化,从而实现肿瘤患者的个体化治疗。根据《美国国立癌症综合网络(NCCN)非小细胞肺癌临床实践指南》及其他临床诊疗指南,应该检测 *EGFR*、*ALK* 和 *ERBB2* 等基因。检测患者肿瘤组织的 *EGFR* 基因 19～22 号外显子的突变情况可用于评估酪氨酸酶抑制药(TKI)药物的治疗效果。同时指南指出,若非小细胞肺癌患者肿瘤组织的 Kras 和 BRAF 基因之一发生突变时,不能使用酪氨酸激酶抑制药进行分子靶向治疗。当受检者 *EML4-ALK* 融合基因为阳性时,可以使用酪氨酸激酶抑制药 ALK 靶向药物克唑替尼。

说明：以上所陈述医学知识、医学理论和医学观点受限于目前的医学认知水平。以上表述文字在解读时需咨询专业人员，以免引起误解。

本报告仅对此份标本负责。

检验者：＿＿＿＿　报告者：＿＿＿＿

报告日期：＿＿＿＿

1. **备注**　本检测用多重 PCR 和高通量基因测序的方法检测标本中 22 个肿瘤相关基因 *EGFR* 、*ALK* 、*ERBB2*、*ERBB4*、*FGFR1* 、*FGFR2* 、*FGFR3* 、*MET* 、*DDR2* 、*KRAS* 、*PIK3CA* 、*BRAF* 、*AKT1* 、*PTEN* 、*NRAS* 、*MAP2K1* 、*STK11* 、*NOTCH1* 、*CTNNB1* 、*SMAD4* 、*FBXW7* 、*TP53* 中的突变热点，涵盖了该范围内的点突变、插入和缺失型突变，以及 *ALK* 、*ROS1* 、*RET* 和 *NTEK1* 基因的重排。

2. **标本检测质量报告**

涵盖的基因数（target genes）	22 个
扩增片段（amplicons）	92 条
目标序列的碱基数（bases in target regions）	10 235bp
每个碱基的覆盖度（average base coveragedepth）	8653 次
覆盖度一致性（uniformity of coverage）	93.16%
1× 覆盖度的比例（coverage at 1×）	100.00%
20× 覆盖度的比例（coverage at 20×）	100.00%
100× 覆盖度的比例（coverage at 100×）	100.00%
500× 覆盖度的比例（coverage at 500×）	100.00%

3. **标本突变报告**

基因名称	转录本	变异名称		突变类型	突变状态	突变比例	覆盖度
		密码子	氨基酸				
FGFR3	NM_001163213.1	c.1959G＞A	p.（＝）	synonymous	纯合	100%	1665
EGFR	NM_005228.3	c.2573T＞G	p.Leu858Arg	missense	杂合	29.26%	3981
TP53	NM_000546.5	c.215C＞G	p.Pr072Arg	missense	杂合	96.05%	1241

参考人类基因组变异数据库 Clinvar 进行本表格描述，详细请查阅 http://www.ncbi.nlm.nih.gov/clinvar/

图 6-17　高通量测序法检测基因突变报告模板

二、遗传病分子诊断结果报告

每个基因都具有特定的生物学功能，可以编码成不同的蛋白质，维持正常人体的结构与功能。一旦基因在结构上发生碱基对组成或排列顺序的改变，我们称之为基因突变（gene mutation）。若基因的突变造成所编码的蛋白质功能异常或染色体数目或结构变异就会导致机体发生疾病，称为遗传病（genetic disease），常具有垂直传递和终身性的特征。根据遗传物质的改变情况可将遗传病分为染色体病、单基因病、多基因病、线粒体病和体细胞遗传病五大类，目前已知的染色体病有 500 余种，自然流产胎儿中有 20%～50% 是由染色体异常所致，新生活婴中染色体异常的发生率也有 0.5%～1.0%。全球已经确认的单基因遗传病约有 7000 种，OMIM 数据库收录的致病基因有 3000 余种，如色盲、血友病、地中海贫血等都属于单基因病（表 6-10）。唇裂、腭裂、高血压、糖尿病、躁狂抑郁症、类风湿关节炎及先天性心脏病等，均有多基因遗传基础，并各自有其遗传度。OMIM 数据库收录的体细胞遗传病有 117 种，最常见的体细胞遗传病就是肿瘤、如视网膜母细胞瘤，遗传性乳腺癌和家族性腺瘤性息肉等。

表 6-10　常见遗传病及其对应的染色体与基因

序　号	单基因病	染色体	基　因
1	α-地中海贫血	chr16	*HBA1*、*HBA2*
2	β-地中海贫血	chr11	*HBB*
3	先天性肾上腺皮质增生	chr6	*CYP21A2*
4	血友病 A	chrX	*F8*
5	迪谢内肌营养不良	chrX	*DMD*
6	成人型常染色体显性多囊肾病Ⅰ型	chr16	*PKD1*
7	成人型常染色体显性多囊肾病Ⅱ型	chr4	*PKD2*
8	苯丙酮尿症	chr12	*PAH*
9	脊髓性肌萎缩	chr5	*SMN1*
10	莱伯先天性黑矇	chr17	*AIPL1*
11	先天性无痛伴无汗症	chr1	*NTRK1*
12	先天性挛缩细长指	chr5	*FBN2*
13	先天性无虹膜症	chr11	*PAX6*
14	HLA 配型	chr6	*HLA-A*、*HLA-B*、*HLA-DRA*、*HLA-DQB1*
15	威斯科特-奥尔德里奇综合征（Wiskott-Aldrich syndrome）	chrX	*WAS*
16	鸟氨酸氨甲酰基转移酶缺失症	chrX	*OTC*
17	肝豆状核变性	chr13	*ATP7B*
18	遗传性非综合征耳聋	chr7	*SLC26A4*
19	性联鱼鳞病	chrX	*STS*
20	神经纤维瘤病	chr17	*NF1*
21	成骨不全	chr7	*COL1A2*
22	少汗或无汗型外胚层发育不全	chrX	*EDA*
23	脊椎骨骺发育不良	chr12	*COL2A1*
24	黏脂贮积症	chr12	*GNPTAB*
25	甲基丙二酸尿症	chr6	*MUT*
26	X 连锁慢性肉芽肿病	chrX	*CYBB*
27	X 连锁重症联合免疫缺陷症	chrX	*IL2RG*
28	亨廷顿舞蹈症	chr4	*HTT*
29	X 连锁淋巴细胞增生性疾病Ⅱ型	chrX	*XIAP*
30	寻常性鱼鳞病	chr1	*FLG*
31	软骨发育不全	chr4	*FGFR3*
32	瓜氨酸血症Ⅱ型	chr7	*SLC25A13*
33	脊髓小脑共济失调 SCA3 型	chr14	*ATXN3*
34	马方综合征	chr15	*FBN1*
35	ADA 型重症联合免疫缺陷病	chr20	*ADA*
36	肢带型肌营养不良（LGMD2B）	chr2	*DYSF*
37	Rett 综合征	chrX	*MECP2*
38	球形红细胞增多症	chr14	*SPTB*

目前在发达国家,分子诊断已经十分系统和普遍地应用于单基因遗传病的诊断和遗传咨询,通过对受检者的某一特定基因(DNA)或其转录物(mRNA)进行分析,不但能够对患者进行诊断,也可以筛选患者家系中的致病基因携带者或高危个体,有效地降低这些疾病的发生率。对有生育要求的患者及其家属进行遗传咨询及产前指导,可以通过羊水或绒毛膜细胞对胎儿进行产前诊断,对遗传病的早期干预起到了重要作用。

以单基因病为例,除了地中海贫血等一些在区域内高发的疾病外,大多是一些罕见病。因此,疾病的临床诊断常常要依赖于专科医师。如假性肥大性肌营养不良、脊髓性肌萎缩的诊断是由神经内科医师做出,视网膜色素变性的诊断是由眼科医师做出。明确疾病临床诊断后,遗传咨询医师了解病史和家族史,绘出家系谱图,分析疾病的遗传规律,判断疾病的遗传类型,选择适当的基因诊断方法,尽可能做出疾病的基因诊断(图 6-18)。

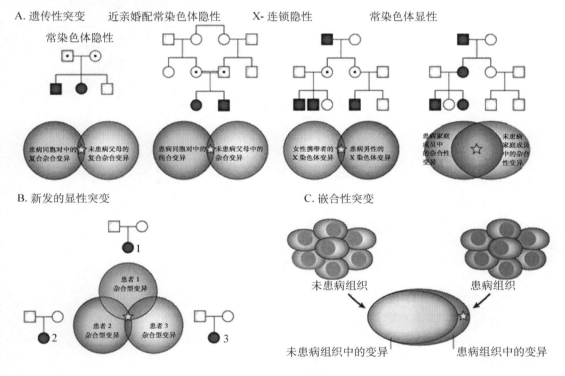

图 6-18 不同类型单基因遗传病的鉴定策略

到目前为止,人们对遗传性物质改变引起的遗传性疾病还无法治疗,只能通过产前监测,减少病婴出生,以防止各类遗传性疾病的发生,如为减少 X 连锁遗传病患儿的出生,从孕妇的外周血中分离胎儿 DNA,检测其 Y 性别决定区基因是一种无创伤性的方法,易为孕妇所接受。另外,还可以通过检测孕妇是否感染弓形虫、梅毒等,为找出不明原因流产和习惯性流产的病因提供有力的帮助,大大提高优生优育。

因此,遗传病是由于遗传物质的改变,包括染色体畸变及在染色体水平上看不见的基因突变而导致的疾病。目前,大部分遗传病没有很好的治疗方法,因此根据其发病的分子基础进行有针对性的个体化医学检测从而实现疾病的分子诊断就显得十分必要。下面通过蚕豆病的临床分子诊断为例描述遗传病分子诊断结果报告的解读。

1. **蚕豆病简介** 蚕豆病又称遗传性葡萄糖-6-磷酸脱氢酶（G6PD）缺乏症，是全球最常见的 X 连锁不完全显性遗传性酶缺陷综合征，全球约 4 亿人受累，患者在食用蚕豆、服用氧化性药物和感染等情况下发病。G6PD 缺乏症发病原因是由于 *G6PD* 基因突变，G6PD 是催化磷酸葡萄糖脱氢，以维持抗氧化物质谷胱甘肽（GSH）的还原性，清除细胞内过氧化物的毒性，保护血红蛋白及细胞膜巯基蛋白，而维持红细胞结构和功能的稳定。*G6PD* 基因突变后导致其酶活性降低，红细胞内不断形成的过氧化物易伤性增高，红细胞不能抵抗氧化损伤而遭受破坏，引起溶血性贫血。其根本原因在于 NADPH 生成不足并由此而导致 GSH 生成低下功能性地缺乏 Cat 和 GSHPX 抗氧化功能障碍氧化易伤性增高（图 6-19）。

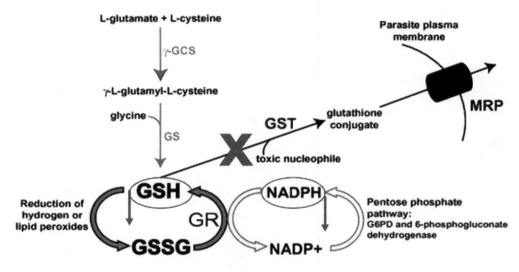

图 6-19　蚕豆病发病的分子机制

目前认为 G6PD 缺乏症是疟疾自然选择的结果，主要分布在热带、中东、东南亚、南美、地中海沿岸和我国南方地区，发病率为 5%～25%（表 6-11）。我国是本病的高发区之一，呈南高北低的分布特点，患病率为 0.2%～44.8%。主要分布在长江以南各省，以海南、广东、广西、云南、贵州、四川等省为高。由于此病大多数平时可无临床症状，早期诊断和早期干预对于该病的预防和控制非常重要，若采取必要的预防措施，G6PD 缺乏症的临床表现或严重程度可大大降低或阻止。

表 6-11　G6PD 缺乏症发病率

区域	总患病率估计	男性总患病率估计
Africa	7.5%（7.1%～7.9%）	8.5%（7.9%～9.1%）
Middle East	6.0%（5.7%～6.4%）	7.2%（6.6%～7.7%）
Asia	4.7%（4.4%～4.9%）	5.2%（4.7%～5.6%）
Europe	3.9%（3.5%～4.2%）	3.8%（2.9%～4.7%）
Americas	3.4%（3.0%～3.8%）	5.2%（4.7%～5.8%）
Pacific	2.9%（2.4%～3.4%）	3.4%（2.7%～4.1%）

G6PD 缺乏症属 X 连锁不完全显性遗传,酶缺乏的表现度不一,故临床表现多样且变化大,从无症状到新生儿黄疸、药物性溶血、感染造成的急性溶血等,严重者导致新生儿期重症黄疸、死亡或永久性神经损伤。WHO 根据 G6PD 活性将蚕豆病分为 5 个等级(表 6-12)。

表 6-12　WHO 根据 G6PD 的活性分级

等　级	酶活性	酶活性比例	疾　病
Ⅰ级	酶活性严重缺乏	< 10%	先天性非球形细胞性溶血性贫血
Ⅱ级	酶活性严重缺乏	< 10%	急性溶血性贫血
Ⅲ级	酶活性中等程度或轻度降低	10%~60%	间歇性溶血
Ⅳ级	酶活性正常	60%~100%	正常
Ⅴ级	酶活性升高	100%~150%	正常

20 世纪 60 年代,广东兴宁地区在蚕豆收获季节曾暴发 G6PD 缺乏症,导致许多患者的死亡。G6PD 缺乏症又是新生儿病理性黄疸的主要原因。据中山大学医学院的一项统计表明,患 G6PD 缺乏症的新生儿中,约 50% 的患儿会出现新生儿黄疸,其中约 12% 可发展为核黄疸,导致脑部损害,引起智力低下。

由于此病大多数平时可无临床症状,早期诊断和早期干预对于该病的预防和控制非常重要,若采取必要的预防措施,G6PD 缺乏症的临床表现的严重程度可大大降低或阻止。

2. 蚕豆病临床分子诊断的方法与检测项目　引起蚕豆病的基因是 *G6PD* 基因,分子诊断就是检测 *G6PD* 基因突变。*G6PD* 基因突变的检测不仅可以从基因水平上提供该病发病的直接证据,对患者做出病因诊断,而且对胎儿可做出产前诊断。不同的突变类型对 G6PD 活性的影响程度也不相同,因此检测 *G6PD* 基因突变对判定预后和指导治疗也有重要意义。

(1)蚕豆病分子检测项目来源:遗传学中详细描述了 G6PD 缺乏症的病因是因为 *G6PD* 基因突变导致了其编码的蛋白活性降低或失活。临床药物基因组学实施联盟(clinical pharma-cogenetics implementation consortium,CPIC)发布了 G6PD 缺乏症基因型与拉布立酶等药物之间的关系,明确指出了 G6PD 缺乏症患者的用药必须检测 *G6PD* 基因状态。世界卫生组织(world health organization,WHO)也发布了关于 G6PD 缺乏症与药物之间的关系,明确指出了 G6PD 缺乏症患者的用药必须检测 *G6PD* 基因状态。

(2)蚕豆病靶分子的检测方法:目前已报道的 *G6PD* 基因突变类型有 180 多种。G6PD 缺陷症的遗传变异基因在 X 染色体上位于 Xq28,患者的基因由 13 个外显子和 12 个内含子组成。G6PD 缺乏症患者的基因突变型多为单个剪辑置换错义突变(图 6-20)。

突变类型的分布具有种族地区异质性,迄今为止在中国人群中发现的突变有 30 多种,其中错义突变包括 *A95G*、*T196A*、*G202A*、*C274T*、*G392T*、*G442A*、*G487A*、*A493G*、*T517C*、*C519G*、*C519T*、*C563T*、*C592T*、*C703T*、*A835G*、*A835T*、*G871A*、*C1004A*、*C1004T*、*C1024T*、*C1311T*、*G1360T*、*G1376T*、*G1381A*、*G1387T*、*G1388A*、*A1414C* 等。其中中国人群中最常见的 *G6PD* 基因突变位点包括 *G1376T*、*G1388A*、*A95G*、*C1024T*。其中 *G1376T*、*G1388A*、*A95G* 三种突变占我国广东、广西和海南地区 G6PD 基因总突变率的 60%~72%,*G392T*、*C592T*、*G871A*、*C1024T* 四种占 10%~20%。

3. Sanger 法测序　Sanger 测序具有高度的准确性和简单、快捷等特点,其主要优点为测序长度较长,可发现新的变异位点,包括一些新的少见的突变形式及突变的确切类型,如点突变、片段缺

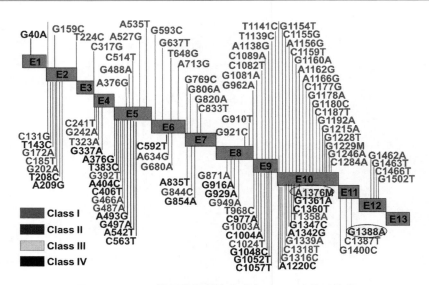

图 6-20　G6PD 基因常见突变位点与 WHO 酶缺乏分类

失。Sanger 测序是针对已知致病基因的突变位点设计引物,进行 PCR 直接扩增测序。单个突变点的扩增包括该位点在内的外显子片段即可,不必将该点所在基因的全部外显子都扩增。

应明确定位要扩增的位点所在的基因外显子和该点的具体位置,设计包括该点在内的上、下游 150~200bp 的外显子片段引物。Sanger 测序目的是寻找与疾病有关的特定的基因突变。对于没有明确候选基因或候选基因数量较多的大样本病例筛查是难以完成的。另外,Sanger 测序不能检测出大片段缺失或拷贝数变异等基因突变的类型,因此对于一些与此相关的遗传性疾病还不能做出基因学诊断。

【实例 4】

(1)样品来源:不同检测目的对样本的类型和采集量的要求不同,各实验室可根据检测项目制订所需样本类型、采集量及特殊要求。

①外周血:外周血是最常用的体液样本,应根据实验需求确定抗凝剂的种类,采样时轻轻颠倒混匀采血管数次,以确保充分抗凝,动作应轻柔避免溶血。

②血斑:血斑主要用于新生儿筛查,一般从新生儿足跟针刺采集。在样本运输、保存困难的情况下也可用于成年人样本的采集。血片采集后自然晾干,避免阳光及紫外线照射、烘烤及挥发性化学物质的污染。滤纸干血片需置于密封袋内。

③涎液:涎液取材方便、无创、提取的 DNA 量多质优,并不亚于全血样本;尤其是涎液标本稳定,可室温长期存放,现已用于人群筛查和遗传病诊断,特别适合边远地区的采样和邮寄。目前市售的涎液样本采集管,均附带涎液核酸保存液,使用十分简便。采集的涎液核酸室温稳定可保存半年以上。

④口腔拭子:患者清水漱口后,医用棉签在口腔内侧脸颊黏膜处反复擦拭数次,取出棉签置于灭菌处理后的滤纸上阴干,每位受检者至少提取 3 根。棉签放入干净封口塑料袋内保存。

⑤产前诊断样本:产前诊断样本主要用于遗传病的产前诊断,样本包括羊水、绒毛、脐血。

羊水:是产前诊断中应用最广泛的标本,主要通过羊膜腔穿刺获得,但一般早期羊膜腔穿刺(妊娠 12~14 周)使用较少,多被绒毛活检替代;目前主要采用中期羊膜腔穿刺(妊娠 15~23

周）。一般中期羊水采集量 15～20ml,为避免母体污染,最初的 1～2ml 弃去并更换注射器。

绒毛:也是产前诊断重要的标本,主要用于孕早期的细胞和分子生物学检测。常于妊娠 10～13 周,超声引导下,根据绒毛板生长位置经宫颈或腹腔穿刺获得。不同检测目的所需绒毛组织量不同,染色体分析所需绒毛约为 10mg,基因分析 5mg 即可。绒毛标本取材后应由经验丰富的技术人员在显微镜下仔细分离蜕膜和血凝块,并进行充分的红细胞裂解洗涤,这一点至关重要。

脐血:可用于产前诊断,脐血采集一般在妊娠 18 周后进行,与羊膜腔穿刺相比,技术难度大且手术并发症较高。

(2)检测流程:Sanger 测序检测流程见图 6-21 所示,分析前应注意临床诊断及在采集标本时的标本的质量控制,确保有足够的细胞用于检测。同时需查阅知情同意书是否签署、家族史是否清晰。分析中应注意标本提取的质量和 PCR 扩增的效率等。分析后应注意定期更新结果的解释内容,使其与最新的临床诊疗指南或规范保持一致,避免出现错误的解释。

(3)数据分析:按照测序仪结果分析说明进行分析,分析过程中应注意如下几项。

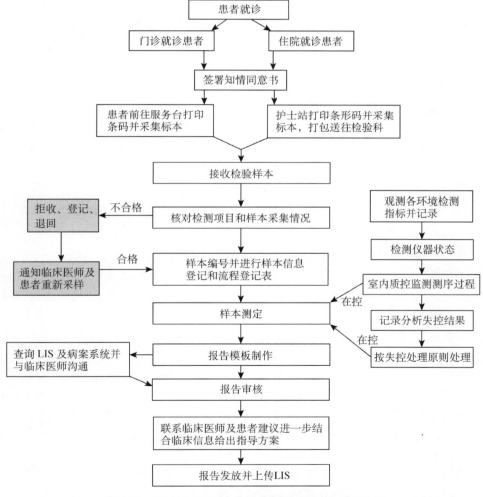

图 6-21　Sanger 法测序用于遗传病基因突变检测流程

①质控数据分析:采用 GAPDH 作为阳性对照,超纯水为阴性对照,全程监控 PCR 和测序反应过程。

②结果判读:测得序列与 NCBI GenBank 中的基因参考序列进行比对分析,根据核酸比对的结果确定基因突变情况,突变位点根据 NCBI-Clinvar 数据库和基因突变专业数据库等指南对该变异进行解释及报道。

(4)结果报告:应制订适合临床实验室的 Sanger 测序的分子诊断报告分析流程(图 6-22),确保每一位检验医师在进行报告分析时,摈弃个人喜好,确保报告内容的一致性。

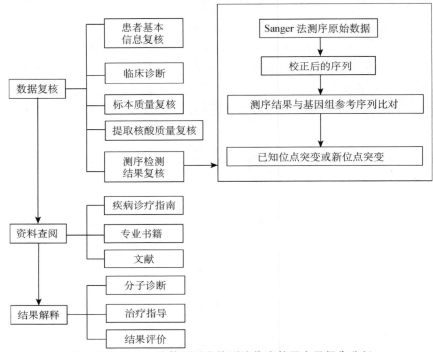

图 6-22　Sanger 法基因测序检测遗传病基因变异报告分析

报告内容应该至少包括如下内容。

①结果报告基本信息:检测名称、标本标识号、患者信息(姓名、性别、年龄、科室、住院号等)、标本类型、临床诊断、送检医师、报告内容(检测方式、采用的检测目标、方法及原理、检测结果、检测结果分析、备注)、说明、检验者及报告者双审验证、报告日期、附录、参考文献。

②基因信息:详细描述检测的基因信息,包括检测基因名称、基因 ID、参考序列、变异位点。

③检测结果的描述:对所检测到结果进行详细地描述。

④检测结果分析:首先,应当对本次检测的质量控制进行描述,是否符合检测标准;其次,对本次检测进行分子诊断,给出明确的定义;最后,针对本次的检测目的,结合当前权威认证的临床指南为临床提供可能可行的临床建议,为个体化诊疗提供分子生物学证据。

⑤备注:简要地描述本次检测的目的及意义、相关疾病的流行病学及危害、所检测基因的定义,临床应用价值。

⑥附录:报告内容的补充,以便临床医师能更好地看懂检测报告。

(5)报告模板:G6PD 基因突变检测报告模板见图 6-23。

××ｘ实验室 G6PD 基因变异检测分析报告　　　　标本标识：

姓　名：	性　别：	出生日期：	联系电话：
民　族：	籍　贯：		
科　室：	住院号：	床　号：	标本类型：
临床诊断：	送检医师：		
标本接收时间：			报告日期：
标本状态：			

报告内容

1. 基因序列分析

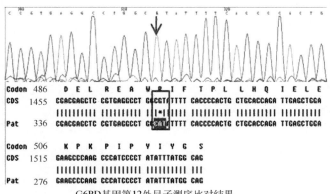

G6PD基因第12外显子测序比对结果

2. 检测结果　本实验室对受检者送检的外周血提取 DNA，针对 G6PD 基因编码区的 1～13 外显子进行
　 PCR 扩增和 DNA 测序，并将所测序列与 G6PD 基因参考序列 NG_009015.1（NCBI GenBank）和 Gene
　 ID：2539 进行比对分析，结果如下。

(1) 受检者 G6PD 基因所检测区域第 1-11、13 外显子未检测到序列变异。

(2) 受检者 G6PD 基因所检测区域第 12 外显子区域检测到变异位点 p. R493H（c. 1478G＞A）。

3. 检测结果分析

(1) 质量控制：送检标本提取总 DNA 浓度 49.8ng/μl；OD260/OD280＝1.91

　　　　　　　是否满足检测要求：　√是　　□否

(2) 分子诊断：该患者送检标本的 G6PD 基因为突变型。

(3) 实验室建议

① 此标本中 G6PD 基因所检测区域第 12 外显子检测到变异位点 p. R493H（c. 1478G＞A）；根据 WHO 分
　 类，该变异位点属于 Class Ⅱ 型（酶活性严重缺乏）。请结合临床综合考虑。

② 患儿父母若有再生育要求，建议进一步遗传咨询，可以考虑产前诊断。

③ 患儿饮食及药物使用应严格遵照医嘱实行，避免导致溶血性贫血。

备注：葡萄糖-6-磷酸脱氢酶（G6PD）缺乏症是最常见的一种遗传性酶缺乏病，俗称蚕豆病，全世界约 2 亿人
　 罹患此病。我国是本病的高发区之一，呈南高北低的分布特点。患病率为 0.2%～44.8%。主要分布在
　 长江以南各省，以海南、广东、广西、云南、贵州、四川等省为高。G6PD 缺乏症高发原因是由于 G6PD 基
　 因变异，导致该酶活性降低，红细胞不能抵抗氧化损伤而遭受破坏，引起溶血性贫血。根据 G6PD 缺乏症
　 的遗传方式分析：① 如果母亲为纯合子患者，父亲正常，儿子一定携带该致病基因，女儿有 50% 机会携带
　 该基因。② 如果父亲为患者，母亲正常，儿子一定正常，女儿一定携带该基因。③ 如果母亲为杂合子，父
　 亲正常，儿子有 50% 机会患病，50% 机会正常；女儿有 50% 机会携带该基因。因此，对于肯定携带者，主
　 张预防性用药，对于 50% 机会携带者，可以考虑预防性用药，但最好是通过产前诊断明确。

　　说明：以上所陈述医学知识、医学理论和医学观点受限于目前的医学认知水平。以上表述文字在解读时
需咨询专业人员，以免引起误解。

　　　　　　　　　　　　　　　　　　　　　　　　检验者：＿＿＿＿＿　报告者：＿＿＿＿＿

　　　　　　　　　　　　　　　　　　　　　　　　　　　　　　　报告日期：＿＿＿＿＿

图 6-23　Sanger 法测序检测 G6PD 基因突变检测报告模板

4. **高通量测序** 利用新一代高通量测序平台,通过在半导体芯片的微孔中固定 DNA 链,DNA 聚合酶以固定的单链 DNA 为模板,按碱基互补原理,合成互补的 DNA 链。DNA 链每延伸一个碱基时,就会释放一个质子,导致局部 pH 变化,感知层检测 pH 变化,并将化学信号转换成数字信号,达到实时判读碱基。最终,通过对所有测序信号的分析,实现对 DNA 序列各个位点不同碱基的相对定量及 DNA 片段的序列判定。通过实体肿瘤相关基因高通量检测,可以同时对多个与肿瘤相关的基因进行检测,快速、准确地检测癌症患者的基因变异情况,有利于治疗方案的选择与用药优化,从而实现肿瘤患者的个体化治疗。

技术优势:①高度特异性、一致的覆盖度,可以高效地测序,有助于节省成本;②可跨已知的易位位点进行灵敏、精确地扩增子制备;③标本用量少,兼容 FFPE 样品,起始样品量可以为低至 10ng 的 DNA,可以检测外周血循环肿瘤 DNA。

【实例 5】

(1)样品来源:不同检测目的对样本的类型和采集量的要求不同,各实验室可根据检测项目制订所需样本类型、采集量及特殊要求。

①外周血:外周血是最常用的体液样本,应根据实验需求确定抗凝剂的种类,采样时轻轻颠倒混匀采血管数次,以确保充分抗凝,动作应轻柔,避免溶血。

②血斑:血斑主要用于新生儿筛查,一般从新生儿足跟针刺采集。在样本运输、保存困难的情况下也可用于成年人样本的采集。血片采集后自然晾干,避免阳光及紫外线照射、烘烤及挥发性化学物质的污染。滤纸干血片需置于密封袋内。

③涎液:涎液取材方便、无创、提取的 DNA 量多质优,并不亚于全血样本;尤其是涎液标本稳定,可室温长期存放,现已用于人群筛查和遗传病诊断,特别适合边远地区的采样和邮寄。目前市售的涎液样本采集管,均附带涎液核酸保存液,使用十分简便。采集的涎液核酸室温稳定可保存半年以上。

④口腔拭子:患者清水漱口后,医用棉签在口腔内侧脸颊黏膜处反复擦拭数次,取出棉签置于灭菌处理后的滤纸上阴干,每位受检者至少提取 3 根。棉签放入干净封口塑料袋内保存。

⑤产前诊断样本:产前诊断样本主要用于遗传病的产前诊断,样本包括羊水、绒毛、脐血。

羊水:是产前诊断中应用最广泛的标本,主要通过羊膜腔穿刺获得,但一般早期羊膜腔穿刺(妊娠 12～14 周)使用较少,多被绒毛活检替代;目前主要采用中期羊膜腔穿刺(妊娠 15～23 周)。一般中期羊水采集量 15～20ml,为避免母体污染,最初的 1～2ml 弃去并更换注射器。

绒毛:也是产前诊断重要的标本,主要用于孕早期的细胞和分子生物学检测。常于妊娠 10～13 周,超声引导下,根据绒毛板生长位置经宫颈或腹腔穿刺获得。不同检测目的所需绒毛组织量不同,染色体分析所需绒毛约为 10mg,基因分析 5mg 即可。绒毛标本取材后应由经验丰富的技术人员在显微镜下仔细分离蜕膜和血凝块,并进行充分地红细胞裂解洗涤,这一点至关重要。

脐血:可用于产前诊断,脐血采集一般在妊娠 18 周后进行,与羊膜腔穿刺相比,技术难度大且手术并发症较高。

(2)检测流程:NGS 测序检测流程见图 6-24 所示,分析前应注意临床诊断及在采集标本时的标本的质量控制,确保有足够的细胞用于检测。同时需查阅知情同意书是否签署、家族史是否清晰。分析中应注意标本提取的质量和 PCR 扩增的效率等。分析后应注意定期更新结果的解释内容,使其与最新的临床诊疗指南或规范保持一致,避免出现错误的解释。

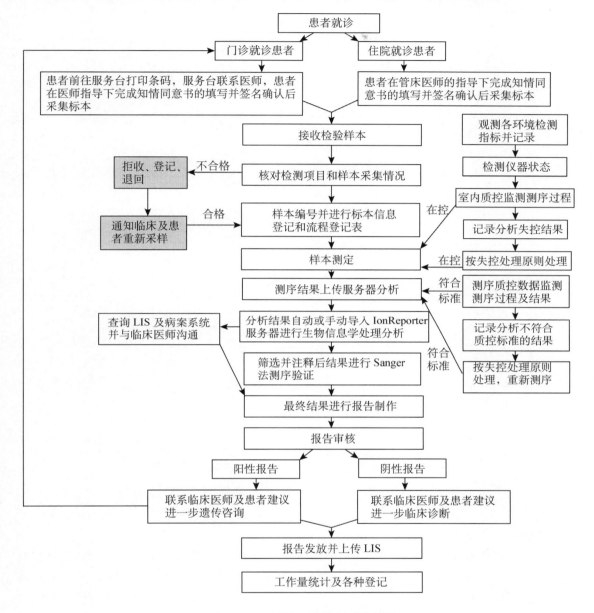

图 6-24　NGS 测序检测遗传病检测流程

(3)数据分析:按照高通量测序数据分析软件说明书进行分析,分析中应注意以下几项。

①时刻监控测序的每一个环节:样本类型、采集及保存方式、核酸提取的过程及质量、文库浓度、模板制备及上机测序的整个环节。

②上机测序完成后通过几点质控标准初步判断测序结果的可信:平均深度(mean depth)>1000x、中靶率(on targert)>95%、均一性(uniformity)>90%。

(4)结果报告:应制订适合临床实验室的高通量测序的分子诊断报告分析流程(图 6-25),

确保每一位检验医师在进行报告分析时,摈弃个人喜好,确保报告内容的一致性。

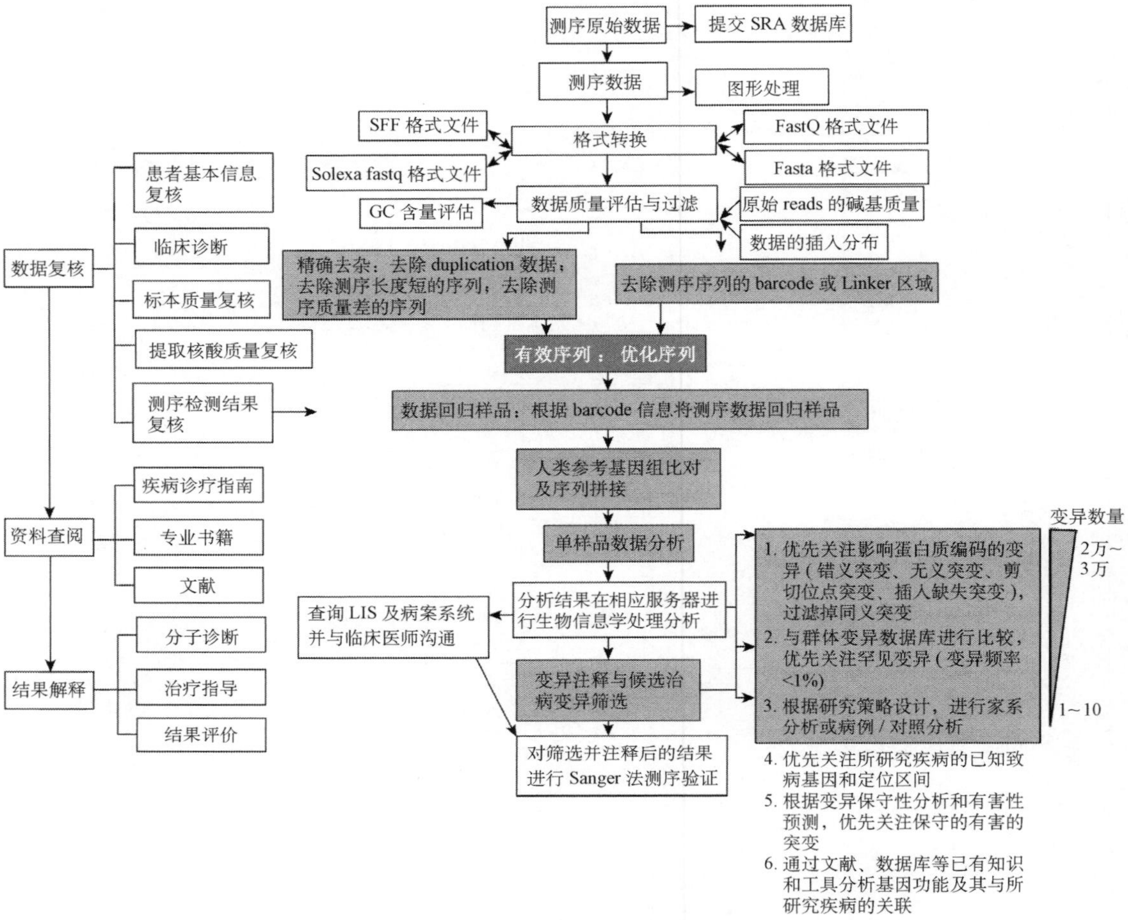

图 6-25　高通量测序检测遗传病基因变异报告分析

报告内容应该至少包括如下内容。

①结果报告基本信息:检测名称、标本标识号、患者信息(姓名、性别、年龄、科室、住院号等)、标本类型、临床诊断、送检医师、报告内容(检测方式、采用的检测目标、方法及原理、检测结果、检测结果分析、备注)、说明、检验者及报告者双审验证、报告日期、附录、参考文献。

②基因信息:详细描述检测的基因信息,包括检测基因名称、基因 ID、参考序列、变异位点。

③检测结果的描述:对所检测到结果进行详细地描述。

④检测结果分析:首先,应当对本次检测的质量控制进行描述,是否符合检测标准;其次,对本次检测进行分子诊断,给出明确的定义;最后,针对本次的检测目的,结合当前权威认证的临床指南为临床提供可能可行的临床建议,为个体化诊疗提供分子生物学证据。

⑤备注:简要地描述本次检测的目的及意义、相关疾病的流行病学及危害、所检测基因的定义,临床应用价值。

⑥附录:报告内容的补充,以便临床医师能更好地看懂检测报告。

(5)报告模板:单基因遗传病高通量基因测序报告模板为例见图 6-26。

单基因遗传病高通量测序基因检测分析报告　　标本标识:

姓　名:	性　别:	年　龄:	联系电话:
科　室:	门诊号:	床位号:	标本类型:
临床诊断:	送检医师:		标本接收时间:

报告内容

1. 检测内容　对常见遗传性疾病相关基因的选定区域进行测序。

2. 检测结果　本实验室对送检的外周血提取基因组 DNA,采用 Life technologies 公司 1on PGM 高通量测序仪检测 G6PD、PAH、ATP7B、GJB2、GJB3、SLC26A4、α/HBA、β/HBA1、HBA2、HBB、DMD、PKHD1、CYP21A2、GALT、GAA、F8 和 F9 等 12 个常见遗传性疾病相关基因,并使用 lon Reporter 数据分析软件对测序结果进行分析,采用 Sanger 法测序验证,结果如下。

(1)G6PD、PAH、ATP7B、GJB2、GJB3、SLC26A4、α、β/HBA1、HBA2、HBB、DMD、PKHD1、CYP21A2、GALT、GAA、甲型、乙型/F8、F9 等基因发生 26 个位点的点突变。

(2) G6PD 基因发生杂合错义突变 c. 1478G＞A (p. R493H)。

3. 结果解释

(1)质量控制:送检标本提取总 DNA 浓度 56.4ng/μl；OD260/OD280＝1.82

　　　　　　　是否满足检测要求:√是　　　□否

(2)分子诊断

①经过数据分析,本次检测在 G6PD 基因编码区检出一个杂合错义突变 c. 1478G＞A(p. R493H)。

②根据 WHO 分类,该变异位点属于 Class Ⅱ型(酶活性严重缺乏),请结合临床综合考虑。

③为确定变异来源,建议进一步检测其父母该位点是否存在变异。

④建议进一步进行遗传咨询。

(3)本检测提供的结果仅供临床参考,请结合临床及其他检测结果综合分析。

备注:单基因遗传病是指单个基因发生突变所引起的遗传病。据统计,现已发现 7000 多种由单基因发生突变而导致的遗传病,虽然单个病症发病率不高,但由于病种多,综合发病率可达 1/100,并且这些疾病大多致死、致畸、致残,而且仅有 5％的病症有有效的药物治疗,但治疗费用昂贵。另据数据显示,在人均携带 2.8 个致病突变基因的情况下,夫妻如果是同一种常染色体隐性遗传病的携带者,则每次怀孕有 1/4 的可能性会生出患儿。所以,在孕前了解风险,有针对性地进行产前诊断是非常有必要的。本检测目前针对 12 种常见单基因遗传病进行基因检测。包括地中海贫血(α/HBA1、β/HBA1、HBA2、HBB),镰刀型贫血(HBB),遗传性耳聋(GJ B2、SLC26A4),脊髓性肌萎缩(SMNI),苯丙尿病症 LPAH),糖原贮积症(GAA),半乳糖血症(GALT),血友病(甲型、乙型/F8、F9),肝豆状核变性(ATP7B),肾上腺皮质增生(CYP21A2),进行性肌营养不良(DMD),隐性多囊肾病(PKHD1)。这些疾病都是我国比较高发的疾病、正常人群携带率比较高的疾病。

　　说明:以上所陈述医学知识、医学理论和医学观点受限于目前的医学认知水平。以上表述文字在解读时需咨询专业人员,以免引起误解。

　　　　　　　　　　　检验者:_____　报告者:_____　审核者:_____

　　　　　　　　　　　　　　　　　　　　　　　　　报告日期:_____

1. 参考文献

Howes RE, Battle KE, Satyagraha AW, et al. 2013. G6PD Deficiency: Global Distribution, Genetic Variants and Primaquine Therapy. Advances in Parasitology, 81:133-201.

Howes RE，Piel FB，Patil AP，et al. 2012. G6PD deficiency prevalence and estimates of affected populations in malaria endemic countries：a geostatistical model-based map. PLoS Med，9(11)：1001339.

2. 备注　本检测用多重 PCR 和高通量基因测序的方法检测标本中 G6PD、PAH、ATP7B、GJB2、GJB3、SLC26A4、α/HBA1、β/HBA1、HBA2、HBB、DMD、PKHD1、CYP21A2、GALT、GAA、甲型、乙型/F8、F9 等 12 个常见单基因遗传性疾病相关基因的基因编码区全长及附近转录剪接位点的突变分析，涵盖了该范围内的点突变、插入和缺失型突变。本报告仅对本次检验的标本负责,结果仅供临床医师参考。

3. 标本检测质量报告

涵盖的基因数(target genes)	12 个
扩增片段(amplicons)	302 条
目标序列的碱基数(bases in target regions)	56 526bp
每个碱基的覆盖度(average base coveragedepth)	5346 次
覆盖度一致性(uniformity of coverage)	92.88%
1×覆盖度的比例(coverage at 1×)	99.43%
20×覆盖度的比例(coverage at 20×)	97.57%
100×覆盖度的比例(coverage at 100×)	93.24%

4. 标本突变报告

基因名称 (Gene Sym)	转录本	变异名称	突变类型 (Type)	杂合/纯合 (Hom/Het)	突变比例 (VarFreq)	突变序列 覆盖度	参考序列 覆盖度 (Ref Cov)	覆盖度 (Coverage)	临床 意义
G6PD	NM_000 402.4	c 1478G＞A (p. R493H)	错义	Hom	100	132	0	132	有害

图 6-26　单基因遗传病高通量基因测序报告模板

三、感染性疾病分子诊断结果报告

分子生物学是分子水平研究生命本质的一门新兴学科,它以核酸和蛋白质等生物大分子的结构及其在遗传信息和细胞信息传递中的作用为研究对象,是当前生命科学中发展最快,并正在与其他学科广泛交叉与渗透的前沿研究领域。感染性疾病是人类最常见的疾病之一,尤其在发展中国家更为常见,给人类造成了严重的负担。近年来,分子诊断对人类健康做出了巨大的贡献,尤其是在感染性疾病的诊断和个体化治疗领域的贡献更是有目共睹。例如乙型病毒性肝炎的诊断和治疗,在临床实践中发现,慢性乙型肝炎的治疗不仅与病毒的载量有关,同时与病毒的基因型和基因突变相关。而病毒的载量、基因型和突变的检测离不开分子诊断技术,正是由于引入分子诊断技术后的个体化治疗,对抑制乙型病毒性肝炎的传播和蔓延起到了重要的作用。

乙型病毒性肝炎

1. HBV 简介　HBV 感染呈世界性流行,但不同地区 HBV 感染的流行强度差异很大。据 WHO 估计,全球约 20 亿人曾感染 HBV,其中 2.4 亿人为慢性 HBV 感染者,每年约有 65 万人死于慢性乙型肝炎及其并发症。HBV 感染可以是急性或慢性,并可能从无症状感染或轻度病变严重或极少数为暴发性肝炎。在世界范围内,大多数人乙型肝炎患者在出生时或者儿童早期感染。慢性乙型肝炎的疾病谱和自然史是多种多样的。部分 CHB 是静止的,不会表现出肝病症状。但部分患者它可能会导致进行性肝纤维化,导致终末期肝硬化,肝细胞癌(肝癌)的风险性显著增加。全球肝硬化和肝细胞癌(HCC)患者中,由 HBV 感染引起的比例分别为 30% 和 45%。我国肝硬化和 HCC 患者中,由 HBV 感染引起的比例分别为 60% 和 80%。由于乙肝疫苗免疫普及,急性 HBV 感染明显减少,以及感染 HBV 人口的老龄化,再加上抗病毒药物的广泛应用,近年 HBeAg 阴性慢性乙型肝炎(CHB)患者的比例有所上升。

2. HBV 临床分子诊断的方法与检测项目

(1)项目来源:2015 年中国慢性乙型肝炎防治指南更新版中,专家组认为 HBV 的分子生物诊断主要包括 HBV DNA 定量检测、HBV 基因分型和耐药突变株检测。HBV DNA 定量检测主要用于判断慢性 HBV 感染的病毒复制水平,可用于抗病毒治疗适应证的选择及疗效的判断。建议采用灵敏度和精确度高的实时定量聚合酶链反应(real-time quantitative PCR)法。HBV 基因分型检测的主要目的是判断 HBV 对抗病毒药物敏感性及预后,不同基因型的疾病临床结局不一样。HBV 至少有 9 个基因型(A~J),我国以 B 型和 C 型为主。HBV 基因型与疾病进展和 α 干扰素(IFN-α)治疗应答有关,与 C 基因型感染者相比,B 基因型感染者较少进展为慢性肝炎、肝硬化 HCC。HBeAg 阳性患者对 IFN-α 治疗的应答率,B 基因型高于 C 基因型,A 基因型高于 D 基因型。病毒准种可能在 HBeAg 血清学转换、免疫清除及抗病毒治疗应答中具有重要意义(表 6-13)。目前,针对乙型肝炎的治疗药物主要为核苷(酸)类似物[nucleos(t)ide analogues,NAs],文献报道 HBV 某些位点发生基因突变与 NAs 耐药相关。通过对基因突变的检测可以帮助判断病毒是否发生耐药,现行治疗方案是否需要调整及合理用药。

表 6-13 慢性乙型病毒感染疾病转归的影响因素

病毒因素	宿主因素	环境因素
HBV 基因型	年龄	黄曲霉素
HBV DNA 滴度(随病程而改变)	感染时年龄	饮酒史
HBeAg 状态	性别	病毒共感染(HIV、HCV、HDV)
前核心区或 BCP 区变异	种族	肥胖
前 S1 变异	HCC 家族史	铁超载

注:HBeAg:乙型肝炎 e 抗原;HBV:乙型肝炎病毒;HCV:丙型肝炎病毒;HDV:丁型肝炎病毒;HIV:人免疫缺陷病毒

(2)检测方法:目前根据检测目的,选择的检测方法不同(表 6-14),如 HBV DNA 定量检测一般均采用荧光定量 PCR,基因分型可以采用荧光定量 PCR、一代测序或基因芯片等。

3. 实时荧光 PCR 通过荧光染料或荧光探针实时监测 PCR 扩增过程,大大提高了检测灵敏度和特异度。普通 PCR 定量是通过终末扩增产物对初始模板进行定量,终末扩增产物波动性很大,这使得这种定量方法具有很大的不确定性,实时荧光 PCR 方法引入 CT 值概念,即 PCR 扩增从基线期进入指数期所经历的循环数,CT 值与初始模板的对数值之间具有非常好的线性关系,这使得 PCR 定量检测方法发生质的飞跃。其中以 TaqMan 探针为基础的 real-time PCR 方法因为技术开放,引入探针增强了检测特异性,应用最为广泛。

表 6-14　检测方法以及项目来源

项　目	检测方式	来　源	标本类别
HBV DNA 定量检测	荧光 PCR	中国慢性乙型肝炎防治指南	血浆
HBV 基因型	荧光 PCR 一代测序 基因芯片 高通量测序	中国慢性乙型肝炎防治指南	血浆
HBV 耐药突变株检测	荧光 PCR 一代测序 基因芯片 高通量测序	中国慢性乙型肝炎防治指南	血浆

目前实时荧光 PCR 方法渐成为乙型肝炎病毒载量检测的主要方法。主要用于判断慢性 HBV 感染的病毒复制水平,可用于抗病毒治疗适应证的选择及疗效的判断。WHO 慢性乙型肝炎感染预防、关护和治疗指南中的建议以 U/ml 报告。不可检测的病毒载量是 HBVNA 水平低于的水平灵敏度的实验室测定。对于高敏感的荧光 PCR 测定,检出下限为 15U/ml。单抗 HBc 阳性 HBV 感染通常 HBV DNA 含量较低,可采用高灵敏的 HBV DNA 检测来确认。另外,由于一些 HBV 感染者外周血循环中 HBsAg 可能因为检测试剂方法的局限性、病毒 S 区变异和感染的窗口期等不能检出,而血液中的病毒任存在,因此高灵敏的 HBV DNA 检测已成为许多发达国家血液及血制品安全性筛查的必选项目。

【实例 6】

(1)样品来源:中国慢性乙型肝炎防治指南中指出 HBV DNA 主要用于判断慢性 HBV 感染的病毒复制水平,可用于抗病毒治疗适应证的选择及疗效的判断,其标本来源:血清(浆),全血中分离的血清(浆)4℃保存 24h,−20℃可长期保存。另外,活检组织、羊水、乳汁、胸腔积液、腹水组织蜡块等也可以用于 HBV DNA 的荧光 PCR 检测,由于取材的限制,一般不常用。

(2)检测流程:荧光定量 PCR 检测 HBV DNA 的检测流程见图 6-27 所示,分析前应注意临床诊断及在采集标本时的标本的质量控制,特别是标本采集量应采集足够。分析中应注意标本提取的质量和 PCR 扩增的效率等。分析后应注意定期更新结果的解释内容,使其与最新的临床诊疗指南或规范保持一致,避免出现错误的解释。

(3)数据分析:按照 HBV DNA 检测试剂盒说明进行分析。

分析过程中应注意:①通过自动设置基线,手动设置阈值线确定突变组 CT 值;②阴性及阳性对照分析,确定检测结果是否在控;③是否存在非典型荧光定量扩增曲线。

(4)结果报告:应制订适合临床实验室的 HBV DNA 荧光定量检测的分子诊断报告分析流程(图 6-28),确保每一位检验医师在进行报告分析时,摈弃个人喜好,确保报告内容的一致性。

报告内容应该至少包括如下内容。

①结果报告基本信息:检测名称、标本标识号、患者信息(姓名、性别、年龄、科室、住院号等)、标本类型、临床诊断、送检医师、报告内容(检测方式、采用的检测目标、方法及原理、检测结果、检测结果分析、备注)、说明、检验者及报告者双审验证、报告日期、附录、参考文献。

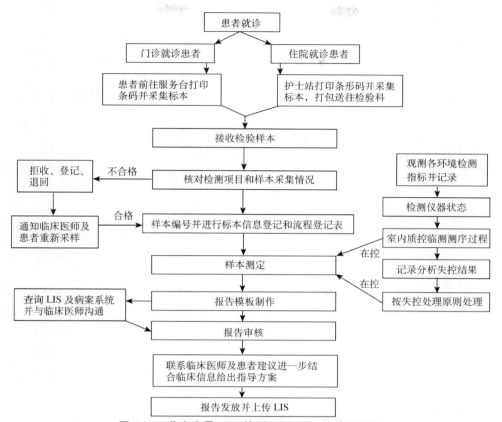

图 6-27　荧光定量 PCR 检测 HBV DNA 的检测流程

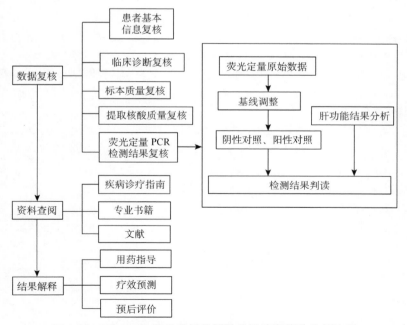

图 6-28　HBV DNA 荧光定量检测的分子诊断报告分析流程

②检测结果的描述:对所检测到结果进行详细地描述。

③检测结果分析:首先,应当对本次检测的质量控制进行描述,是否符合检测标准;其次,对本次检测进行分子诊断,给出明确的定义;最后,针对本次的检测目的,结合当前权威认证的临床指南为临床提供可能可行的临床建议,为个体化诊疗提供分子生物学证据。

④备注:简要地描述本次检测的目的及意义、相关疾病的流行病学及危害、所检测基因的定义,临床应用价值。

⑤附录:报告内容的补充,以便临床医师能更好地看懂检测报告。

(5)报告模板:高灵敏度荧光定量 PCR 检测 HBV DNA 报告模板为例,见图 6-29。

×××实验室 HBV DNA 定量报告单　　　　标本标识:

姓　名:	性　别:	年　龄:	联系电话:
科　室:	住院号:	床位号:	标本类型:
临床诊断:	送检医师:		标本接收时间:

报告内容

1. 检测结果　本实验室对受检者外周血中 HBV DNA 进行荧光定量 PCR 检测分析,结果如下。

检测项目	结果*	单位	参考值
HBV-DNA 定量	×××U/ml	U/ml	无

①* Name:表示未检测到 HBV DNA。

②<500U/ml:低于本实验方法检测最低检出限。但不排除仍有微量 HBV DNA 存在的可能。

2. 检测结果分析

(1)分子诊断:患者目前存在 HBV DNA 病毒感染。

(2)建议:考虑患者目前存在 HBV DNA 病毒感染,建议抗病毒治疗,在治疗过程中,定期监测 HBeAg 血清学转换及 HBV DNA 载量(连续 3 次,间隔 6 个月),如果出现 HBV DNA 载量升高大于最低点 10 倍时,及时检测 HBV DNA 基因分型及耐药基因变异。请结合临床考虑。

3. 备注　根据美国肝病研究学会(AASLD)、欧洲肝脏研究学会(EASL)和亚太肝脏研究学会(APASL)等关于慢性乙型肝炎治疗的指南建议,需要进行高灵敏度 HBV DNA 的检测或监测。

(1)对 HBeAg 阳性患者,当证实至少持续 12 个月出现 HBeAg 血清学转换伴 HBV DNA 检测不到,可考虑停药。对 HBeAg 阴性患者,治疗至少持续 2 年,并连续 3 次检测不出 HBV DNA 且每次间隔至少 6 个月,可考虑终止治疗。

(2)在持续抗病毒治疗的过程中获得病毒学应答后,HBV DNA 较最低点上升大于 10 倍时,提示耐药产生。

(3)治疗停止后,间隔 4 周以上,连续两次 HBV DNA 上升大于 10 倍,提示病毒学复发。

说明:以上所陈述医学知识、医学理论和医学观点受限于目前的医学认知水平。以上表述文字在解读时需咨询专业人员,以免引起误解。

本报告仅对此份标本负责。

　　　　　　　　　　　　　　　　检验者:_____　报告者:_____

　　　　　　　　　　　　　　　　　　　　报告日期:_____

图 6-29　高灵敏度荧光定量 PCR 检测 HBV DNA 报告模板

4. Sanger 法测序　Sanger 测序具有高度的准确性和简单、快捷等特点,测序长度较长,可发现新的变异位点,包括一些新的少见的突变形式及突变的确切类型。Sanger 测序是针对已知致病基因的突变位点设计引物,进行 PCR 直接扩增测序。DNA 序列分析是检测基因突变最直接最可信的方法,不仅可以确定突变的部位,而且还可确定突变的性质,判定是否发生耐药。

【实例 7】

(1)样品来源:中国慢性乙型肝炎防治指南中指出,HBV 基因分型是判断 HBV 对抗病毒药物敏感性及预后,不同基因型的疾病临床结局不一样。HBV 耐药基因的检测可以帮助判断病毒是否发生耐药,现行治疗方案是否需要调整及合理用药。其标本来源可为血清(浆),全血中分离的血清(浆)4℃保存 24h,−20℃可长期保存。

(2)检测流程:Sanger 法基因测序检测 HBV DNA 的基因型和变异流程见图 6-30 所示,分析前应注意临床诊断及在采集标本时的标本的质量控制,特别是标本采集量应采集足够。分析中应注意标本提取的质量和 PCR 扩增的效率等。分析后应注意定期更新结果的解释内容,使其与最新的临床诊疗指南或规范保持一致,避免出现错误的解释(表 6-15)。

(3)数据分析:按照 Sanger 法测序分析说明进行分析,分析过程中,应注意如下几项。

①质控数据分析:采用 GAPDH 作为阳性对照,超纯水为阴性对照,全程监控 PCR 和测序反应过程。

②结果判读:测得序列与 NCBI GenBank 中的 HBV DNA 基因参考序列进行比对分析,根据核酸比对的结果确定基因突变情况,突变位点 HBV DNA 突变数据库对该变异进行解释及报道。

表 6-15　常见 HBV 耐药变异株的交叉耐药数据

P 基因位点	拉米夫定	替比夫定	恩替卡韦	阿德福韦	替诺福韦	恩曲他滨
野生型(无突变型)	敏感	敏感	敏感	敏感	敏感	敏感
V84M, S85A, L80V/I, V214A, Q215S,N236T	敏感	敏感	敏感	耐药	敏感	敏感
T184G,S202I,M250V	敏感	敏感	耐药	敏感	敏感	敏感
A181T/V	耐药	耐药	耐药	耐药	耐药	敏感
A194T	敏感	敏感	敏感	敏感	耐药	敏感
V207M/I	耐药	耐药	敏感	敏感	敏感	敏感
N236T	耐药	敏感	敏感	耐药	敏感	敏感
M204V/I, L180M ＋ M204V/I ± T184G±S202I/G	耐药	耐药	耐药	敏感	敏感	敏感
L180M ± M204V/I ± I169T ± V173L±M250V	耐药	耐药	耐药	敏感	敏感	耐药

注:左 1 列为氨基酸置换位点

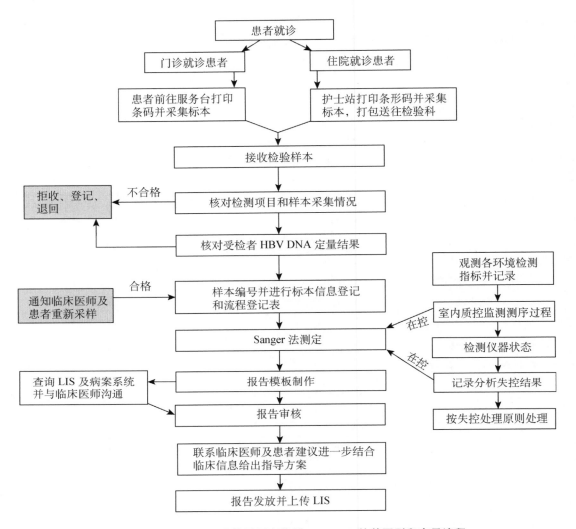

图 6-30　Sanger 法基因测序检测 HBV DNA 的基因型和变异流程

（4）结果报告：应制订适合临床实验室的 Sanger 测序的分子诊断报告分析流程（图 6-31），确保每一位检验医师在进行报告分析时，摈弃个人喜好，确保报告内容的一致性。

报告内容应该至少包括如下内容。

①结果报告基本信息：检测名称、标本标识号、患者信息（姓名、性别、年龄、科室、住院号等）、标本类型、临床诊断、送检医师、报告内容（检测方式、采用的检测目标、方法及原理、检测结果、检测结果分析、备注）、说明、检验者及报告者双审验证、报告日期、附录、参考文献。

②检测结果的描述：对所检测到结果进行详细地描述。

③检测结果分析：首先，应当对本次检测的质量控制进行描述，是否符合检测标准；其次，对本次检测进行分子诊断，给出明确的定义；最后，针对本次的检测目的，结合当前权威认证的临床指南为临床提供可能可行的临床建议，为个体化诊疗提供分子生物学证据。

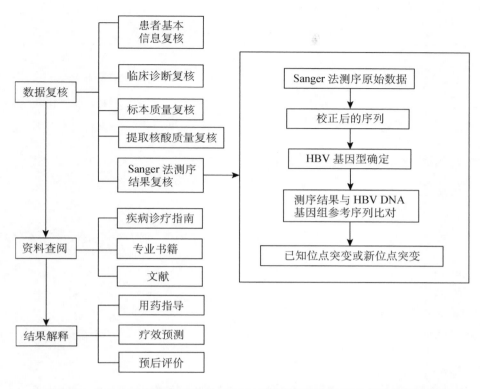

图 6-31　Sanger 法基因测序检测 HBV DNA 的基因型和变异的报告分析流程

④备注:简要地描述本次检测的目的及意义、相关疾病的流行病学及危害、所检测基因的定义,临床应用价值。

⑤附录:报告内容的补充,以便临床医师能更好地看懂检测报告。

(5)报告模板:以 Sanger 法基因测序检测 HBV DNA 的基因型和变异的报告模板为例,见图 6-32。

5. 高通量测序　高通量测序一次可以产生 10G 碱基数据,高的数据通量可以再测序序列数确定的情况下,使得每条序列获得高的测序深度,所以可以检测到含量更低的突变,同时因其测序深度高,其测序结果也更为可靠。通过一次测序可以检测上万份样本,从而大大降低了成本。采用通过高通量测序技术检测临床 HBV 病毒耐药突变,流程具有起始样本量小、针对性强、成本低、通量高,准确性高等优点。可以同时构建多个样品的 DNA 文库,充分发挥测序深度的优势,同时检测多个样本的突变状态。

××× 实验室 HBV DNA 耐药基因突变检测分析报告　　　标本标识:

姓　名:	性　别:	年　龄:	联系电话:
科　室:	门诊号:	床位号:	标本类型:
临床诊断:	送检医师:		标本接收时间:

报告内容

1. 基因序列分析　序列分析见附图。

2. 检测结果　本实验室对受检者外周血中提取的 HBV 基因组 DNA 进行 Pol 基因 RT 区核酸 PCR 扩增和 DNA 测序,并将所测序列与 HBV DNA Pol 基因 RT 区参考序列 AF100309、AB014381 和 X51970 等 (NCBI GenBank)进行比对分析,结果如下:

(1)此血清标本中 HBV 亚型为 B 型。

(2)受检者 HBV-DNA Pol 基因所检测区域 P34S、L80I、H124N、L175X、P177S、M204I、A222T 和 K318R 位点发生突变。

3. 检测结果分析

(1)质量控制:送检标本提取总 DNA 浓度 32.7ng/μl;OD260/OD280＝1.84

　　　　　是否满足检测要求: ☑ 是　　□否

(2)分子诊断:此标本中 HBV 亚型为 B 型。

　　　　　HBV DNA Pol 基因 RT 区检测到耐药位点 L80I 和 M204I。

(3)提示

①用药指南:根据现有文献、资料分析报告 HBVP 基因 RT 区位点突变与核苷类似物耐药之间的关系。此次检测标本检测到 L80I 和 M204I 耐药突变位点,据现有文献报道,上述位点突变后不建议使用恩曲他滨、拉米夫定、替比夫定、恩替卡韦和阿德福韦等核苷类似物药物此次检测标本检测到的 P34S、H12 4N、L175X、P177S、A222T 和 K318R 位点突变尚不确定与核苷类似物耐药相关,请结合临床给予考虑。

②请在治疗过程中定期监测 HBV DNA 载量和检测 HBV DNA 是否发生变异而产生耐药,便于及时调整药物,巩固疗效。

备注:治疗前 HBV 病毒载量检测可以对其病情进行合理评估,帮助选择最佳治疗方案;治疗中定期检测 HBV 病毒载量可以监控疗效,及时发现病毒耐药并调整治疗方案;治疗后定时检测 HBV 病毒载量可以帮助判断预后并及时发现病情变化。治疗中定期进行 HBV 基因分型可以帮助判断预后建立治疗方案。HBV DNA 耐药位点突变检测可以帮助判断病毒是否发生耐药,现行治疗方案是否需要调整及合理用药。

　　　说明:以上所陈述医学知识、医学理论和医学观点受限于目前的医学认知水平。以上表述文字在解读时需咨询专业人员,以免引起误解。

　　　　　　　　　　　　　　　　　　　　　检验者:_____　报告者:_____

　　　　　　　　　　　　　　　　　　　　　　　　　　　报告日期:_____

（续上页）

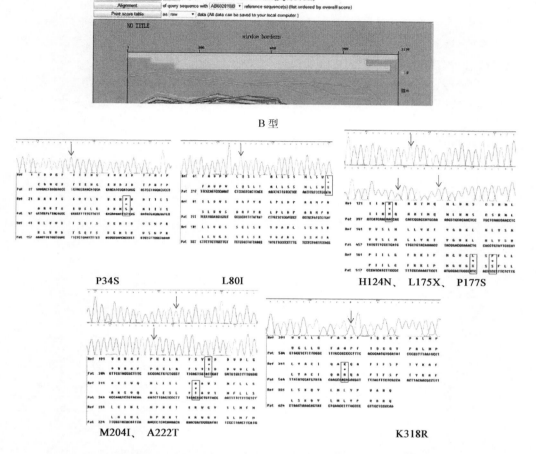

与 HBV 数据库比对结果及 HBV-DNA Pol 基因 RT 区核酸测序比对结果

HBV P 基因 RT 区位点突变与核苷类似物耐药之间的关系

P 基因位点	替诺福韦	恩曲他滨	拉米夫定	替比夫定	恩替卡韦	阿德福韦
野生型（无突变型）	敏感	敏感	敏感	敏感	敏感	敏感
V84M，S85A，L80V/I，V214A，Q215S,N236T	敏感	敏感	敏感	敏感	敏感	耐药
T184G,S202I,M250V	敏感	敏感	敏感	敏感	耐药	敏感
A181T/V	耐药	敏感	耐药	耐药	耐药	耐药
A194T	耐药	敏感	敏感	敏感	敏感	敏感
V207M/I	敏感	敏感	耐药	耐药	敏感	敏感
N236T	敏感	敏感	耐药	敏感	敏感	耐药
M204V/I, L180M ＋ M204V/I ± T184G±S202I/G	敏感	敏感	耐药	耐药	耐药	敏感
L180M ± M204V/I ± 1169T ± V173L±M250V	敏感	耐药	耐药	耐药	耐药	敏感

图 6-32　Sanger 法基因测序检测 HBV DNA 的基因型和变异的报告模板

【实例 8】

（1）样品来源：中国慢性乙型肝炎防治指南中指出，HBV 基因分型是判断 HBV 对抗病毒药物敏感性及预后，不同基因型的疾病临床结局不一样。HBV 耐药基因的检测可以帮助判断病毒是否发生耐药，现行治疗方案是否需要调整及合理用药。其标本来源可为血清（浆），全血中分离的血清（浆）4℃保存 24h，−20℃可长期保存。另外，活检组织、羊水、乳汁、胸腔积液、腹水组织蜡块等也可以用于 HBV DNA 的荧光 PCR 检测，由于取材的限制，一般不常用。

（2）检测流程：高通量基因测序检测 HBV DNA 的基因型和变异流程如图 6-33 所示，分析前应注意临床诊断及在采集标本时的标本的质量控制，特别是标本采集量应采集足够。分析中应注意标本提取的质量和 PCR 扩增的效率等。分析后应注意定期更新结果的解释内容，使其与最新的临床诊疗指南或规范保持一致，避免出现错误的解释。

（3）数据分析：按照高通量测序数据分析软件说明书进行分析，分析中应注意以下几项。

①时刻监控测序的每一个环节：样本类型、采集及保存方式、核酸提取的过程及质量、文库浓度、模板制备及上机测序的整个环节。

②上机测序完成后通过几点质控标准初步判断测序结果的可信：平均深度（Mean

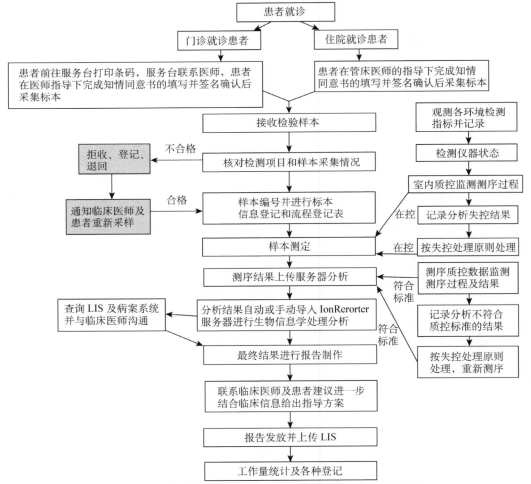

图 6-33 高通量基因测序检测 HBV DNA 的基因型和变异流程

Depth)＞1000x、中靶率(On targert)＞95％、均一性(Uniformity)＞90％。

（4）结果报告：应制订适合临床实验室的高通量测序的 HBV DNA 基因分型和耐药位点变异的分子诊断报告分析流程(图 6-34)，确保每一位检验医师在进行报告分析时，摈弃个人喜好，确保报告内容的一致性。

报告内容应该至少包括如下内容。

①结果报告基本信息：检测名称、标本标识号、患者信息（姓名、性别、年龄、科室、住院号等）、标本类型、临床诊断、送检医师、报告内容（检测方式、采用的检测目标、方法及原理、检测结果、检测结果分析、备注）、说明、检验者及报告者双审验证、报告日期、附录、参考文献。

②基因信息：详细描述检测的基因信息，包括检测基因名称、基因 ID、参考序列、变异位点。

③检测结果的描述：对所检测到结果进行详细地描述。

④检测结果分析：首先，应当对本次检测的质量控制进行描述，是否符合检测标准；其次，对本次检测进行分子诊断，给出明确的定义；最后，针对本次的检测目的，结合当前权威认证的临床指南为临床提供可能可行的临床建议，为个体化诊疗提供分子生物学证据。

⑤备注：简要地描述本次检测的目的及意义、相关疾病的流行病学及危害、所检测基因的定义、临床应用价值。

⑥附录：报告内容的补充，以便临床医师能更好地看懂检测报告。

（5）报告模板：以高通量测序检测 HBV DNA 基因型和耐药位点变异报告模板为例，见图 6-35。

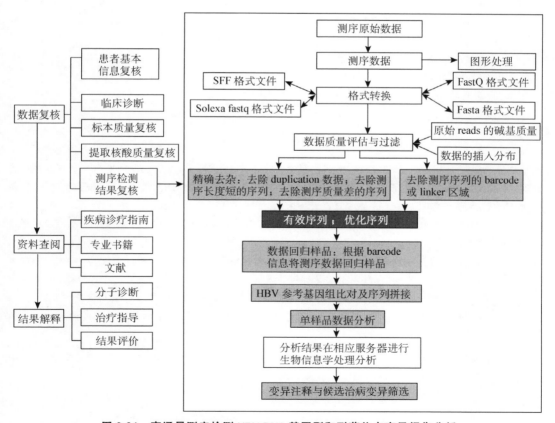

图 6-34 高通量测序检测 HBV DNA 基因型和耐药位点变异报告分析

×××实验室 HBV DNA 耐药位点突变/基因分型高通量测序检测分析报告　　标本标识：

姓 名：	性 别：	年 龄：	联系电话：
科 室：	住院号：	床位号	标本类型：
临床诊断：	送检医师：		标本接收时间：

报告内容

1. 基因型分析

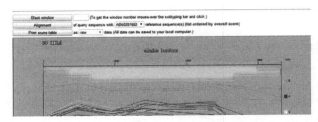

与 HBV 数据库比对结果及 HBV DNA Pol 基因 RT 区核酸测序比对结果

2. 检测结果　本实验室对受检者外周血中提取的 HBV 基因组 DNA 进行 Pol 基因 RT 区核酸采用 Life-technology 公司的 PGM 仪测序，并将所测序列与 HBV：DNAPoL 基因 RT 区参考序列 AF100309、ABOI4381 和 X51970 等（NCBIGenBank）进行比对分析，结果如下：

(1)此血清标本中 HBV 亚型为 B 型。

(2)受检者 HBV DNA Pol 基因所检测区域 L80L/I；HI24N、N134N/S、M204M/I 位点发生突变。

3. 检测结果分析

(1)质量控制：送检标本提取总 DNA 浓度 42.6ng/μl；OD260/OD280-1.84

是否满足检测要求：☑ 是　　□ 否

(2)分子诊断：此标本中 HBV 亚型为 B 型。

HBV-DNA Pol 基因 RT 区检测到耐药位点 L80L/I、H104M/I。

(3)提示：

①用药指南：根据现有文献、资料分析报告 HBVP 基因 RT 区位点突变与核苷类似物耐药之间的关系。此次检测标本检测到 L80L/I、M204M/I 耐药突变位点，据现有文献报道，上述位点突变后不建议使用恩曲他滨、拉米夫定、替比夫定、恩替卡韦和阿德福韦等核苷类似物药物。此次检测标本检测到的 H124N、N134N/S 位点突变尚不确定与核苷类似物耐药相关，请结合临床给予考虑。

②请在治疗过程中定期监测 HBV-DNA 裁量和检测 HBV-DNA 是否发生变异而产生耐药，便于及时调整药物，巩固疗效。

备注：治疗前 HBV 病毒载量检测可以对其病情进行合理评估，帮助选择最佳治疗方案；治疗中定期检测 HBV 病毒载量可以监控疗效，及时发现病毒耐药并调整治疗方案，治疗后定时检测 HBV 病毒载量可以帮助判断预后并及时发现病情变化。治疗中定期进行 HBV 基因分型可以帮助判断预后建立治疗方案。HBV DNA 耐药位点突变检测可以帮助判断病毒是否发生耐药，现行治疗方案是否需要调整以及合理用药。

说明：以上所陈述医学知识，医学理论和医学观点受限于目前的医学认知水平。以上表述文字在解读时需咨询专业人员，以免引起误解。

检验者：_____　报告者：_____

报告日期：_____

（续上页）

1. 常见 HBV P 基因 RT 区位点突变与核苷类似物耐药之间的关系见下表。

P 基因位点	替诺福韦	恩曲他滨	拉米夫定	替比夫定	恩替卡韦	阿德福韦
野生型(无突变型)	敏感	敏感	敏感	敏感	敏感	敏感
V84M，S85A，L80V/I，V214A，Q215S,N236T	敏感	敏感	敏感	敏感	敏感	耐药
T184G，S202I,M250V	敏感	敏感	敏感	敏感	耐药	敏感
A181T/V	耐药	敏感	耐药	耐药	耐药	耐药
A194T	耐药	敏感	敏感	敏感	敏感	敏感
V207M/I	敏感	敏感	耐药	耐药	敏感	敏感
N236T	敏感	敏感	耐药	敏感	敏感	耐药
M204V/I，L180M ＋ M204V/I ± T184G±S202I/G	敏感	敏感	耐药	耐药	耐药	敏感
L180M ± M204V/I ± I169T ± V173L±M250V	敏感	耐药	耐药	耐药	耐药	敏感

2. 标本检测质量报告

涵盖的基因数(Target genes)	1 个
扩增片段(Amplicons)	4 条
目标序列的碱基数(Bases in target regions)	1235bp
每个碱基的覆盖度(Average base coverage depth)	1204 次
覆盖度一致性(Uniformity of coverage)	97.54%
1×覆盖度的比例(Coverage at 1×)	100%
20×覆盖度的比例(Coverage at 20×)	100%
100×覆盖度的比例(Coverage at 100×)	98.14%

3. 标本突变报告

变异位点	突变类型（Type）	杂合/纯合（Het/Hom）	突变比例（VarFreq）	覆盖度（Coverage）	临床意义
L80I	missense	杂合	15.46%	1254	耐药
M204M/I	missense	杂合	57.00%	1184	耐药
H124N	missense	杂合	84.00%	1148	未知
N134S	missense	杂合	63.00%	1103	未知

图 6-35　高通量测序检测 HBV DNA 基因型和耐药位点变异报告模板

6. 基因芯片　基因芯片技术检测 HBV DNA 耐药位点变异具有较高的灵敏度和准确率,样本的核酸含量可以低至 10^3 U/ml。基因芯片检测结果与直接测序结果具有很高的符合率,而且操作简单方便,当日可以完成检测。但基因芯片应用于乙型肝炎病毒耐药性检测,能检测的突变位点不够全面,极大地限制了其临床应用。

【实例 9】

(1)样品来源:中国慢性乙型肝炎防治指南中指出,HBV 基因分型是判断 HBV 对抗病毒药物敏感性及预后,不同基因型的疾病临床结局不一样。HBV 耐药基因的检测可以帮助判断病毒是否发生耐药,现行治疗方案是否需要调整及合理用药。其标本来源可为血清(浆),全血中分离的血清(浆)4℃保存 24h,−20℃可长期保存。

(2)检测流程:基因芯片法检测 HBV DNA 耐药位点变异流程如图 6-36 所示,分析前应注意临床诊断及在采集标本时的标本的质量控制,特别是标本采集量应采集足够。分析中应注意标本提取的质量和 PCR 扩增的效率等。分析后应注意定期更新结果的解释内容,使其与最新的临床诊疗指南或规范保持一致,避免出现错误的解释。

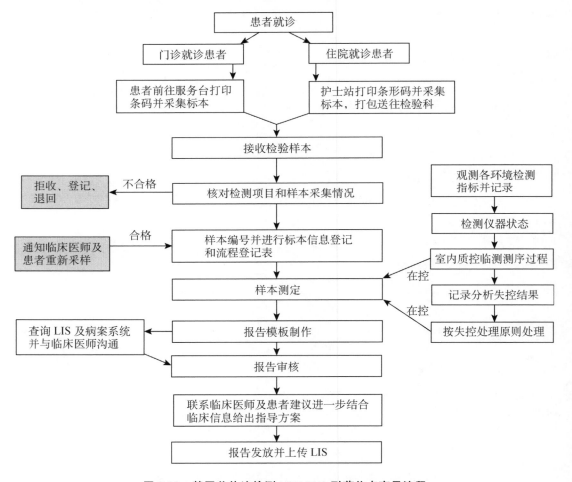

图 6-36　基因芯片法检测 HBV DNA 耐药位点变异流程

（3）数据分析：按照高通量测序数据分析软件说明书进行分析，分析中应注意以下几项。

①质控数据分析：阴性及阳性对照分析，确定检测结果是否在控。

②结果判读：根据试剂盒判读标准进行。

（4）结果报告：应制订适合临床实验室的基因芯片检测 HBV DNA 耐药位点变异的分子诊断报告分析流程（图 6-37），确保每一位检验医师在进行报告分析时，摈弃个人喜好，确保报告内容的一致性。

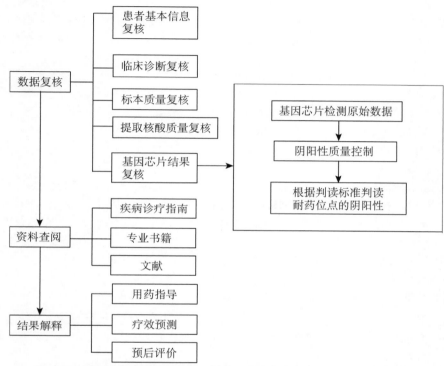

图 6-37　基因芯片检测 HBV DNA 耐药位点变异的分子诊断报告分析流程

报告内容应该至少包括如下内容。

①结果报告基本信息：检测名称、标本标识号、患者信息（姓名、性别、年龄、科室、住院号等）、标本类型、临床诊断、送检医师、报告内容（检测方式、采用的检测目标、方法及原理、检测结果、检测结果分析、备注）、说明、检验者及报告者双审验证、报告日期、附录、参考文献。

②基因信息：详细描述检测的基因信息，包括检测基因名称、基因 ID、参考序列、变异位点。

③检测结果的描述：对所检测到结果进行详细地描述。

④检测结果分析：首先，应当对本次检测的质量控制进行描述，是否符合检测标准；其次，对本次检测进行分子诊断，给出明确的定义；最后，针对本次的检测目的，结合当前权威认证的临床指南为临床提供可能可行的临床建议，为个体化诊疗提供分子生物学证据。

⑤备注：简要地描述本次检测的目的及意义、相关疾病的流行病学及危害、所检测基因的定义、临床应用价值。

⑥附录：报告内容的补充，以便临床医师能更好地看懂检测报告。

（5）报告模板：以基因芯片检测 HBV DNA 耐药位点变异报告模板为例，见图 6-38。

×××实验室 HBV DNA 耐药位点突变/基因分型基因芯片检测分析报告　　标本标识:

姓　名:	性　别:	年　龄:	联系电话:
科　室:	住院号:	床位号:	标本类型:
临床诊断:	送检医师:		标本接收时间:

报告内容

1. 检测结果　本实验室对受检者外周血中提取的 HBV 基因组 DNA 进行 Pol 基因 RT 区核酸采用×××公司的基因芯片仪检测,HBV DNA Pol 基因 RT 区 M204WI、L180M、T184G 和 S20211G 等位点,结果如下

受检者 HBV-DNA Pol 基因所检测区域 M204M/I 位点发生突变

2. 检测结果分析

(1)质量控制:送检标本提取总 DNA 浓度 42.6ng/μl;OD260/OD280＝1.84

　　　　　　是否满足检测要求:√是　　　□否

(2)分子诊断:HBV-DNA Pol 基因 RT 区检测到耐药位点 M204M/I

(3)提示

①用药指南:此次检测标本检测到 M204/I 耐药突变位点,据现有文献报道,上述位点突变后不建议使用恩曲他滨、拉米夫定、替比夫定、恩替卡韦和阿德福韦等核苷类似物药物。请结合临床给予考虑

②请在治疗过程中定期监测 HBV DNA 载量和检测 HBV DNA 是否发生变异而产生耐药,便于及时调整药物,巩固疗效

备注:治疗前 HBV 病毒载量检测可以对其病情进行合理评估,帮助选择最佳治疗方案;治疗中定期检测 HBV 病毒载量可以监控疗效,及时发现病毒耐药并调整治疗方案;治疗后定时检测 HBV 病毒载量可以帮助判断预后并及时发现病情变化。治疗中定期进行 HBV 基因分型可以帮助判断预后建立治疗方案。HBV DNA 耐药位点突变检测可以帮助判断病毒是否发生耐药,现行治疗方案是否需要调整及合理用药

　　说明:以上所陈述医学知识、医学理论和医学观点受限于目前的医学认知水平。以上表述文字在解读时需咨询专业人员,以免引起误解

　　　　　　　　　　　　　　　　检验者:_____　报告者:_____

　　　　　　　　　　　　　　　　　　　　　报告日期:_____

图 6-38　基因芯片检测 HBV DNA 耐药位点变异报告模板

四、无创产前筛查结果报告

　　根据获取胎儿标本的不同方法来分类,产前检查分为有创伤性和无创伤性两种。目前,有创性产前诊断是诊断胎儿染色体疾病的金标准,主要是指通过绒毛活检术、羊水穿刺术和脐静脉穿刺术采集胎儿细胞或组织,来获取胎儿染色体信息。有创检测的准确率为 98%～99%,但伴有 0.5%～1.0% 的流产风险,同时也会伴有羊水渗漏、宫内感染等风险,因此有创产前诊断目前仅应用于筛查高风险、高龄妊娠或家庭中生育过遗传病患儿等情况(表 6-16)。

表 6-16　不同产前筛查与诊断方法

Invasiveness	Test	Comments	Time
Non-invasive	Fetal cells in maternal blood (FCMB)	Based on enrichment of fetal cells which circulate in maternal blood. Since fetal cells hold all the genetic information of the developing fetus, they can be used to perform prenatal diagnosis	First trimester
Non-invasive	Cell-free fetal DNA in maternal blood	Based on DNA of fetal origin circulating in the maternal blood. Testing can potentially identify fetal aneuploidy(available in the United States, beginning 2011) and gender of a fetus as early as six weeks into a pregnancy. Fetal DNA ranges from about $2\% \sim 10\%$ of the total DNA in maternal blood. Cell-free fetal DNA also allows whole genome sequencing of the fetus, thus determining the complete DNA sequence of every gene	First trimester
Non-invasive	Preimplantation genetic diagnosis(PGD)	During in vitro fertilization (IVF) procedures, it is possible to sample cells from human embryos before implantation. PGD is in itself non-invasive, but IVF usually involves invasive procedures such as transvaginal oocyte retrieval	before implantation
Non-invasive	External examination	Examination of the woman's uterus from outside the body.	First or second trimester
Non-invasive	Ultrasound detection	Commonly dating scans (sometimes known as booking scans) from 7 weeks to confirm pregnancy dates and look for twins. The specialised nuchal scan at 11-13 weeks may be used to identify higher risks of Downs syndrome. Later morphology scans from 18 weeks may check for any abnormal development.	First or second trimester
Non-invasive	Fetal heartbeat	Listening to the fetal heartbeat	First or second trimester
Non-invasive	Non-stress test	Use of cardiotocography during the third trimester to monitor fetal wellbeing	Third trimester

续表

Invasiveness	Test	Comments	Time
Less invasive	Transcervicalretrieval oftrophoblast cells	Cervical mucus aspiration, cervical swabbing, and cervical or intrauterine lavage can be used to retrieve trophoblast cells for diagnostic purposes, including prenatal genetic analysis. Success rates for retrieving fetal trophoblast cells vary from 40% to 90%. It can be used for fetal sex determination and identify aneuploidies. Antibody markers have proven useful to select trophoblast cells for genetic analysis and to demonstrate that the abundance of recoverable trophoblast cells diminishes in abnormal gestations, such as in ectopic pregnancy or anembryonic gestation	First trimester
Less invasive	Maternal serum screening	Including β-hCG, PAPP-A, alpha fetoprotein, inhibin-A. See separate section below	First or second trimester
More invasive	Chorionic villus sampling	Involves getting a sample of the chorionic villus and testing it. This can be done earlier than amniocentesis, but may have a higher risk of miscarriage, estimated at 1%	After 10 weeks

传统的无创性产前检查主要有超声检查和孕妇血清学检测等方法，使用这些方法进行检测可避免对胎儿和孕妇造成的危害，但是其灵敏度及特异性有限。近20年来，基于超声检查和孕妇各种蛋白或激素的血清筛查相结合的产前筛查发展迅速。产前血清学筛查的目标疾病是21-三体、18-三体综合征和神经管缺陷，其在早孕期、中孕期、早孕期结合中孕期的检出率分别为83%、81%、94%～96%，假阳性率为5%左右，这些方法的假阳性率较高，为后续有创性产前诊断带来较大的临床压力与实验室压力，带来了一些不必要地穿刺。

近年来，随着新一代高通量测序技术的发展，出现了基于第二代测序技术的无创产前基因检测（noninvasive prenatal testing，NIPT）技术，简称无创产前基因检测。

采用孕妇血浆中胎儿来源游离 DNA（cell free fetal DNA，cffDNA）进行二代测序，通过生物信息学分析，用于产前胎儿非整倍体风险评估，称作无创产前检查（noninvasive prenatal testing，NIPT），对于提高产前筛查效率具有巨大潜力。

NIPT 的基本原理是孕妇外周血浆中的游离 DNA 主要来自孕妇自身组织细胞，少部分来自胎盘滋养层细胞经过凋亡后形成的不完整的游离 DNA 片段（图6-39），平均50～200 碱基，其中80%的片段长度<193bp。在 NGS 仪器内比对已经建立的以 36 碱基为基本的庞大核苷酸序列资料库，利用大规模并行测序（massivelyparallel sequencing，MPS）方式进行辨识，将其分门别类后，累计加总，计算出不同染色体位置来源的 DNA 片段出现的数目或频率（不分辨 DNA 片段来自孕妇或胎盘），再以逻辑统计方式，分析出特定染色体来源的 DNA 片段是否超

标来预测特异性染色体数量变异（表 6-17）。利用目前较普遍被使用的分析程式得出的 Z 值（Z score）超过 3 或标准化染色体值（normalized chromosome values，NCVs）超过 4 即被认定为染色体非整倍体（aneuploidy）。

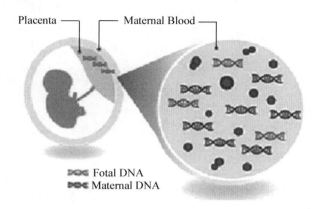

图 6-39　孕妇外周血浆中的游离 DNA 组成

表 6-17　NIPT 在特异性染色体变异中的检测灵敏度

Condition	Sensitivity（detection rate）
Trisomy 21（Down syndrome）	＞99.0％
Trisomy 18（Edwards syndrome）	96.4％
Trisomy 13（Patau syndrome）	＞99.0％
Monosomy X（Turner syndrome）	92.9％
Triploidy/vanishing twin detection	
Male	＞99.0％
Female	＞99.0％
22q11.2 deletion syndrome（DiGeorge syndrome）	95.7％
1p36 deletion syndrome/Angelman syndrome/Cri-du-chat syndrome/Prader-Willi syndrome	93.8％～99.0％

　　NIPT 中的孕妇血浆胎儿游离 DNA 片段主要是来自胎盘细胞。怀孕初期，胎盘一形成，绒毛膜母细胞（trophoblast）就不断代谢凋亡，凋亡细胞经过胎盘屏障流时受母体免疫攻击破裂或胎盘细胞凋亡进入母血，自然降解成 DNA 片段。绝大部分的 cffDNA 都是包裹在核小体外部，与胎儿游离 RNA（cell free fetal RNA，cffRNA）相比，其在外周血浆中的性质更加稳定。怀孕 10 周，孕妇血浆中细胞游离 DNA 片段的胎儿比值（fetal fraction）平均为 10.2％，接着以每周 0.11％的比例缓慢增加，直至怀孕 20 周，胎儿比值再以较明显的比例上升（图 6-40）。

　　一个准确的 NIPT 检测，孕妇血浆中细胞游离 DNA 片段的胎儿比值最少要达到 4％以上，亦即大多数孕妇在孕 12 周即可接受 NIPT 检查，相较于其他的产前筛查或产前诊断，NIPT 更具有早期产前检测的优势。除了孕周数会影响孕妇血浆中细胞游离 DNA 片段的胎儿比值外，相同孕龄的孕妇外周血的 cffDNA 浓度存在较大的个体间差异性，因为孕妇的体

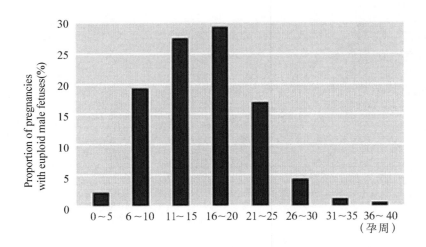

图 6-40　不同孕周母体外周血中胎儿游离 DNA 浓度

重、人种、血清标志、是否吸烟、染色体核型也是影响胎儿比值的因素，也因而直接或间接地影响 NIPT 检测的敏感度及特异度。细胞游离胎儿 DNA 片段的半衰期只有 16.3min，孕妇生产后 2 h 即再也找不到任何此次怀孕的游离胎儿 DNA 片段，再次妊娠 cffDNA 的检测不受上次妊娠影响。

此外，由于 NIPT 检测中孕妇血浆胎儿游离 DNA 片段的主要来源是胎盘；理论上，此一检测应该类似于产前诊断中的绒毛采样，因此也可能发生雷同于绒毛采样的染色体核型假阳性（falsepositive）报告或假阴性（false negative）报告的结果。

美国医学遗传学及基因组学学会（american college of medical genetics and genomics，ACMG）于 2013 年发布了胎儿染色体非整倍体无创产前筛查声明，并与 2016 年进行了更新。美国妇产科医师学会（american college of obstetricians and gynecologists，ACOG）在 2015 年发布了胎儿染色体非整倍体无创产前筛查声明。2015 年以来，中国国家卫生和计划生育委员会办公厅先后 2 次颁布关于开展孕妇外周血胎儿游离 DNA 产前筛查与诊断工作的通知，通知指出，根据目前技术发展水平，孕妇外周血胎儿游离 DNA 产前筛查与诊断的目标疾病为 3 种常见的胎儿染色体非整倍体异常，即 21-三体、18-三体和 13-三体综合征，并出台了《胎儿染色体非整倍体(t21、t18、t13)检测试剂盒(高通量测序法)指导原则》，规范并推动了我国无创产前筛查的发展。

孕妇外周血胎儿游离 DNA 检测的适宜孕周为 $12^{+0} \sim 22^{+6}$ 周。

无创产前筛查的适用人群有：血清学筛查显示胎儿常见染色体非整倍体风险值介于高风险切割值与 1/1000 之间的孕妇。有介入性产前诊断禁忌证者（如先兆流产、发热、出血倾向、慢性病原体感染活动期、孕妇 Rh 阴性血型等）。孕 20^{+6} 周以上，错过血清学筛查最佳时间，但要求评估 21-三体综合征、18-三体综合征、13-三体综合征风险者。

无创产前筛查的慎用人群：有下列情形的孕妇进行检测时，检测准确性有一定程度下降，检出效果尚不明确；或按有关规定应建议其进行产前诊断的情形。①早、中孕期产前筛查高风险。②预产期年龄≥35 岁。③孕周＜12 周的孕妇。④重度肥胖（体重指数＞40）的孕妇。⑤通过体外受精-胚胎移植方式受孕的孕妇。⑥有染色体异常胎儿分娩史，但除外夫妇染色体异常的情形。⑦双胎及多胎妊娠的孕妇。⑧医师认为可能影响结果准确性的其他情形。

　　无创产前筛查的不适用人群:有下列情形的孕妇进行检测时,可能严重影响结果准确性。①孕周$<12^{+0}$周。②夫妇一方有明确染色体异常的孕妇。③1 年内接受过异体输血、移植手术、异体细胞治疗等。④胎儿超声检查提示有结构异常须进行产前诊断。⑤有基因遗传病家族史或提示胎儿罹患基因病高风险。⑥孕期合并恶性肿瘤。⑦医师认为有明显影响结果准确性的其他情形。

　　除外上述不适用情形的,孕妇或其家属在充分知情同意情况下,可选择孕妇外周血胎儿游离 DNA 产前检测(图 6-41)。

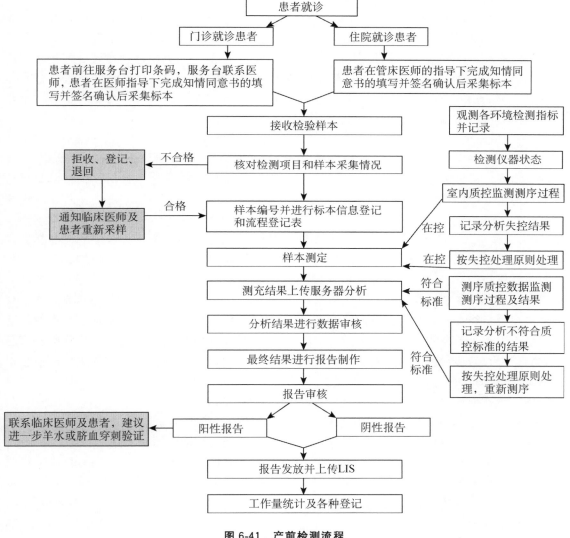

图 6-41　产前检测流程

　　1. 方法与检测项目　临床应用的发展离不开行业专家指导意见的支持,目前已经有包括美国妇产科医师学会(ACOG)、美国国家遗传咨询师协会(NSGC)、国际产前诊断协会(IS-

PD)、国际妇产科超声协会(ISUOG)在内的众多专业机构针对 NIPT 的临床应用发表指导意见。这些声明与指导意见的出台,一方面反映了国际医学领域内对该检测的重视,另一方面也肯定 NIPT 在产前检测中的积极作用和良好效果。行业指南有利于医务工作者更深层次的理解 NIPT,懂得如何在产前检测领域善加应用,使得 NIPT 向更健康、更规范的方向发展。

2. 高通量测序　高通量测序技术,又称"下一代"测序技术,是对传统测序一次革命性的改变,一次对几十万到几百万条 DNA 分子进行序列测定,具有划时代的意义,同时它使得对物种的转录组和基因组进行细致全貌的分析成为可能,因此又被称为深度测序。

目前高通量基因测序在遗传病中最成熟的临床应用即是 NIPT(无创 DNA 产前诊断),它可以从母体血浆中的游离 DNA 得到胎儿的遗传信息,从而检测胎儿是否患三大染色体疾病。

在临床上此检测主要定位成:高精度筛查、深度筛查、接近于诊断的筛查、高危人群的初筛等,虽然名称不同且在临床应用上还存在一定的局限性,但各国专家层面都已经充分认识到了 NIPT 的高灵敏度、高特异度的技术特点,最终希望给该检测一个更加贴合自己国家实际临床情况的定位。由于 NIPT 作为目标疾病指向精确的产前筛查技术,目前还难以取代现有的产前筛查-诊断技术。ACMG(美国医学遗传学与基因组学学会)于 2016 年 7 月更新了关于胎儿非整倍体无创产前筛查的共识(Genet Med. 2016 Jul 28. doi:10.1038/gim. 2016.97.),以取代 2013 年发布的版本。ACMG 根据胎儿非整倍体无创产前筛查的技术定位并未使用 NIPT 这一统称(T 为 testing 缩写,即检测),而是直接使用了 NIPS(S 表示 screening,即筛查)。第一次有专业性协会提出推荐应向所有孕妇告知,对于传统筛查的目标非整倍体(唐氏综合征、爱德华综合征、帕陶综合征)(分别为 21-三体、18-三体、13-三体),NIPS 是最为灵敏的筛查方法。

3. 技术特点　基于高通量测序的胎儿游离 DNA 检测技术作为针对胎儿染色体非整倍体产前筛查技术的优势:①无创伤性,避免了有创性取材方式带来的污染、感染及胎儿流产风险。②对于目标疾病有高的检出率和低的假阳性率。该技术对于 21-三体、18-三体、13-三体综合征等常见染色体非整倍体异常总体检出率在 99.0%以上,假阳性率在 0.1%左右,大大优于目前产前血清学筛查的效率,可以有效降低部分需要介入性产前诊断的数量,从而解决产前诊断技术或人力不足的问题。③适用的孕周范围较大,从孕 9 周以后至中孕期。④临床所需信息少,流程较简单,质量控制相对容易。该技术用于胎儿疾病风险计算所需要的相关临床信息很少,临床操作简单易行。⑤技术的扩展性强,未来有望扩展到染色体部分单体、三体综合征等全部因剂量改变导致的染色体病及其他遗传性疾病的检测上。

但该技术还存在多种局限:①筛查的目标疾病尚偏少,仅针对胎儿 21-三体、18-三体和 13-三体综合征,缩小了后续产前诊断的疾病范围。目前的产前血清学筛查实际上涵盖了除 21-三体、18-三体综合征以外的其他染色体异常,筛查疾病比预期要广泛。②多胎、嵌合体及父母中存在染色体异常的病例均不适于采用该技术进行筛查。因正常与异常细胞系比例不定,深度测序技术检测嵌合体存在难度。对于多胎而言也有类似情况,如多胎中的某一个胎儿患有 21-三体综合征而其他胎儿为正常,该技术的检测灵敏度将降低。③孕妇近期接受过异体输血、移植手术、细胞治疗,孕妇体重超过 100kg 等将影响无创检测结果的准确性。④检测费用较昂贵。

【实例 10】

(1)样品来源:美国妇产科医师学会(ACOG)、美国国家遗传咨询师协会(NSGC)、国际产前诊断协会(ISPD)、国际妇产科超声协会(ISUOG)及中国产前诊断专家组在内的众多专业机构针对 NIPT 的临床应用发表指导意见。这些声明与指导意见指出无创 DNA 产前检测技术的标本来源为孕 $12\sim22^{+6}$ 周的孕妇 EDTA 抗凝血 $5\sim10ml$,母血采集时应避免溶血,$4℃$ 保存,4h 内分离血浆并 $-20℃$ 保存。$-20℃$ 保存不能超过 1 周,$-80℃$ 长期保存。目前母血胎儿游离 DNA 已用于胎儿性别、Rh 血型及胎儿染色体非整倍体等的检测。

(2)数据分析:胎儿染色体数目异常会使母体血浆中 游离 DNA 含量产生微量变化。通过新一代 DNA 测序技术进行深度测序并结合生物信息分析可检测到这种变化,是无创 DNA 产前检测的理论依据。以出生缺陷中最常见的唐氏综合征(T21)为例,通过数学模型分析 cffDNA 用于胎儿染色体疾病产前检测的可行性。正常胎儿和正常母亲的 21 号染色体均为 2 条,患有唐氏综合征的胎儿其 21 号染色体为 3 条。假定母亲外周血中胎儿游离 DNA 的含量为 20%,母体自身游离 DNA 占 80%,为了方便说明,假定共有 10 份 DNA 拷贝。怀有正常胎儿的孕妇外周血浆的 21 号染色体游离 DNA 就是 10 份,2 份来源于胎儿,8 份来源于母亲。对于怀有唐氏综合征胎儿的孕妇来说,则不难算出其外周血浆的 21 号染色体游离 DNA 有 11 份,3 份来源于胎儿,8 份来源于母亲。怀有唐氏综合征胎儿和正常胎儿的母体外周血浆中 21 号染色体游离 DNA 比例就是 11:10。同样,对于胎儿游离 DNA 的含量为 5% 的情况而言,怀有唐氏综合征胎儿和正常胎儿的母体外周血浆中 21 号染色体游离 DNA 比例就是 10.25:10。

因此,无须分离胎儿来源的游离 DNA,总体上怀有唐氏综合征胎儿的孕妇外周血浆中 21 号染色体游离 DNA 的总含量将微微升高。理论上我们通过区分这一微小的差异,便可以实现利用 cffDNA 进行的胎儿染色体疾病产前检测。

高通量测序结束后通过对数据进行质量评估和有效的过滤,将测序数据根据标签回归到单个样品中,每一个样本的测序结果都独立生成一个对应的数据文件(.bin 的文件),并比对到已知的人类基因组序列。采用通用函数比对、过滤所得每个样本的唯一匹配 Reads 数,即 unique reads 数,并对数据进行多步骤数据矫正,如 GC 矫正、RUN 内矫正等,实现数据归一化,并计算每个样本每条染色体的 unique reads 数占该样本所有常染色体 unique reads 数的百分比%chrN,即 Reads ratio 值。再计算每条染色体 Z 值,根据每个样本的 Z 值,判断样本的检测结果。

通过对大样本阴性孕妇血浆样本和阳性孕妇血浆样本进行测序分析比较,对大样本阴性样本的 unique reads 百分比采用 Kolmogorov-Smirnov 检验和 shapiro 检验进行正态检验分析,结果表明 21、18、13 号染色体的 unique reads 百分比满足标准正态分布(图 6-42),因此可使用 Z 检验验证阳性样本与阴性样本是否存在显著性差异。

无创产前筛查的具体数据分析流程见图 6-43。

(3)结果报告:NIPT 的临床应用宜定位于"近似于产前诊断水平的""目标疾病指向精确的"产前筛查技术。虽然该技术用于 21-三体、18-三体、13-三体产前筛查有良好的临床有效性已得到了有效的认证,但 21-三体、18-三体、13-三体和性染色体异常检测的假阴性病例和检测失败的病例(2%~5%)仍然存在,性染色体异常的无创性诊断的符合率相对较低(约 25%)。此外,受现有文库构建及生物信息分析的限制,约有 5% 的双胎或多胎、嵌合体及父母中存在染色体异常的病例不适合进行 NIPT 分析,现阶段该技术对于其他染色体三体异常、结构异常及微缺失综合征尚缺乏有效的筛查指示作用。所以目前临床只出具 21-三体、18-三体、13-三体综合征的检测报告,其他染色体非整倍体异常会同时分析,暂时不出具书面报告,本方法不

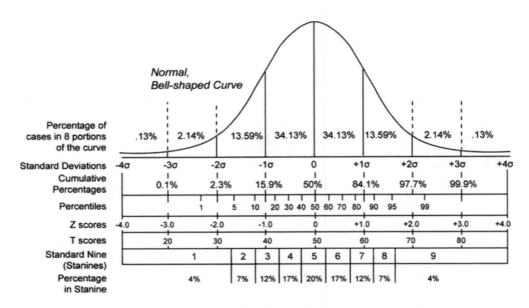

图 6-42　无创产前筛查数据分析 Z 值的标准正态分布

适合检测染色体结构异常,不适合检测双胞胎及以上多胎,不能仅通过该检测结果作为是否终止妊娠的依据,检测结果为"高风险"的孕妇,建议进一步进行产前诊断。除此之外,下列问题也应在临床报告的审核发放中予以注意。

①检测前后的遗传咨询:2015 年 9 月美国妇科与产科医师学院 ACOG 和美国母胎医学会(SMFM)中的遗传委员会再次联合发布了关于"游离 DNA 用于无创产前非整倍体筛查"的委员意见。意见指出检测前遗传咨询是必需的,患者需知晓目前各种可选择的产前筛查和诊断的方法,包括选择不做检测,应充分告知其检测的风险、获益。多胎妊娠的孕妇不建议进行 NIPT。患者应了解该方法局限性和准确性。综合考虑常规筛查的效果、NIPT 的局限性及低风险人群的数据的成本-效益的局限性,常规筛查仍然是孕妇一线筛查的首选。NIPT 检测只可用于筛查常规的三倍体综合征和性染色体构成,目前还无法进行微缺失综合征的常规游离 DNA 筛查。NIPT 阳性患者需接受产前诊断,NIPT 结果不可作为终止妊娠等决策依据。孕妇应被告知 NIPT 结果呈阴性不能确保正常妊娠。对于非整倍体的多项筛查手段平行或同步是不经济的,不可取。NIPT 因技术原因无报告、报告不明确或无法说明问题时,为避免非整倍性风险的增加,应接受进一步的遗传咨询,并进行综合性的超声波评价和产前诊断。若超声检查出胎儿发育畸形,产前诊断的效果要优于 NIPT。NIPT 不能评估胎儿的畸形与否,如神经管畸形或腹壁畸形。已筛查 NIPT 的孕妇应检测母血 α-胎甲球蛋白和超声波来预估胎儿是否出现畸形,NIPT 不能代替中期唐筛(唐氏综合征)。从 ACOG 提供的委员意见可以看出,血浆游离 DNA 的非整倍性检测依然被定位为"筛查",不能替代现有的绒毛穿刺和羊水穿刺"诊断金标准"。但就目前而言,基于血浆游离 DNA 的非整倍性检测的灵敏度和准确性已经大大优于血清学和 B 超的筛查方法,但应用范围和方式还有局限性。

a. 产前遗传咨询:NIPT 相对于血清学筛查的优势,该项检测有严格的临床试验,准确性很高,有很高的 T21 阴性预测值和较低的假阳性率,可减少进行有创性产前诊断的孕妇数量。

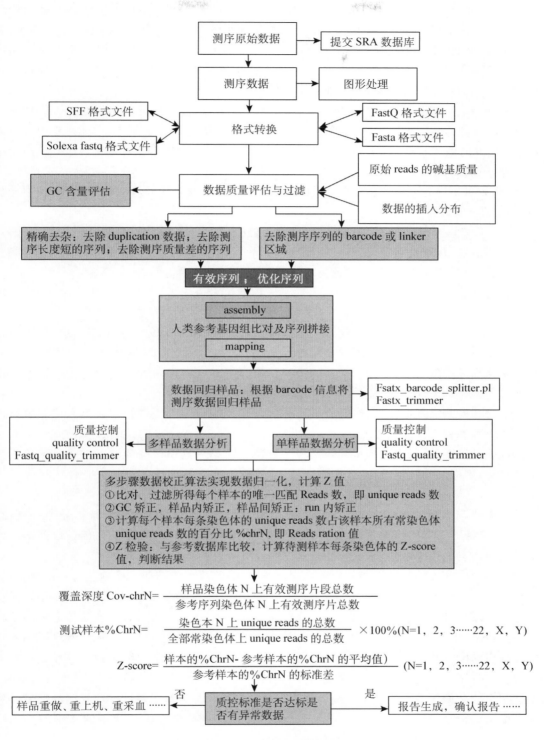

图 6-43　无创产前筛查数据分析流程

NIPT 有一定的局限性,如 NIPT 的检测结果目前还不能视为诊断,NIPT 阳性患者必须通过有创性产前诊断。NIPT 结果不可作为终止妊娠等决策依据。NIPT 不能检测单基因疾病、非平衡易位、缺失、重复等染色体异常,仍需有创性产前诊断。NIPT 目前不能代替早孕期超声 NT 检测、不能筛查开放性神经管畸形,不能判断胎儿数目和胎盘异常等。NIPT 目前缺少双胎或多胎孕妇的临床研究数据,还不能用于双胎或多胎孕妇的产前检测。

b. 检测后遗传咨询:因限制性胎盘嵌合体(confined placentalmosaicism,CPM)或理论上"双胎消失"现象、母体自身染色体异常干扰、母体恶性肿瘤、样本处理不当,孕妇血浆中细胞游离 DNA 片段的胎儿比值、嵌合体等可以原因,NIPT 存在一定的假阳性率。NIPT 的检测结果目前还不能视为诊断,必须通过有创性产前诊断,告知有创性产前诊断的风险。对于 NIPT 阳性孕妇,如果拒绝有创性产前诊断,说服孕妇争取能够拿到脐带血,以便后续进行核型分析或 microarray 分析的产后验证。

②NIPT 的临床报告发放:NIPT 的临床报告应当包括的信息:送检单位和送检医师姓名;孕妇的基本信息,包括姓名、年龄、末次月经时间、孕周等;标本信息,包括标本编号、标本类型、样本状态、采血日期;检测项目和检测方法;目标疾病检测值、参考范围、低风险或高风险结果;结果描述与建议;检测单位、检测时间、检测人员及审核人员签名;临床报告适合发放时间、审核医师签名(图 6-44)。

③检测后咨询及处置:对检测结果为低风险的孕妇,产前诊断机构应当建议其定期进行常规产前检查;如果同时存在胎儿影像学检查异常,应当对其进行后续咨询及相应产前诊断。对检测结果为高风险的孕妇,产前诊断机构应当尽快通知其到本机构进行后续遗传咨询及相应的产前诊断。咨询率应达到 100%,产前诊断率应达 95% 以上。

对于目标疾病以外的其他异常高风险结果,产前诊断机构应当告知孕妇本人或其家属进行进一步咨询和诊断。

④妊娠结局随访:采血机构应当负责对孕妇的妊娠结局进行追踪随访。对检测结果为高风险的孕妇,妊娠结局随访率应达 90% 以上,随访应至少至分娩后 12 周,有条件的可随访至分娩后 1 年。

随访内容应包括后期流产、早产、引产、足月产、死产、死胎等妊娠结局,是否为 21-三体综合征、18-三体综合征、13-三体综合征患儿,有条件的可将后期流产、死胎的遗传学诊断纳入妊娠结局随访内容。

综合国内外开展的临床试验及行业协会指导意见,临床上将 NIPT 检测主要定位成:高精度筛查、深度筛查、接近于诊断的筛查、高危人群的初筛等,虽然名称不同且在临床应用上还存在一定的局限性,但各国专家层面都已经充分认识到了 NIPT 的高灵敏度、高特异度的技术特点,最终希望给该检测一个更加贴合自己国家实际临床情况的定位。NIPT 作为目标疾病指向精确的产前筛查技术,目前还难以取代现有的产前筛查-诊断技术。因尚缺乏在中低风险孕妇人群中的临床数据,目前只推荐高危人群和有特殊需求的人群,包括高龄、血清学筛查高危、有不良孕史的孕妇等。NSGC 的遗传咨询指导意见显而易见是针对目前该项检测的局限性和风险而推出的。让临床医师充分认识到这项检测的局限性,这对临床应用的正确使用十分关键。

染色体非整倍体(T21、T18、T13)高通量基因测序产前筛查与诊断临床报告单　　标本标识：

姓　名：	住院/门诊号：	样本编号：
年　龄：	末次月经：	标本类型：
临床诊断：	孕产史：	样本状态：
IVF-ET 妊娠：	双胎/多胎妊娠：	采样日期：
送检单位：	送检医师：	接收日期：

1. 检测项目　胎儿 21-三体、18-三体、13-三体风险测定。
2. 检测方法　母体外周血胎儿游离 DNA 高通量测序分析。
3. 检测结果

检测项目	三体风险指数	参考范围	提示	胎儿三体风险
13-三体(帕陶综合征)	1.012	[-3,3]	-	低风险
18-三体(爱德华综合征)	-0.319	[-3,3]	-	低风险
21-三体(唐氏综合征)	14.027	[-3,3]	↑	高风险

4. 结果分析

(1)胎儿 21 号染色体异常高风险,胎儿为 21-三体综合征的可能性较大。

(2)为进一步明确诊断,请及时到遗传咨询门诊就诊。

(3)请咨询医师,并参照《围产保健手册》进行后续常规产前检查。

5. 解释

(1)本报告的检测结果只对本次送检的样本负责。

(2)本检测针对母体外周血胎儿的 13、18 和 21 号染色体非整倍体进行检测。

(3)本检测可在孕 12 周开始进行,但鉴于当前医学检测技术水平的限制和孕妇个体差异等不同原因,即使在检测人员已经履行了工作职责和操作规程的前提下,仍有可能出现假阳性和假阴性。如果孕妇孕周推测不准或孕周过小(<12 周),可能会影响检测结果的准确性。

(4)本检测结果不能作为最终诊断结果,如检测结果为高风险,需进行遗传咨询及介入性产前诊断;如检测结果为低风险,则说明胎儿患本筛查目标疾病的风险很低,不排除其他异常的可能性,应进行胎儿系统超声检查及其他产前检查。

(5)受检者需提供完整、准确、详细的个人资料。因受检者提供的资料不实或其他误导因素,会导致检测服务的中断、结果不准确。

(6)检测报告由孕妇本人或其授权者凭回单获取。

说明:以上所陈述医学知识、医学伦理和医学观点受限于目前的医学认知水平。以上表述文字在解读时需咨询专业人员,以免引起误解。

本报告仅对此份标本负责。

检测者：＿＿＿＿　审核者：＿＿＿＿

报告日期：＿＿＿＿

图 6-44　染色体非整倍体(T21、T18、T13)高通量基因测序产前筛查与诊断临床报告模板

五、PGD/PGS 检查结果报告

(一)PGD

胚胎种植前遗传学诊断(preimplantation genetic diagnosis,PGD)是在已确诊夫妇患有某种已知单基因病/染色体病或携带致病突变的情况下对其体外受精形成的胚胎进行检测,筛选不带有该已知遗传病的胚胎植入宫腔,从而获得正常胎儿的技术,PGD 是遗传阻断的最有效的手段。

PGD:在已知父母发病的情况下对胚胎进行检测,针对的是基因型进行检测。

因此,PGD 可用于染色体数目异常或结构异常的患者或携带者、夫妻一方为性连锁遗传病的患者或携带者、单基因病患者或携带者等筛查正常胚胎、用于解决骨髓移植时供者来源困难的 HLA 配型等,而 PGS 主要用于植入前胚胎染色体非整倍体的筛查,常见的筛查对象包括 13、14、15、16、18、21、22、X 和 Y 染色体(图 6-45)。

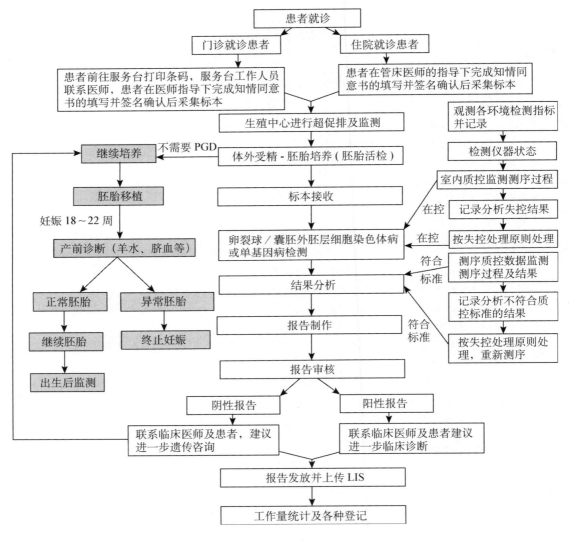

图 6-45 PGD 检测流程

植入前遗传学诊断是随着人类辅助生殖技术,即"试管婴儿"技术发展而开展起来的一种新技术,它是产前诊断的延伸,遗传学诊断的又一更有希望的新技术。

1. **方法与检测项目** 临床对于高龄孕妇和高危孕妇,通常要求为患者进行 PGD 来避免遗传病患儿的出生。理论上只要有足够的序列信息,PGD 能够针对任何遗传条件进行诊断,即凡是能够被诊断的遗传病都可以通过 PGD 来防止患儿出生。PGD 现已可用于一些单基因缺陷的特殊诊断,如 Duchenne 型肌营养不良、脆性 X 综合征等。根据加拿大妇产科医师协会(SOGC)2015 年的指南《Technical Update:preimplantation Genetic Diagnosis and Screening》,通常可采用高通量测序和基因芯片等技术来进行 PGD 的检测。

2004 年 PGD 国际协会颁布了 PGD 技术指南,并于 2008 年修正了 PGD 操作流程及实验室质量保障指南,就 PGD 实验室建立、标本取材、诊断技术、胚胎移植、质量控制与保障、遗传咨询与随访等提出了建议。欧洲人类生殖与胚胎协会(ESHRE)PGD 联盟就 PGD 实验室的设立及相关的 DNA 扩增技术、荧光原位杂交(FISH)技术、胚胎活检 3 项技术建立了相关指南。2015 年,Tur-Kaspa 等提出了用于 HLA 配型的 PGD 指南,有助于指导 PGD 技术在选择与罹患血液系统疾病、急需脐带血干细胞(骨髓)移植患儿的父母选择 HLA 配型符合的胎儿中的规范应用。作为高加索人群中最常见的单基因遗传病,囊性纤维瘤在欧洲人群中的患病率为 1/4000,Girardet 等在 2015 年则提出了囊性纤维瘤 PGD 指南,可作为单基因病 PGD 技术指南参考。这些指南有助于规范 PGD 技术,并建立符合中国国情的 PGD 技术规范和指南。

为了规范 PGS 市场检测行为并制定操作指南,成立于 1944 年的国际知名的加拿大妇产科医师协会(SOGC)在 2015 年 5 月发布了胚胎植入前基因诊断和筛查技术指南性文件"Technical Update:Preimplantation Genetic Diagnosis and Screening",以替代 2009 年 8 月发布的第 232 号文件。文件中明确了 PGD 及 PGS 技术的临床应用价值。

根据加拿大妇产科医师协会(SOGC)2015 年的指南《Technical Update:preimplantation Genetic Diagnosis and Screening》,通常可采用高通量测序和基因芯片等技术来进行 PGD 的检测。该指南中明确指出 PGD 适应证包括如下几项。

(1)遗传性疾病:如单基因遗传病和性连锁遗传病。世界首例 PGD 诊断的是 X-连锁隐性遗传病,Handyside 等通过对胚胎性别的检测,选择女性胚胎移植,获得成功的妊娠。此后,PGD 诊断了许多遗传疾病,例如囊性纤维病、地中海贫血、脊肌萎缩症、亨廷顿舞蹈症等。1999 年,中山大学附属第一医院报道了中国首例 PGD。单基因遗传病 PGD 是经过遗传学检测致病基因,选择没有基因突变的胚胎移植,避免子代发病;而对于性连锁的遗传病来说,还可以通过对胚胎性别的鉴定,实现避免子代发病的可能。然而,X-连锁隐性遗传病如果选择男胚移植,虽然子代不会发病,但是理论上将有 50% 的男性正常胚胎被丢弃,50% 的女性携带者胚胎给予保留。

(2)染色体疾病:可以分为染色体数目异常和结构异常,例如 47,XXX(克氏症)、Turner 综合征(45,XO)等。而相互易位、罗伯逊易位、染色体倒位等均属于结构异常。相互易位是指两条染色体断裂后相互交换无着丝粒断片后重接,人群中发生率约为 $1/6×10^6$。罗氏易位断裂发生在两个近端着丝粒染色体着丝处,断裂后两长臂染色体的着丝粒互相融合形成一个衍生染色体,发生率约为 1/1000。由于没有重要遗传物质的缺失,相互易位和罗氏易位又被称为平衡易位,智力、表型通常正常,但是在生育时,由于产生不平衡的配子会导致生育力下降、复发性流产、畸形儿等问题。通过 PGD,选择正常或平衡的胚胎移植,可以解决这类人群的生育问题。

(3)人类白细胞抗原(HLA)配型:对于某些血液病患儿家庭来说,通过 PGD 可以进行 HLA 选择与患儿相同配型的胚胎移植,来救治已有的血液病患儿。但是,该 PGD 婴儿因为其能成为"救治婴儿"而诞生,其他胚胎因为无"救治功能"而被丢弃,这些尚有伦理争议。

(4)线粒体疾病:约15%的线粒体或氧化磷酸化疾病是由母系遗传的线粒体引起的DNA(mtDNA)突变。因此,通过PGD选择mtDNA突变比率低于发病阈值的胚胎,可以降低子代发生疾病的风险。

(5)外显率可变的遗传性肿瘤(*BRCA1/2*)。

(6)迟发型遗传病(如亨廷顿舞蹈症)。

胚胎的遗传学诊断是PGD、PGS中重要的步骤之一。传统的单细胞诊断方法主要有荧光原位杂交技术(FISH)和PCR技术。近年来新的遗传学诊断技术不断地应用于PGD、PGS,如微阵列技术及二代测序技术等。PCR主要用于单基因病PGD,同时也用于HLA配型、性连锁基因和性别鉴定等。但是单细胞PCR的局限性主要是容易发生等位基因脱扣(allele dropout,ADO)或等位基因选择性扩增(preferential amplification,PA),发生率可达10%~25%,严重影响分析结果的准确性。而FISH技术主要用于胚胎染色体非整倍体及性别的检测,其局限性主要是对有限的染色体(10~12对)进行分析,另外对复杂的平衡易位不易做出正确地诊断。同时探针的杂交失败、信号的重叠、分离等都影响诊断结果。Moutou等报道PCR-PGD的误诊率为0.15%,而FISH-PGD误诊率为0.06%。PGD误诊的后果主要有出生遗传病患儿、自然流产及终止妊娠等,这些都给患者带来巨大的影响。因此,PGD误诊情况需要足够重视,尽量减少PGD误诊情况发生。

遗传诊断技术包括PCR、FISH、基因芯片(array-CGH、array-SNP)、NGS技术。NGS技术在PGD和PGS领域中的应用正在逐步发展,NGS技术最大的优点还在于它不仅可以检测胚胎的非整倍性,而且可以检测单基因疾病。这是其他技术尚不能达到的。

2. 高通量测序 单基因病PGD技术采用NGS技术对待检胚胎细胞进行均一性、高覆盖度扩增,结合二代测序和生物信息学分析,检测胚胎中的已知家族突变。与其他PGD检测相比,特定优势如下。

(1)检测该致病基因周边甚至整个染色体的多个遗传标记,增加检测精确度(通常≥99.9%),降低误诊。

(2)比较亲本血液样本和胚胎样本,确保胚胎属于该亲本,降低误诊。

(3)可对同一个胚胎样本同时进行24-染色体PGS筛查与单基因PGD。

染色体重排和染色体异常定义

平均每500人中就有1人携带平衡染色体重排。而在有多次流产史的夫妇中,平衡染色体重排的概率为1/25~1/20。

平衡染色体重排包括易位、倒位:易位,染色体某一片段断裂并连接到另外一条染色体上。倒位,染色体某一片段断裂,产生的片断颠倒180°后重新连接到同一条染色体上。

携带平衡染色体重排的人群通常并无临床症状,他们甚至不知道自己携带染色体重排。然而,他们产生的卵子或精子遗传物质增加或缺失(即非平衡染色体重排)的概率更高,从而导致不孕、流产、新生儿出生缺陷或智力障碍。

NGS进行PGD和PGS也分为2种类型:一种是先将取材的细胞进行WGA,然后再进行NGS,这也是比较常见的方式。另一种是取材的胚胎细胞无须进行WGA,而是利用模仿PCR技术扩增大量的特异性片段,然后这些扩增的片段再进行NGS。

NGS技术在PGD和PGS领域中的应用正在逐步发展,NGS技术最大的优点还在于它不仅可以检测胚胎的非整倍性,而且可以检测单基因疾病。这是其他技术尚不能达到的。

3. 技术特点　高通量测序技术不仅可以进行大规模基因组测序,还可用于基因表达分析、非编码小分子 RNA 的鉴定、转录因子靶基因的筛选和 DNA 甲基化等相关研究。

主要优点:高通量测序技术有三大优点是传统 Sanger 测序法所不具备的。①利用芯片进行测序,可以在数百万个点上同时阅读测序。②高通量测序技术有定量功能,样品中 DNA 被测序的次数反映了样品中这种 DNA 的丰度。③利用传统 Sanger 测序法完成的人类基因组计划总计耗资 27 亿美元,而现在利用高通量测序技术进行人类基因组测序,测序成本只需 1000 美元。

局限性:检测灵敏度和测序深度相关,疾病表型和基因型的关系还有赖于生物信息的解读,目前 NGS 应用于 PGS/PGD 的标准化和质量控制尚未形成共识。

与 Sanger 测序技术相比,高通量测序平台最大的变化是无须克隆这一烦琐的过程,而是使用接头进行高通量的并行 PCR、测序反应,并结合微流体技术,利用高性能的计算机对大规模的测序数据进行拼接和分析。接头的运用,使得高通量测序技术不再局限于单纯的基因组测序,而是作为一个平台,可以开展全基因表达图谱分析、SNP、小 RNA、ChIP、DNA 甲基化等诸多研究。

【实例 11】

患者为 t(3;14)(q29;q23)平衡易位携带者,曾于 2002 年自然受孕生育 1 名健康女婴,但在 2003～2009 年的 3 次怀孕中,胎儿均被检查出非平衡易位异常而选择终止妊娠。

该夫妇通过卵胞浆内单精子注射(ICSI)受精,供获得 9 个胚胎,受精卵发育到卵裂阶段后活检。对活检样本进行检测的结果表明,1 号和 3 号胚胎为非整倍体,2 号、4 号、9 号和 12 号胚胎携带 3 号染色体和 14 号染色体非平衡易位,8 号胚胎为正常二倍体。目前胚胎已冷冻保存,待后续移植。2 号和 4 号胚胎的检测结果见图 6-46。

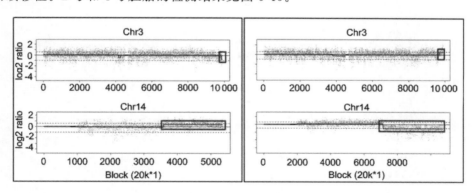

图 6-46　t(3;14)(q29;q23)患者的 2 号和 4 号染色体的检测结果

本案例中对 3 号染色体和 14 号染色体的检测以每 20Kb 测序单元的平均测序 read 数的 log2 值为 Y 轴,以连续测序的 20Kb 测序单元为 X 轴。红色区域为重复序列,黑色区域为着丝粒。[Log2(3/2)]处的虚线表示 100% 的染色体增加(重复),[Log2(1/2)]处虚线表示 100%染色体丢失(缺失)。每一条染色体的 CNV 平均值用蓝线标记。

结果显示 2 号胚胎在 3q29-qter 区段存在 3.8 Mb 的缺失和 14q24.2-qter 区段存在 36 Mb

的重复;4 号胚胎在 3q29-qter 区段存在 3.8 Mb 重复和 14q24.2-qter 区段存在 36 Mb 的缺失。

一对夫妇,均为 β-地中海贫血携带者,想要一个健康的孩子来救治他们患重度 β-地中海贫血的儿子——因铁沉着导致胰腺功能异常并发 1 型糖尿病。

女方先后怀孕 3 次,但每次都因胎儿是重度 β-地中海贫血患胎而不得不终止妊娠。

最终他们选择了 IVF-PGD-HLA,在对胚胎进行地中海贫血诊断的同时进行白细胞抗原系统(HLA)配型。

经过 PGD 检测,女方的多个胚胎均为 β-地中海贫血携带者,但只有一个胚胎与哥哥的 HLA 配型相符,并植入子宫,检测结果见图 6-47。

女方成功怀孕,并足月剖宫产下了一名女婴,她的脐带血为其患有重度 β 地中海贫血的哥哥带来了重生的希望。

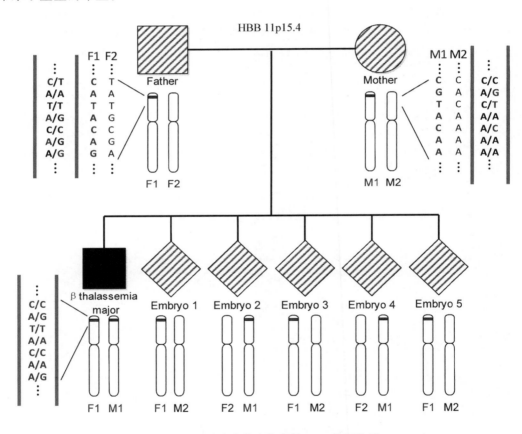

图 6-47　β 地中海贫血患者的 PGD 检测结果

4. 样品来源　加拿大产科医师和妇科医师学会(SOGC)颁布的指南中指出,PGS/PGD 检测可从胚胎着床前各个阶段进行活检取样,获取其遗传物质信息进行诊断(图 6-48)。目前多采用激光打孔机械切割或 Tyrode 酸化打孔后吸出细胞的方法取材。

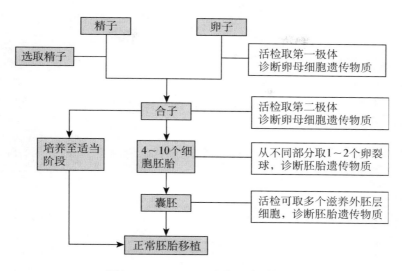

图 6-48　PGS/PGD 检测的样品来源

PGS/PGD 检测的样品来源包括极体、卵裂球、囊胚取材。

(1)极体细胞:可以使用第一极体或第二极体,它们在胚胎发育和合子形成中是非必需的,因而不影响卵子受精和正常发育,且不会引起伦理学上的争议。极体活检比胚胎活检对胚胎的创伤性小,且不为染色体的嵌合性所影响,可以间接地反映母源性遗传缺陷。极体取材可以提供的遗传诊断时间相对较长,有利于胚胎在新鲜周期移植。

极体细胞的活检不能检测父源性非整倍体核型或发生于受精期间及受精后的其他异常,例如多倍体、单倍体及嵌合性,而且只能取到一个细胞核进行分析,结果的可靠性有限。

(2)卵裂球:采用卵裂期胚胎的分裂球进行单细胞遗传学分析。即体外受精 3d 后 6～10 细胞期进行。取出 1～2 个卵裂细胞进行诊断,其他细胞留待诊断后决定取舍。从胚胎中活检出 25% 的细胞,并不会影响其正常发育,活检成功率可达 97%。

卵裂期胚胎活检可以同时检测母源及父源的非整倍体核型、多倍体、单倍体和广泛的嵌合性,诊断的准确性较高,是前些年 PGD 工作中最主要的取材来源。由于可供诊断的细胞有限,以及卵裂期胚胎嵌合比例较高,目前卵裂球取材所占比例在逐渐下降。

(3)囊胚取材:囊胚培养后可为植入前诊断提供充足的时间,可活检滋养层细胞用于诊断,不影响胚体的发育,且所能获取的细胞数目相对多些(10～30 个),减少嵌合现象干扰。而且此阶段的胚胎基因表达更为完全,增加了诊断的可靠性,是较为理想的 PGS/PGD 材料。

然而受精卵在体外培养,目前只能有 50% 能达到囊胚。使该时期的 PGD 受到了限制。当然,囊胚的培养技术、玻璃化冻融技术越来越成熟,以及激光仪器的发展也为囊胚取材广泛应用提供了技术保障。

对于家系样本需采集夫妇双方、子女(如无子女,可选取该疾病相关其他家族成员)外周血。胚胎植入前检测的标本可以是单个卵裂球、3～8 个外滋养层细胞或 WGA 产物;外周血为 EDTA 抗凝血,约 5ml。WGA 产物的总量需大于 2μg。详细要求参见表 6-18 和表 6-19。

表 6-18　PGS/PGD 不同取材的优点、缺点

穿刺阶段	极体 （卵母细胞）	第 3 天 （卵裂球）	第 5～6 天 （滋养外胚层）
优点	对发育无影响	材料少，细胞少	测试数少
	足够宽裕的时间进行遗传检测	所有适应证	材料丰富，细胞多
	对母源遗传变异最佳	遗传检测的时间相对充裕	所有适应证
	避免了法律和道德问题		低嵌合体概率
缺点	测试数多	嵌合体问题	囊胚培养
	连续地活检	等位基因脱扣	玻璃化冷冻囊胚
	不含父源的遗传变异信息	可能会降低胚胎植入率	专业知识需求高

表 6-19　PGS/PGD 不同取样类型的取样要求

取样类型	取样要求
孕妇外周血	孕 $12～22^{+6}$ 周的单胎孕妇外周血 5～10ml，存于 EDTA 处理过的采血管中。母血采集时应避免溶血，4℃保存，4h 内分离血浆并－20℃保存 －20℃保存不能超过 1 周，－80℃长期保存
卵裂球细胞	单个卵裂球细胞，PBS 缓冲液冲洗后放至装有 0.5～4μl（体积不要超过 4μl）缓冲液的 200μl PCR 管管底 运输过程中请固定 PCR 管避免 PCR 管颠倒或剧烈震荡以防细胞丢失，48h 内运输到实验室 干冰保存与运输
囊胚滋养层细胞	多个滋养层细胞，PBS 缓冲液冲洗后放至装有 0.5～4μl（体积不要超过 4μl）缓冲液的 200μl PCR 管管底 运输过程中请固定 PCR 管避免 PCR 管颠倒或剧烈震荡以防细胞丢失，48h 内运输到实验室 干冰保存与运输
单卵裂球 WGA 产物	直接装入 200μl PCR 管中，72h 内运输到实验室，冰袋/蓝冰运输
多滋养层细胞 WGA 产物	直接装入 200μl PCR 管中，72h 内运输到实验室，冰袋/蓝冰运输

5. 数据分析　通过高通量测序仪对 DNA 进行深度测序，测序所得的 Reads 通过与人类基因组进行完全匹配比对。将人类基因组划分为若干个连续的区域，统计每个区域内各个样本完全匹配的 Reads 个数，根据统计结果计算样本间的 log2 比值，并采用特定算法判读待测胚胎的微缺失/微重复区域，进而判断胚胎染色体情况，为选择正常胚胎移植提供遗传学信息参考（图 6-49）。

分析内容应包括：①考虑基因组失衡区间的大小，从原则上讲，基因组失衡区间越大，越可能有临床意义，但人类基因组中也有一些大于 1Mb 的非致病性失衡，一些很小的 CNV 设计关键基因或关键基因的一部分，也可能为致病性失衡；②考虑所包含及邻近的基因及数目，从原则上讲，失衡区域包含的基因越多，越可能有临床意义，但包含基因的功能及致病性更为重要，基因组中已经揭示一些非编码区域有重要的调控元件，也可能有重要的临床意义；③与数据库进行比较，如 DECIPHER、DGV、ClinVar、本地数据库和统一的中国人群 CNV 数据库等，正

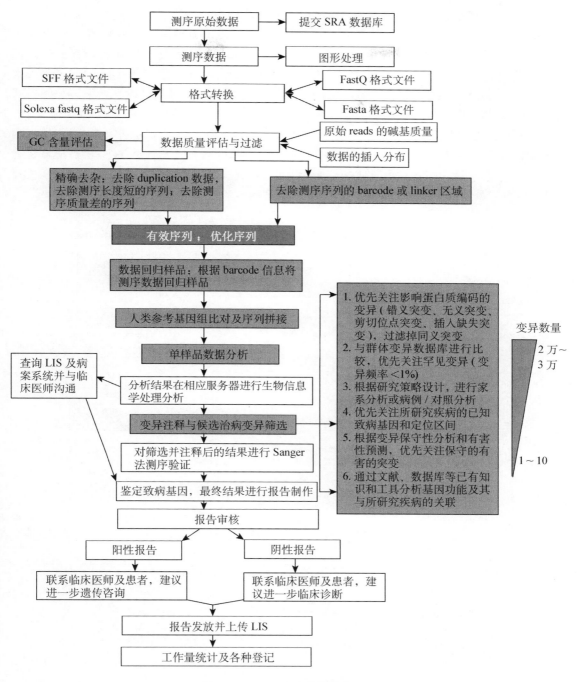

图 6-49　PGS/PGD 数据分析流程

常人群中出现类似的 CNV 越多,显示其临床意义良性的可能性就越大,但并不是在正常人群中出现过的变异就一定没有临床意义;④一般缺失比重复更具有临床意义,基因组中也有一些三倍剂量敏感基因具有肯定的致病性;⑤新发变异比父母传递下来的变异更可能具有致病性,但从正常父母传递下来的变异不一定没有临床意义,从患病的父母一方传递下来的变异也不一定治病,需要根据变异区域的大小、基因及数据库资料综合分析。

6. 结果报告 所有报告应以书面形式出具,联合实验室可通过传真或邮件发送书面报告,细节可通过电话沟通。报告要求格式固定、结果清晰、界面友好。PGD 报告应包括的内容:实验室名称及信息,包括实验室名称、地址、联系电话等;医师信息;报告日期;报告名称(疾病名称+PGD);检测疾病及基因名称;夫妇姓名及出生日期;标本信息(标本类型、取材日期、收到日期、检测日期);检测方法;检测结果;误诊率;检验者及审核者签名;页码及总页码数。无论 FISH 或 PCR 结果,PGD 报告均建议由 2 名具备诊断资质的人员分别审阅分析,独立出具诊断意见,诊断一致时方可出具诊断报告。如果 2 名诊断人员判断的结果不一致,应重复检测,必要时重新活检。在不能出具明确诊断报告时,应充分告知患者,并由患者知情选择。建议在与患者讨论 PGD 结果前,应由生殖中心有资质的专业人员认真审查(图 6-50)。

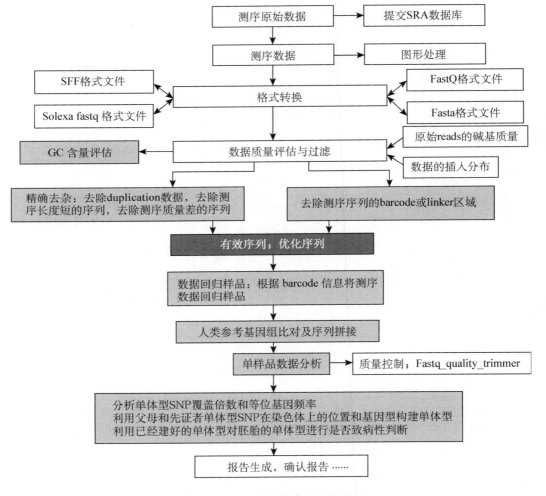

图 6-50 PGD 高通量测序报告流程

以先天性脊柱骨骺发育不良(SEDC)检测临床报告为例,列举 PGD 的模板(图 6-51)。

先天性脊柱骨骺发育不良(SEDC)检测临床报告单　　　标本标识:

送检医师:

患者资料:　　　　　　　　　　　　IVF 编号:

样本序号	性别	亲缘关系	致病基因信息
黄*	女	女方	c.1510G->A,p.G504S
商*	男	男方	WT
叶*	女	男方母亲	WT
商*	男	男方父亲(先证者)	c.1510G->A,p.G504S

胚胎活检日期:　2016-01-23　　送检细胞种类:囊胚期细胞

检测日期:2016-01-25　　送检胚胎数量:8 枚

检测项目:先天性脊柱骨骺发育不全(SEDC)检测临床报告

检测方法:靶向捕获 NGS 测序技术

检测原理:以 COL2A1 基因作为目标区域,在该基因上下游选择高密度紧密连锁的 SNP 作为遗传标记,利用 Ion Ampliseq™ Designer 网站设计引物,经 DNA 纯化、建库、Ion Torrent 平台测序分析后,选择若干有效位点建立单体型

PGD 检测结果:

样本序号	亲缘关系	单体性检测结果	性别	常染色体显性遗传疾病(突变型)	备注
黄*	父亲	c.1510G->A,p.G504S	男	SEDC 患者	
商*	母亲	WT	女	正常	
叶*	先证者 1:男方父亲	c.1510G->A,p.G504S	男	SEDC 患者	
商*	男方母亲	WT	女	正常	
HYH1	胚胎 1	c.1510G->A,p.G504S	-	异常。携带致病单体,致病	
HYH2	胚胎 2	c.1510G->A,p.G504S	-	异常。携带致病单体,致病	
HYH3	胚胎 3	c.1510G->A,p.G504S	-	异常。携带致病单体,致病	
HYH4	胚胎 4	c.1510G->A,p.G504S	-	异常。携带致病单体,致病	
HYH5	胚胎 5	c.1510G->A,p.G504S	-	异常。携带致病单体,致病	
HYH6	胚胎 6	WT	-	正常。未携带致病单体,不致病	
HYH7	胚胎 7	WT	-	正常。未携带致病单体,不致病	
HYH8	胚胎 8	c.1510G->A,p.G504S	-	异常。携带致病单体,致病	

本次检测结果显示:

1. 编号为 HYH6 和 HYH7 的胚胎未发现 COL2A1 基因存在致病变异。请医师结合临床分析。

2. 若获得持续妊娠,必须进行产前诊断确诊。

3. 检测结果见下页。

说明:以上所陈述医学知识、医学伦理和医学观点受限于目前的医学认知水平。以上表述文字在解读时需咨询专业人员,以免引起误解。

　　　　　　　　　　　　　　检验者:_____　　审核者:_____

　　　　　　　　　　　　　　　　　　　　　报告日期:_____

单体型结果

Name	父亲			母亲		先证者1		先证者2		胚胎1		胚胎2		胚胎3	
	F_F1	F_F2		F_M1	F_M2	F1	F2	M1	M2	M1	F1	M1	F1	M2	F1
COL2A1_F_10	G	A		G	A	G	A	G	G	G	G	G	G	G	G
COL2A1_F_11	C	T		C	T	C	T	C	C	C	C	C	C	C	C
COL2A1_F_12	C	A		C	A	C	A	C	C	C	C	C	C	C	C
COL2A1_F_13	C	C		C	T	C	T	C	C	C	C	C	C	C	C
COL2A1_M_4	C	C		C	C	C	C	C	A	C	C	C	C	A	C
COL2A1_M_5	A	G		A	G	A	G	A	G	A	A	A	A	G	A
COL2A1_M_6	C	C		T	T	C	T	T	C	T	C	T	C	C	C
COL2A1_c.1510	T	C	1	C	C	T	C	C	C	T		C	T	C	T
COL2A1_M_7	G	C	1	G	G	G	G	G	C	G	G	G	G	C	G
COL2A1_M_8	T	A	1	T	T	T	T	T	A	T	T	T	T	A	T
COL2A1_M_9	G	A	1	G	G	G	G	G	A	G	G	G	G	A	G
COL2A1_21	A	C	1	A	A	A	A	A	C	A	A	A	A	C	A
COL2A1_22	T	C	1	T	T	T	T	T	C	T	T	T	T	C	T
COL2A1_23	G	C	1	G	G	G	G	G	G	G	G	G	G	G	G

Name	父亲		母亲		胚胎4		胚胎5		胚胎6		胚胎7		胚胎8	
	F1	F2	M1	M2	M2	F1	M2	F1	M2	F2	M2	F2	M1	F1
COL2A1_F_10	G	A	G	G	G	G	G	G	G	A	G	A	G	G
COL2A1_F_11	C	T	C	C	C	C	C	C	C	T	C	T	C	C
COL2A1_F_12	C	A	C	C	C	C	C	C	C	A	C	A	C	C
COL2A1_F_13	C	T	C	C	C	C	C	C	C	T	C	T	C	C
COL2A1_M_4	C	C	C	A	A	C	A	C	A	C	A	C	C	C
COL2A1_M_5	A	G	A	G	G	A	G	A	G	G	G	G	A	A
COL2A1_M_6	C	T	T	C	C	C	C	C	C	T	C	T	T	C
COL2A1_c.1510	T	C	C	C	C	T	C	T	C	C	C	C	C	T
COL2A1_M_7	G	G	G	C	C	G	C	G	C	G	C	G	G	G
COL2A1_M_8	T	T	T	A	A	T	A	T	A	T	A	T	T	T
COL2A1_M_9	G	G	G	A	A	G	A	G	A	G	A	G	G	G
COL2A1_21	A	A	A	C	C	A	C	A	C	A	C	A	A	A
COL2A1_22	T	T	T	C	C	T	C	T	C	T	C	T	T	T
COL2A1_23	G	G	G	G	G	G	G	G	G	G	G	G	G	G

先天性脊柱骨骺发育不良（SEDC）检测结果

图 6-51　先天性脊椎骨髓发育不良（SEDC）检测临床报告模板

实验室可以选择不报告良性甚至可能良性的 CNV。实验室报告的每一个 CNV 应包含以下信息：①细胞遗传学定位（染色体编号和细胞遗传学条带名称）；②剂量［例如拷贝数重复及重复的次数和（或）缺失及缺失的拷贝数结果，特别标明男性 X 或 Y 染色体上一个拷贝数缺失导致的 0 拷贝结果］；③指定的基因组版本下的 CNV 大小与坐标。此外，特殊情况下，还应该报告包括隐性遗传基因的携带状态；报告成年发病着症状发生前或未确诊疾病的突变状态。

报告应该客观地交代 PGD 过程及结果，而不是过分夸大其成功的结局，这样会更受到患者的青睐。要清楚地告知夫妇 PGD 的误诊可能，同时也建议夫妇，如果妊娠后应该进一步做常规产前诊断。PGD 的诊断不应随着胚胎移植入母体而结束，而要继续随访至产前诊断乃至对日后出生的婴儿也应该继续随访。调查表明，即使 PGD 误诊，最终导致致病婴儿出生，医院对其随诊也将明显改善患者的满意度。

（二）遗传咨询

2015 年 5 月，加拿大妇产科医师协会（SOGC）发布了胚胎植入前基因诊断和筛查技术更新文件，以替代 2009 年 8 月发布的第 232 号文件。该指南明确指出 PGS/PGD 进行前后的遗传咨询是必需的，遗传咨询应当包含以下内容：①辅助生殖技术的风险；②患者有选择不进行体外受精和 PGD 的权利；③胚胎活检及过度培养的风险；④常染色体或 X-连锁遗传病携带者应告知相关的遗传模式及患儿患病后对生活质量的影响；⑤平衡易位携带者或其他染色体结构异常携带者，应当告知所有减数分裂时期染色体分离的可能模式，及怀上非平衡易位患儿的可能风险；⑥PGD 技术的局限性及缺陷，包括误诊的危险及需要后续通过 CVS 或羊膜穿刺术产前诊断测试确认 PGD 结果；⑦产前诊断方法的选择权（绒毛取样，羊膜穿刺术，超声检查加或不加额外的血液测试，拒绝产前检测）及其相关风险；⑧可能会出现所有胚胎都为病胚而没有可移植胚胎，或虽然染色体没有异常，但为隐性遗传病或 X-连锁障碍遗传病携带者的胚胎被移植的可能性；⑨对于经过测试但是却没有得到决定性结论为胚胎的处置权，适当的时机对未移植胚胎的处置（如丢弃、冷冻保存、研究用或捐赠）；⑩用于避免疾病的风险的替代方法（如使用捐赠配子）。

PGD、PGS 在辅助生殖中的临床意义毋庸置疑，尤其在遗传病的检测方面，利远大于弊。但对于接受 PGD、PGS 治疗的夫妇在咨询时一定要告知：由于 PGD、PGS 的复杂属性，也存在误诊的情况。其中一些是由于技术本身的局限性引起：①PCR 及其相关技术主要适用于单基因病，但其检测位点有限，扩增效率低，易污染和等位基因脱扣（ADO）。②FISH 不能检测全部的染色体，假阳性问题突出；CGH 无法检测平衡易位的胚胎，也不能区分数目改变的染色体单体型和三体型。③array CGH 和 SNP array，基因芯片制作难度大，成本高，且只能检测出已知的异常。④高通量测序技术后期需要进行大量地数据分析。

所以 PGD、PGS 的成功率并不是 100%；而其他一些是由生物学特性引起，如胚胎的嵌合性及人为因素造成的。

（三）PGD/PGS 的一些争议

PGD/PGS 的争议包括 5 项：①安全性问题，PGD 和 PGS 是通过对胚胎进行侵入性操作获得最终诊断，对子代仍需要长期大样本的随访。但目前对于后代长期安全性的研究数据基本没有。②有效性问题，2015 年发表在 Hum Reprod 的文献，对 PGD 全基因组测序的有效性进行了研究，发现对于高龄妊娠、复发性流产和多次胚胎移植失败的人群并没有明显获益。③成本-效益比问题,2015 年发表在 Fertil Steril 的文献,比较了对于无法解释的 RPL 行 IVF/PGS 伴 CCS 与不行 IVF/PGS 的成本分析显示,IVF/PGS 的成本贵 100 倍,却没有增加相应的活产率。④胚胎的弃留等伦理问题,比如,对于 X-连锁的隐性遗传病进行性别筛选时,将有 50% 的健康男性携带者胚胎被丢弃,还有 50% 的女性携带者胚胎被保留;而对于常染色体隐性遗传病来说,杂合子胚胎是否进行移植也一直存在争议。⑤PGD 的指针问题,比如,一些家族性肿瘤(家族性结肠息肉病、乳腺癌等)的易感性分析、HLA 选型来救治已有的血液病患儿。

临床对于高龄孕妇和高危孕妇,通常要求为患者进行 PGD 来避免遗传病患儿的出生。理论上只要有足够的序列信息,PGD 能够针对任何遗传条件进行诊断,即凡是能够被诊断的遗传病都可以通过 PGD 来防止患儿出生。PGD 现已可用于一些单基因缺陷的特殊诊断,如 Duchenne 型既营养不良、脆性 X 综合征等。根据加拿大产科医师和妇科医师学会(SOGC)2015 年的指南《Technical Update:preimplantation Genetic Diagnosis and Screening》,通常可采用高通量测序和基因芯片等技术来进行 PGD 的检测。

1. 染色体基因组芯片分析(CMA) 微阵列技术是近年来应用于 PGD、PGS 新的诊断技术。微阵列技术主要有微阵列比较基因组杂交(array CGH)和单核苷酸多态性微阵列(SNP array)。array CGH 的基本原理是将基因组中感兴趣的靶点做成微阵列芯片,然后将等量的不同荧光标记的待测和对照基因组 DNA 与其杂交,根据微阵列每个靶点上两种信号的荧光比率来反映待检测基因组 DNA 中相对应序列拷贝数的变化。SNP 微阵列的基本原理是将探针连接在微珠上,然后将携带探针的微珠随机黏附在芯片上,待测样本 DNA 和探针进行杂交及单碱基延伸,通过对荧光信号扫描,分析待测样本拷贝数变异及基因型,该平台在分析患者的基因组时不需要正常对照样本是应用已知的核苷酸序列作为探针与待测 DNA 序列进行杂交,通过对信号的检测进行定性与定量分析。

相对于传统的单细胞诊断方法,微阵列技术属于高通量的检查方法,其主要优点是可以检测胚胎全染色体组非整倍体筛查及结构异常。

2. 技术特点 染色体微阵列分析(CMA) 技术又被称为"分子核型分析",能够在全基因组水平进行扫描,可检测染色体不平衡的拷贝数变异(CNV),尤其是对于检测染色体组微小缺失、重复等不平衡性重排具有突出优势。array CGH 技术能够准确地检测出基因组拷贝数变异(CNV),而 SNP array 除了能够检测出 CNV 外,还能够检测出大多数的单亲二倍体和一定比例的嵌合体。近年来,两大平台技术不断改进,同时涵盖 CNV 和 SNP 的芯片具备双重优势,在检测的敏感性、特异性、可靠性等方面有了很大改善。

CMA 检测的优点:①可在全基因组范围内同时检测多种染色体不平衡导致的遗传病;②可同时检测染色体缺失和重复,以及能比较准确、客观界定 CNV(区间及大小),而不像核型分析那样依赖对区带强度的主观观察和判断;③利用 SNP array 探针平台可同时检测杂合性缺失和>30% 比例的嵌合体;④与核型分析相比,CMA 检测不需要进行细胞培养,分辨率高出近千倍,几乎可用于任何组织的 DNA 分析。

CMA 仍存在一定的局限性,如不能检测染色体平衡易位、倒位及复杂性重排,不能检测出点突变和小片段插入,不能检测出低比例嵌合体,可能检出临床意义不明的 CNV。DNA 含量需求较大,胚胎活检后的单细胞 DNA 量(5~6 pg)无法满足进行微阵列分析最少 DNA 量(200~300 ng)要求。因此,活检后细胞需先进行全基因组扩增(whole genome amplification,WGA)才能得到上述 DNA 产量。而全基因组扩增的 DNA 产物其保真度并非 100%,这些都可能会影响到微阵列诊断分析的准确性。

3. 样品来源　极体、卵裂球、囊胚取材。

4. 数据分析　通过芯片扫描仪扫描后,转换数据至可分析格式,利用软件对 CMA 图像数据进行分析,分析内容应包括:①考虑基因组失衡区间的大小,从原则上讲,基因组失衡区间越大,越可能有临床意义,但人类基因组中也有一些大于 1Mb 的非致病性失衡,一些很小的 CNV 设计关键基因或关键基因的一部分,也可能为致病性失衡;②考虑所包含及邻近的基因及数目,从原则上讲,失衡区域包含的基因越多,越可能有临床意义,但包含基因的功能及致病性更为重要,基因组中已经揭示一些非编码区域有重要的调控元件,也可能有重要的临床意义;③与数据库进行比较,如 DECIPHER、DGV、ClinVar、本地数据库和统一的中国人群 CNV 数据库等,正常人群中出现类似的 CNV 越多,显示其临床意义良性的可能性就越大,但并不是在正常人群中出现过的变异就一定没有临床意义;④一般缺失比重复更具有临床意义,基因组中也有一些三倍剂量敏感基因具有肯定的致病性;⑤新发变异比父母传递下来的变异更可能具有致病性,但从正常父母传递下来的变异不一定没有临床意义,从患病的父母一方传递下来的变异也不一定致病,需要根据变异区域的大小、基因及数据库资料综合分析。

5. 结果报告　PGD 报告应包括以下内容:实验室名称及信息,包括实验室名称、地址、联系电话等;医师信息;报告日期;报告名称(疾病名称＋PGD);检测疾病及基因名称;夫妇姓名及出生日期;标本信息(标本类型、取材日期、收到日期、检测日期);检测方法;检测结果;误诊率;检验者及审核者签名;页码及总页码数。

所有 PGD 报告均建议由 2 名具备诊断资质的人员分别审阅分析,独立出具诊断意见,诊断一致时方可出具诊断报告。如果 2 名诊断人员判断的结果不一致,应重复检测,必要时重新活检。在不能出具明确诊断报告时,应充分告知患者,并由患者知情选择。建议在与患者讨论 PGD 结果前,应由生殖中心有资质的专业人员认真审查。染色体微阵列(芯片)检测临床报告单模板见图 6-52。

实验室可以选择不报告良性甚至可能良性的 CNV。实验室报告的每一个 CNV 应包含以下信息:①细胞遗传学定位(染色体编号和细胞遗传学条带名称);②剂量[例如拷贝数重复及重复的次数和(或)缺失及缺失的拷贝数结果,特别标明男性 X 或 Y 染色体上一个拷贝数缺失导致的 0 拷贝结果];③指定的基因组版本下的 CNV 大小与坐标。此外,特殊情况下,还应该报告包括隐性遗传基因的携带状态;报告成年发病着症状发生前或未确诊疾病的突变状态。

报告应客观地描述 PGD 过程及结果,而不是过分夸大其成功的结局,这样会更受到患者的青睐。要清楚地告知夫妇 PGD 的误诊可能,同时也建议夫妇,如果妊娠后应该进一步做常规产前诊断。PGD 的诊断不应随着胚胎移植入母体而结束,而要继续随访至产前诊断乃至对日后出生的婴儿也应该继续随访。调查表明,即使 PGD 误诊,最终导致致病婴儿出生,医院对其随诊也将明显改善患者的满意度。

染色体微阵列(芯片)检测临床报告单　　　　　标本标识：

送检医师：

患者资料：　　　　　IVF 编号：

女方姓名：吴某某　　　　岁　　　　母方核型

男方姓名：张某某　　　　岁　　　　父方核型

临床诊断：继发不孕，男方染色体核型异常

胚胎活检日期：送检细胞种类：囊胚期细胞

检测日期：送检胚胎数量：枚

检测项目：胚胎植入前遗传学诊断

检测方法与性能：染色体基因组芯片分析

检测结果：

胚胎序号	结果	备注
1	arr[hg19]Xp22.33q28(168,551-155,233,098)x2	病理性变异
2	arr[hg19] 15q11.2(22,770,421-23,625,785)x3	临床意义不明的变异
3	arr[hg19](1-22)x2，(XN) x1	未见异常
4	活检细胞质量不佳无法进行检测	异常

检测内容说明：

1. 在具有重要临床意义的区域，DNA 拷贝缺失≥50kb。

2. 在已知具有重要临床意义的区域外，连续的 DNA 的拷贝缺失达 200kb 以上，连续的拷贝重复达 500kb 以上(在这些区域内的探针密度达到每 100kb，具有 20 个以上的探针，同时存在一个 OMIM 基因)。数据库(如 DGV)中已知的正常拷贝数变异不在报告范围内。

3. 该结果仅供临床参考，不作为诊断。

本次检测结果显示：

4. 编号为　3　的胚胎未发现全基因组范围内明确致病效应的拷贝数改变。请医师结合临床分析。

5. 若获得持续妊娠，必须进行产前诊断确诊。

备注：

1. 本项目仅针对芯片探针覆盖区得出结论，且同其他技术一样具有检测局限性，本检测结果的科学解释与临床医学进展密切相关。

2. 因芯片对染色体低比例嵌合体、平衡性结构异常等不能正确评估，建议采用染色体核型分析或 FISH 进行检测。

3. 本报告结果仅对所送检样本负责，供医师参考和临床科研使用。

4. 羊水、绒毛及血量不足的样本仅保留 DNA 样本作为复检留样。

5. Affymetrix CytoScan HD Array 芯片信息来自 Affymetrix 公司(WWW. Affymetrix. com)。

说明：以上所陈述医学知识、医学伦理和医学观点受限于目前的医学认知水平。以上表述文字在解读时需咨询专业人员，以免引起误解。

检验者：_____审核者：_____

报告日期：_____

图 6-52　染色体微阵列(芯片)检测临床报告模板

（四）PGS

胚胎植入前遗传学筛查（preimplantation genetic screening，PGS）是指在进行体外受精（in vitro fertilization，IVF）助孕时，在胚胎植入着床之前，对早期胚胎进行染色体数目和结构异常的检测，从而挑选正常的胚胎植入子宫，以期获得正常的妊娠。在未知父母是否发病的情况下对胚胎进行检测针对的是胎儿的核型进行检测。其目的是提高受孕率，降低胚胎植入后的流产风险。

染色体是基因的载体，正常人类细胞的染色体数目是 46。染色体配对成 23 对，其中 22 对是常染色体（第一对到第二十二对，为男女共有），一对是性染色体（男性的性染色体对为 XY；女性则为 XX），所以人类共有 24 种不同的染色体，即 22 种常染色体、X 染色体和 Y 染色体。这就是对所有染色体进行检测的 PGS 称之为"24 种染色体筛查"的原因。

多于或少于正常的 46 条染色体被称之为"染色体异常"，也叫作"非整倍体"。多一条染色体（47 条染色体而不是 46 条染色体）被称为三体，少一条染色体（45 条染色体而不是 46 条染色体）被称为单体。超过 50％以上的早期流产是由于染色体异常导致的。在某些情况下，染色体数目异常时婴儿也能出生。这些孩子往往存在智力障碍和出生缺陷等染色体综合征。新生儿常染色体异常最常见的是 21-三体（唐氏综合征）、13-三体（帕陶综合征）、18-三体（爱德华综合征）。性染色体增加/缺失常见的有克氏综合征（XXY）、特纳综合征（X）、三重 X 综合征（XXX）、雅各综合证（XYY）。其他染色体也可能发生染色体增加或缺失，这样的胚胎长时间妊娠可能性较小。

此外，染色体片段增加或缺失，即缺失和重复，也会导致流产或者新生儿出生缺陷及智力障碍。

1. 方法与检测项目　PGS 是以提高妊娠率、活产率为目的的胚胎筛查方法。通过对染色体数目异常的筛选，选择染色体整倍体的胚胎进行移植（表 6-20）。Munné 等在 1993 年第一次报道了对胚胎进行 PGS；此后，该应用逐年增多，欧洲人类生殖和胚胎学（ESHRE）PGD 协作组报道 2009 年的 PGS 达到 3551 个周期。

表 6-20　形态学与 PGS 筛选的胚胎移植后指标对比

项目	移植率	临床妊娠率	持续妊娠率	多胎妊娠率	流产率
IVF（－PGS）	19.2％	43.9％～45.8％	32.5％～41.7％	34.4％	26.0％～33.5％
IVF（＋PGS）	45.0％～52.6％	55.0％～70.9％	61.5％～92.0％	8.3％	6.9％～11.1％

PGS/PGD 的通用检测手段包括 PCR、荧光原位杂交（FISH），比较基因组杂交（array CGH）及单核苷酸多态性（SNP）、二代测序（NGS）检测。其中 CGH、SNP 关联分析及二代测序方法使得检测更为准确、高效。例如，仅仅使用一次检查，Illumina 的 24sure 微阵列芯片可以在 12h 之内完成 24 条染色体的筛查。最新的测序技术可以达到同时检测单基因病和染色体非整倍性的诊断目的，其准确率已经超过了 99％（来自 Carolina Conceptions）。随着测序技术成本大幅度降低、遗传学机制研究的推进及生物信息数据分析的深入，相信二代测序技术对试管婴儿的开展更具临床价值和更大市场空间。

根据加拿大妇产科医师协会（SOGC）2015 年的指南《Technical Update：preimplantation Genetic Diagnosis and Screening》，通常可采用高通量测序和基因芯片等技术来进行 PGS 的检测（图 6-53）。该指南中明确指出 PGS 适应证包括：不明原因的反复着床失败、不明原因反复流产、女方高龄等。虽然对 PGS 的应用目前学术界尚存争议，但是大多数学者主张摒弃卵裂期胚胎 FISH 进行 PGS。已经有许多研究结果显示,通过 PGS 可以增加着床率、降低自然流产率、减少非整倍体胚胎妊娠及提高辅助生殖技术的成功率;但是仍需要多中心大样本的研究进一步证实。

2011 年欧洲人类生殖与胚胎学会(ESHRE,European Society of Human Reproduction and Embryology)及 2015 年加拿大妇产科医师协会(SOGC)相继发布了关于 PGS 的指南性文件,充分肯定了 PGS 检测的临床应用价值,但同时也指出了此项技术的推广仍需更多的临床数据验证。

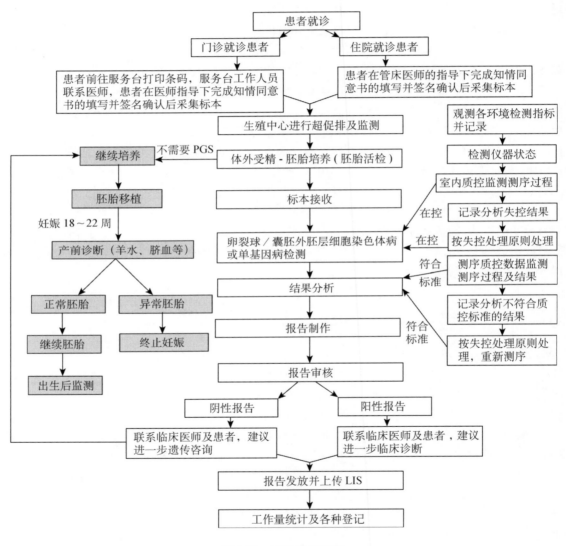

图 6-53　PGS 检测流程

2. 高通量测序

技术特点:高通量检测(NGS)是以大规模并行测序为特征,可一次并行对几十万到几百万条 DNA 分子进行序列测定。NGS 当前已经广泛应用于 PGD、PGS 领域中。国内外均可见到 NGS 应用于 PGD 的报道。理论上,NGS 可以获得基因组的全部信息,通过不同的检测和分析策略,完全有可能实现对植入前胚胎从染色体异常,到单基因突变,甚至是新发突变等各个层面的信息。Kung 等采用活检的滋养外胚层细胞、卵裂球及已知的细胞系比较了 NGS 和 array CGH,结果显示,NGS 的敏感度和特异度均为 100%。目前尚未见 NGS 进行 PGD 的误诊率的相关报道。随着测序成本的下降和数据分析软件的优化,测序技术在 PGD、PGS 中有广泛的应用前景。

由于目前 PGD、PGS 中的遗传学诊断技术均存在不同程度的误诊率,因此对于 PGD、PGS 妊娠后都建议进行产前诊断分析胎儿的羊水细胞,进一步确定胎儿的遗传学上是否正常,最大限度地降低 PGD、PGS 误诊带来的风险。

主要优点:高通量测序技术有三大优点是传统 Sanger 测序法所不具备的:①它利用芯片进行测序,可以在数百万个点上同时阅读测序。②高通量测序技术有定量功能,样品中 DNA 被测序的次数反映了样品中这种 DNA 的丰度。③利用传统 Sanger 测序法完成的人类基因组计划总计耗资 27 亿美元,而现在利用高通量测序技术进行人类基因组测序,测序成本只需 1000 美元。

局限性:检测灵敏度和测序深度相关,疾病表型和基因型的关系还有赖于生物信息的解读,目前 NGS 应用于 PGS 的标准化和质量控制尚未形成共识。

与 Sanger 测序技术相比,高通量测序平台最大的变化是无须克隆这一烦琐的过程,而是使用接头进行高通量的并行 PCR、测序反应,并结合微流体技术,利用高性能的计算机对大规模的测序数据进行拼接和分析。接头的运用,使得高通量测序技术不再局限于单纯的基因组测序,而是作为一个平台,可以开展全基因表达图谱分析、SNP、小 RNA、ChIP、DNA 甲基化等诸多研究。

【实例 12】

患者,36 周岁,不孕 4 年,先后进行过多次 IVF,采用传统方法选取形态学优良胚胎进行移植,但均失败。患者身体检查显示健康状况良好,无多系统的功能异常,月经周期正常。用 CNV-Seq 对该夫妇二人的基因组 DNA 进行测序,未发现有临床意义的大于 300kb 的 CNV,提示二人的核型正常。

此次,患者夫妇行卵胞质内单精子注射(ICSI)共获得 6 个胚胎,胚胎发育至第 3 天时取活检样品进行科孕安检测;检测结果显示:1 号、5 号、6 号胚胎为非整倍体,2 号、4 号胚胎染色体正常,可用于移植,目前胚胎已移植成功。科孕安无创 DNA 产前检测及羊水穿刺均证实胎儿未见染色体异常。检测结果见图 6-54。

(1)样品来源:加拿大产科医师和妇科医师学会(SOGC)颁布的指南中指出,PGS/PGD 检测可从胚胎着床前各个阶段进行活检取样,获取其遗传物质信息进行诊断。目前多采用激光打孔机械切割或 Tyrode 酸化打孔后吸出细胞的方法取材。

样品来源包括极体、卵裂球、囊胚取材(表 6-21)。

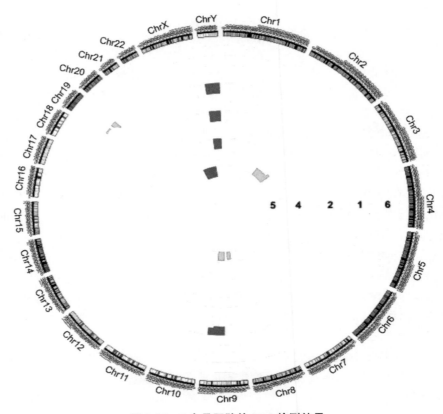

图 6-54 6 个月胚胎的 PGS 检测结果

同心圆从外圈到里圈分别显示了患者 6 号、1 号、2 号、4 号和 5 号胚胎的 24 条染色体的状况。对于 22 条常染色体，灰色底纹同心圆表示没有发现 CNV(2 个拷贝)；红色底纹表示该染色体区域缺失(1 个拷贝)；绿色底纹表示该染色体区域重复(3 个拷贝)

结果显示：1 号胚胎(19 号三体，9 号长臂部分单体)；2 号胚胎(二倍体)；4 号胚胎(二倍体)；5 号胚胎(9 号三体，2 号长臂部分三体)；6 号胚胎(47, XXY)

表 6-21 Ion Torrent 平台不同类型 PGS 样本取材要求

样本类型	卵裂球细胞	囊胚滋养层细胞	单卵裂球 WGA 产物	多滋养层细胞 WGA 产物
采集方法	单个卵裂球细胞，PBS 缓冲液冲洗后放至装有 0.5~4μl(体积不要超过 4μl)缓冲液的 200μl PCR 管管底	多个滋养层细胞，PBS 缓冲液冲洗后放至装有 0.5~4μl(体积不要超过 4μl)缓冲液的 200μl PCR 管管底	直接装入 200μl PCR 管中	直接装入 200μl PCR 管中
运输条件	运输过程中请固定 PCR 管，避免 PCR 管颠倒或剧烈振荡以防细胞丢失，48h 内运输到实验室	运输过程中请固定 PCR 管，避免 PCR 管颠倒或剧烈振荡以防细胞丢失，48h 内运输到实验室	72h 内运输到实验室	72h 内运输到实验室
保存条件	干冰保存与运输	干冰保存与运输	冰袋/干冰运输	冰袋/蓝冰保存与运输

（2）数据分析：胚胎染色体非整倍体产生的原因是生殖细胞在减数分裂或着床前受精卵有丝分裂过程中出现错误导致。绝大数非整倍体疾病可引起胚胎着床前停止发育或怀孕前 3 个月胎儿自发流产。常染色体三体、多倍体及 X 染色体单体是导致早期妊娠失败的主要染色体畸变。小部分的染色体非整倍体疾病，如 21-三体综合征（唐氏综合征）、18-三体综合征（爱德华综合征）、13-三体综合征（帕陶综合征）、X 染色体单体（特纳综合征）、XXY 综合征（克氏综合征）、XXX 综合征（三 X 染色体综合征）和 XYY 综合征（超雄综合征）等，可持续发育直至生产（原因不明），从而导致 0.3％的染色体疾病患儿出生。经过 30 多年产前诊断技术的临床应用与推广，加强针对胎儿染色体非整倍体的筛查与诊断工作，已大大减少了染色体疾病患儿的出生。母体血清学筛查技术、超声检查、胎儿游离 DNA 高通量测序检测，绒毛膜取样或羊水穿刺并结合胎儿核型分析，对常见的 21-三体、18-三体、13-三体综合征诊断已有较高的准确性。相反，除 X 染色体单体外，多数胎儿性染色体非整倍体（SCAs）或 SCA 嵌合体无明显临床症状或超声异常，无法实现精确诊断。

PGS 技术的原理是通过对体外发育的胚胎细胞进行裂解提取 DNA，并通过高通量测序仪对 DNA 进行深度测序，测序所得的 Reads 通过快速比对法与人类基因组进行完全匹配比对。将人类基因组划分为若干个连续的区域，统计每个区域内各个样本完全匹配的 Reads 个数，根据统计结果计算样本间的 log2 比值，并采用特定算法判读待测胚胎的微缺失/微重复区域，进而判断胚胎染色体情况，为选择正常胚胎移植提供遗传学信息参考。

对测得的序列片段进行数据分析：首先，将测得的序列与已知人类参考基因组比对（hg38），然后，通过将每条染色体分为连续的 20kb bins 计算序列密度。对于特定样品的每个 bin i，统计这个 bin 中唯一并完美匹配的序列数（RNBi），然后利用这个样品测序所得的序列总数和这个 bin i 中含有的所有可能的唯一 36bp 序列数（Ui）进行标准化处理。计算公式：

$$NRNBi = RNBi/(样品序列总数) \times (8 \times 10^6)/Ui$$

该公式中的 NRNBi 指与 bin i 唯一并完美匹配的标准序列数。对于对照样品的任何 bin i，则计算 NRNBi 的中值（Ui）。假设对于每个 bin，对照样品之间异常拷贝数鲜有变化，因此 NRNBi 的中值 Ui 可代表染色体正常拷贝数。对于待测样品的每个 bin i，计算待测样品标准序列数和正常拷贝数的比值（ratioi）。计算公式：

$$ratioi = NRNBi/Ui$$

然后标绘待测样品所有 bins 的 log2（ratioi）值，以计算出每条染色体的拷贝数值。参照已发表研究中的 Fused Lasso 算法确定染色体片段的重复或缺失。最后分别计算每个待测样品 j 的每条染色体的归一化染色体代表值（NCRj）和参考样品 f 的每条染色体的归一化染色体代表值（NCRf），以确定染色体的嵌合比例。染色体的嵌合比例计算公式：

$$(NCRj - NCRf)/NCRf$$

PGS 数据分析流程见图 6-55。

（3）结果报告：所有报告应以书面形式出具，联合实验室可通过传真或邮件发送书面报告，细节可通过电话沟通。报告要求格式固定、结果清晰、界面友好。PGD 报告应包括以下内容：实验室名称及信息，包括实验室名称、地址、联系电话等；医师信息；报告日期；报告名称；夫妇姓名及出生日期；标本信息（标本类型、取材日期、收到日期、检测日期）；检测方法；检测结果；误诊率；检验者及审核者签名；页码及总页码数。

所有的 PGS 报告均建议由两名具备诊断资质的人员分别审阅分析，独立出具诊断意见，

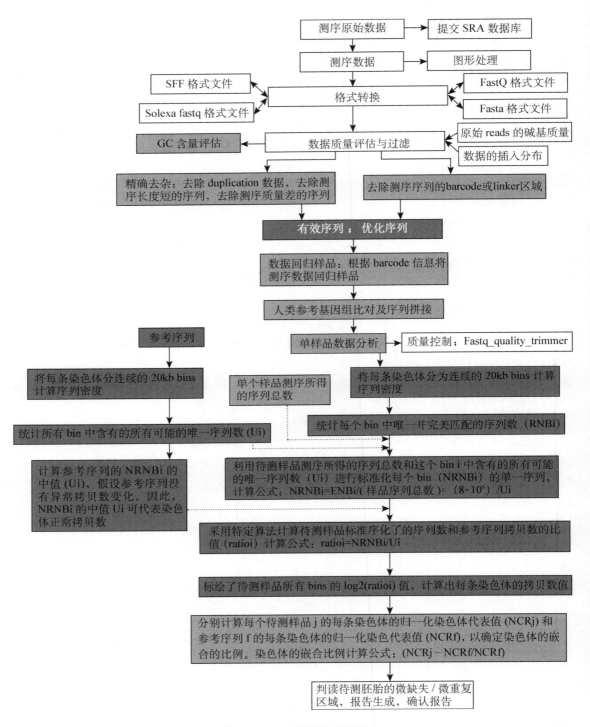

图 6-55 PGS 数据分析流程

诊断一致时方可出具诊断报告。如果两名诊断人员判断的结果不一致，应重复检测，必要时重新活检。在不能出具明确诊断报告时，应充分告知患者，并由患者知情选择。建议在与患者讨论 PGS 结果前，应由生殖中心有资质的专业人员认真审查。染色体组拷贝数变异检测临床报告模板如图 6-56 所示。

实验室可以选择不报告良性甚至可能良性的 CNV。实验室报告的每一个 CNV 应包含以下信息：①细胞遗传学定位（染色体编号和细胞遗传学条带名称）；②剂量［例如拷贝数重复及重复的次数和（或）缺失及缺失的拷贝数结果，特别标明男性 X 或 Y 染色体上一个拷贝数缺失导致的 0 拷贝结果］；③指定的基因组版本下的 CNV 大小与坐标。此外，特殊情况下，还应该报告包括隐性遗传基因的携带状态；报告成年发病着症状发生前或未确诊疾病的突变状态。

（4）遗传咨询与随访：遗传咨询是 PGS 的一个重要环节和内容。遗传咨询中，生殖中心应全面了解患者的生育状况，并给予充分的遗传咨询，全面了解患者夫妇双方遗传病发病情况，绘制家系图谱，必要时完成与妊娠结局相关的其他检查，包括精液分析、染色体、宫腔镜检查。推荐生殖中心应告知患者 PGS 的过程、采用的方法、技术的局限性及预期结果。知情同意书中应包括机构的 PGS 误诊率，并告知患者其他选择，包括自然妊娠后产前诊断的选择及面临的后果。其中误诊率数据的来源应为生殖中心上 1 年临床数据总结，包括临床发生的 PGS 误诊（由产前诊断或产后新生儿基因、染色体诊断证实），以及以未移植的胚胎再次重复分析的结果判断的误诊率。强烈推荐不适宜冷冻及移植的胚胎应用于验证 PGS 结果，通过再次对所有卵裂球再次检测分析，评估 PGS 误诊率。系统分析有助于判断 PGD 的有效性，并评估单细胞的误诊率，建议误诊率应低于 10%。

PGS 后的随访是评估 PGS 有效性的关键。随访的内容包括着床率、临床妊娠率、临床流产率及新生儿随访，由于流产胚胎中大多数与胎儿染色体异常有关，所以应对流产组织进一步分析，从而评估 PGS 结果准确性。新生儿随访应了解有无明显或轻微的出生缺陷，以评估胚胎活检可能对子代的影响，必要时应复查新生儿遗传信息。生殖中心和检测中心应就 PGS 后的随访及数据收集达成一致。

PGS 妊娠后是否需要进行产前诊断，目前国内大多数生殖中心持支持观点，也建议所有 PGS 妊娠后患者行产前诊断，但建议应向患者提供所有可供选择的产前诊断方式信息，包括绒毛取材、羊水取材、超声诊断及无创产前诊断，如胎儿游离 DNA 检测。对于拒绝接受产前诊断的患者，应在分娩时抽取脐带血验证染色体、基因结果，为总结 PGS 效率提供真实有效的数据。

值得注意的是，指南的目的是促进 PGS 中心提供更好的医疗服务，而不是以保证医疗结果为目的而制定的。指南不能涵盖所有操作或检测，也不能排除可能获得相同结果的其他操作或检测。医师和实验室技术人员应根据自己的专业判断来决定优先选择的操作或检测。要注意指南出版的时间，并关注指南颁布之后的文献和科学研究报道。

染色体组拷贝数变异检测临床报告单　　　　标本标识：

送检医师：

患者资料：　　　　　　　　　　　　IVF 编号：

女方姓名：××　　　　　25 岁　　　　46,XX；正常核型

男方姓名：××　　　　　34 岁　　　　46,XY；正常核型

临床诊断：女方染色体异常，男方无精子症，原发不孕

胚胎活检日期：　2016-09-23　　　送检细胞种类：囊胚期细胞

检测日期：2016-10-08　　　送检胚胎数量：3 枚

检测项目：胚胎拷贝数变异检测报告

检测方法与性能：高通量测序分析

检测结果

胚胎序号	结　果	备　注
1	47,XYY Y 染色体异常＋Y(pll.31->pll.2)(6.68Mb)(14.541)	异常
2	46,XN 2 号染色体重复＋4(p16.3->q35.2)(182.16Mb)(29.031)	异常
3	46,XN 1 号染色体缺失-1(p36.33->p31.3)(61.38Mb)(10.564)	异常

本次检测结果显示：

1. 编号为××的胚胎未发现染色体非整倍体异常及超过 15Mb 的片段异常。请医师结合临床分析。

2. 若获得持续妊娠，必须进行产前诊断确诊。

3. 检测结果示意见下页。

注：技术本身局限使得胚胎植入前遗传学检测存在以下情况

(1) 本实验不能区分完全正常核型和携带者核型的胚胎，这两种类型胚胎发生概率相同。

(2) 本检测仅能确认非整倍体、易位或倒位相关染色体的不平衡异常及超过 15Mbp 的染色体片段异常。

(3) 由于嵌合体的存在，活检的滋养外胚层细胞可能不代表胚胎内细胞团的遗传组成，可能出现活检的滋养层细胞检测为正常，但移植的胚胎却是异常的情况。

(4) 由于胚胎活检标本差异、全基因组扩增偏差的局限性及系统分析偏差等原因，本技术对于小于 15Mbp 的微小片段重复或缺失，可能出现假阳性（胚胎本身无异常，但检出微小异常）或者假阴性（如未检出导致猫叫综合征的 5p 微缺失，其在新生儿中发生率约 1/2 万）的情况。对于这类胚胎，医师将结合临床确定是否移植。

　　说明：以上所陈述医学知识、医学伦理和医学观点受限于目前的医学认知水平。以上表述文字在解读时需咨询专业人员，以免引起误解

检验者：＿＿＿＿　审核者：＿＿＿＿

报告日期：＿＿＿＿

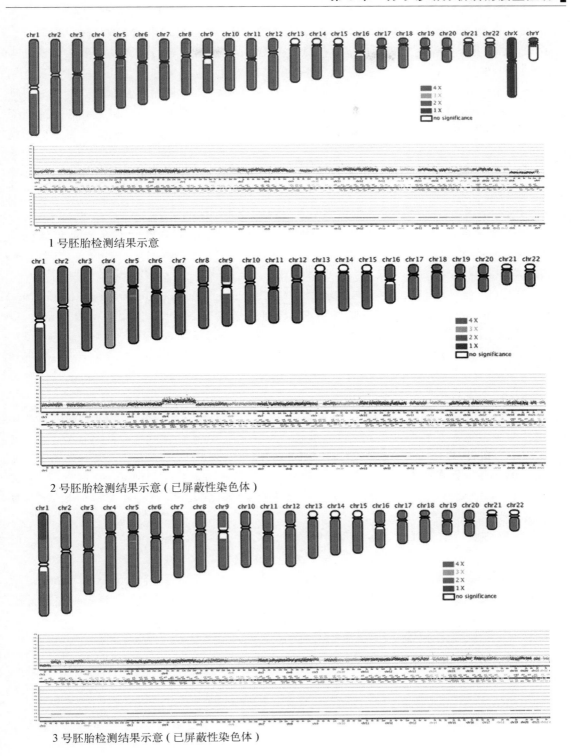

1 号胚胎检测结果示意

2 号胚胎检测结果示意（已屏蔽性染色体）

3 号胚胎检测结果示意（已屏蔽性染色体）

图 6-56　染色体组拷贝数变异检测临床报告模板

FISH 是用荧光素标记的探针与细胞 DNA 杂交,探针与特异结合的 DNA 片段形成杂交分子可以在荧光显微镜的荧光激发下直接显示荧光信号,根据信号的有无及类型达到诊断染色体病的目的。FISH 技术将荧光信号的高敏感度、安全性、直观性和原位杂交的高准确性结合起来,在妇产科方面已广泛用于胚胎 PGD、产前诊断和妇科肿瘤的基因诊断。染色体平衡易位患者通常表型正常,但婚后可表现为反复胎儿丢失和分娩异常儿。采用跨断裂点或断裂点两侧探针进行 PGD,既能检测出衍生的染色体不平衡异常,又能区分染色体平衡易位和染色体完全正常的胚胎,是染色体平衡易位携带者避免反复异常妊娠,获得正常后代的理想途径。但由于染色体结构重新排列可累及染色体几乎所有的位点,难以获得现成的商品化特异探针。故目前对染色体相互易位携带者,更多的是采用两对着丝粒和两对亚端粒探针进行PGD,但该法通常不能明确区分染色体平衡易位和染色体正常的核型。

FISH 技术的缺点:检测范围只能是固定的一些染色体,未能够针对全部染色体进行检测。

【实例 13】

(1)样品来源:欧洲人类生殖与胚胎学会(european society of human reproduction and embryology,ESHRE)指南中指出,单细胞 FISH 可用于 X-连锁疾病,性染色体数目异常,染色体的结构异常(如平衡易位、罗伯逊易位、倒位等)等的 PGD,也可以用于非整倍体(包括 13、16、21、22、X 和 Y 等)的 PGS,标本类型为卵裂球活检的单个卵裂球细胞(每个胚胎取 1 个或 2 个细胞),将取好的细胞利用单细胞特殊的固定技术固定到载玻片上,并将细胞固定的位置做好标记,空气干燥后存于-20℃待用。

(2)数据分析:在固定有单细胞的玻片上加入探针,经过变性和杂交一系列步骤后加入荧光染料(如 DAPI)避光后再荧光显微镜下观察荧光信号,具体数据分析流程如图 6-57。

(3)结果报告:PGS 的检测报告应包括以下内容:实验室名称及信息(实验室名称、地址、联系电话等);医师信息;报告日期;报告名称;夫妇姓名及出生日期;标本信息(标本类型、取材日期、收到日期、检测日期);检测方法;检测结果;误诊率;检验者及审核者签名;页码及总页码数。

所有 PGS 报告均建议由 2 名具备诊断资质的人员分别审阅分析,独立出具诊断意见,诊断一致时方可出具诊断报告。如果 2 名诊断人员判断的结果不一致,应重复检测,必要时重新活检。在不能出具明确诊断报告时,应充分告知患者,并由患者知情选择。建议在与患者讨论PGS 结果前,应由生殖中心有资质的专业人员认真审查。单细胞 FISH 检测报告模板见图6-58。

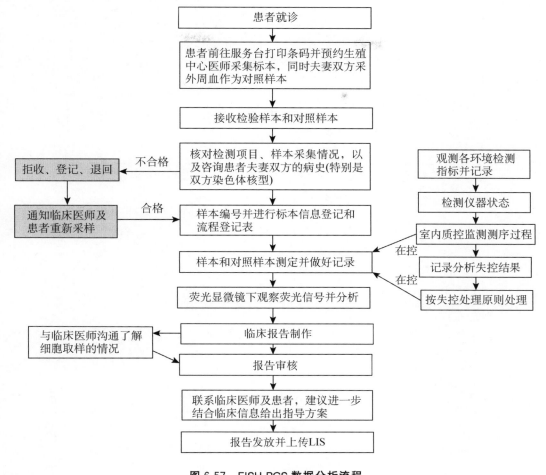

图 6-57　FISH-PGS 数据分析流程

×××实验室单细胞 FISH 检测分析报告单　　　　标本标识：

女方姓名：	年龄：	联系电话：	染色体核型：
男方姓名：	年龄：	联系电话：	染色体核型：
科室：	住院号：	床位号：	
临床诊断：	送检医师：	标本类型：	标本接收时间：

报告内容

检测探针

检测结果分析

(1)质量控制:夫妻双方外周血对照结果分析(包括评价探针的效果);空白对照结果分析;是否满足检测要求：

　　□是　　　□否

(2)检测结果。

孔编号	细胞1荧光信号	细胞2荧光信号	胚胎是否能移植
1			
2			
3			
4			
5			
6			
7			
8			

备注:本检测项目只检测单细胞XX异常,其他染色异常无法排除,请结合临床考虑

本报告仅对此份标本负责,如果仅供临床医师参考

检验者:_____ 审核者:_____

报告日期:_____

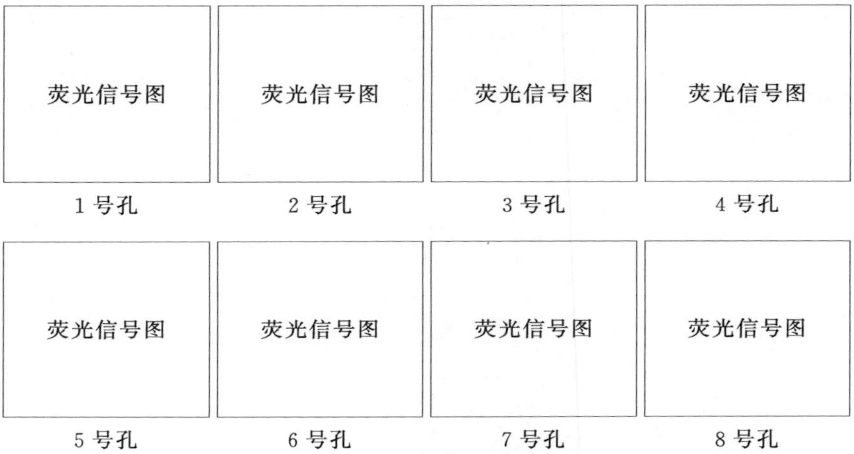

荧光信号图	荧光信号图	荧光信号图	荧光信号图
1号孔	2号孔	3号孔	4号孔

荧光信号图	荧光信号图	荧光信号图	荧光信号图
5号孔	6号孔	7号孔	8号孔

荧光信号

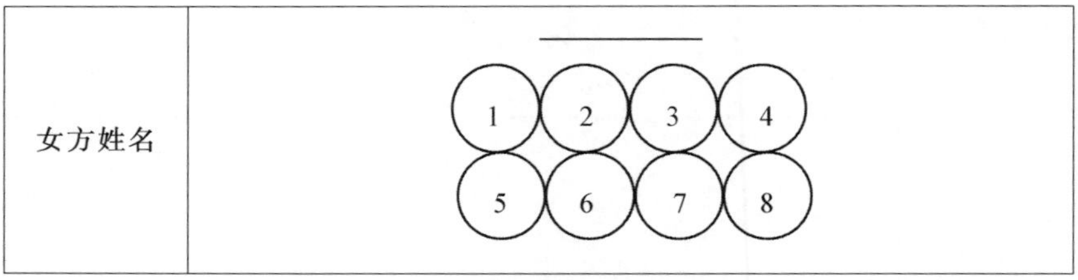

女方姓名   ① ② ③ ④   ⑤ ⑥ ⑦ ⑧

单细胞玻片的孔号位置

图 6-58　单细胞 FISH 检测报告模板

第7章

分析前与分析后的风险评估和过程管理

● 内容提要

　　临床实验室风险管理就是针对实验过程中可能出现的一些不确定的干扰因素,采取一定的措施进行识别、评价、控制和监控的全过程,使得实验质量风险控制在可以接受的水平上。

　　分子诊断实验室应谨慎地审核检验全过程,以识别所有风险因素,其中多数风险因素出现在分析前与分析后阶段。风险评估是识别风险因素,通过对风险发生概率、危害性和风险承受能力的综合分析,以确定风险是否可以接受的过程。如果风险评价结果是不可接受的,则必须对相应的失效模式采取控制措施,使剩余风险降低至可接受水平。控制措施采取后应进行监测,比较风险是否降低,以评价控制措施的有效性。

　　风险管理可利用过程管理来实现,即通过过程策划、过程实施、过程监测和过程改进四个部分,即 PDCA 循环,达到科学高效的运行。

第一节　风险评估与过程管理

国际标准化组织 ISO 31000 定义"风险"为事物的不确定性,包括正面的和负面的。对医疗卫生系统来说,风险通常理解为承受危害或损失的概率。因此,风险本质上是造成患者伤害的可能性或导致患者伤害的差错概率。对临床实验室而言,风险存在于实验分析全过程中,一些不能预先确定的内在的和外部的干扰因素,这些干扰因素产生造成影响实验结果的危害作用,致使实验室质量控制效率降低的可能性。

一、风险管理

风险管理是社会组织或者个人用以降低风险的决策过程,最早起源于美国,在保险业率先应用,目前主要用于企业管理和航天业等。近几年,国际标准化组织(ISO)、美国医疗机构评审联合委员会(JC)、美国临床和实验室标准协会(CLSI)先后颁布文件,建议将风险管理应用于临床实验室。风险管理是系统地应用管理政策、程序和实践来完成风险的识别、评估、控制和监控的过程,以达到有计划和有效地控制风险,确保安全。

临床实验室风险管理就是针对临床实验过程中可能存在一些风险因素,采取一定的措施进行识别、评估、控制、监控的全过程,使得临床实验室风险降到可以接受的程度。

中国合格评定国家认可委员会(China National Accreditation Service for Conformity Assessment,CNAS)发布的 CL02:2012《医学实验室质量和能力认可准则》新增"4.14.6 风险管理"条款。随着近年来 ISO、CLSI 和 CNAS 有关风险管理文件的发布,风险管理在在检验科管理显示出越来越重要位置。

风险管理的核心过程是风险识别与评估、风险控制、风险监控等主要步骤,通过合理经济地使用各种资源和手段来减少风险发生。

(一)风险识别

风险识别是风险管理的首要步骤。临床实验室的流程图是识别风险因素的良好工具,实验室可通过绘制流程图识别可能存在风险。流程图应覆盖从医师检验医嘱申请到结果报告发放和医师对检验结果使用的全过程,包括检验过程中分析前、分析中和分析后过程。临床实验室风险可通过对室内质控和室间质评的统计分析、不符合项识别、内部审核、实验室投诉、国内外颁布的标准、认可文件等手段进行分析确定。

实验室风险多数出现在分析前或分析后阶段,分析前主要涉及医师检验医嘱申请、患者准备状态、标本采集、标本抗凝剂或防腐剂选用、标本运输等因素,分析后主要涉及危急值报告、检验结果发放、检验结果解释等因素。当然,分析中也存在一定风险,主要涉及仪器性能验证和保养、检测系统校准、试剂有效性、结果计算等因素。临床实验室应谨慎地审核检验全过程,以识别所有风险因素。

(二)风险评估

风险评估是主要通过对风险发生概率和危害性的综合分析,确定风险的大小,并将风险评估值与实验室可接受风险标准进行比较,以确定风险和(或)其大小是否可以接受或容忍的过程。

通常使用危害分析方法对实验室质量风险进行分析评估。风险大小是依据风险发生概率和危害性程度来确定。

$$风险评分(R)=风险发生概率(P)\times危害性程度(S)$$

风险评分越高代表风险越高,可以从客观上反映风险发生对检验结果及检验服务质量的危害程度。

1. 风险发生概率　估计风险发生概率时应理解实验室质量管理系统及实验室预期临床用途。实验室可利用平时的发生风险记录数据来估计风险发生概率大小。

2. 危害性程度　危害性程度评估建议由实验室、临床和相关管理部门的人员共同参与评估。危害性程度应该以风险发生后对患者身体伤害、劳动效率和经济浪费等情况进行综合考虑。

3. 风险评分　实验室依照风险发生概率和危害性程度进行分析,分别对风险发生概率和危害性程度进行赋值,数值取 1～5 分的整数,从 1 分到 5 分代表概率或危害逐渐递增。风险发生概率从 1 分到 5 分,分别表示不可能、很少、偶尔、可能和经常;危害性程度从 1 分到 5 分,分别表示可忽略、微不足道、严重、关键性和灾难性。根据公式

$$风险评分(R)=风险发生概率(P)\times危害性程度(S)$$

计算风险评分,如表 7-1 所示。

表 7-1　风险评估表

风险发生概概率(P)	危害性程度(S)				
	1	2	3	4	5
1	1	2	3	4	5
2	2	4	6	8	10
3	3	6	9	12	15
4	4	8	12	16	20
5	5	10	15	20	25

4. 风险等级判定　实验室必须设定风险等级判定准则风险评分 1~6 分为可接受(绿色),8~12 分为中度风险(黄色),15~16 分为高风险(粉色),20~25 分为重大风险(红色)。实验室根据设定风险等级判定准则确定风险因素的风险等级。

(三)风险控制

风险控制措施应该依据风险等级进行确定。如果风险等级是可接受,则可在条件允许时再解决;如果风险评估结果是不可接受的,则必须对相应的风险采取控制措施,使该风险降低至可接受水平,特别当风险等级为高风险或重大风险时,必须立刻整改。

风险控制是实验室风险管理最重要部分,风险控制措施必须分析造成该风险原因,然后再确定相应措施,措施可能涉及人员管理和培训、实验室设施和空间管理、实验室设备与试剂管理、分析过程管理及实验室质量体系等方面。

(四)风险监控

风险控制措施采取后应对措施进行监控,监控风险是否有效被控制,以评价风险控制措施的有效性。差错趋势、临床抱怨、患者投诉等指标是监控风险控制措施有效性的指标。对风险监控过程出现的不可接受风险,应重新启动风险原因分析,从根本上控制该风险发生。

二、过程管理

过程是现代组织管理最基本的概念之一,在 ISO9000:2000 中,将过程定义为"一组将输入转化为输出的相互关联或相互作用的活动"。过程管理是指使用一组实践方法、技术和工具来策划、控制和改进其过程的效果、效率和适应性,包括过程策划、过程实施、过程监测(检查)和过程改进(处置)四个部分,即 PDCA (Plan-Do-Check-Act)循环。

风险管理本质上就是风险识别、风险评估、风险控制和风险监测的一个连续的过程管理,可以通过 PDCA 循环实现和改进。

(一)风险管理的 PDCA 循环

风险管理的 PDCA 循环分为 4 个工作阶段,8 项工作内容;如图 7-1 所示。

1. 策划　分析现状,找出存在的风险,制订措施并提出行动计划。包含 4 个步骤:工作活动分类、风险识别、风险评估、风险控制策划。

2. 实施　对计划给予实施,主要工作内容即为实施拟订的风险控制计划。

3. 检查　对过程进行监视和测量,并评估效果,包含实施情况验证和问题分析与反馈两个步骤。

4. 行动　采取措施以持续改进,主要工作内容为管理评审与持续改进。

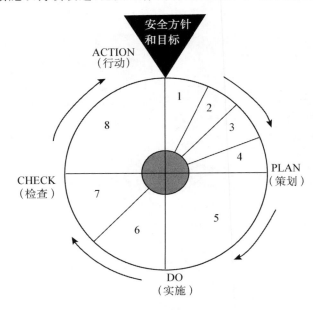

图 7-1　风险管理 PDCA 环

1:work classification;2:risk identification;3:risk assessment;4:risk control plan;
5:imply risk control plan;6:verification of implement and analysis of problem;7:feedback;8:management review and keep improvement

(二)工作流程

ISO 22367 介绍了通过风险管理和持续改进减少医学实验室差错的方法,为 ISO 15189准则提出了具体的解决方案。

1. 医学实验室应根据实验室的具体工作流程,识别出本实验室流程中存在的风险。CLSI的 EP18-A2 提供了识别和控制医学实验室差错来源的风险管理技巧。

2. 应对实验室识别出的流程中的风险进行分级评估,风险等级越高,则越需立即采取行动;当改进措施实施后,通过质量监控或其他监控手段,重新计算新的风险评分;持续改进直至所有的失效模式的风险评分都可以接受为止。

3. 实验室对评估出高风险流程,通过运用 FMEA、FRACAS 等风险管理工具,对执行步骤中的细节加以讨论,提出相应的纠正措施和预防措施,以便消除实验室的风险;并对纠正措施和预防措施的效果进行跟踪、评价、拟定实验室全面质量改进。图 7-2 为风险管理流程图。

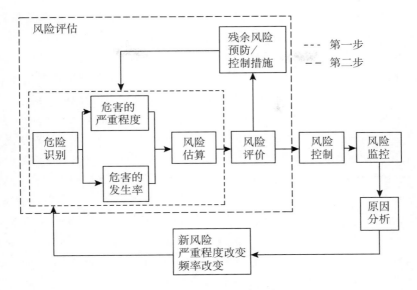

图 7-2　风险管理流程

第二节　分子诊断实验室的分析前风险管理

　　分子诊断实验室主要采用各种分子生物学技术对靶核酸进行检测,检测过程中各种因素均易造成检验结果的假阳性或假阴性,存在一定质量风险。分子诊断实验室质量风险主要来源于标本、检验方法、仪器设备、试剂耗材、环境设施、质量体系、人员等方面,涉及分析前、分析中和分析后过程。其中,分析前差错占检验全部差错的 60%～80%。因此,运用风险管理的方法,正确识别和评估分析前风险,并有效地控制风险,提高分析前质量管理水平,是提高检验质量的关键手段。

一、风险识别

　　分析前阶段,始于临床医师提出检验申请,止于分析检验程序的启动。分析前过程存在的风险主要包括标本采集不正确、标本运送不当及标本保存不当等方面。

(一)标本采集不正确

　　1. 标本类型不正确　分子诊断常采用的标本类型包括血液、尿液、痰液、骨髓、咽拭子、生殖道分泌物和组织标本等,错误选择标本类型常常导致假阴性的结果。以病原体的核酸扩增检测为例,不同的病原体检测有不同的适宜的标本类型,如血液适用于 HBV、HCV 和 HIV 检测,痰液适用于结核分枝杆菌检测,泌尿生殖道拭子适用于衣原体检测等。肿瘤组织的基因突变检测适宜的标本类型有新鲜组织、活检组织、手术切除组织和细胞学标本;而由于外周血肿瘤循环核酸的检测技术尚不成熟,因此血液标本暂不用于肿瘤常规检测。

　　2. 采集时机不当　在疾病发展过程中,过早或过晚采集标本都可能出现假阴性的结果。当病原体感染机体后,在特定的标本中病原体的核酸量能达到检出水平的持续时间可能只是病程中的特定阶段,因此选择合适的标本采集时间对诊断至关重要。如机体感染 HBV 或

HCV后,在特异性抗体出现前,血液中即可有较高浓度的病原体存在;而随着抗体的产生,病原体的浓度在某些阶段可能低于检测下限,若此时检测则可能为阴性结果。

3. 采集部位的准备不当　血液标本采集前,需对采血部位进行清洁消毒,以去除污染的微生物。不消毒将可能造成检测结果的假阳性;但过度消毒可能会破坏靶微生物,导致假阴性或定量不准确。同理,痰标本采集前必须先用清水漱口,去除口腔杂菌的污染。

4. 采集量不足　尽管从理论上看,反应管内只要有一个靶核酸分子就能进行PCR扩增,但现实中却无法达到。因此,样本采集量不足易导致假阴性。就肿瘤组织的基因突变检测而言,通常要求采用肿瘤细胞含量高的肿瘤组织切片,需由病理医师读片,判断是否含有足量的肿瘤细胞(200~400个肿瘤细胞)。标本中肿瘤细胞比例低会显著影响结果的正确性。

5. 采集容器使用不当　标本采集所用的抗凝剂和防腐剂等不得干扰核酸提取及扩增。采血管一般应不含任何抗凝剂或仅使用EDTA或枸橼酸盐抗凝。由于肝素抑制Taq酶活性且难以去除,应避免使用。此外,容器应为无菌装置,并确保无核酸酶,避免核酸降解。

6. 采集过程中污染　采集标本时需特别注意防止污染。如果混入操作者的毛发、表皮细胞和飞沫等,将可能由于引入外源核酸而产生假阳性,或因外源核酸酶破坏靶核酸而导致假阴性。采用石蜡组织切片检测时,不得使用同一刀片切片,以避免样本间的交叉污染。

(二)标本运送不当

标本的运送通常由工勤人员完成。负责标本运送的人员不熟悉流程或不遵守相关规定,常常也是分析前的主要风险来源。标本一经采集,应尽快送至分子诊断实验室。待测靶核酸为DNA时,可室温下运送,于采集后8h内送达。待测靶核酸为RNA时,若标本能在10min内送达,则可室温下运送;否则,应将标本置于冰上,于采集后4h内送达。但是,如果标本中添加了适当的稳定剂(如异硫氰酸胍盐),则可室温下运送。

(三)标本保存不当

标本一旦送达分子诊断实验室,原则上应立即进行检测。如果不能立即检测,必须对标本进行适当地保存,保存方式与保存时间视标本类型和检测目的而定。标本若用于检测DNA,则可在2~8℃保存3d;标本若用于检测RNA,应立即在−20℃以下冻存,并尽快检测。标本保存不当,可能导致核酸降解,产生假阴性或定量不准确。

二、风险评估

分子诊断实验室应从风险发生概率、危害性程度进行风险程度分析,根据风险评分和实验室风险承受能力制定实验室风险措施。通常采用危害分析法对实验室质量风险进行分析评价。

$$风险评分(R) = 风险发生概率(P) \times 危害性程度(S)$$

不同实验室由于人员、设备、材料、方法和环境等因素的差异,风险评估时必须具体问题具体分析,绝不能生搬硬套。表7-2为某分子诊断实验室对其分析前阶段所做的风险评估。

表 7-2　分子诊断实验室分析前风险评估

风险子项	发生的可能性	后果的严重性	风险程度
采集管错误	3	5	15(高风险)
采集量不足	3	4	12(中度)
标本运送丢失	4	4	16(高风险)
标本运送不及时	3	4	12(中度)
标本接收遗漏	3	5	15(高风险)
标本保存不当	3	4	12(中度)

三、风险控制和风险监控

分子诊断实验室应根据风险评估的结果,针对每个风险子项,采取预防解决措施。实验室主管应负责具体风险的日常监测,所有检测人员需经过培训并掌握各种风险防范及解决方法。由于分析前质量控制涉及多部门,因此预防解决措施的实施还需要得到医师、护士、患者和工勤人员的密切配合,必须与上述人员进行有效的沟通,并实施培训、考核和监测。表 7-3 为某分子诊断实验室对其分析前阶段风险采取的预防解决措施。

表 7-3　分子诊断实验室分析前风险的预防解决措施

风险子项	发生的可能性	后果的严重性	风险程度	预防解决措施
采集管错误	3	5	15(高风险)	采集管错误原因分析,针对性采取相应整改措施,如条形码显示采集管种类、样品采集手册学习、临床沟通、人员培训
采集量不足	3	4	12(中度)	条形码显示最低采集量,学习样品采集手册,临床沟通
标本运送丢失	4	4	16(高风险)	标本采集、运送、接收等全过程借助信息化系统实现面对面交接,实验室定期对当日未及时送检标本进行追踪,每天对未送检标本进行登记和原因说明,每个月进行统计分析,发现问题采取持续改进
标本运送不及时	3	4	12(中度)	条形码显示最低采集量,学习样品采集手册,临床沟通
标本接收遗漏	3	5	15(高风险)	采集管错误原因分析,针对性采取相应整改措施,如条形码显示采集管种类、样品采集手册学习、临床沟通、人员培训
标本保存不当	3	4	12(中度)	理顺和明确标本保存要求和分类,进行相关人员培训,监控实施情况

第三节　分子诊断实验室的分析后风险管理

分析后阶段是指标本分析后检验报告发出直至临床应用这一阶段。通过分析后风险评估和过程管理,提高分析后质量控制水平,有助于使检验结果准确、真实、无误并转化为临床能直接采用的疾病诊断和治疗信息。

一、风险识别

分析后的质量风险主要来源:检验结果的审核与发放、咨询服务与临床沟通及检验后标本的储存与处理。

(一)结果审核不当

1. 错误审核　检验报告是临床实验室工作的终产品,检验报告的正确与及时发出是分析后质量保证的核心。结果审核主要包括对检验过程的有效性审核、患者基本信息核查和结果数据分析三部分。相应的三类风险分别是忽视实验室环境异常、仪器运行异常或质控品检测结果不在控等情况;未能复核出患者编号错位、漏检等问题;未发现异常结果,包括患者前后多次检测结果及相关检测结果矛盾等问题,而审核并发出报告。

2. 越权审核　报告审核者应当是主管技师以上的工作人员、实验室负责人、高年资检验人员和实验室主任授权人员,实习生等无资质人员越权审核报告存在质量风险。

(二)咨询服务不力

分子诊断实验室除提供准确、及时的检测结果外,还应提供结果解释和咨询服务。分子诊断项目越来越多,除了传统的病原体核酸检测外,个体化检测结果特别需要专业人员与医师和患者沟通。不能提供优质的咨询服务将影响客户对临床实验室的满意度。

(三)检验后标本储存不当

检验后标本储存的主要目的在于必要时复查,当对检验结果质疑时,只有对原始标本复检方可说明初次检测是否有误。分子诊断实验室的检测后标本应尽可能较长时间保存,特别是对于个体化检测的标本至少在患者的整个药物治疗期间保存。检验后标本的管理不善和储存不当可能导致无法实施复检。

二、风险评估

分析后风险评估依然可以从风险发生概率、危害性程度进行风险程度分析,根据风险评分和实验室风险承受能力制定实验室风险措施。评价必须基于实验室的实际情况。表7-4为某分子诊断实验室对其分析后阶段所做的风险评估。

表 7-4　分子诊断实验室分析后风险评估

风险子项	发生的可能性	后果的严重性	风险程度
报告审核疏忽	3	4	12(中度)
数据传输错误	2	5	10(中度)
报告审核者资质不足	2	4	8(中度)
异常结果判断失误	3	5	15(重度)

续表

风险子项	发生的可能性	后果的严重性	风险程度
缺乏临床沟通	3	3	9(中度)
信息外泄	1	5	5(可接受)
扩增产物错误处理	2	5	10(中度)

三、风险控制和风险监控

分子诊断实验室应根据风险评估的结果,针对每个风险子项,采取预防解决措施。实验室主管应负责具体风险的日常监测,所有检测人员需经过培训并掌握各种风险防护及解决方法。表 7-5 为某分子诊断实验室对其分析后阶段风险采取的预防解决措施。

表 7-5　分子诊断实验室分析后风险的预防解决措施

风险子项	发生的可能性	后果的严重性	风险程度	预防解决措施
报告审核疏忽	3	4	12(中度)	人员培训,双人审核
数据传输错误	2	5	10(中度)	定期评审数据传输正确性
报告审核者资质不足	2	4	8(中度)	人员培训
异常结果判断失误	3	5	15(重度)	人员培训,高年资人员把关审核
缺乏临床沟通	3	3	9(中度)	人员培训,定期召开临床沟通会
信息外泄	1	5	5(可接受)	人员培训,保密协议
扩增产物错误处理	2	5	10(中度)	人员培训,每日通风、紫外线消毒

本章小结

风险管理有助于临床实验室综合实施传统室内质量控制、仪器固有控制系统和其他控制措施,使实验室检测过程中的各项风险降低至临床可接受水平。分子诊断实验室必须做好风险评估,尤其重视分析前和分析后阶段。在实施中,推荐将 PDCA 运用于风险管理中,以实现持续质量改进,保障医疗质量和患者安全。

参 考 文 献

康凤凤,王治国.2012.临床实验室质量控制中的风险管理.临床检验杂志.

李艳,李金明.2013.个体化医疗中的临床分子诊断.北京:人民卫生出版社.

尚红,王毓三,申子瑜.2015.全国临床检验操作规程(第 4 版).北京:人民卫生出版社.

中国合格评定国家认可中心.CL02:2012 医学实验室质量和能力认可准则.

2009. Clinical and Laboratory Standards Institute. Risk management techniques to identify and control Laboratory error sources: approved guideline. 2nd ed. Document EP23-A2. Wayne, PA: CLSI.

2008. The International Organization for Standardization. ISO/TS 22367:2009. Switzerland: The International Organization for Standardization.

第 8 章

采集用具对检验结果的影响

> ● 内容提要
>
> 　　个体化医疗根据临床需求选择适宜的分子诊断检验项目，不同检验项目所需的标本类型及其采集用具不同，并且在标本采集过程中使用的各种材料、标本容器中的各种添加剂等也会对分子诊断检验项目产生影响。本章对个体化医疗分子诊断检验项目采集用具的选择以及采集材料对个体化医疗检测带来的影响进行介绍。

第一节　样本采集用具的选择

　　分子诊断技术广泛应用于遗传性疾病、感染性疾病、肿瘤及产前诊断等领域。依据临床诊治的需求和患者的自身特征，合理选择适宜的检测项目。每种检测项目都有可供使用的标本类型及最佳标本类型，而不同的标本类型所需用的采集用具也各不相同。本节对常用标本类型采集用具的选择作一简介。

一、血液标本

(一)外周血

　　外周血是分子诊断检测项目最常用的样本类型，可分为全血、血清、血浆及外周血单个核细胞(PBMC)等类型，广泛用于各种细胞生物学和分子生物学项目的检测。外周血多通过静脉采血获取，静脉采血用具推荐选用一次性多管采集双向针和真空采血管(图 8-1)。

　　根据是否有添加剂和添加剂种类的不同，真空采血管可分为血清管、血清分离胶管、抗凝管和血浆准备管等种类。其中抗凝管包括 EDTA 抗凝管、肝素抗凝管、枸橼酸抗凝管、氟化钠抗凝管等类型，不同抗凝管头盖依据国际通用标准使用不同的颜色加以区别(图 8-2)。添加剂的选择取决于待测物(如基因组 DNA、病毒 RNA、内源性胞内 RNA 等)、所需的检测项目及采样体积。

　　分子诊断检测项目常用抗凝剂首选 EDTA 和枸橼酸盐，以下对各种采血管的选用原则作一概述。

　　1. EDTA 抗凝管适用于 DNA 和 RNA 抽提，以及 PBMC 的制备等。

　　2. 用于 RNA 检测的血液标本应直接采集至含有 RNA 稳定剂的采血管中。对于循环

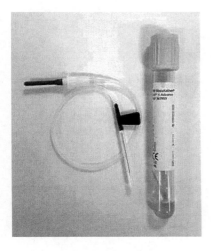

图 8-1　一次性多管采集双向针和真空采血管

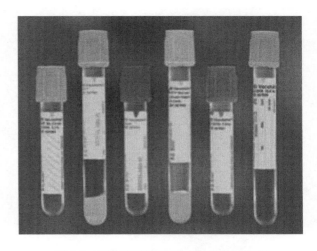

图 8-2　国际通用标准不同颜色的抗凝管

miRNA 的检测,建议采用 EDTA 或枸橼酸盐抗凝。氟化钠/草酸钾复合物对于血浆中的 miRNA 具有很强的保护作用。因此,用于循环 miRNA 检测的 2ml 采血管内应含有 5mg 氟化钠和 4mg 草酸钾。

3. 肝素抗凝管不能用于临床 PCR 检测,但适用于染色体核型分析和 FISH。

4. 血浆采集管内添加了分离胶和 EDT-K2 抗凝剂,离心时,凝胶发生迁移并在血浆和血细胞组分之间形成隔离层,保证了血浆纯度,能保证室温条件下 24h 血浆性质稳定、6h 全血性质稳定和 4℃条件下 5d 血浆性质稳定,主要适用于 HBV、HCV 和 HIV 等病毒核酸定性和定量检测。

5. 血清管、血清分离胶管只用于待检核酸分子处于血清中的血液标本,但当待检核酸为细胞内核酸时,不得使用带分离胶的采血管。

(二)末梢血

末梢血主要用于婴幼儿和其他采血困难的患者。末梢血的采集推荐采用触压式一次性末梢采血器(图 8-3)和末梢采血管(图 8-4)。触压式一次性末梢采血器具有一步式触压、快速精确、穿刺稳定、患者痛感低等特点。末梢采血管采样量少,应符合以下要求:①采血管内添加剂要分布均匀;②管壁要光滑;③能够容易地取下管盖并牢固地重新盖上,不会发生泄漏。末梢采血管也采用含特殊添加剂,如 EDTA 的 1.5ml EP 管。

(三)血斑

血斑的采集多用于新生儿筛查,血痕也是多种个体化医疗临床分子诊断适用的标本类型。血斑采集推荐采用无菌滤纸和无菌密封袋,血痕推荐使用格思里卡(Guthrie cards)采集(图 8-5)。

血片采集后自然晾干,避免阳光及紫外线照射、烘烤及挥发性化学物质的污染。滤纸干血片需置于密封袋内。

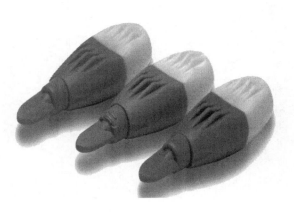

图 8-3　触压式一次性末梢采血器

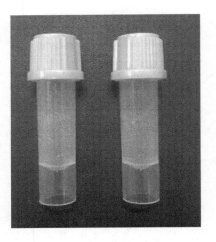

图 8-4　末梢采血管

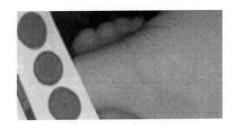

图 8-5　格思里卡(Guthrie cards)

二、体液标本

(一)尿液

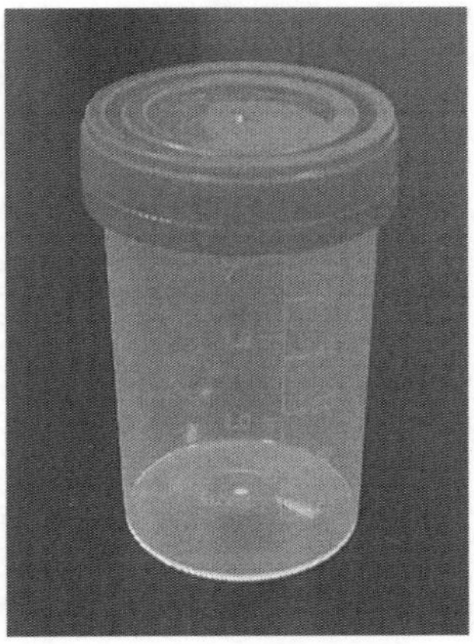

尿液取材方便、均质性好,是理想的分子诊断标本。尿液主要用于遗传代谢病的筛查及线粒体突变检测,也可作为耐药微生物(如结核杆菌)检测的良好标本。

尿液样本的采集方式取决于送检目的及实验要求。采集时应注意避免尿道口分泌物、粪便等的混入,必要时采用导尿术(导尿管)采集样本以避免污染。采集后应将尿液装入一次性尿杯内(图8-6),及时送检。患者自行采样时,应明确告知患者不能接触尿杯的内壁和盖子。

(二)涎液

涎液取材方便、无创,提取的 DNA 量多质优,并不亚于全血样本;尤其是涎液标本稳定,可室温长期存放,现已用于人群筛查和遗传病诊断,特别适合于偏远地区标本的采样和邮寄。

涎液的采集用具推荐使用 Oragene 试剂盒(图8-7),最少需

图 8-6　一次性无菌尿杯

要 2ml。

目前也可采购到各种涎液样本采集管(图 8-8),其中附带涎液核酸保存液,使用十分简便,采集的涎液核酸可室温稳定保存半年以上。

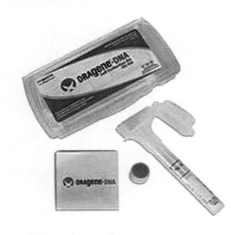

图 8-7　涎液 Oragene 试剂盒

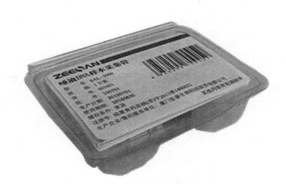

图 8-8　涎液样本采集管

(三)痰液

痰液标本可用于呼吸系统疾病的诊断,特别是结核分枝杆菌的核酸定量和耐药性检测。痰液标本推荐采用广口无菌采集器收集(图 8-9)。咳痰困难者可用雾化蒸汽吸入以利于痰液咳出。幼儿痰液采集困难时,可用消毒棉拭子刺激咽喉部,引起咳嗽反射,用棉拭子采集痰液。昏迷患者可由临床医师通过气管穿刺获取痰液;纤维支气管抽吸,通常用于在给患者行纤维支气管镜检查时顺便抽取。

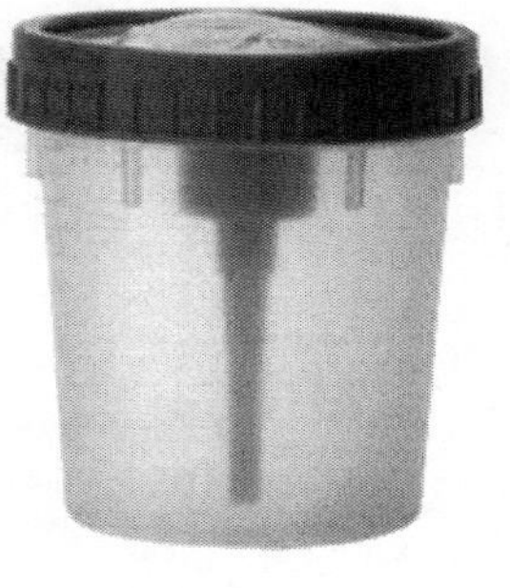

(四)脑脊液

脑脊液标本可用于一些传染性疾病(如结核杆菌 DNA 的定性或定量)的分子诊断。标本采集由临床医师按操作规程完成,采集后需将脑脊液放入无菌的带盖试管内,尽快送检。

图 8-9　广口无菌采集器

(五)胸腔积液、腹水

胸腔积液、腹水可用于结核分枝杆菌 DNA 检测和肿瘤基因突变分析等。胸腔积液、腹水由临床医师进行胸、腹腔穿刺获得。首次穿刺抽到积液后,应废弃第一管标本及所用注射器,然后更换新的一次性注射器抽取,穿刺采集后留取中段液体置于带盖的无菌试管内。因积液容易凝固,应采用 EDTA 抗凝,同时防止外伤性血液的污染。

三、组织标本

在不能获得血液标本或口腔脱落细胞标本(如患者死亡)时,或者当组织与血液标本具有不同的基因型(肿瘤的体细胞突变),或者组织标本是某些潜在病原体感染、某些癌基因突变检测的唯一标本来源时,临床就需要采集组织标本进行检测。

(一)新鲜组织(包括手术和活检组织)

组织标本采样时必须戴无菌无粉乳胶手套,这样既可避免样品中病原微生物感染,又可防止采样人员的皮肤脱落细胞污染样品。对于接近体表的病变组织(如支气管、肺、肝等),可通过粗针穿刺活检获取较小的有组织形态的标本。身体内部病变组织标本是在手术过程中临床医师根据具体情况采集具有典型特征的病变器官或组织,并采集没有病变的组织作为阴性对照。所获取的组织标本应用无菌的镊子转移至密闭的无菌容器中。手术切除的组织样本必须迅速低温放置,如有条件放置于−80℃冰箱或液氮罐内保存,如无条件可放置于−20℃冰箱短暂保存。这一过程尽量在手术标本离体后30min内完成。

(二)石蜡包埋组织

临床上肿瘤基因突变相关分析一般采用石蜡包埋组织。制备石蜡包埋组织的手术切除标本按病理学操作规范进行取材。石蜡包埋肿瘤组织块要求用干净的镊子转移至干净的离心管、小玻璃瓶(或其他可密闭的容器)中,而石蜡包埋肿瘤组织切片,则将含肿瘤组织的玻片(10张)置于干净的纸盒内送检。

(三)口腔颊黏膜细胞

口腔颊黏膜细胞可应用于遗传性疾病、心血管疾病、肿瘤、内分泌疾病等的分子诊断。

患者清水漱口后,采用无菌棉拭子在口腔内侧脸颊黏膜处反复擦拭数次,取出棉签置于灭菌处理后的滤纸上阴干,每位受检者至少提取3根。棉签放入干净封口塑料袋内保存。用于RNA分析的口腔脱落细胞须保存在RNA稳定试剂中。

四、产前诊断标本

(一)羊水

羊水样本是产前诊断中应用最广泛的标本,通常用于胎儿的染色体核型分析、基因检测等。

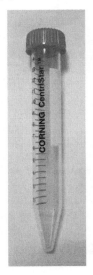

羊水样本主要通过中期羊膜腔穿刺获得,在无菌条件下抽取妊娠16～21周的羊水。为避免母体污染,弃去最初的1～2ml,注入15ml的一次性无菌锥底离心管(图8-10)中,取20～30ml,立即送检。

(二)绒毛

绒毛也是产前诊断重要的标本类型,主要用于孕早期的细胞和分子生物学检测。

常于妊娠8～11周,由妇产科医师在超声引导下,根据绒毛板生长位置经宫颈或腹腔穿刺获得。在无菌条件下,将绒毛组织放入无菌的一次性平皿中,尽快送检。

(三)脐血

脐血可用于产前诊断,既可用于胎儿染色体核型分析,又可用于胎儿血液系统疾病的诊断,也能用于孕晚期染色体核型分析。

脐血采集一般在妊娠18～24周进行,由临床医师在B超引导下抽取孕妇之胎儿脐带血2～4ml,注入5ml无菌肝素抗凝管用于脐血细胞培养,或注入EDTA抗凝管用于基因检测。

图 8-10　一次性无菌
锥底离心管

(四)母体外周血胎儿游离 DNA

通过孕妇外周血中的胎儿游离 DNA 进行无创产前筛查是近年来发展起来的新技术,已用于胎儿性别、Rh 血型及胎儿染色体非整倍体等的检测。

母体外周血胎儿游离 DNA 样本的采集时间一般在妊娠 12～24 周,由医院医师或护士按照外周血采集标准采集孕妇外周静脉血 5ml 以上。真空采血管可选用 EDTA 抗凝管(紫色盖帽)、Streck 采血管(浅褐色盖帽)或 Ardent 管(粉色盖帽)(图 8-11～图 8-13),采集后轻微颠倒采血管 10 次,立即分离血浆或按采血管类型进行相应保存。

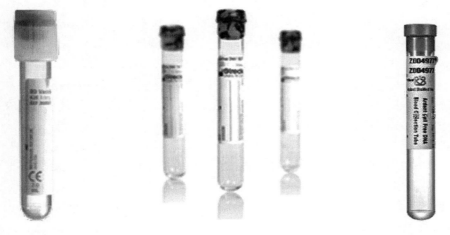

图 8-11　EDTA 抗凝管(紫色盖帽)　图 8-12　Streck 采血管(浅褐色盖帽)　图 8-13　Ardent 采血管(粉色盖帽)

第二节　样本采集用具对检验结果的影响

分子诊断的检测对象和检测方法不同于常规检测,标本采集过程中,血液内源性或外源性干扰物质(如血红素、脂类、肝素等)、核酸分子的降解、标本的污染,以及采集器材与添加剂可能会对检验结果带来影响。因此,了解标本采集器材对分子诊断检验项目造成影响的各种因素,才能正确选择采集用具,正确分析、判断与解释检验结果。

一、真空采血管

个体化医疗分子诊断检验项目中使用最多的标本类型为血液标本,标本容器多为商品化真空采血管。生产真空采血管的材料及采血管内含有的各种添加剂(如抗凝剂、促凝剂、分离胶、表面活化剂)可能会对某些个体化医疗检验项目的检测结果产生影响,因此在选用采血管前必须充分了解不同厂家生产的采血管的性质。选择合适的采血管,并定期监测采血管因素是否使检验结果出现系统性偏差或影响检验结果。

(一)真空采血管添加剂对检测结果的影响

真空采血管中的添加剂主要包括抗凝剂、分离胶、促凝剂、稳定剂和防腐剂。采血管中添加剂的选择取决于待测物(如基因组 DNA、病毒 RNA、内源性胞内 RNA 等)、所需进行的检测及采样体积,不合适的添加剂会给分子诊断检验项目带来不同程度的影响。

1. 抗凝剂　　含抗凝剂的真空采血管主要在需要获得血浆或全血时使用,由于在采血管中预先加入抗凝剂,因此采血后必须按规定进行混匀以达到理想的抗凝效果。抗凝剂种类较多,应正确选择抗凝剂的种类并保证抗凝剂和标本的比例,临床最为常见的抗凝剂是 EDTA 盐、肝素、枸橼酸钠和草酸钾等。

分子诊断检测项目抗凝剂首选 EDTA-K_2 和枸橼酸盐。不能使用肝素抗凝,因为肝素是 Taq DNA 聚合酶的强抑制药,影响核酸扩增,且在核酸提取过程中很难去除。肝素对 MLV 反转录酶和 Taq DNA 聚合酶均具有很强的抑制作用,如果标本为肝素抗凝,在核酸纯化过程中,样本中的肝素可与 DNA 和 RNA 结合。对标本进行煮沸、酸碱处理后凝胶过滤,反复乙醇沉淀,鱼精蛋白硫酸盐处理等均不能去除肝素的干扰。每微克核酸标本中含 0.1M 肝素,即可100%地抑制扩增反应中 Taq DNA 聚合酶的活性。对于灵敏度的要求不高的 PCR 扩增,简单地核酸标本稀释就可以消除 PCR 扩增抑制。如果标本必须肝素化处理且检测灵敏度要求又较高时,必须分离标本中的有核细胞,并反复用生理盐水清洗后再提取核酸。

从全血中制备基因组 DNA,使用 ACD 作为抗凝剂要优于 EDTA,因其更能保存高质量的 DNA,全血可以在 0℃ 条件下保存数天或者在 −70℃ 条件下无限期保存。

对于循环 miRNA 的检测,同样建议采用 EDTA-K_2 或枸橼酸盐抗凝。氟化钠/草酸钾复合物对于血浆中的 miRNA 具有很强的保护作用。因此,用于循环 miRNA 检测的 2ml 采血管内应含有 5mg 氟化钠和 4mg 草酸钾。

2. 促凝剂　　血液采集后,应待其完全凝固后,再将血细胞和血清层完全分开,若未完全凝固便离心,易形成纤维蛋白并导致溶血。

玻璃真空采血管一般情况下不需加入促凝剂,血液在与玻璃的接触中可以启动凝血过程,但室温下需要 30~60min 才能完成完全凝固。为了提高分离效率,优化临床实验室常规操作流程,通常在真空采血管(特别是塑料真空采血管)中加入促凝剂(如凝血酶、硅藻土、无机硅颗粒或聚乙烯吡咯烷酮等有机化合物),在某些情况下,样本中的促凝剂微球并未完全沉降至血凝块中,可能继续残留在血清层中,造成对某些项目检测结果的干扰。因此,建议根据生产厂家的要求采血至规定刻度,确保血样与促凝剂的比例,以减少促凝剂对检验结果的可能干扰。

3. 分离胶　　分离胶在血清(浆)和血细胞之间形成隔层,达到分离血清(浆)和血细胞的目的,分离胶大都是一些惰性材料(如高黏滞度液体、填充剂或增稠剂),不溶于水,具有抗氧化、耐高温、高稳定性的特点,分离胶储存和运输的推荐温度为 4~25℃,温度会影响分离胶的物理性质,过高的温度使分离后的血清上方或中间出现分离胶碎片或油滴;凝胶或油滴会影响加样头、涂层管及反应杯,并与免疫检测系统的固相结合从而产生物理干扰。建议:应按照生产厂商建议避免过高的温度下使用含分离胶的真空采血管,并采用合适的离心速度或特殊的放置方式,以尽量减少分离胶对检验结果产生的干扰。

分离胶只用于待检核酸分子处于血清(浆)中的血液标本,当待检核酸为细胞内核酸时,不得使用带分离胶的采血管。

4. 稳定剂　　由于 RNA 分子不稳定,易被 RNA 酶降解,因此用于 RNA 检测的血液标本建议直接采集至含有 RNA 稳定剂的采血管中。RNA 稳定剂,即 RNA 酶抑制药,有以下几种。

(1)焦磷酸二乙酯(DEPC):是一种强烈但不彻底的 RNA 酶抑制药。它通过和 RNA 酶的活性基团组氨酸的咪唑环结合使蛋白质变性,从而抑制酶的活性。

(2)异硫氰酸胍盐:目前被认为是最有效的 RNA 酶抑制药,它既可破坏细胞结构使核酸从核蛋白中解离出来,又对 RNA 酶有强烈的变性作用。

(3)氧钒核糖核苷复合物:是由氧化钒离子和核苷形成的复合物。它和 RNA 酶结合形成过渡态类物质,几乎能完全抑制 RNA 酶的活性。

(4)RNA 酶的蛋白抑制药:是从大鼠肝或人胎盘中提取的酸性糖蛋白 RNA 酶抑制药(RNasin),是 RNA 酶的一种非竞争抑制药,可以和多种 RNA 酶结合,使其失活。目前市售的 RNA 酶的蛋白抑制药多为大肠埃希菌表达的重组蛋白。

血标本采集或血浆/血清分离时,建议使用异硫氰酸胍盐(终浓度为 4mol/L)作为 RNA 稳定剂,并同时与还原剂(如 β-巯基乙醇或二巯基乙醇)一起使用。由于异硫氰酸胍盐可抑制 Taq 酶活性,因此反转录反应体系中应采用蛋白类 RNA 酶抑制药。

(二)真空采血管材质对检测结果的影响

真空采血管的材质主要有玻璃、聚丙烯(PP)和聚对苯二甲酸乙二醇酯(PET)等。玻璃采血管需用硼硅玻璃为材料,内部进行硅化处理,使其具备良好的化学惰性和生物惰性。此外,玻璃采血管还应具备一定的强度,能耐受从 1.2m 高处跌落。PP 采血管物理表面可引起 DNA 的变性和多聚化,因此不适用于分子诊断的标本采集。PET 容器具有良好的疏水性,不易碎,使用安全;耐辐射,便于辐射灭菌。因此,分子诊断推荐采用 PET 采血管采集标本。

(三)塑料真空采血管管盖对检测结果的影响

真空采血管管盖大多采用双层安全管盖设计,内层为涂有润滑剂的胶塞,外层为纹面塑料管盖,保证能够进行针头重复穿插和重复密封。若密闭性差,可能会导致某些项目的检验结果不准确,例如,二氧化碳损失会导致样本的 pH 上升、钙离子下降、酸性碱性酶下降。

医用丁基橡胶是制作真空采血管胶塞的首选,在胶塞制造过程中还可能使用某些金属(如镁、铝和锌),也可能对血液中金属离子或其他项目检测结果产生影响。因此,临床实验室使用该真空采血管前应确认是否会影响检测结果。

(四)真空采血管胶塞润滑剂对检测结果的影响

管盖的胶塞均涂有润滑剂,一是便于采血管的开盖覆盖,二是为了减少胶塞上红细胞和凝块的黏附,但是润滑剂有可能会从管盖上脱落,污染血清或血浆层。常用的润滑剂有硅油或甘油。硅油对检验结果的干扰小,因此建议采用硅化胶塞的真空采血管。

(五)真空采血管内壁表面活性剂对检测结果的影响

血清真空采血管的内壁通常会涂布某些表面活性剂(如硅酮),这样不仅可以避免血样凝固过程中血细胞附壁现象,防止离心时细胞破碎;而且使纤维蛋白无法黏附在试管内壁,提高离心效率,减少血清蛋白黏附。但是,采血管的硅涂层会干扰离子特异性电极法测量镁离子、锂离子浓度,并引起假性增高;同时,可能会导致三碘甲酰原氨酸及其他测量物出现硅胶剂量依赖性假性增高。因此,建议根据生产厂家的要求采血至规定刻度,确保血样与表面活性剂的比例,以减少表面活性剂对检验结果的可能干扰。

二、其他采集器具

1. 拭子　采样拭子分为咽拭子、口腔拭子、DNA 拭子、宫颈拭子。采样植绒拭子比传统缠绕拭子采集样本和释放样本的量高,而且对细胞样本不造成损害,能保证细胞样本的存活率,不残留脂肪酸,对试验检测效果不造成影响,更不会对人体造成伤害。

含藻酸钙拭子或木柄拭子含有可以抑制 PCR 反应或使病毒失活的物质,建议使用灭菌的塑料柄的聚酯纤维人造丝织物拭子。

2. 采血针　采血针应避免溶血,血红蛋白和乳铁蛋白分别是红细胞和白细胞内的主要 PCR 抑制物,它们均含有铁,抑制机制可能与这些蛋白释放铁离子至 PCR 混合物有关。铁离子的抑制效应在于它可以干扰 PCR 扩增的 DNA 合成。血红蛋白的衍生物(如亚铁血红素等)同样可以干扰 PCR 扩增,亚铁血红素可通过反馈抑制调节 DNA 聚合酶的活性,并且与血红蛋白、组氨酸和血清白蛋白不同,亚铁血红素不能完全被有机溶剂萃取。

3. 手套　医用手套分为无粉和有粉两种,其中有粉手套可方便医师戴脱,但有粉手套的粉尘可抑制 PCR 反应。另外,鉴于有粉手套中的粉末与许多不良事件相关,如严重的呼吸变态反应、创口炎性反应、手术伤口愈合延迟及术后粘连(瘢痕组织形成)等,美国食品药品监督管理局(FDA)于 2016 年 3 月 21 日公布一项提议,拟在全美禁用医用有粉手套,以避免有粉手套给医师和患者带来的风险。因此,在分子诊断实验中,应选择使用清洁、盒装的无粉无菌手套。

4. 玻片　玻片要求清洁透明,无油迹、无毒物等。用于分子诊断的玻片还应保证无核酸酶的污染。特殊情况下,如用于染色体核型分析时,还需经过刷洗、浸酸和冲洗三个步骤的处理,以保证实验结果不受影响。

本章小结

临床分子诊断检测中涉及多种类型的临床标本,实验操作人员应对各种影响核酸检测的因素进行全面系统的了解。依据本实验室开展的检测项目,有针对性的参考临床分子诊断实验室的管理规定、导则或指南,完善各种分析前质量控制制度,选择合适的采集器具,并规范标本采集人员的操作,确保实验室检测的标准化。

参 考 文 献

2015. 测序技术的个体化医学检测应用技术指南(试行).

府伟灵. 2014. 中国临床实验室血液标本分析前标准共识. 北京:人民卫生出版社.

李艳,李金明. 2013. 个体化医疗中的临床分子诊断. 北京:人民卫生出版社.

2015. 遗传病相关个体化医学检测技术指南(试行).

CLSI MM13-A Collection, Transport, Preparation, and Storage of Specimens for Molecular Methods; Approved Guideline. Vol. 25 No. 31.

第9章

分子诊断实验室的生物安全

● 内容提要

　　本章以分子诊断实验室的生物安全为主线,主要阐述分子诊断实验室中生物安全的重要性,建立生物安全实验室的基本原则,生物安全实验室的安全操作及管理要求,实验室操作规程中的操作要点和主要的生物安全技术等,旨在指导分子诊断领域的所有医学工作者形成正确的生物安全理念,科学规范地指导实践,不断提高分子诊断检测技术的准确性。

　　随着人类后基因组时代的到来,分子诊断技术飞速发展,近10年来全球具备开展分子诊断检测的实验室约500多家,分子诊断检测的疾病种类由2400多种迅速增加到接近4500种。该统计数据表明分子诊断检测不仅是全球研究的热点,更是医学检验实验室未来发展的重点。分子诊断实验室无论从设计、布局还是人员要求均明显高出其他实验室水平,同时由于其涉及的标本类型繁多,因而分子诊断实验室的生物安全相比其他实验室更为艰巨和复杂。

第一节　生物安全的概念及意义

一、概念

　　1. 生物安全(Biosafety)是避免危险生物因子造成实验室人员暴露、向实验室外扩散并导致危害的综合措施。

　　2. 生物安全实验室(Biosafety Laboratory)是具有一级隔离设施的、可实现二级隔离的生物实验室。

　　3. 一级隔离(Primary Barrier)也称一级屏障,是操作对象和操作者之间的隔离。通过生物安全柜、正压防护服等防护设施来实现。

　　4. 二级隔离(Secondary Barrier)也称二级屏障,是生物安全实验室和外部环境隔离。通过建筑技术(如气密的建筑结构、平面布局,通风空调和空气净化系统、污染空气及污染物的过滤除菌和消毒灭菌技术)达到防止有害生物微粒从实验室散逸到外部环境的目的。

　　5. 气溶胶是悬浮于气体介质中粒径一般为 $0.001 \sim 100 \mu m$ 的固态或液态微小粒子形成的相对稳定的分散体系。气溶胶中气体介质称连续相,通常是空气;微粒或粒子称分散相,成分多种多样,比较复杂。分散相内含有微生物的气溶胶称为生物气溶胶。

6. 生物危害是由生物因子形成的危害。

7. 生物危险是生物因子将要或可能形成的危害,是伤害概率和严重性的综合,也称风险。研究病原微生物是有一定风险的,生物安全实验室能降低这种风险。

8. 污染是指物质或事物由于外来物质或因子混入,造成不希望的影响。例如,空气、水体和固体受到物理的(灰尘)、气体的(有害气体)、生物的(气溶胶)污染。在生物安全实验室里的空气、水体和固体都属于实验生物因子污染。

9. 消毒是杀灭或清除细菌芽孢以外的微生物的措施和过程。

10. 灭菌是有效地使目的物没有微生物的措施和过程,即杀灭所有的微生物。

在三级生物安全和四级生物安全实验室中,灭菌要使用不外排的高压蒸汽灭菌器;一般的细菌繁殖体和病毒需要 121.3℃、20min 即可杀灭,而细菌芽孢需要 30min 以上;朊粒需要 134℃,2h 以上才能杀灭。

11. 实验室生物安全防护是指当实验室工作人员所处理的实验对象含有致病的微生物及其毒素时,通过实验室涉及构造、使用个体防护装备、严格遵守标准化的工作和操作程序及规程等方面采取综合措施,确保实验室工作人员不受实验对象侵染,确保周围环境不受污染。

12. 生物安全柜是放置操作处理过程中含有危险性或未知性生物微粒气溶胶散逸的箱形空气净化负压安全装置。通常分为Ⅰ级、Ⅱ级和Ⅲ级。

二、重要意义

建立生物安全实验室、加强实验室的生物安全管理,对于我国的实验室生物安全、生物防护、传染病预防和控制、医院感染控制和实验室网络建设等,均具有十分重要的意义,其意义至少包括以下几个方面。

1. 为建立和管理分子诊断、病原微生物及其他研究生物安全平台提供保障　国内外已发生过多起实验室相关感染事件。1941 年,美国发生 74 例实验室相关的吸入性布氏菌感染事故;1976 年,英国某医学实验室的工作人员体检时发现结核分枝杆菌感染者比其他实验室人员高 5 倍;1979 年,苏联斯维尔德洛夫西南生物战实验基地发生爆炸事故,大量炭疽芽孢杆菌以气溶胶形式溢出,肺炭疽突然蔓延,直接造成 1000 多人死亡,而且该地区 10 多年一直存在疫情;1990 年,意大利某微生物学实验室在离心流产布鲁菌培养物时发生离心管爆裂,造成 12 名实验室工人被感染(感染率 12%);某医科大学在细胞室中因病毒培养物滴在手背皮肤上(未带手套),造成汉坦病毒感染,所幸经抢救后康复;中国还发生过影响较大的台湾地区和北京地区 SARS 冠状病毒实验室感染事故;某校实验室也发生过一些实验室安全事故,细胞培养时实验人员发生流行性乙型脑炎病毒、恙虫病立克次体感染;化学品损伤,如酸碱灼伤,乙醇烧伤等。因此,建立生物安全实验室,根据生物安全条例管理实验室,研究人员必须具备良好的生物安全意识和生物安全操作程序。生物安全实验室的直接目的是保证研究人员免受实验因子的伤害,保护环境和公众的健康,保护实验因子不受外界因子的污染,从而建立科学和安全的科学研究平台。

2. 为医院分子诊断感染控制提供科学和安全的平台　在我国乃至全球,医院感染已经成为医院生死存亡的严峻挑战。2003 年 SARS 流行期间,我国医院内感染病例占患者总数的 20% 左右,某医院由于接诊病例最早,该院参与 SARS 诊治的医护人员感染率更高。实际上医护人员的职业性病原微生物感染一直存在,传染病病房医护人员和临床检验人员的感染率远高于正常人群。因此,临床检验工作需要在生物安全实验室进行,医护人员均需要进行生物安全防护。血库、血液科病房及其他收治免疫功能低下患者的病房也需要建立生物安全实验室,防止病原微生物的污染或交叉污染。

3. 为加强各实验室对突发公共卫生事件应对能力提供科学和安全的实验平台　2003 年 SARS 暴发感染,近年来不时出现的禽流感病毒感染人类事件,潜在的禽流感病毒人传人危险,以及其他新发或再发传染病的暴发和流行,都警示我们需要建立各种级别的生物安全实验室,以加强对突发公共卫生事件的诊治、预警预报和科学研究能力。

第二节　分子诊断实验室生物安全的基本原则

一、科学合理

无论病原微生物的传染性和致病性多强,只要不与人体接触,感染就不会发生。因此,建立生物安全实验室必须遵循如下科学原理。

1. 屏障原理　把病原体局限在一定空间范围内,使之避免暴露在开放的环境中,操作者间接对其操作(如使用手套、机械手等),在围场(包括安全柜和实验室)内接触的空气和水经过处理后排放,在实验室内使用的生物安全柜、实验室设施均属此类。

2. 过滤原理　在围场内接触的空气均视为被污染的有害物质,把实验室内空气经过高效空气过滤器(high-efficiency particulate air filters, HEAP)或其他地方净化后排放,以保护环境。

3. 消毒灭菌原理　实验室污染区和半污染区的一切物品,包括空气、水和所有的表面(仪器)等,均存在污染和危害的危险,所以要对其进行消毒处理,特别是实验后的废液、废物和器材,在拿出实验室之前务必彻底灭菌处理。在实验完成后,撤离实验室过程中的每一步都要做到有效消毒,严格把关,以防有害因子泄漏。

4. 个人防护原理　由于屏障的作用不可能做到百分之百的保护,操作中有所疏漏也是有可能的,所以应根据要求做好个人防护。

二、安全首位

安全是建造实验室的直接目的,建造中一切不利于安全的设计都应取缔,一切与生物安全有冲突的设计参数都应服从安全原则。

三、管理严格

严格按照国务院发布的《病原微生物实验室生物安全管理条例》进行管理。该条例对致病微生物的管理原则:病原微生物室分类管理,实验室分级管理。

四、远离病原体

建立实验室是为了研究致病微生物和高致病微生物,必要的实验必须在实验室内进行。但是,非必要的时候尽量少接触病原体或少进实验室。

五、预防为主

从事病原体实验活动者,对实验室感染应坚持预防为主的原则,要把握以下三个原则。

1. 实验室要定期对安全柜、排风过滤器和高压蒸汽灭菌的生物和物理参数进行检测,确保达到零泄漏。定期请相关仪器设备工程师对仪器进行校准和保养,确保仪器设备正常运行。

2. 对实验过程进行安全监测,每天安排专人检查实验室环境和设施,一旦发现问题,应及时采取预防和改进措施,情况严重的立即向上级汇报,启动应急措施。

3. 发现有实验室感染征兆,立即报告给科室生物安全小组负责人,情况严重的上报医院,采取生物安全暴露相关紧急预案,对感染者进行及时隔离和治疗,以防止出现后续病例,尽可能将影响和危害降到最低。

第三节　生物安全操作及管理要求

一、样本采集、运输和保存

目前分子诊断检测平台主要包括 PCR 检测平台、测序检测平台、遗传分析检测平台、生物芯片检测平台、FISH 技术检测平台、质谱技术检测平台等。以 PCR 检测平台为例,该平台又分为定量 PCR 平台和定性 PCR 平台,涉及的主要检测分子包括病毒 DNA、RNA,人类基因组 DNA、RNA,新鲜组织或固定组织 DNA 或 RNA;涉及的主要检测内容包括病毒定量检测、人类个体化医疗分子靶标检测、相关白血病分子靶标基因检测及表观遗传学分子靶标检测等(图 9-1)。

分子诊断检测的分子包括 DNA、RNA、蛋白质和细胞培养水平。涉及杂交或者核酸的酶扩增的分子方法需要从各种各样的生物学标本和包含在这些标本中的微生物中分离与纯化出所需要的核酸。CLSI 文件 MM13-A—分子方法所用的标本的采集、转运、准备和储存。指南强调正确安全地进行生物学标本的采集和核酸分离、纯化有关内容。这些主题包括采集的方法,被推荐的储存与转运的条件,以及可以被各种标本/核酸类型所用的核酸转化技术。

由于检测标本的多样性,所以很多因素都可以影响分子检测的实验结果,不同的检查方法也是影响检测结果的主要因素之一。样本采集与分子技术方法操作附属委员会认为,对所有分子检测技术和不同类型样本的最小采样量或分析前影响因素均应制订严格的指导标准。该指导标准将增强分子检测过程中的处理样本的责任意识,同时也可相应地推动相关检测技术分析前状态的标准化。采用分析前标准化流程处理标本是确保检测标本完整、数量准确与核酸定性结果可靠的关键。错误的标本处理流程会导致核酸的降解,最终造成对待测目标的错误定性或定量。因此,分子检测的所有标本必须全部在规范的生物安全指导下收集、运输和储存。

(一)标本的采集

1. 分子诊断标本必要信息的采集　分子诊断中的标本必须包含足够的信息量,包括识别号、采集日期、采集时间、标本采集人的姓名、标本来源(如采集标本的组织的类型)。申请书信息应该包括信息:单独的识别号、登录号、出生日期、采集时间、性别(如果需要基因分析)、人种/种族(如有必要)、标本类型(血液、羊水等)、相关临床实验室信息、医师姓名、采集标本的部

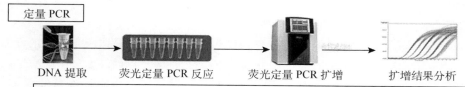

定量 PCR

DNA 提取　荧光定量 PCR 反应　荧光定量 PCR 扩增　扩增结果分析

定量 PCR 检测

病原微生物：HBVDNA 定量检测、HCV RNA 定量检测、EBV DNA 定量检测、HPV 67 种分型定量检测、HSV-I/II 型定量检测、CT 定量检测、UU 定量检测、NG 定量检测、CP 定量检测、MP 定量检测等

人类基因组：化疗药物相关基因表达检测 (TUBB3、STMN1、BRCA1、ERCC1、VEGFR、EGFR、RRM1、TYMS、MGMT)、白血病融合基因检测等

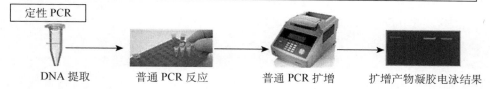

定性 PCR

DNA 提取　普通 PCR 反应　普通 PCR 扩增　扩增产物凝胶电泳结果

定性 PCR 检测

人类基因组：1p/19q 杂合性缺失检测、MGMT 甲基化检测、EML4-ALK 融合基因检测、Y 染色体微缺失检测、性别基因鉴定等

图 9-1　PCR 平台

注：PCR 平台分为定量 PCR 和定性 PCR 平台：定量 PCR 平台包括病毒、人类基因组等的 DNA 或 RNA 检测；定性 PCR 主要检测人类基因组等位基因缺失、表观遗传学标志物及融合基因检测等

门或机构、计费信息和其他需要的信息（注意：在一些病例中，患者相关的附加信息可能十分重要。比如，在基因检查中，申请检查的原因可能很重要，因为实验室操作者需要根据患者的情况与年龄，决定是否需要做该检查。此外，在一些基因检查中，可能也需要家族信息进行联合分析）。

2. 标本的采集　分子诊断检测标本种类较多，主要包括血液、骨髓、体液（痰液、脑脊液、分泌物等）、组织（新鲜、固定）、脱落上皮细胞、产前标本（羊水、绒毛、单细胞等）。在处理人体组织与体液时需要戴手套。手套能够阻止来源于标本的血源性细菌感染的传播，并且阻止处理标本时人表皮脱落细胞对标本的污染。特殊检查步骤（方法）可能需要额外的预防与采集说明（如收集子宫颈上皮细胞标本检查 HPV）。实验员需要考虑不同实验方法存在的潜在干扰因素和污染，并且确保采集标本的临床医师接受了正确的指导与训练，判断采集标本是否采用特定的实验方法或者检查体系。

（二）样本采集

不同分子诊断标本采集注意事项如下。

1. 血液抗凝剂的使用和骨髓抽出物（BMA）的采集　用含有合适的抗凝剂或添加剂的试管收集标本。试管添加物的选择取决于被测物的种类（gRNA、vRNA、细胞内 RNA），待处理的检查项目及样本体积。实验证明，肝素抗凝剂与亚铁血红素是 PCR 的抑制药。因此，乙二胺四乙酸（EDTA）和右旋糖柠檬酸盐（ACD）是血浆或骨髓抽出物（BMA）检查的推荐抗凝剂。

如果被测物是细胞内 RNA,采集血液或者骨髓时推荐保存在含有 RNA 稳定添加剂的容器中,或者采集后尽快放入保护 RNA 的稳定装置中。

2. 组织标本的采集　最佳组织重量为 1～2g,但是这个最佳重量取决于组织的性质,因为 DNA 或者 RNA 的每一单位体重的数量在组织与组织之间变化很大。富含细胞的组织(如骨髓、淋巴结和脾)是合适的基因组 DNA 的资源;然而原发肿块的下游淋巴结可能仅储存一小部分的肿瘤细胞,使用简单的光镜组织学检查方法很难检测到肿瘤细胞。富含细胞的标本(如肌肉、纤维、脂肪组织)不是检查 DNA 的最佳资源,可能需要的重量大于 2g;然而一般来说,如果组织没有被广泛的脂肪浸润,任何重量超过 10mg 的组织所含的 RNA 或 DNA 超过 10μg。大的组织标本(大于 2g)和活组织是临床医师或外科医师用于光镜、电镜、免疫荧光显微镜检查做出病理诊断。如果 DNA 和 RNA 能在大的组织标本或活组织中提取,应当注意保持组织的水合作用,建议采用无菌纱布或用无菌盐水浸泡过的纸。

3. 感染性病原体的采集　SARS 冠状病毒、(人)禽流感病毒等高致病性病原微生物传染性强,采集样本时危险性大,采集人必须穿(戴)连体式隔离衣、防护鞋套、眼罩、N95 级防护面罩和乳胶手套(2 层);标本采集完毕,首先消毒并脱掉外层手套,然后戴着内层手套依次脱(摘)掉帽子、眼罩、口罩、衣裤和鞋套,最后脱掉内层手套,再用消毒巾擦拭面部和双手。

4. 对痰液、脑脊液、尿液、分泌物等标本的采集　采样时,采样者必须戴一次性手套,使用的容器必须是密闭、清洁、干燥的,以防止来自采样者皮屑、分泌物、空气中细菌的污染。玻璃器皿在使用前应高压处理,因为玻璃器皿常含有不易失活的 RNA 酶,最好是热灭菌,250℃烘烤 4h 以上可使 RNA 酶永久性失活。

5. 产前标本的采集　产前标本包括绒毛膜绒毛取样(CVS)标本、人工培养的 CVS 细胞、羊水、羊水中培养的细胞和来源于分娩前的其他细胞标本。这些标本能在分娩前预测胎儿基因型和表现型,有助于必要时对胎儿进行药物/手术的介入治疗。胎儿标本必须记上母亲的全名和胎儿标本的类型,母亲血液需与胎儿标本一起检查以便于在排除了明显的母亲细胞或 DNA 污染的前提下分析。备份的培养必须一直保存到检查结束并且额外样本不再需要时。标准的羊水检查需要量至少 20ml。

6. 子宫颈和尿道标本的采集　男性尿道标本是在用聚酯棉签采集的,不锈钢轴或者易弯曲的塑料轴均可。女性子宫颈和阴道标本用人造纤维或者聚酯棉签采集并且要放入制造商指定的转运媒介中。对 HPV 样本的采集需使用制造商推荐的方法及指定的特殊转运系统里。

(三)样本运输

1. 原则　标本采集后必须尽快送至实验室。

2. 运送标本　用于 RNA 检测的标本,如果未经稳定化处理,则必须速冻后,放在干冰中转运。经过适当稳定化处理的标本可在常温下通过邮寄运送。

3. 用于 DNA 扩增检测的 EDTA 抗凝全血标本及用于 RNA 扩增检测的经 GITC 稳定化处理的标本　在运送时通常采用不易破碎的容器装载标本。

4. 新鲜细胞　短时间内,新鲜细胞悬浮液能在稀释的细胞培养液中 2～6℃保存 24h。在隔夜的情况下,细胞悬浮液需用湿冰运输。

5. 全血和骨髓　已抗凝的全血能在室温下(22～25℃)储存 24h,2～6℃储存 72h。已抗凝的全血能在室温下(22～25℃)被隔夜转运。因为血清存放时间有限,所含的 DNA 质量逐渐变差,造成结果不可信。骨髓抗凝在室温下(22～25℃)没有全血稳定,应该在 2～6℃条件下储存和运输。在室温下（22～25℃）骨髓标本的储存和转运 24h 内通常可以得到可靠的结果。为了防止凝血，应该加入抗凝剂，可使用的抗凝剂包括肝素钠（2000 U/ml 或更多）和 ED-TA（Standard Lavender-top 管），用肝素抗凝可以减弱一定的限制内切酶活性。

6. 组织标本　DNA 和 RNA 的稳定性随组织标本种类的不同而不同。一般来说，不推荐在 22～25℃下储存组织。为了得到最佳结果，组织应该冷冻在液氮中或放在合适的核酸防护层里。如果无法做到，标本应该立即放到湿冰上并且马上转移到保护核酸（尤其是 RNA）的地方。小标本可以用生理盐水浸润的纱布包裹以防止标本干燥。为了分析 DNA 和 RNA，组织标本应该尽快地放在合适的稳定设备中防止核酸降解，这对 RNA 的转录尤为关键，因为有些 RNA 的半衰期只有几秒或者几分钟。

7. 产前标本　在运送或处理 CVS 标本之前在从母体组织中移出时必须要清洁，尤其是子宫内膜的蜕膜组织。在母体组织中取出的标准的 CVS 标本检查至少需要 15ml。CVS 标本必须在无菌组织培养基或者生理盐水中且在室温下运送。无论是在羊水还是 CVS 标本中的培养细胞应该用 2 个超过 75% 的融合细胞和培养基填充的塑料培养瓶中运送。

二、样本保存

每个实验室应该根据自己经验建立各种标本类型提取的 DNA 或 RNA 的标准。一般来说，冻结组织应该在干冰中转移，室温下固定或干燥组织。羊水应该在细胞培养介质中进行。在核酸提取之前，新鲜组织和全血应该尽量避免冰冻；冻结组织在 -70℃ 下储存，固定或干燥样本根据实验室环境可在室温下储存较长时间。

1. 临床用于 DNA（如 HBV DNA）扩增检测的血标本　血浆样本在 2～8℃ 能稳定保存 5d，在 -20℃ 或者 -70℃ 甚至更低温度下能保存更长时间。例如，分离出的血清（浆）如不立即提取 HBVDNA 应保存于 -20℃ 待检。纯化 DNA 能够在 TE（Tris-EDTA）缓冲液中室温下安全存储 26 周，若没有 DNase 存在 2～8℃ 下至少可以储存 1 年，在 -20℃ 下可以储存 7 年，在 -70℃ 或更低的温度下至少可以储存 7 年。

2. 临床用于 RNA（如 HCV RNA）扩增检测的血标本　建议进行抗凝处理，抽血后必须在 1h 内分离血清。-20℃ 条件下短期保存 1～2 周，-70℃ 条件下长期保存。用于 RNA 测定的已纯化核酸样本应当储存在 -80℃ 或更低温度。对于 RNA 标本应该在 4h 内提取或者冷冻保存。如果是长时间的储存，血浆、血清或者血细胞应置于 -20℃ 或 -70℃ 甚至更低的温度中。用 GITC 处理的 RNA 标本在室温可保存 7d。

3. 全血标本　全血标本如用于 DNA 提取，可 4℃ 短期保存（数天），时间长易降解；如用于 RNA 提取，应在取血后尽快提取。DNA 或 RNA 提取后，最好保存于 -70℃。

4. 组织标本　石蜡固定组织切片可常温永久保存，新鲜组织标本及时冻存于 -80℃ 或直接保存于液氮。

5. 产前标本　DNA 应该在羊水到达的同一天被提取，如果不能在同一天处理，应该储存在 2～8℃ 下并在第 2 天及时提取 DNA。培养的 CVS 或者培养的羊水细胞样本应该尽快用倒相显微镜检查细胞克隆率，如果不能在 2h 以内处理，应该储存在 2～8℃ 中。一般来说，检查至少需要 75% 的细胞。如果细胞少于 75%，实验员需继续培养细胞。

6. 滤纸干血滴　滤纸干血滴（DBS）适合用于分析 DNA 但并不推荐用于提取 RNA。一旦风干，DBS 将不能放置在密封包中，因为保持湿度可以促进微生物的生长。如果 DBS 放在塑料包或者容器中,需放置有效的干燥剂,指示干燥剂和湿度卡都可及时指出标本是否过度潮湿。

三、标本的影响因素及前处理

1. 样本的影响因素

(1)内源性物质(影响因子):类风湿因子、补体、嗜异性抗体、嗜靶抗原的自身抗体、医源性诱导的抗鼠Ig(s)、抗体交叉反应物质、标本中其他成分的影响等。

(2)外源性物质:标本溶血、标本受细菌污染、标本保存不当、标本凝集不全、标本管中添加物质的影响等。

2. 标本处理即核酸提取纯化是决定扩增检测成败的关键性步骤 通常,核酸制备质量不高是由于抑制物去除不完全所致,抑制物可能来源于标本本身(如血红素及其前体或降解产物)或核酸提取过程中残留的有机溶剂(如酚、氯仿等),这些物质对其后的Taq酶扩增反应步骤具有强烈地抑制作用,从而影响靶核酸的扩增测定。

(1)痰液:常作为结核杆菌DNA测定标本。含有大量黏蛋白和杂质,核酸提取时,用NaOH或变性剂液化痰液,可保存于-70℃。用于非结核杆菌,如肺炎支原体PCR检测,痰液标本只能室温悬浮于生理盐水中,充分振荡混匀,使大块黏状物下沉,取上清离心后,再次获得的沉淀物用于核酸提取。

(2)棉拭子:在使用PCR方法检测性病病原体时,临床标本一般为棉拭子。可将棉拭子置于适量生理盐水中,充分振荡洗涤后,室温静置5~10min,待大块物沉淀后,取上清立刻离心,其后的沉淀用于DNA提取。如不立即提取DNA,可将标本保存于-70℃。

(3)体液:体液标本包括胸腔积液、腹水、脑脊液、尿液等,可按水样标本的方式离心处理。沉淀标本可保存于-70℃。

(4)组织:有新鲜组织块和石蜡切片两种。①新鲜组织块的处理:首先用生理盐水洗涤2次,将组织研碎,加入生理盐水振荡混匀,离心,取沉淀,用蛋白酶K消化后,提取核酸。新鲜组织可保存于50%乙醇中。②石蜡组织切片:需先用辛烷或二甲苯脱蜡,蛋白酶K消化后,提取核酸。

第四节 分子诊断实验室的污染来源及防污染措施

一、污染主要来源

(一)标本间交叉污染

1. 收集标本的容器污染 如容器破损、盖子掉落、液体外泄或无菌容器破损导致标本污染,均可能导致与其他标本的交叉污染。

2. 标本密封不当污染 标本放置时,如部分感染性分子诊断标本外漏或容器外粘有标本,造成相互间交叉污染,极易导致其他标本受到污染而引起DNA提取的假阳性等问题。

3. 吸样枪污染 正常情况下,核酸扩增实验室每个房间应配备专用枪,严禁交叉使用;但如果操作人员不遵守规范,标本提取时借用PCR扩增室专用枪则可能因为吸样枪污染导致标本间污染;同时如果加样枪操作不注意极易导致标本污染枪,而导致标本核酸模板在提取过程中发生污染,二者均可能导致标本核酸提取的污染。

4. 气溶胶污染　有些微生物标本,尤其是病毒,可随气溶胶或形成气溶胶而扩散,导致污染,进而发生实验室整体污染的可能。分子诊断实验室必须严格遵守操作步骤和各项规范,标本按传递仓顺序进行单向传递,同时用过的枪头必须置于消毒液中浸泡,切勿随意丢弃。

(二)PCR 试剂的污染

主要是在 PCR 试剂配制过程中,由于加样枪、容器、水及其他溶液被 PCR 核酸模板污染所造成的。

(三) PCR 扩增产物的污染

这是 PCR 反应中最主要且最常见的污染问题。因为 PCR 产物拷贝量大,远远高于 PCR 检测数个拷贝的极限,所以极微量的 PCR 产物污染,就可形成假阳性结果。最可能造成 PCR 产物污染的形式是气溶胶污染;在操作时比较剧烈地摇动反应管,开盖、吸样及污染进样枪的反复吸样都可形成气溶胶而产生污染。一个气溶胶颗粒可含 4.8 万拷贝核酸。

二、防污染措施

PCR 实验室污染的监测:一个好的实验室,要时刻注意污染的监测,考虑有无污染、分析造成污染的原因,以便采取措施,防止和消除污染。防止污染的方法主要如下。

(一)实验室设计

每个实验室都应制订自己的单向检测流程,以避免污染扩增产物。理想情况下,扩增检测实验室应设立 3 个独立的工作区域:试剂配制区、标本制备区、扩增及检测区;另外,有条件的实验室还应设立第 4 个工作区域,产物分析区(图 9-2)。

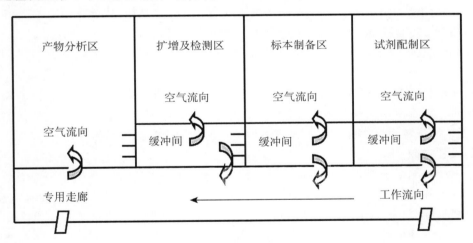

图 9-2　核酸扩增实验室 4 个独立的工作区域

试剂配制区应保持清洁,并禁止放置任何扩增物及患者标本;标本制备区应远离扩增及检测区。这种检测区域的分离减少了因标本分离导致扩增产物污染产生检测结果假阳性的可能性。工作人员从标本制备区到试剂配制或扩增及检测区必须更换工作服及手套,还应配备进出各个区域专用的工作服。扩增及检测区的工作服及手套禁止带入试剂配制区、标本制备区,否则会导致扩增产物污染的扩散。但是,随着已认证的商品化检测仪器及新方法的引进,以上建议可适当减少。

标本扩增前,应用 10% 次氯酸钠、70% 乙醇、水清洗台面及移液器,除去有生物危害的试剂及外来核酸。台面残留的污染扩增产物可用紫外线灯照射消毒。配有紫外线灯及 HEPA 空气过滤器的二级生物安全柜或台式紫外密闭箱的使用能使工作台清洁。这些设备很适合标本制备及试剂配制,在进行核酸检测前,紫外线灯至少打开 90 min,并在检测结束前关掉。

建议给各个工作区都配备一套专用移液器,专用的移液器及吸头能消除标本间交叉污染,吸头使用前应高压灭菌,吸管桶、试管架、小型离心机可用 70% 乙醇消毒,也可在紫外线灯下消毒。凝胶仪、梳子、离心机、石蜡包埋组织切割机等设备也应用 70% 乙醇清洗以减少交叉污染。吸样枪污染是一个值得注意的问题。由于操作时不慎将样品或模板核酸吸入枪内或粘上枪头是一个严重的污染源,因而加样或吸取模板核酸时要十分小心,吸样要慢,吸样时尽量一次性完成,忌多次抽吸,以免交叉污染或产生气溶胶污染。

(二)试剂规范

扩增试剂配制后应分装保存备用,试剂分装最大限度地减少了从同一试管取材的次数,从而降低了交叉污染的可能。应登记试剂的批号及库存量,以方便查询遗留试剂的来源。扩增相关试剂,如 dNTPs、引物、缓冲液、TAP 酶、DEPC 水等,应在试剂配制区加样到反应试管中。加样后试管在进入下游环节时应盖上试管帽。建议试管在封盖前进行快速离心防止汽化。

扩增片段的化学修饰可以防止非特异 PCR 产物的残留,例如,对于失活的扩增产物,可用 dUTP 取代 dTTP,从而在反应复合物中产生包含胞嘧啶的片段。扩增前在反应及培养体系中加入尿嘧啶-N-糖基化酶(UNG),所有从上游转出的含有胞嘧啶的 PCR 产物都会被酶解。主要难题是分离出的高质量 RNA 会被 RNA 酶污染。这些高度耐药的 RNA 降解酶主要来自玻璃器皿及实验人员的手。玻璃器皿污染可用 RNA 酶抑制药,如焦碳酸二乙酯(EDPC),高压灭菌或者 250℃ 烤箱烘烤 4h 都可使 RNA 酶灭活。据报道,一次性移液器及 Eppendorf 管无 RNA 酶,但是消毒后可进一步降低污染的可能性。

(三)防止操作人员污染

使用一次性手套、帽子和口罩;使用一次性的吸头、EP 管与离心管。手套、帽子和口罩使用完毕后必须置于专用的医疗垃圾桶;而吸头、EP 管等耗材必须置于 10% 次氯酸钠等消毒液中浸泡,最大限度地避免因操作人员操作不当导致的分子诊断实验室污染。

(四)设置对照

对于每个监测系统都要有一系列对照以保证监测结果的有效性。实验室可选择合适的对照体系来保证核酸的提取、核酸内切酶的灭活、电泳等质量。每个检测系统都要有阴性、阳性对照及敏感性控制、分子量标记。

每个扩增体系中都要有阴性对照(加所有相关试剂而不加标本),通过检测污染或者由污染序列导致的背景信号增强,阴性对照可评估试剂的质量。阳性对照可为检测的功能及检测过程中突变、基因型扩增提供证据。Southern Blot 检测中,基因重排等这些检测结果需要能重复出来。在 RT-RNA 检测中,需要加无反转录酶的对照。若在无反转录酶的反应管中发现阳性结果,表明存在试剂或者样本污染。电子凝胶的分子量标记物需要包含特异引物或探针的目标片段。

分子检测还需敏感性或分析对照以确定其最低检测值,敏感性控制 Southern Blot 及扩增极其重要。对于 Southern Blot 技术,敏感度对照相当于超过全部肿瘤细胞的 5%;对于扩增,可将已知的阳性标本做梯度稀释以确定其最低检出值。

建议对 DNA 模板设计第二条目标引物,以确认核酸是否扩增。阳性结果表明模板以扩增且无抑制反应的发生。在某些情况下,引物可合并入某个(或多个)实验,从而节约时间和试剂。

(五)设备维护

实验室应制订维护和监测所有设备的组织制度来检查关键操作,以确保稳定可靠的检测结果。必须依照操作说明书定期做维护及功能检查,并连同别的服务或维修记录登记归档。对于无功能检测的仪器,实验室有责任制订维护及功能检查的制度,该制度要符合 CLIA'88 及 CAP 中分子病理学的规定。

(六)员工的资质

每年都要评估临床实验室检测人员的资质,实验室主任或指定人员选择检测的程序、解释选择的原因、描述细节。评估不仅要观察实验室的特殊方面、仪器的操作,也要注意实验室操作的关键环节,也可能涉及与技术人员讨论相关的临床程序,以评估他们的理解或评论有关控制及预防扩增过程中的污染的水平。例如,评价实验室技术员用商用试剂盒从外周血中提取 DNA 的能力。

评价应注明使用方法及令人满意的预期标准。若检测人员资质小于 100%,需做一个提供包括纠正或补救措施的时间表。评估要登记备案、签署日期。

(七)环境污染的处理

1. 稀酸处理法　对可疑器具均采用 1mol/L 盐酸或 10% 次氯酸钠擦拭或浸泡,使残余 DNA 脱嘌呤,起到及时降解残留 DNA 片段的目的。

2. 紫外照射(UV)法　需要注意的是,选择 UV 作为消除残留 PCR 物污染时,要考虑 PCR 产物的长度与产物序列中碱基的分布,UV 照射仅对 500bp 以上长片段有效,对短片段效果不大。

(八)反应液污染的处理

1. DNase I 法　加入 0.5U DNase I,室温反应 30min 后加热灭活,该方法的优点是不需要知道污染 DNA 的序列。

2. 内切酶法　选择识别 4 个碱基的内切酶,室温作用 1h 后加热灭活进行 PCR。

3. 紫外线照射法　未加模板和 Taq 聚合酶的 PCR 混合液进行紫外线照射,但是该法对 500bp 以下的片段去污效果不好,而临床用于检测的 PCR 扩增片段通常为 300bp 左右。

第五节　操作规程化的安全操作要点

一、一级和二级生物安全防护实验室

1. 进入规定　在处理危险度 2 级或更高危险度级别的病原体时,在实验室门上应标有国际通用的生物危害警告标志(图 9-3);只有经批准的人员方可进入实验室工作区域;实验室的门应保持关闭;入实验室工作区域不允许儿童进入;进入动物房应当经过特别批准;与实验室工作无关的动物不得带入实验室。

2. 人员防护　在实验室工作时,任何时候都必须穿着连体衣、隔离服或工作服。在进行

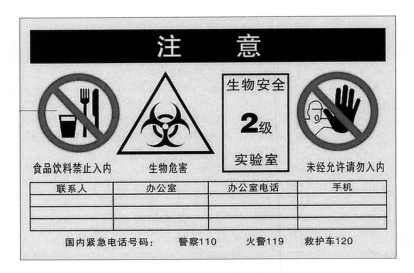

图 9-3　二级生物安全实验室生物危害警告标志

可能直接或意外接触到血液、体液，以及其他具有潜在感染性的材料或感染性动物的操作时，应戴上合适的手套。手套用完后，应先消毒再摘除，随后必须洗手；在处理完感染性实验材料和动物后，以及在离开实验室工作区域前，都必须洗手；为了防止眼睛或面部受到泼溅物、碰撞物或人工紫外线辐射的伤害，必须戴安全眼镜、面罩（面具）或其他防护设备；严禁穿着实验室防护服进去实验室以外的地方，如餐厅、咖啡厅、办公室、图书馆、员工休息室和卫生间；不得在实验室内穿露脚趾的鞋子；禁止在实验室工作区域进食、饮水、吸烟、化妆和摘戴隐形眼镜；禁止在实验室工作区域储存食品和饮料；在实验室内用过的防护服不得和日常服装放在同一柜子内。

3. 操作规范　严禁用口吸移液管；严禁将实验材料置于口内；严禁舔标签；所有的技术操作要按尽量减少气溶胶和微小液滴形成的方式来进行；应限制使用皮下注射针头和注射器。除了进行肠道外注射或抽取实验动物体液，皮下注射针头和注射器不能用于替代移液管或用作其他用途；出现溢出事故及其他明显或可能暴露感染性物质危险时，必须向实验室主管报告。实验室应保存这些事件或事故的书面报告；必须制订关于如何处理溢出物的书面操作程序，并给予遵守执行；污染的液体在排放到生活污水管道前必须采用化学或物理学方法清除污染。根据所处理的微生物因子的危险度评估结果，可能需要准备污水处理系统；需要带出的实验室手写文件必须保证在实验室内没有受到污染。

4. 实验室工作区　实验室应保持清洁整齐，严禁摆放和实验无关的物品；发生具有潜在危害性的材料溢出及在每天工作结束之后，都必须清除工作台面的污染；所有受到污染的材料、标本和培养物在废弃或清洁再利用之前，必须清除污染；在进行包装和运输时必须遵循国家和（或）国际的相关规定；如果窗户可以打开，则应安装防止节肢动物进入的纱窗。

二、三级生物安全防护实验室

（一）操作规范

除下列修改以外，应采用一级和二级生物安全水平的基础实验室的操作规范。

1. 张贴在实验室入口门上的国际生物危害警告标志应注明生物安全级别,以及管理实验室出入的负责人姓名,并说明进入该区域的所有特殊条件,如免疫接种状况。

2. 实验室防护服必须是正面不开口的或反背式的隔离衣、清洁服、连体服、带帽的隔离衣,必要时穿着鞋套或专用鞋。前系扣式的标准实验服不适用,因为不能完全罩住前臂。实验室防护服不能在实验室外穿着,且必须在清除污染后再清洗。当操作某些微生物因子时(如农业或动物感染性因子),可以允许脱下日常服装换上专用的实验服。

3. 开启各种潜在感染性物质的操作均必须在生物安全柜或其他基本防护设施中进行。

4. 有些实验室操作,特别是进行感染了某些病原体的动物操作时,必须配备呼吸防护装备。

(二)实验室的设计和设施

除下列修改以外,应采用一级和二级生物安全水平的基础实验室的设计和设施。

1. 实验室应与同一建筑内自由活动区域分隔开,具体可将实验室置于走廊的盲端,或设隔离区和隔离门,或经缓冲间(即双门通过间或二级生物安全水平的基础实验室)进入。缓冲间是一个在实验室和邻近空间保持压差的专门区域,其中应设有分别放置洁净衣服和脏衣服的设施,而且也可能需要有淋浴设施。

2. 缓冲间的门可自动关闭且互锁,以确保某一时间只有一扇门是开着的。应当配备能击碎的面板供紧急撤离时使用。

3. 实验室的墙面、地面和天花板必须防水,并易于清洁。所有表面的开口(如管道通过处)必须密封以便于清除房间污染。

4. 为了便于清除污染,实验室应密封。需建造空气管道通风系统以进行气体消毒。

5. 窗户应关闭、密封、防碎。

6. 在每个出口附近安装不用手控制的洗手池。

7. 必须建立可使空气定向流动的可控通风系统。应安装直观的监测系统,以便工作人员可以随时确保实验室内维持正确的定向气流,该监测系统可考虑带警报系统。

8. 在构建通风系统时,应保证从三级生物安全实验室内所排出的空气不会逆流至该建筑物内的其他区域。空气经高效空气过滤器(high-efficiency particulate air filters,HEPA)过滤、更新后,可在实验室内再循环使用。当实验室空气(来自生物安全柜的除外)排出到建筑物以外时,必须在远离该建筑及进气口的地方扩散。根据所操作的微生物因子不同,空气可以经HEPA过滤器过滤后排放。可以安装取暖、通风和空调(HVAC)控制系统来防止实验室出现持续正压。应考虑安装视听警报器,向工作人员发出 HVAC 系统故障信号。

9. 所有的 HEPA 过滤器必须安装成可以进行气体消毒和检测的方式。

10. 生物安全柜的安装位置应远离人员活动区,且避开门和通风系统的交叉区。

11. 从Ⅰ级和Ⅱ级生物安全柜排出的空气,在通过 HEPA 过滤器后排出时,必须避免干扰安全柜的空气平衡及建筑物排风系统。

12. 防护实验室中应配置用于污染废弃物消毒的高压灭菌器。如果感染性废弃物需运出实验室处理,则必须根据国家或国际的相应规定,密封于不易破裂的、防渗漏的容器中。

13. 供水管必须安装防逆流装置。真空管道应采用装有液体消毒剂的防气阀和 HEPA 过滤器或相当产品进行保护。备用真空泵也应用防气阀和过滤器进行适当保护。

14. 三级生物安全水平的防护实验室,其设施设计和操作规范应给予存档。

(三)健康和医学监测

一级和二级生物安全水平的基础实验室的健康和医学监测的目的也适用于三级生物安全水平的防护实验室,但需做如下修改。

1. 对在三级生物安全水平的防护实验室内工作的所有人员,要强制进行医学检查。内容包括一份详细的病史记录和针对具体职业的体检报告。

2. 临床检查合格后,给受检者配发一个医疗联系卡,说明该受检者受雇于三级生物安全水平的防护实验室。卡片上应有持卡者的照片,卡片应制成钱包大小,并由持卡者随身携带。所填写的联系人姓名需经所在机构同意,应包括实验室主任、医学顾问和(或)生物安全官员。

第六节　生物安全技术管理要素

实验室伤害,以及与工作有关的感染主要是由于人为失误、不良实验技术和仪器使用不当造成的。下面简要介绍避免或尽量减少这类常见问题的技术和方法。

一、实验室中标本的安全操作

实验室标本的收集、运输和处理不当,会带来使相关人员感染的危险。

二、标本容器的选用

标本容器可以是玻璃的,但最好使用塑料制品。标本容器应当坚固,正确地用盖子或塞子盖好后应无泄漏。在容器外部不能有残留物。容器上应当正确地粘贴标签以便于识别。标本的要求或说明书不能够卷在容器外面,而是要分开放置,最好放置在防水的袋子里。

三、标本在设施内的传递

为了避免意外泄漏或溢出,应当使用盒子等二级容器,并将其固定在架子上使装有标本的容器保持直立。二级容器可以是金属或塑料制品,应该可以耐高压灭菌或耐受化学消毒剂的作用。密封口最好有一个垫圈,要定期清除污染。

四、标本接收

需要接收大量标本的实验室应当安排专门的房间或空间。

五、打开包装

接收和打开标本的人员应当了解标本对身体健康的潜在危害,并接受过学习标准防护方法的培训,尤其是处理破碎或泄漏的容器时的防护方法。标本的内层容器要在生物安全柜内打开,并准备好消毒剂。

六、移液管和移液辅助器的使用

1. 应使用移液辅助器,严禁用口吸取。
2. 所有移液管应带有棉塞以减少移液器具的污染。
3. 不能向含有感染性物质的溶液中吹入气体。

4. 感染性物质不能使用移液管反复吹吸混合。

5. 不能将液体从移液管内用力吹出。

6. 刻度对应(Mark-to-mark)移液管不需排出最后一滴液体,因此最好使用这种移液管。

7. 污染的移液管应该完全浸泡在盛有适当消毒液的防碎容器中。移液管应当在消毒剂中浸泡适当时间后再进行处理。

8. 盛放废弃移液管的容器不能放在外面,应当放在生物安全柜内。

9. 有固定皮下注射针头的注射器不能够用于移液。

10. 在打开隔膜封口的瓶子时,应使用可以使用移液管的工具,而避免使用皮下注射针头和注射器。

11. 为了避免感染性物质从移液管中滴出而扩散,在工作台面应当放置一块浸有消毒液的布或吸有消毒液的纸,使用后将其按感染性废弃物处理。

七、避免感染性物质的扩散

1. 为了避免被接种物洒落,微生物接种环的直径应为 2~3mm 并完全封闭,柄的长度应小于 6cm 以减小抖动。

2. 使用封闭式微型电加热器消毒接种环,能够避免在本生灯的明火上加热所引起的感染性物质爆溅。最好使用一次性接种环。

3. 干燥痰液标本要注意避免产生气溶胶。

4. 准备高压灭菌和(或)将被处理的废弃标本和培养物应当放置在防漏的容器内(如实验室废弃物袋)。在丢弃到废弃物盛器中以前,顶部要固定好(如采用高压灭菌胶带)。

5. 在每一阶段工作结束后,必须采用适当的消毒剂清除工作区的污染。

八、生物安全柜的使用

1. 应参考国家标准和相关文献,对所有可能的使用者都介绍生物安全柜的使用方法和局限性。应当发给工作人员书面的规章、安全手册或操作手册。特别需要明确的是,当出现溢出、破损或不良操作时,安全柜就不再能保护操作者。

2. 生物安全柜运行正常时才能使用。

3. 生物安全柜在使用中不能打开玻璃观察挡板。

4. 安全柜内应尽量少放置器材或标本,不能影响后部压力排风系统的气流循环。

5. 安全柜内不能使用本生灯,否则燃烧产生的热量会干扰气流并可能损坏过滤器。允许使用微型电加热器,但最好使用一次性无菌接种环。

6. 所有工作必须在工作台面的中后部进行,并能够通过玻璃观察挡板看到。

7. 尽量减少操作者身后的人员活动。

8. 操作者不应反复移出和伸进手臂以免干扰气流。

9. 不要使实验记录本、移液管及其他物品阻挡空气格栅,因为这将干扰气体流动,引起物品的潜在污染和操作者的暴露。

10. 工作完成后及每天下班前,应使用适当的消毒剂对生物安全柜的表面进行擦拭。

11. 在安全柜内的工作开始前和结束后,安全柜的风机应至少运行 5min。

12. 在生物安全柜内操作时,不能进行文字工作。避免感染性物质的食入,以及与皮肤和眼睛的接触。

九、避免皮肤和眼睛的接触

1. 微生物操作中释放的较大粒子和液滴（直径大于 $5\mu m$）会迅速沉降到工作台面和操作者的手上。实验室人员在操作时应戴一次性手套，并避免触摸口、眼及面部。

2. 不能在实验室内饮食和储存食品。

3. 在实验室里时，嘴里不应含有东西，如钢笔、铅笔、口香糖等。

4. 不应在实验室化妆。

5. 在所有可能产生潜在感染性物质喷溅的操作过程中，操作人员应将面部、口和眼遮住或采取其他防护措施。

十、避免感染性物质的注入

1. 通过认真练习和仔细操作，可以避免破损玻璃器皿的刺伤所引起的接种感染。应尽可能用塑料制品代替玻璃制品。

2. 锐器损伤（如通过皮下注射针头、巴斯德玻璃吸管及破碎的玻璃）可能引起意外注入感染性物质。

3. 减少针刺损伤：①减少使用注射器和针头（可用一些简单的工具来打开瓶塞，然后使用吸管取样而不用注射器和针头）；②在必须使用注射器和针头时，采用锐器安全装置。

4. 不要给用过的注射器针头戴护套。一次性物品应丢弃在防/耐穿透的带盖容器中。

5. 应当用巴斯德塑料吸管代替玻璃吸管。

十一、血清的分离

1. 只有经过严格培训的人员才能进行血清的分离工作。

2. 操作时应戴手套，以及戴眼睛和黏膜的保护装置。

3. 规范的实验操作技术可以避免或尽量减少喷溅和气溶胶的产生。血液和血清应当小心吸取，而不能倾倒。严禁用口吸液。

4. 移液管使用后应完全浸入适当的消毒液中。移液管应在消毒液中浸泡适当的时间，然后再丢弃或灭菌清洗后重复使用。

5. 带有血凝块等的废弃标本管，在加盖后应放在适当的防漏容器内高压灭菌和（或）焚烧。

6. 应备有适当的消毒剂来清洗喷溅和溢出标本。

十二、离心机的使用

1. 在使用实验室离心机时，仪器良好的机械性能是保障微生物安全的前提条件。

2. 按照操作手册来操作离心机。

3. 离心机放置的高度应当使所有工作人员也能够看到离心机内部，以正确放置十字轴和离心桶。

4. 离心管和盛放离心标本的容器应当由厚壁玻璃制成，或最好为塑料制品，并且在使用前应检查是否破损。

5. 用于离心的试管和标本容器应当始终牢固盖紧(最好使用螺旋盖)。

6. 离心桶的装载、平衡、密封和打开必须在生物安全柜内进行。

7. 离心桶和十字轴应按重量配对,并在装载离心管后正确平衡。

8. 操作指南中应给出液面距离心管管口需要留出的空间大小。

9. 空离心桶应当用蒸馏水或乙醇(异丙醇,70％)来平衡。盐溶液或次氯酸盐溶液对金属具有腐蚀作用,因此不能使用。

10. 对于危险度 3 级和 4 级的微生物,必须使用可封口的离心桶(安全杯)。

11. 当使用固定角离心转子时,注意离心管不能装得过满,否则会导致漏液。

12. 每天应当检查离心机内转子部位的腔壁是否被污染或弄脏。如污染明显,应重新评估离心操作规范。

13. 应当每天检查离心转子和离心桶是否有腐蚀或细微裂痕。

14. 每次使用后,要清除离心桶、转子和离心机腔的污染。

15. 使用后应当将离心桶倒置存放使平衡液流干。

16. 当使用离心机时,可能喷射出可在空气中传播的感染性颗粒。如果将离心机放置在传统的前开式的Ⅰ级或Ⅱ级生物安全柜内,这些粒子由于运动过快而不能被安全柜内的气流截留。而在Ⅲ级生物安全柜内封闭离心时,可以防止生成的气溶胶广泛扩散。但是,良好的离心操作技术和牢固加盖的离心管可以提供足够的保护,以防止感染性气溶胶和可扩散粒子的产生。

十三、匀浆器、摇床、搅拌器和超声处理器的使用

1. 实验室不能使用家用(厨房)匀浆器,因为它们可能泄漏或释放气溶胶。使用实验室专用搅拌器和消化器更为安全。

2. 盖子、杯子或瓶子应当保持正常状态,没有裂缝或变形。盖子应能封盖严密,衬垫也应处于正常状态。

3. 在使用匀浆器、摇床和超声处理器时,容器内会产生压力,含有感染性物质的气溶胶就可能从盖子和容器间隙逸出。由于玻璃可能破碎而释放感染性物质并伤害操作者,建议使用塑料容器,最好是聚四氟乙烯(polytetrafluoroethylene,PTFE)容器。

4. 使用匀浆器、摇床和超声处理器时,应该用一个结实透明的塑料箱覆盖设备,并在用完后消毒。可能的话,这些仪器可在生物安全柜内覆盖塑料罩进行操作。

5. 操作结束后,应在生物安全柜内打开容器。

6. 应对使用超声处理器的人员提供听力保护。

本章小结

伴随生命科学的迅猛发展,后基因组时代的到来,新的分子诊断技术不断突破,分子诊断检测正在不断地造福人类。分子诊断正是应用分子生物学方法检测患者体内遗传物质的结构或表达水平的变化而做出诊断的一门新技术。分子诊断的材料包括 DNA、RNA 和蛋白质。在各国实验室开展分子诊断实验研究、检测中,实验室获得性感染事件时有发生。实验室工作人员的发病率比普通人群高 5～7 倍。SARS 暴发以后,生物安全问题显得尤为突出。因此,忽视实验室生物安全管理,导致病原体感染生物安全实验室工作人员或泄漏到周围环境中可

造成严重后果。生物安全问题已引起我国高度重视，国家也制定了各类实验室相关规章制度。

参 考 文 献

沈铭贤.2003.生命伦理学.北京：高等教育出版社.

王培林.2000.遗传病学.北京：人民卫生出版社.

郁凯明.2004.医学伦理学在产前遗传咨询中的应用探讨.科学.

Collection, transport, preparation, and storage of specimens for molecular methods. Approved guideline. MM13-A. Vol. 25；No. 31.

Parker LS, Majeske RA. 1996. Standards of care and ethical concerns in genetic testing and screening. Clin Obstr & Gynecol.

第 10 章

分子诊断的医学伦理

- 内容提要

　　随着人类基因组计划（HGP）的顺利完成，以及"后基因组"时代的到来，基因科学技术迅速发展，其重要性和特殊性更加突显。基因是生命的遗传物质和基石，近年来，随着生命技术的不断发展，分子诊断已经开始应用于一些疾病的诊断与治疗。分子诊断与传统的诊断方式不同，它是从基因的水平诊断疾病和预测治疗效果。生命科学仍在不断的发展和成熟，临床分子诊断所产生的社会影响也不容忽视。

　　本章以医学伦理学为主线，系统阐述了分子诊断中涉及的主要伦理学问题，重点分析了遗传病筛查的伦理学问题等，旨在指导所有的医学工作者在分子诊断领域形成正确的伦理观。

　　1985 年，美国科学家率先提出了"人类基因组计划（Human Genome Project，HGP）"，目的是对构成人类基因组的 30 多亿个碱基对进行精确测序，确定人类的全部遗传信息，确定人的基因在 23 对染色体上的具体位置，查清每个基因核苷酸的顺序，建立人类基因库。HGP 之所以能够实施，得益于 20 世纪 80 年代初生物学界普遍达成的两项共识：一项是弄清人类基因组的全部信息，有利于科研人员从全局的、高度无偏差地进行生命科学的研究，从而极大地促进其发展；另一项是如此庞大的基因组计划只能在全球范围内完成。中国获准参与 HGP，承担并完成了 1% 的测序任务，成为该计划中唯一的发展中国家。

　　人类基因组蕴含有人类生老病死的绝大多数遗传信息，破译它将为疾病的诊断、新药的研制和新疗法的探索带来一场革命。今后，科学家可能揭示人类约 5000 种基因遗传病的致病基因，从而为癌症、糖尿病、心脏病、血友病等疾病找到基因疗法。随着人类基因组研究工作的进一步深入，生命科学和生物技术将随之进入新纪元。

　　随着生命科学技术和生命研究的飞速发展，临床分子诊断在疾病的诊断、治疗及预后评估等方面的应用越来越广泛和深入。基因诊断技术的发展和应用在造福人类的同时，也引起了对于维护人类价值和尊严，保护患者隐私等一系列伦理问题的关注。现阶段，关于临床分子诊断是否开展，以及如何开展并没有标准操作程序，因此如何开展临床分子诊断才能保证分子诊断最大限度地避免或减少基因诊断给人类社会带来的危害是临床分子诊断所面临的重要医学伦理（Medical Ethics）问题。本节将主要从伦理和法律两个角度阐述与临床分子诊断相关的问题。

第一节　基因伦理学

随着分子生物学技术的飞速发展,尤其是后基因组时代基因研究的深入,越来越多基因结构和功能得到明确定位,使许多疾病的基因诊断和治疗成为现实。在这种情况下基因检测服务所引发的有关伦理学问题也逐渐凸显出来,受到社会学家、医务人员和伦理学家的重视。现代生命科学技术,主要是人类基因科学技术,与伦理道德发生碰撞,提出了严峻的伦理挑战,主要涉及基因检测、基因治疗、基因生殖等层面的问题。

基因检测层面:基因检测已应用于婚前检查、产前检查、遗传病家系和亲属史检测、商业检测、科研项目和药物试验等。完全可以预期,基因检测将进一步普及成为常规检测手段。基因检测层面存在基因隐私和基因歧视的问题。一个人的基因包含着他(她)的健康和疾病信息,还可能包含着性格、行为和智力等方面的信息,是一个人的基本隐私。谁该知道这些隐私:是他(她)个人吗? 与他(她)有血缘关系的人该不该知道与其利害相关的信息? 他(她)的保险公司是否可以获悉与保险相关的基因信息? 随之而来的是更加尖锐的基因歧视问题,如某人通过基因检测,证实携带某种疾病基因,有可能患某种病或到一定年龄可能发病,都不可避免地会遭到歧视。一方面自己和家人会有沉重的精神负担;另一方面若被他人知晓,则会被另眼相待。因此,保护基因隐私、防止基因歧视是基因伦理学首先必须面对的问题。

基因治疗层面:迄今为止,虽然多数遗传性的基因疾病尚无有效的治疗方法。但从 20 世纪 80 年代开始,基因疗法逐渐发展壮大,为遗传性的基因疾病带来了一线曙光并取得了初步成效。我国研制的基因药物——重组人 P53 腺病毒注射液,对某些 P53 基因缺损而引发的癌症有较好疗效。尽管我们还不清楚基因与基因之间,以及基因与其他生物大分子之间复杂而微妙的相互作用,例如看似治好了一种基因疾病,却会引发另一种疾病。但科学界和公众对基因治疗还是充满期待和信心,认为只要坚持不懈地努力和探索,基因治疗会给人类带来更大的帮助,但这只是对体细胞基因治疗而言。人们普遍认为,体细胞的基因治疗并不存在伦理障碍,但生殖细胞的基因治疗却大不一样。生殖细胞的基因治疗也能治好基因疾病,子子孙孙就不会患同样的疾病,正因如此,争论就发生了:子孙后代会同意和接受我们的选择和决定吗?会不会有人借生殖细胞的基因治疗来"改良"和"优化"基因? 会不会逐渐替代人类基因库的多样性? 针对以上问题,基因治疗仍需我们深思熟虑,严肃对待。

基因生殖层面:20 世纪 70 年代,第一个"试管婴儿"的诞生引起了一场热烈的讨论,当时对她的主要批评是人(科学家和医师)扮演了不该扮演的"上帝"角色。人生而平等,为什么有的人有生殖能力,有的人却没有生殖能力,不能享受为人父母的天伦之乐? 运用现代生命科学技术手段,帮助那些不能生育的人实现生儿育女的美好愿望,有什么不好呢? 在这样一种社会需要的强大推动下,"试管婴儿"等辅助生殖技术不仅应运而生,而且迅速发展,但问题随之而来。如果说帮助那些不能生育的人生儿育女是可以理解和接受的话,那么会不会有人借此而"挑三拣四",选择甚至设计又聪明又漂亮又健康的儿女呢? 种种迹象表明"优生"倾向根深蒂固。希望自己的孩子既聪明又漂亮本乃人之常情,也应该努力提高出生质量。但是,走向极端,提出过高的要求,会对社会带来哪些影响? 会对人类基因库带来哪些影响?

综上所述,基因科学技术的发展向伦理道德提出的挑战是深刻的、全面的,同时又是复杂的、高难度的。它不仅指向实践操作层面,而且指向伦理观念层面。在实践层面,从基因检测到基因生态,从当时人群到后代子孙,都涉及了;在理论层面,几乎涉及从科学技术到人文社会诸多因素,都存在不同意见的激烈争论。因而,建设基因伦理任重而道远。

一、基因诊断与法律法规

2010 年 1 月 5 日,3 名大学生将佛山市人力资源和社会保障局告上法庭,原因很简单,3 名大学生参加公务员考试,体检时被查出携带有地中海贫血基因,因此丧失了公务员录用资格。4 月 13 日,广东省佛山市禅城区法院对此案再次公开开庭审理,主要就医疗鉴定机构给出的咨询意见听取原、被告双方的意见,最终维持原判。这是我国首例由基因检测引发的诉讼案件,此案也被称为"中国基因歧视第一案"。

全国政协委员、中国政法大学教授曹义孙认为,这是一例典型的就业歧视案例,"基因是人类繁衍的自然选择,是个人隐私,我们要遏制基因歧视现象的扩大,国家应适时对基因检测进行立法规范,从法律上杜绝基因歧视。"关于基因诊断立法的问题,大部分欧美等发达国家都已有相关法律杜绝基因歧视。而在中国,近年来基因检测水平也在不断提高,但涉及该检测的社会伦理及法律问题一直没有得到很好的解决,特别是在法律领域处于相对滞后的状态。

基因诊断与传统的诊断方式不同,它能够获得的信息量非常丰富,除了能够诊断或筛查特定疾病外,还能获得与患者相关的其他大量基因信息。因此,立法应充分考虑基因诊断所涉及的 5 大伦理问题,即基因诊断中涉及的疾病胎儿的出生权问题、人类基因诊断技术中的侵权问题、基因歧视问题、保密问题及知情同意权问题。分子诊断法规政策主要包含以下三个方面。

1. 国内基因数据是否可以传送至国外　中国暂时没有对于基因数据保护的法规政策。

欧美国家的相关法律:被流通国家有保护用户隐私的义务。

中国对于基因数据的解读归为隐私权的解释。国内隐私权的法律保护为《宪法》第 38 条:公民的人格尊严不受侵犯,禁止用任何方法对公民进行侮辱、诽谤和诬告陷害;第 39 条:公民的住宅不受侵犯,禁止非法搜查或非法侵入公民住宅;第 40 条:公民的通信自由和通信秘密受法律保护,除因国家安全或追查刑事犯罪需要由公安机关或检察机关依法对通信进行检查外,任何组织或个人不得以任何理由侵犯公民的通信自由和通信秘密。《民法通则》第 101 条:公民享有名誉权,公民的人格尊严受法律保护,禁止用侮辱、诽谤等方式损害公民的名誉。《最高人民法院关于贯彻执行〈中华人民共和国民法通则〉若干问题的意见(试行)》第 140 条:将上条扩充为包括对个人隐私的保护,规定以书面、口头等形式宣扬他人隐私、造成一定影响的,应当认定为侵害公民名誉权的行为。《最高人民法院关于审理名誉权案件若干问题的解答》:对未经他人同意,擅自公布他人隐私材料或以书面、口头形式宣扬他人隐私,致使他人名誉受损害的,按照侵害他人名誉权处理。《最高人民法院关于确定民事侵权精神赔偿责任若干问题的解释》:违反社会公共利益、社会公德侵害他人隐私,受害人以侵权为由向人民法院起诉请求赔偿精神损害的,人民法院应当依法受理。《执业医师法》第 37 条:泄露患者隐私造成严重后果的要负刑事责任。《医务人员医德规范及实施办法》和《护士管理办法》第 3 条和第 24 条:分别规定医师、护士、有关管理单位和人员对于患者医疗信息等个人隐私的保护。

总结:目前我国尚无专门法律法规对个人基因信息的性质给予界定,也没有对其保护做出专门规定。虽然某些个人信息能够受到医疗执业者保护或者在名誉权或人格权下得到保护,但总的来说,我国对包括基因信息在内的个人信息保护远远不够。

2. 基因测序如何在国内开展业务　是否有国内公司与国外研究机构合作的先例(模式)

原则上需要通过审批才能开展业务,审批如下。

卫计委在遗传学诊断专业、产前筛查与诊断专业、植入前胚胎遗传学诊断专业开展临床试点。国内的基因测序公司或机构可以有三条通道获得合法身份,审批部门涉及 CFDA 和卫计委,分别从产品和医疗行为上进行规范。CFDA 从医疗器械的角度进行监管,目前只有华大基因获得无创产前基因检测的批准;卫计委开通的通道是"个体化医学检测试点单位",2016 年 9 月在北京、沈阳、长沙批准了首批三家试点机构;第三条通道属于过渡性,是卫计委关于基因测序的临床应用试点单位。只要获得上述三个审批中的任何一个,均可获得合法身份。

3. 国外机构要用国内患者的数据发表论文时是否需要每例患者及国内医院方的同意
根据第一个课题的查询,没有相应的法律法规限制基因数据的设立。但出于对隐私权的保护,可以通过与患者签订《基因测序说明书》的方式规避。借鉴欧洲《个人数据的保护条例》,应注意以下几个方面:基因信息主体对于自己基因数据收集已明确知情、同意基因信息主体对于自己基因数据被应用在某些领域(研究所、药厂等)知情、同意;基因信息主体对于自己基因数据(署名)被引用到论文知情、同意;对于控制者履行其法定义务是必需的;对于保护基因信息主体的重大利益是必需的;对于因公共利益或行使官方职权而采取的行动是必需的;对于控制者或第三方追求的合法利益的实现是必需的(但是当基因信息主体的基本权利和自由的重要性超越了这些合法利益时则不适用)。

二、医学社会学问题

随着基因诊断技术的发展,基因检测必然会引起一些社会问题。例如,澳大利亚一对夫妇为了避免将家族遗传性疾病基因遗传给下一代,选择利用胚胎植入前遗传学诊断(preimplantation genetic diagnosis,PGD)技术在莫纳什人工受孕中心产下一名婴儿,但该技术并不能完全排除所有基因缺陷问题,导致人工受孕结果并未能如愿,最终这对夫妇将莫纳什人工受孕医疗中心告上法庭,因为医疗中心的人员失职,将有缺陷基因的胚胎植入母体内,令其儿子日后可能患上癌症。要求赔偿其儿子一生的住院费及医疗费用,并赔偿他们养育另一名无癌基因婴儿的费用,以及赔偿 2 人所承受的痛苦。

胚胎植入前遗传学诊断(PGD)是指在体外受精过程中,对具有遗传风险患者的胚胎进行种植前活检和遗传学分析,以选择无遗传学疾病的胚胎植入宫腔,从而获得正常胎儿的诊断方法,可有效地防止有遗传疾病患儿的出生。植入前遗传学诊断是随着人类辅助生殖技术,即"试管婴儿"技术发展而开展起来的一种新技术,它是产前诊断的延伸,遗传学诊断的又一更有希望的新技术。但是,如果不对该项技术的应用严加管理,可能会引起严重的社会问题。该技术费用比较昂贵,能够支付费用的富裕人群,其后代基因越来越优良,而无力支付该费用的人群将会逐渐被淘汰。在我国,重男轻女的封建思想仍然严重,PGD 能够获取胚胎性别信息,由此可能引起男女比例失衡等一系列社会问题,所以必须立法并严格管理。

与此同时,一些社会学家也正在致力于通过将遗传学引入到社会学以促进本学科的发展,我们把这样的思考方法叫作遗传信息社会学。个人定制化的医疗方法启发了遗传信息社会学,这种医疗方法根据基因测试把个体分为几个子类型,在每个子类型里,个体的基因构成很相似。与基因构成的相似性相对应的是,在每个子类型里,每个人在对特定疾病的易感性和药物剂量的不良反应和治疗的有效性上也是相似的。这些基因测试的信息被用来发展疾病预防的个人化策略,进而被用于研发能够减少药物副作用和提高药效的新药。个人定制化的医疗方法是一种新的健康医疗方法,这种医疗方法已经在市场中得到了实际应用,很可能在未来的几十年里成为一种主要的健康医疗手段。迄今为止,癌症研究提供了个人定制化医疗提高药物有效性的例子。遗传信息社会学充分利用遗传倾向性的信息促进对社会环境影响效应的理解。这种方法结果显示,具有不同遗传倾向性的个体面对同样的社会环境可以有不同的反应。如果这个观点成立,那么假定某一社会环境因素能够影响到所有个体的理论就是与经验资料不相符的。遗传信息社会学并不是要预测某一种社会因素的具体影响方向,它实际上是将社会环境产生的影响效益更加具体化和精细化。社会因素产生的具体影响方向取决于特定基因的类型和这种社会因素本身的特性。

1. 以往大型社会调查更多的是涉及个人隐私的问题,引入分子遗传信息测量的社会调查涉及医药研究等商业利益问题。生物制药产业的发展不仅仅需要技术,更依赖于丰富的基因资源。商业化的医药研究特别需要特殊地域里的特殊群体的基因,而这些群体也常常是社会学的关注对象。某些特殊地域的群体因为具有较低的迁徙率和显著的城乡隔离及较多的家族隔离群,因此基因很有可能保存得十分完好;有些地区或群体的人口素质非常好,例如寿命普遍较长,研究者可以从他们的遗传物质里中找出与长寿有关的基因,从而进行商业性的保健品研究;还有某些偏远地区,由于人们近距离婚配及特殊的自然环境,使某些疾病的发病率较高,通过对这些特定人群的基因分析可以筛选出与这个疾病有关的基因,从而进行商业性的药物研发。

2. 公众对相关研究成果不合适的理解和运用可能会产生社会歧视或者加剧社会的不平等。如商业保险公司会据此考察投保人的遗传特征,他们根据有关健康和犯罪的研究成果精确计算投保人的风险,相对地提高那些携带增加患病和犯罪风险基因的投保人的投保条件,甚至拒绝他们的保险申请。同样,类似的歧视也可能发生在劳动力就业市场中,也会出现在婚姻市场中,如人们在择偶的时候都会努力选择那些能够给下一代提供优良遗传物质的配偶。进化心理学家根据这一点描述了人们的择偶标准和策略,即人们这样做的目的是保证下一代能在复杂的生存竞争中具有先天优势。在遗传学没有发展到分子水平的时候,人们只能根据遗传的表面特征和家族病史来判断配偶遗传物质的优劣,这种根据经验的判断不免造成很多失误。而现在遗传学的研究成果可以在分子水平上做出准确地判断。因此,在婚姻市场中较高社会阶层的人们可以根据检测报告更加准确地找到能给下一代遗传优良基因的配偶;反之,较低社会阶层的人们则失去了与那些遗传物质优良的配偶结合的机会。这样,不同社会阶层的后代在出生的时候就具有了遗传上的不平等;底层阶级的儿童在出生的时候就会处于劣势地位。这将强化已经存在的社会分层结构,减少阶层之间的流动,加剧社会结构凝固,使社会失去弹性和活力。

第二节　基因诊断的伦理问题

基因诊断医学伦理学是生命伦理学的一个分支,其研究领域更为局限和深入。目前,基因诊断主要涉及的领域有产前分子诊断、遗传性疾病的分子诊断、肿瘤性疾病个体化医疗、疾病风险评估及其他疾病个体化医疗中的分子诊断。基因诊断是用人类基因组全图与患者基因图谱进行对比,通过 DNA 分析,在基因水平上对疾病做出诊断的生物医学尖端技术。目前,基因诊断在临床上已用于遗传、肿瘤、感染性疾病、疾病风险评估、病原微生物等的诊断,在法医上成为鉴定血样、组织样品、分泌物等来源的重要手段。

临床分子诊断的意义：①基因诊断技术可以填补遗传性疾病难以诊断的黑洞，且诊断特异性强、灵敏度高、简便快速。遗传病有数千种之多，以往通过染色体检查和生化分析只能在出生前查出一小部分，如果用基因诊断就可全部检出并能在遗传病患者还未出现任何症状之前确诊。②基因诊断可以更精确地判断肿瘤等疾病的存在，有利于癌症的预防和治疗。众所周知，肿瘤治疗疗效的很大程度上取决于确诊的早晚，借助基因诊断不仅可以对癌症进行快捷准确地识别、及时采取治疗措施，还可以从根本上预防肿瘤的发生。③肺炎、肝炎、艾滋病等都与病毒相关，通过基因诊断技术可以顺利检查出隐藏在人体细胞基因中的病毒，从而在造成危害之前消灭它们。④基因诊断技术不仅在疾病检测上具有重要意义，而且在婚前检查、亲子鉴定等方面具有广阔的应用前景。

基因诊断医学伦理学基本原则

分子诊断是从基因的层面进行诊断，主要涉及5大伦理问题：疾病胎儿的出生权问题、保密问题、知情同意权问题、侵权问题、基因歧视问题。医学伦理学属于规范伦理学，是用于规范医学实践中医务人员行为的伦理学。医学实践必须遵循知情同意原则、不伤害原则、尽力避免风险原则、有利原则、尊重原则及公正原则六大基本原则。

1. 知情同意原则 知情同意是有关人体试验的国际法规——《纽约堡法典》的中心原则，也是遗传学及其临床应用的首要原则。

(1)知情同意的内容：从医学伦理学的视角出发，知情同意就是指医务人员为患者提供医疗知识和信息，告诉他们在医疗或检测中将面临和遇到的问题，由患者在多种医疗措施中进行选择，最后做出自主医疗决定(同意或不同意)。

(2)知情同意的内容包括四个要素：信息的告知、信息的理解、同意的能力、自由表示的同意。其中信息的告知是非常关键的，因为参与者的知情权是以研究者的告知义务为前提的。知情同意的目的是通过提供相关的知识和信息来保护受试者或患者，帮助他们权衡各种信息以便为自己做出正确的选择(同意或拒绝)。

2. 不伤害原则 对人类疾病的治疗最终需要在人体上进行必要的研究，这是一个无法回避的事实。根据医学伦理准则，在患者人体上合理地开展研究是重要的，同时也是必要的，但这需要研究人员具有坚实的知识基础、丰富的经验和完备的保障措施，并一定要获得患者的知情同意。要做到真正的知情，需要让患者全面了解有关的程序，以及了解潜在的危险和优越性等完整信息，并由此引出所谓"不伤害原则"。"不伤害原则"是指一个人不应该施行明知对他人有伤害或存在伤害危险的行为，无论其动机如何。有利原则是不伤害原则的高级形式，即一种试验或治疗不仅应避免对患者和受试者产生有害的影响，而且还应促进其健康、完美和福利。因此，有利原则比不伤害原则要求更高，它要求帮助患者和受试者促进他们的合法权利和利益，因此有利原则又可以称为最优化原则。临床中有利原则具体表现：积极获取最佳治疗效果、确保基因诊断与基因治疗中的安全无害、竭力减轻患者的痛苦和精神压力、力求降低诊疗费用、最大限度保护患者和受试者隐私等各个方面，临床中都应引起同等重视。

不伤害原则是医务工作者应遵循的基本原则，不伤害原则是指在诊断和治疗过程中不使患者的身心受到伤害。一般来说，凡是医疗上必需的，属于医疗的适应证，所实施的诊治手段是符合不伤害原则的；相反，如果诊断或治疗手段对患者是无益的、不必要的或者禁忌的，而有意或无意地强迫实施，使患者受到伤害，就违背了不伤害原则。不伤害原则是医学伦理学的首要原则,也是分子诊断所需要遵循的首要原则之一。当然,不伤害原则不是绝对的,因为某些分子诊断即使符合适应证,但是在标本采集的时候,也会给患者带来生理上或心理上的伤害。如羊水细胞染色体核型分析,虽然可以诊断胎儿是否患有"21-三体综合征",但是获取羊水标本需行羊膜穿刺术,而羊膜穿刺术对孕妇具有心理和生理上的伤害,而且对胎儿也具有很高的风险。

3. **尽力避免风险原则**　人体试验研究确切地说仍属于实验性质,其结果不能预知,临床前期研究有时会出现本可避免的不良后果,因此在选取试验方案时应特别注意尽力避免其中的风险。有些情况往往是在做回顾性总结时才会发现本来可以避免。其实很多不良后果在早期试验中(甚至早在动物实验阶段)已存在一些预示或线索,只是当时没有引起足够重视,或是研究者过于注重功利而忽视了更为重要的方面。当然有一些异常现象在动物实验阶段是不太容易发觉的,如临床前研究没有预料到口服芬-苯类药物有潜在的危及生命的心血管损害;同样,2000 年美国食品药品监督管理局(FDA)从市场上收回的轮状病毒疫苗也是在对该疫苗做了大量的人体实验后才发现该疫苗对人体的危害。

4. **有利原则**　有利原则是指医务人员的诊断和治疗的行为必须以保护患者的利益、促进患者健康、增进患者幸福为目的,不得以获取个人私利或科学研究为目的在不经患者同意的情况下而做出对患者身心健康不利的措施。临床分子诊断所遵循的首要原则是有利原则,遵循有利原则必须符合以下条件:进行该检测项目确实对患者疾病的诊断和治疗有帮助,其行为不会对患者或其他人产生害处,患者受益但是不会给他人带来害处。有利原则也是相对的,例如对于唐氏筛查为高风险的孕妇需要进行羊膜腔穿刺,对羊水细胞进行培养并进行核型分析确诊胎儿是否患"21-三体综合征"。一方面,羊膜腔穿刺是高风险行为,对孕妇有伤害,而且增加了胎儿的风险;另一方面,排除胎儿患有"21-三体综合征",无论对胎儿、对孕妇及其家庭、对社会都是有利的。

5. **尊重原则**　尊重原则是指医务人员要尊重患者及其做出的理性决定。但是,尊重患者的自主性绝不意味着放弃自己的责任,医务人员必须处理好患者自主与医师责任之间的关系。医务人员应尽可能为患者提供足够的信息,患者充分了解自己的病情信息后,才可以做出理性决定;当患者的自主选择可能危及生命时,医务人员有义务建议患者重新做出最佳选择;如果患者不能自主做出选择,如智障或婴幼儿,应由其家属或监护人为其做出决定,医务人员不能为患者做决定。

6. **公正原则**　公正原则是指每一个个体都具有平等合理享受卫生资源或享有公平分配的权利,享有参与卫生资源的分配和使用的权利。在医疗实践中,公正不仅指形式上的公正,更强调公正的内容。

在基因研究领域,每个人都应当按照公正的原则享受公平分配的有限资源,尊重基于公正产生的权利和法律。具体来说,利益协调原则体现在两个方面。

(1)资源分配:基因资源是有限的,由此产生了分配正义问题。每个人都有享受先进医疗服务待遇的权利。由于社会经济水平的限制,这一公正未能真正实现。但是如果由于社会地位高低之别而导致这一权利分配的不平等,则是不人道的。

(2)利益回报:基因研究与临床应用带来的利益已初露端倪。公正原则要求涉及人类健康领域的公司担负特殊的道义。与利益回报有关的公正:补偿公正——个人、人群或社团的贡献应该得到回报;程序公正——有关补偿或分配的决定程序应当不偏不倚;分配公正——资源和利益的分配或获得是公平的。患者的共同利益则是享有预防和治疗的权利、获得负担得起的必要的医疗服务。在考虑利益协调原则时,应注意协调医院、患者与基因药物研制开发和生产单位之间的利益关系。在很多情况下,研制开发和生产,及测试一个基因载体需要超过数十亿美元的资金投入,这种巨额资金投入使得医师和研究者不得不依赖商业伙伴来实现其临床研究的目标。这是一个值得认真研究的课题。

第三节　基因诊断医学伦理学涉及的主要问题

随着人们对人类基因组功能研究的深入,深化了人们对生命、疾病、衰老、死亡的认识,并开辟了在基因水平上对疾病进行诊断和治疗的新方法。分子诊断(molecular diagnosis)就是以分子生物学的方法,探测基因的存在,分析基因的类型和缺陷及其表达功能是否正常,从而达到诊断疾病的一种方法。

在过去的一个世纪里,生物化学和分子生物学取得了重要的发展,多数实验室都已经具备了分子生物学检测的技术人员和设备,对于现代医学的发展起到了重要的作用。目前,分子诊断已经广泛的应用于人类疾病的诊断和治疗,不可否认,临床分子诊断为人类的健康做出了不可磨灭的贡献。

但是不得不承认,随之会引发一系列的伦理、法律及社会问题。近年来,分子诊断在很大程度上降低了先天性疾病患儿的出生率,或者通过及时的干预措施,改善了很多具有先天性疾病患者的生存质量,然而也由此而引发了一系列的问题。比如分子诊断检测必须签订知情同意的问题,检测结果是否保密及对谁保密的问题、家族遗传性疾病相关成员患病风险及是否需要干涉其提前到医院诊疗的问题等。分子诊断主要用于产前诊断及家族性疾病、肿瘤等疾病的诊断。但是,涉及伦理问题,务必遵循有利、不伤害、尊重和公正四大基本伦理原则。本节主要围绕上述领域探讨分子诊断所带来的医学伦理问题。

一、产前诊断的伦理研究

胎儿出生权问题来源于产前诊断(prenatal diagnosis),产前诊断又称为宫内诊断(intrauterine diagnosis)或出生前诊断(antenatal diagnosis),是指在胎儿出生前用各种方法了解胎儿的外表面结构、对胎儿的染色体进行核型分析、检测胎儿细胞的化学成分或进行基因分析,从而对胎儿某些先天性、遗传性疾病做出诊断。部分产前未诊断出的疾病在胎儿出生后仍然可以通过遗传代谢性疾病检测和相关遗传病基因检测等进一步确诊(图 10-1)。

产前诊断是近代医学科学的一项重大进展,随着优生工作的开展,胎儿质量越来越受到社会和家庭的重视。尽管对于一些胎儿先天异常的病因学和发病机制尚未明确,但产前诊断技术的发展,尤其是影像学、细胞遗传学、生物化学和分子生物学等技术的发展,为了解胎儿的生理和病理生理、明确诊断某些严重胎儿畸形和遗传性疾病、防止该类严重缺陷的胎儿出生,提供了重要手段。

(一)产前诊断的发展

1976 年,Leeming 发现第一例生物蝶呤合成酶 PTPS 缺乏;1983 年,美国 Woo 克隆了 PKU 的致病基因苯丙氨酸羟化酶,为 PKU 的基因诊断和产前诊断开辟了道路。新生儿苯丙酮尿症基因诊断出现以后,新生儿筛查在发现和阻止患有无法治愈的先天性疾病或遗传性疾

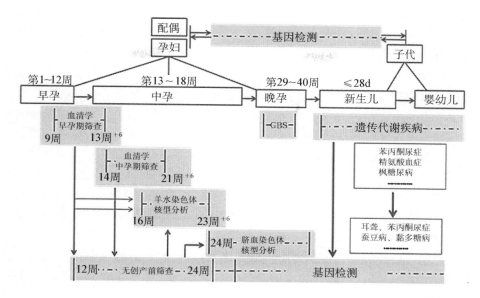

图 10-1　产前检测的主要项目

注：包括早孕和中孕期产前筛查、无创产前筛查、羊水染色体核型分析、脐血染色体核型分析、遗传病基因检测等。出生后新生儿包括遗传代谢性疾病检测和遗传病基因检测等

病胎儿的出生、进行早期干预从而降低发病率或减少疾病痛苦中起到了重要的作用。发展到现在，已经有很多疾病可以在胎儿出生前进行筛查。现在很多国家都有法律明确规定，必须进行一部分遗传性疾病的产前诊断。如美国有 31 个州规定，需对超过 20 种疾病进行产前诊断，甚至有部分州规定需要进行产前筛查的疾病超过 29 种。因为产前诊断可以避免大部分有缺陷的患儿出生，或是通过提前干预从而降低发病的风险或程度。1989 年，在试管婴儿的技术基础上，Handyside 运用 PCR 技术 Y 染色体特异性序列测定了 X-连锁遗传病高危夫妇胚胎的性别，只移植女性的胚胎，第一例种植前遗传学诊断 PGD 的婴儿由此出生了，从此胚胎植入前遗传学诊断技术诞生了。

产前诊断是实行优生优育、提高出生人口素质的重要途径，其理想的效果是限制群体中的有害基因繁衍。对一些患有严重遗传性疾病的胎儿，经产前明确诊断后可终止妊娠，从而减轻社会和家庭的负担。出生前诊断主要从四个方面来检测胎儿是否患有先天性、遗传性疾病。

1. 表型分析　应用超声、X 线、磁共振（MRI）、胎儿镜等检查胎儿畸形。

2. 染色体核型分析　利用羊水、绒毛细胞或脐带血细胞培养，进行染色体核型分析，主要检出染色体病和脆性 X 综合征等。

3. 产物分析　利用羊水、羊水细胞、绒毛细胞或胎儿血液等进行蛋白质、酶和代谢产物的分析，主要检测某些先天代谢性疾病等。

4. 基因检测分析　应用 DNA 分子杂交、PCR 和 DNA 重组技术等对病理基因进行检测分析。目前随着高通量测序技术的发展，可通过基因芯片大规模、高通量地对成千上万个基因同时进行研究，从而弥补了传统的核酸印迹杂交技术操作繁杂、检测效率低下等不足，这是今后基因检测发展的主流方向。

(二)出生权与选择权的问题

近年来,随着产前基因诊断技术的发展,通过产前基因诊断,发现胎儿携带先天性疾病、遗传性疾病或将来可能导致疾病的基因,是应该保留胎儿还是应该终止妊娠呢?站在常人对生命质量看法的立场上,有遗传病或严重畸形的胎儿出生必然会给家庭、社会带来沉重负担,那么应该选择终止妊娠。但是,任何的生命都是平等和伟大的,即便是弱智、残疾或先天有缺陷的人,他们仍然有选择生存的权利。如著名的音乐天才"舟舟"就是其中的一个典范,他可能不认识钞票的面额,也可能连100以内的加减法都不会做,但是他可以生活在音乐里,享受音乐带给他的快乐、带给人们的感动。因此,像有着"舟舟"这样孩子的父母,他们可能会认为,即便生下一个有病的婴儿也不应该选择流产。生命质量的观点与父母的选择有时会相冲突。

出生权与选择权问题,事实上主要是涉及四大基本原则中的有利原则和尊重原则。有基因缺陷的胎儿,是终止妊娠还是生下来,涉及有利原则。如果有明显的基因缺陷却选择生育,那么患儿最终生活质量不高,并且会给家庭和社会带来负担。但是,作为医学工作者,面对的是生命,而不是没有生命的普通产品。生命是有自主权的,如果违背了父母的选择,尽管对家庭、对社会都有利,仍然是有悖伦理的。这是一个非常值得讨论的伦理学问题,直到现在国内外讨论的结果也莫衷一是。

在中国,长期受封建社会的影响,重男轻女的思想根深蒂固。关于孩子的出生权问题,要从两个方面着手讨论,一是临床分子诊断鉴定胎儿性别的问题,二是基因缺陷问题。以性别鉴定为目的的临床分子诊断,不仅有悖医学伦理,而且是违法的。

(三)产前诊断的对象

产前诊断的主要对象:①高龄女性(≥35岁);②有生育染色体异常患儿史的孕妇;③夫妇之一是染色体异常或隐性遗传病基因携带者或脆性X综合征家系史的孕妇;④有生育神经管畸形儿史的孕妇;⑤有性连锁遗传病,如血友病、进行性假肥大性肌营养不良家族史的孕妇;⑥羊水过多或过少的孕妇;⑦有原因不明异常孕产史(包括自然流产史、畸胎史、死产及新生儿死亡史)的孕妇;⑧夫妇一方有明显不良因素接触史或早孕阶段有致畸病原微生物,如TORCH感染者;⑨有生育遗传代谢性疾病患儿生育史者;⑩有遗传家族史或近亲婚配的孕妇。

产前诊断是一项高科技与临床相结合、应用性很强的工作。因为胎儿疾病主要为难以治愈的先天缺陷或遗传病,病种涉及面广,诊断时需通过母体取材或采用影像技术,要求医务人员职业素质高、责任心强、技术精湛、结果判断准确。在进行产前诊断前,医务人员和孕妇及其亲属对胎儿可能患某种遗传病的风险、危害、结局、诊断的可行性、危险性、必要性、可靠性及诊断结果的处理等,都应有精神上、心理上的准备,并且家属应签署知情同意书。

(四)产前诊断的伦理准则

遗传咨询在产前诊断之前特别重要,重视WHO建议的产前诊断前的咨询要点,对从事遗传服务的医务人员十分必要。WHO建议的产前诊断前咨询要点见表10-1。

表 10-1　WHO 建议的产前诊断的伦理准则

第一条	检验可鉴定的主要疾病的名称与一般特征。疾病列表不必详尽无遗。疾病特征也应以其对未来孩子、对父母和家庭生活的影响来加以描述
第二条	出生后疾病治疗的可能性和支持性医疗服务的可得性
第三条	描述胎儿得病的可能性(风险)。风险应该用几种方式来表达(如百分率、比率或口头描写)
第四条	不能得到确切检验结果的可能性或偶然或非所预料地发现的可能性
第五条	可提供有无先天缺陷胎儿如何处置的家庭选择方案,例如让胎儿足月生产并在家里照顾孩子;或政府、社会资助的专门机构收、寄养有先天缺陷患儿;终止妊娠;有缺陷胎儿产前或出生后早期治疗的方案
第六条	不确定的实验室或超声检查的可能性
第七条	因为在产前诊断的大多数疾病不能在出生前给予治疗,咨询时应提供这样的信息,即知道胎儿存在某种病态可能无助于胎儿
第八条	由于目前很多疾病还不能完全在产前都做出诊断,或是专业工作人员可能不知道这个家庭处于某种特殊疾病的风险之中,应预先告知任何产前诊断的检测不能完全保证有一个健康的婴儿
第九条	检验过程中可能引起的对胎儿和母亲的医学风险
第十条	非医学风险:如果会有的话(如在某些方面可能对父母就业或医疗卫生服务有风险)
第十一条	应提供这种信息:在怀孕早期应用的非侵袭性筛查,如孕妇血清学筛查,可以采取相应产前诊断的方向
第十二条	如果适当的话,提供关于检验费用,以及为母亲或夫妻补偿费用的来源
第十三条	为遗传病患者提供遗传支持团体或组织的名称和地址,如有愿望可以协助给予联系

　　医务人员在做完出生前咨询后,通过各种方法对胎儿进行产前诊断。由于世界各国的文化、宗教信仰及法律各不相同,对于产前诊断发现的先天缺陷胎儿的处理原则也存在较大差异。对于这些国家或地区对先天缺陷胎儿不同的处理方式和态度,WHO 也无法做出完全统一的伦理原则。但 WHO 提出的一些关于产期诊断的伦理原则,对于开展产前诊断遗传服务工作具有一定的指导意义(表 10-2)。

表 10-2　WHO 建议的产前诊断的伦理准则

第一条	包括产前诊断在内的遗传服务的公平分配,首先要给予最需要医疗服务的人群,而不管他们的支付能力或任何其他因素
第二条	产前诊断在性质上应为自愿。未来的父母应自行决定是否对遗传病值得进行产前诊断或是终止有缺陷的胎儿
第三条	如在医学上有产前诊断指针,不论夫妻所述的关于流产的观念如何,都应提供产前诊断。在有些情况下,产前诊断可为某些可治疗的先天缺陷的胎儿做好出生后及时治疗的准备
第四条	产前诊断仅给父母和医师提供关于胎儿健康的信息,不利用产前诊断做亲子鉴定或对胎儿进行性别鉴定而采取选择性生育(除非是某些性连锁遗传病的需要)
第五条	在无医学指征的情况下,仅为宽慰母亲焦虑而采取的产前诊断,对资源分配的优先权应次于有医学指征的产前诊断

第六条	遗传咨询应在产前诊断之前
第七条	医师应将所有与临床有关的发现透露给夫妻双方,包括所涉及的疾病症状的整个变异范围
第八条	在家庭和国家法律、文化即社会结构框架内,妇女或夫妻对有先天缺陷胎儿的选择决定应得到尊重和保护,对有先天缺陷胎儿的处理方式应由父母做出决定,而不应由医务人员决定

二、基因歧视问题

随着基因技术的发展,人类社会可能会出现一种新的歧视——基因歧视。美国宾夕法尼亚州州立大学生物伦理学中心罗伊指出:"如果我们有能力像借助指纹一样使用遗传材料去可靠地鉴定一个人的身份,那么我们同样有理由根据基因对某些人加以歧视。"人类个体之间具有 99.9% 的相同基因,有差别的基因只有 0.1%,而这 0.1% 的基因差别却可能导致人类优劣的价值判断,引起基因歧视。基因歧视主要源自致病基因的发现,人类所有疾病都直接或间接地与基因有关,当基因检测结果提示患者携带有某种致病基因时,对被检测出有基因缺陷的人来说,可能会受到社会的歧视甚至遭遇各种不平等的待遇。

在本章第一节中提到的"中国基因歧视第一案"事件,表明中国基因歧视的现象确有存在。那么,如何保护被确诊为有基因缺陷或有基因疾病的人不被歧视?过去的性别、种族等歧视现象,实则为基因歧视现象,人类社会一直都在致力于消除这些歧视现象。现如今,由于分子诊断技术的发展而带来的歧视问题可能会更加严重、更加隐性、危害可能更大、影响也可能更深远。

人们会歧视带有不完美基因的人,而出卖昂贵的优良基因又将进一步加深富者和贫者之间的鸿沟。有钱人会请人利用基因工程技术来帮他们设计基因优良的小孩,或者消除有别于常人的性格特征。因此,检测后的基因信息不仅会影响个人,也会影响到家庭和社会,甚至有人预测将会形成基因歧视浪潮,这已引起世界各国的关注。除特殊行业外,其他行业不得在雇佣劳动力时将基因缺陷信息作为雇佣劳动力的标准,这也一直是各国关注的重点。

基因歧视问题是临床分子诊断四大基本原则中公正原则和尊重原则的体现。公正原则的最核心价值是生命平等,一切生命都是平等的,不得歧视任何生命形式,对于有基因缺陷的人更应如此,但现实生活中往往存在这样的现象。而基因诊断,从某种意义上讲,只会扩大这种歧视。首先,基因诊断会暴露一些基因缺陷,无论是对生命有影响或是无影响的基因缺陷,只要进行检测,都会报告这些信息;另外,如前所述,部分有钱人会利用基因工程技术设计基因更优秀的后代,而穷人则负担不起这些昂贵的费用,在遥远的未来,无疑会使基因歧视现象越来越明显,越来越严重。

从某种程度上说,基因歧视问题与基因隐私问题密切相关,但基因隐私权则可更多地从法律角度通过赋予权利来保障个人对自身基因所拥有的权利。基因歧视表现在社会问题上是一种社会不公正现象,基因歧视问题的解决,要依靠法律、也要依靠"平等"的理念。人类平等原则是人们一直以来不断追求和奋斗的目标,面对基因科技的挑战,这一伦理原则必须在新的伦理学上给予重新解释和巩固。人们都不希望看到因为基因科技的进步给社会造成新的歧视。

三、基因隐私问题

分子诊断技术的发展是医学模式变化的主要原因之一，其带来的主要变化是患者的"客体化"，以及人被当作一个"客体"来对待的可能性越来越大。因为分子诊断技术可以通过极少量的标本，如一根毛发、一个毛囊就可以获取所需的人的基因信息，甚至人的全部基因信息。当这些都成为可能时，人的基因信息就可能被侵犯，个人的自主权和自我决定权也受到了侵犯。分子诊断技术所涉及的基因隐私保护问题，是一个越来越凸显的伦理学问题。需要制订相关的法律来规范这些行为，确保个人基因隐私、自主权和自我决定权不受侵犯。

基因歧视是一种新的歧视，基因隐私问题也是一个新的隐私问题。基因载体有人体大量的遗传信息，有些是权利人不愿公开的，一旦公开，可能会给他的工作、生活乃至生存造成不良后果。所以，基因隐私权之所以特殊，就是因为它已和人类的生存问题密切联系在一起了。基因隐私泄露，被权利人身边的其他人知道，可能会导致公众对他们的歧视，使个人的社会地位受到歧视。当我们得知某种基因与某些疾病有关联时，就可能给某些未患病的基因携带者带来灾难性的后果，使其一生承担着无形的精神压力。在我们还不能完全解释基因信息的真正生物学含义时，往往容易片面理解遗传信息与遗传表现、个人生命质量、生活质量和健康的相互关系，容易造成社会偏见；给这些遗传病基因携带者的个人荣誉造成不良影响，损害他们的社会形象及利用权、隐私维护人格尊严，影响他们及其子女的择偶、工作、学习和社会交往等。通常，隐私权是自然人享有的对其个人的与公共利益无关的个人信息，是私人活动和在私有领域中可进行自由支配的一种人格权。隐私权是一种具体的人格权，它包括隐私隐瞒权、隐私维护权、隐私支配权等权利。因此，基因隐私权是自然人特有的自身权益。基因隐私权的建立有助于利用自己的隐私权利保护个体的合理行为和私人信息及不准许他人查看相关的个人隐私。

在基因科技时代，基因测试知情权是一项与基因隐私权有冲突的权利。知情权主体可以将基因知情权分为基因隐私权主体对自己基因信息的知情权和基因隐私权主体之外的社会公众对某人基因隐私要求知情的权利。因此，基因隐私权与基因知情权的冲突在所难免。上海社科院法学研究所倪正茂提出了"社会效益第一原则"来处理上述矛盾和冲突。一般而言，基因隐私权是相对的，基因知情权是有条件的，必须在服务社会公众利益原则的基础上达到两者的统一。

分子诊断所得到的人类基因信息的保密工作一直是一个困扰人们的伦理难题，尤其在遗传性疾病的诊断领域。例如通过基因诊断，发现患有某种遗传性疾病，是否应该为患者保密呢？在此出现了两种相对的观点：一部分人认为，应该告知患者，患者在获取这些信息后，再以后繁衍后代时可以进行基因诊断，避免生育有基因缺陷的患儿，对患者和社会都有利，如果不告知患者，可能损害了将来孩子的利益，医师未履行告知的义务，将来患者是否会控告医师？另一部分人认为，如果告知患者，可能会损害基因携带者的利益，因为如果患者及其配偶获取了这些信息，是否会引起家庭变故，或者对于未婚的患者，是否会影响其将来的恋爱与婚育？医师是否应该为此承担一定的责任？保密问题除了上述提到的还涉及医师可能泄露患者基因信息的问题，如果医师出于某种目的（非个人利益性的目的），不小心泄露了患者的基因信息，可能会对患者及其家庭造成影响，医师是否也应该为此承担法律责任呢？因此，对临床分子诊断的工作人员而言，基因信息是否应该保密，该如何保密，对哪些人保密，这些都是伦理学难题。

基因隐私权的伦理准则：遗传基因信息的透露与保密是医学遗传服务和遗传研究中常涉及的伦理问题。因为遗传信息泄露有可能带来的害处，必须极度小心地保护机密。了解和遵守 WHO 建议的遗传信息透露与保密的伦理准则，对开展临床遗传筛查和测试工作是有益的。遗传基因信息的透露与保密是遗传服务工作者应严格遵守的伦理道德准则。WHO 建议的遗传信息透露与保密的伦理准则可作为遗传咨询医师的工作参考（表 10-3）。

表 10-3　WHO 建议的遗传信息透露与保密的伦理准则

第一条	专业工作人员应向受试者透露与他们健康或胎儿健康有关的所有检验结果。适当的信息是自由选择的前提，并为遗传咨询提供者与接受者之间进行公开交流与信任所必需
第二条	检验结果应尽早通知试者，包括正常的结果
第三条	不与健康直接有关的检验结果，如非父子关系或是在没有 X-连锁疾病时胎儿性别应不予提供，这是为保护易受责难的一方所必需或为国家法律所规定
第四条	个人和家属不希望了解遗传信息，包括检验结果，应给予尊重，除了为新生儿或儿童检验可治疗的疾病
第五条	可能导致严重心理或社会损害的信息可暂时扣留。在透露遗传信息的一般义务之内，咨询提供者可就受试者何时乐意接受信息做出判断
第六条	如一对夫妻想要孩子，应鼓励他们与配偶共享遗传信息
第七条	在适当场合，作为咨询提供者所进行的遗传教育是其总义务的一部分，应告诉人们遗传信息可对他们的亲属有用，可让人们去邀请亲属来寻求遗传咨询
第八条	为亲属提供家庭遗传信息，以便他们知道自己的遗传风险，尤其是在可以避免其身心产生沉重负担的情况下
第九条	携带者检验、症状前检验、易感性检验和出生前检验的结果应向雇主、医疗保险商、学校和政府部门保密。依据不同国家的法律和实际，有关于症状信息可作为一般的医学信息透露
第十条	对遗传信息如须在登记处（如有的话）登记，登记处应以最严格的保密标准给予保护

随着基因技术的发展，我们既要看到基因技术的进展对人类健康带来的各种有利之处，也要意识到基因技术所带来的新的伦理挑战。保护个人基因信息的隐私权不受侵犯，避免因个人基因信息泄露而引发新的歧视，是 21 世纪基因伦理学需要解决的重要课题。只有建立完善基因隐私权的伦理准则，做到防患于未然，才能使基因技术真正做到为人类健康服务。

四、人类基因诊断与检测中的知情同意权问题

对某些患有遗传缺陷疾病但却未影响其健康的人，是否应该普遍地进行遗传基因诊断？对于身患绝症的患者做基因诊断是否符合医学伦理学要求？在遗传学家取血样做 DNA 分析前是否需要向提供 DNA 样本的人说明原因并取得他（她）的知情同意呢？而这种知情同意权的应用，是否适合包括中国在内的发展中国家？

知情包括的主要内容：检测目的、检测步骤、检测对个人和家庭的风险、检测结果和遗传咨询的不确定性、个人撤回权利等。世界人类基因组与人权宣言规定，每个人均有权决定是否要知道一项遗传学检测的结果及其影响，并且这种权利应受到尊重。

　　坚持知情同意原则的一个基本措施是让被测者签署基因检测同意书。基因检测同意书的内容应包括：①进行基因检测的操作如何进行、目的是什么；②检测所要承担的风险、带来的益处，对检测结果进一步处理的办法；③被测者应意识到将要进行的检测给他（她）所带来的影响，比如生殖方面、就业方面等；④应给予被测者充分的机会提问，并用他（她）能弄懂的方式进行解答；⑤应该有被测者同意进行基因检测的本人签名。这些指标可以保证被测者掌握必要的信息，使其理解基因测试对他（她）是有益的，以便其自主地做出是否进行基因测试的决定。对于预测儿童是否患有成年后才发作的疾病的基因检测需要等到他们发育至足以明白基因测试的风险及益处时，才可进行。

　　作为医学伦理学的核心概念，知情同意是遗传学及其临床应用的首要原则。按照这一原则，在涉及人体受试者时，研究者应确保对受试者的危险和伤害降到最小并要保证受试者在任何时候均可自由退出。要求研究者全面充分地向生物样本提供者介绍与试验有关的信息，以此为基础，生物样本提供者应该在无任何引诱和威胁的条件下做出完全自愿的同意或不同意的选择。一般情况下，"知情同意"适用于由受试者本人接受的人体试验，它主要是为了尊重受试者的自知权，保护其身体健康。但那些使用脱离了人体的组织进行的实验和研究，特别是在样本为匿名受试者提供时，不会给受试者身体和精神上造成任何损失的情况下，是否适用于以"知情同意"为核心的国际准则。知情同意存在三方面的道德有限性：①主要是指医疗实践中经常出现的各种紧急情形，要求必须予以先行处置。如患者意识不清或暂时丧失知情同意能力，患者有知情同意能力但告知说明与取得其同意将延误对其生命的挽救、延迟治疗的后果不可逆转等情况。在这些特定情况下，搁置患者的知情同意权并非不道德，因为知情同意本身并不是目的而是手段，无论是作为一项道德原则还是一项法律规定，其目的都是为了确保当事人的生命健康等个人利益。因此，知情同意原则的运用要受到其目的的限制或制约。②特殊患者的知情同意权在实践中受到限制。这类情况包括，作为患者的植物状态是否实施安乐死，由于他本人已无能力做出决定或授权，此类患者的知情同意权已无法行使。家属或医师的决定是对其知情同意的合理而正当的限制；严重传染病患者必须给予强制治疗、隔离治疗而无须征得他的同意；有严重社会危害的精神患者也必须给予强制治疗。③特定的科学研究要求暂时搁置受试者的知情同意权。为了保证研究数据的真实性，特定的科学实验必须对受试者采用盲法原则。盲法原则是指在科学实验中，受试者一方（或者研究者）与受试者双方均不知道试验对象的分组情况，不知道他们接受的是试验措施还是对照措施，以避免研究者和受试者的主观因素对试验结果的干扰或影响，让受试者处于不知情的状态。在某些科学试验（包括医学临床试验）中，盲法原则是必须遵守的首要原则。这就出现了知情同意原则遵守的非绝对性，在一定条件下可以正当放弃或搁置知情同意原则。

第四节　遗传病筛查的伦理问题

　　目前医学已发现的人类遗传性疾病种类已达上万种之多。传统上，把遗传性疾病分为三大类：单基因遗传病、多基因遗传病和染色体病。根据致病基因的性质、位置和遗传方式的不同，单基因遗传病又分为常染色体显性遗传病、常染色体隐形遗传病、X-连锁显性遗传病、X-连锁隐性遗传病、Y连锁遗传病和线粒体基因遗传病等。染色体病分为常染色体病和性染色体病，统称为染色体畸变综合征。除上述遗传病以外，还有恶性肿瘤、一些先天畸形、自身免疫性疾病等均与体细胞遗传相关。艾滋病和乙型肝炎等病毒感染性疾病可能是机体获得某些遗传信息而发生的疾病,属于获得性遗传病。

在临床遗传病的诊治过程中,要做出遗传病的诊断,除了根据遗传疾病的家系、患者的临床症状和一些生化检查指标进行诊断外,还要经常采用基因检测的方法检测相关基因突变状态。目前,我国大多数临床医师对于基因检测均是保持积极乐观态度,认为基因检测对于疾病的明确诊断、优生优育、综合素质的提高都起到了积极地推动作用,但很少有人会考虑到基因检测使用不当会带来哪些伦理学的问题。

一、遗传筛查

通过遗传筛查,能发现或检出群体中可能存在或发生某些遗传病的高风险易感者,对筛查发现的高风险者给予进一步地明确诊断,或对高风险者给予相应的提示和采取一定地预防措施,能在症状发生前及时诊断出某些遗传性疾病;通过遗传测试或检查可以对遗传病的特异性进行明确诊断,对某些晚发型单基因遗传病在症状发生前做出基因诊断,以确定有些复杂遗传病,诸如心血管病、恶性肿瘤的基因易感性。前者适应于人群的普查,后者可对特定人群采取相应地检查诊断。因此,遗传筛查能早期发现、诊断和治疗遗传性疾病,预防遗传性疾病在人类及特定家族中的传递,从而提高民族和人类整体人群的体质和健康水平。

开展遗传筛查和遗传检查项目,通过完善国家或地区的公共卫生干预制度,可以使政府有关部门发展相应的公共卫生措施。对于一些遗传性代谢病可以通过早期干预和治疗防止患者出现病理症状,预防智力低下的发生。比如苯丙酮尿症(PKU)、先天性甲状腺功能减退症等疾病,世界各国已普遍开展了新生儿筛查,并为此建立了相应的筛查政策。对于一些 X-连锁的隐性遗传病(如血友病 A、进行性肌营养不良)和一些常染色体显性遗传病(如亨廷顿舞蹈症、脊髓小脑共济失调),可根据家系线索进行杂合子或症状前筛查,并对阳性者提供婚姻和生育指导,对怀孕妇女提供相应的产前诊断,防止患有这类遗传病胎儿的出生。而在具有某些遗传病(如珠蛋白生成障碍性贫血、葡萄糖-6-磷酸脱氢酶缺乏症)的高发地区,在确定家系成员中有携带者的基础上,检查配偶是否为该病的杂合子,或者在婚前检查中列入杂合子的筛查,先查一方,如果是杂合子再确定另一方是否为杂合子。

遗传测试和筛查的目的是帮助有遗传问题的人们及其家庭:①尽可能正常的生活与生育;②在生殖和健康问题上做出知情选择;③进入相关的医疗服务(诊断、治疗、康复或预防)或社会支持系统;④适应独特的环境,融入正常人的社会生活环境;⑤知道医学上的有关新进展。

以遗传筛查和遗传检查为主要内容的遗传服务虽是一种医学服务,但与普通的医学服务仍有很大的不同,主要包含几个方面的内容:①个体遗传物质,即其基因组终身不变,遗传物质异常引起的疾病(如遗传病)也具有终身性。②在现阶段,许多遗传病还缺乏有效的治疗手段。药物、手术等一般不能改变或矫正遗传物质的异常,例如染色体病;而就大多数单基因遗传病而言,治疗也多限于改善临床状况,根治还是未来的事。③由于异常发生在遗传物质,并可传递给下一代,这就使遗传咨询、遗传病的检查和处理不仅关系到患者本人,也涉及其他家庭成员和亲属,从而可能引发一系列个人心理的和社会伦理的问题。④遗传疾病的终身性、难治性和可遗传性要求医务人员在提供遗传服务时,应充分认识到这些特点,并考虑到遗传服务对个人、家庭成员甚至社会可能产生的影响。

遗传服务也引发了诸多伦理争议,争议的焦点主要有几项:①遗传测试与遗传筛查人群的确定,以及被选对象是否是自由选择,还是带有政策性和强制性。②遗传筛查和测试反对强制性推行,但如本人自愿,是否应得到受试者的知情同意,在研究机构和临床单位之间进行的遗传筛查与测试有否差别。③使用的方法或技术是否正确,对受检人有无伤害。④在遗传筛查和测试中发现的有问题的个体,是否会受到社会的歧视和伤害。⑤有问题的个体利益,如婚姻、生育自由及其与社会群体利益是否会发生冲突。⑥对筛查出有问题的个体能否得到社会的经济援助,在医疗救助服务中能否体现公正、公平和人人享有的机会。⑦对儿童,尤其是胎儿出生前的遗传测试和筛查是否享有知情权和生存权等。

如何准确应对科技发展带来的技术伦理冲突,妥善解决遗传服务中遇到的各类伦理问题,使新技术在预防控制遗传病的发生、消除人类的痛苦、促进健康中发挥积极意义,避免各种负面影响,是当前极其重要和需要解决的问题。

基因筛查测试技术有利于提高全民的健康素质,然而如应用不当,会对生命的生存尤其是对尚在妊娠中未出生的幼小生命构成威胁。如何看待这些幼小的生命,如何在遗传筛查测试过程中体现"尊重生命,维护胎儿的生存权"的要求,是伦理学、法律所面临的重要课题。目前,在基因筛查的应用中,人们往往期望通过基因改良的手段改变人类存在的基因缺陷,保证优生。这引起伦理争议,其中引起争议最多的是越来越多地应用于临床的婴儿出生之前的胎儿遗传学测试,这种通过遗传测试或筛查干预胚胎或胎儿的生存权,对伦理道德带来新的挑战。

二、出生后遗传病检测

分子遗传技术的发展,为一些迟发单基因遗传病和多基因遗传病提供了在任何年龄段都能识别突变或易感基因的检测方法。表面上看,这些基因的检测似乎有利于疾病的预防,然而对于某些遗传病,尤其诸如亨廷顿舞蹈症和成人型多囊肾这样的迟发型遗传病,通过基因检测,在患者发病前就知道他(她)是致病基因携带者,这种检测究竟是利大于弊还是弊大于利,在伦理界仍是一个有争议的问题。

由于这些迟发型遗传病目前尚无有效的根治手段,甚至没有防止临床发病的有效措施。如果把阳性的检测结果告诉受检者,首先,可能增加受检者的思想负担,使其一生生活在阴影之中;其次,迟发型遗传病的基因携带者常常在发病前就已经结婚生育,并有可能已经把遗传基因传递给了下一代,如果是这样的话,那么阳性检测结果可能引起携带者的负罪感和某些家庭问题;再者,如果检测结果被他人知道,还有可能导致携带者在婚育、求学、就业、医疗保险等方面受到歧视。因此,在做迟发型遗传病的发病前基因检测时,应注意伦理问题:①应进行基因检测前的遗传咨询,让受检人通过咨询充分了解疾病是否遗传、能否治疗及传递的风险等,使之有充分的思想准备接受检测的结果。经过咨询后,应尊重被检测者可能会改变初衷或放弃基因检测的选择。②任何检测都应征得受检人的知情同意,咨询医师不应为了谋利或其他目的进行指令性的检测。③任何检测结果都应当为受检人保密。④尊重已经出生的、有先天性基因缺陷患儿的人格尊严。⑤应当提供受检患儿或迟发型遗传病患者的遗传信息,这些信息的获得应该是自愿的,在提供信息时,绝对不能向第三者泄密。⑥科学地告知儿童本人及其家长或监护人,遗传病可能给其一生带来风险,以及在医学上有可能提供的帮助。⑦尽可能避免或减少给受检人造成身心伤害。⑧对携带有迟发型遗传基因的患儿或迟发型遗传病患者的遗传信息,未经患儿本人及其家长或监护人同意,不得向商业保险机构、学校和政府透露。⑨社会对遗传病儿童或迟发型遗传病患者不应歧视,在结婚、生育、就业、保险、财产继承等方面应与社会其他人群一视同仁。⑩重视 WHO 建议的症状前和易感性检测的伦理准则对开展遗传服务是有益的(表 10-4)。

表 10-4 WHO 建议的症状前和易感性检测的伦理准则

第一条	对有心脏病、癌肿或可能有遗传因素的其他常见疾病家族史的人们,应鼓励进行易感性检测,检测提供的信息可有效地用于预防或治疗
第二条	所有易感性检测应为自愿,在检测之前应提供适当信息,并得到本人的知情同意
第三条	在正确咨询和知情同意之后,对处于风险的成年人应提供所需的症状前检测,即使缺乏治疗措施
第四条	对儿童和未成年人的检测,只应在对儿童和未成年人可能有医学上好处时才进行
第五条	不应让雇主、保险商、学校、政府部门或其他单位的第三者接触检测结果

随着科学技术的发展,人们对于遗传因素、环境因素或遗传环境共同作用因素对胎儿发育影响的了解越来越多,因而就有可能利用某些因素提高胎儿的质量,或控制某些因素预防胎儿发育缺陷的发生。以提高出生人口质量为目的的对孕妇和胎儿进行的预防性保健工作包括预防胎儿先天缺陷的发生,也称为一级预防,这是我们理想的目的;胎儿先天缺陷的产前诊断,也称为二级预防;通过围生优生保健预防,防止缺陷胎儿的发生或有严重缺陷胎儿的出生,从而达到优生的目的。

综上,由于目前对有严重缺陷的孩子无任何有效的治疗方法,孩子的出生无论对孩子本人还是家庭无疑都将带来极大的痛苦和重大的经济负担。因此,开展产前诊断,防止有严重先天缺陷胎儿的出生是临床遗传优生服务的重要内容之一,也是每个家庭和全社会的共同希望。这对于保证优生、提高出生人口素质、促进家庭幸福及社会和谐起到了积极有效的作用。应该如何在临床遗传优生服务工作中遵循生命伦理的准则,尊重生命,维护胎儿的正当生存权利,科学理性地开展产前诊断工作,值得每一位医务工作者和生命伦理学工作者思考。

第五节 临床分子诊断的医学伦理学案例分析

一、知情同意书

遗传咨询室内一名孕妇正在咨询 Tay-Sachs 基因筛查相关检查,孕龄 15 周,孕妇及其丈夫均为犹太种族。遗传咨询师告诉孕妇,实验室可筛查 11 种犹太种族多发基因遗传疾病,其中包含 Tay-Sachs 基因筛查。犹太人携带致病基因的频率是 1/10(Gaucher Disease)至 1/100(Bloom Syndrome and Fanconi Anemia),其临床表现的严重程度从儿童到成年人也不相同,且其中只有 Gaucher Disease 可以进行治疗。除此之外,因夫妇双方均为犹太人,所以他们的孩子携带致病相关基因的风险大大增加。基因筛查的检测周期是 2 周,如果孕妇携带相关致病基因,那么其丈夫也应该进行基因筛查。如果夫妇双方均携带该致病基因,那么胎儿携带该致病基因的频率为 25%,此时胎儿必须进一步做产前诊断,而产前诊断在孕龄 19~20 周做较合适。听完遗传咨询师的讲解,该孕妇认为只需要自己做 Tay-Sachs 疾病相关基因筛查即可,其丈夫不需要做相关检查,所以对遗传咨询师上述的讲解仍有疑虑。

该案例主要涉及的伦理学问题如下。

1. 知情同意书　是否为患者提供了基因筛查的知情同意书,知情同意书不仅只是患者同意检测的依据,更重要的是患者阅读知情同意书以后应该了解整个基因检测的临床意义、各种可能性,以及患者有能力对相关问题做出独立地选择。

2. 患者自主选择权　患者可能因短时间内获得大量的信息而不能完全理解,及时为患者提供有关的测试选项或者是最好的检测方法,保证患者有信息和有机会做出明智的决策至关重要。

二、家庭信息泄露、保密并有责任告诫

遗传咨询室内,一名女士正在向遗传咨询师咨询亨廷顿舞蹈症(Huntington's Disease,HD)相关基因检测。通过交谈,遗传咨询师了解到,该女士有 HD 家族遗传史,其祖母是 HD 的先证者。目前,其父亲尚未发现 HD 相关临床症状,也未做任何相关检查证实无 HD 相关临床症状,而且其父亲本人并不愿意知晓他的基因状态。遗传咨询师进一步了解到该女士的大家族成员对 HD 并不了解,其哥哥家近期刚出生一名婴儿。其哥哥也不愿意将 HD 的风险告诉家人,他自己也不愿意做基因检测,主要是不想影响孩子出生给全家带来的喜悦。

遗传咨询师向该女士解释说,因为其祖母是 HD 患者,故其父亲携带 HD 致病基因的概率高达 50%。假设其父亲目前确实无任何临床症状,该女士本人携带 HD 致病基因的概率仍高达 31.5%。并且,遗传咨询师向该女士说明,如果她本人的 HD 基因检测结果阳性,那么也会间接地反映其父亲也会患 HD;如果她的检测结果阴性,并不能反映她父亲的基因状态。

听完遗传咨询师的解释,该女士提出要做 HD 相关基因检测,但却被告知,她必须先审查通过正式的测试方案(Huntington's Disease Society of America; www.hdsa.org and Benjamin, et al.19),才能进行 HD 基因检测。

该案例主要涉及的伦理学问题如下。

1. 个人基因信息到底属于谁？谁有权决定是否做这项基因检测？
2. 遗传咨询师和实验室基因检测人员需要保护其父亲不知晓其基因状态的权利吗？
3. 遗传咨询师和实验室基因检测人员有义务去告知其女儿的基因信息吗？因为她将来要找工作、结婚、生子等,可能与其基因状态相关。
4. 如果其哥哥将来再生育小孩,遗传咨询师和实验室基因检测人员有义务告知其基因状态和患病风险吗？

回答上述问题,遗传咨询师和实验室基因检测人员可以参考一些经典法律案例,如 Tarasoff vthe Regentsof the University of California。传统的法律法规保密原则要求保护患者隐私;未经患者本人同意,不允许公开,但是当患者已身处危险之中,且患病风险已经很明确,而且该阶段尚可进行医疗干预的时候,则可不再保密。

三、不充分的基因检测

患者 60 岁,被诊断患有晚期结肠癌,无结肠癌家族史,其妻子于 60 岁时因患子宫内膜癌去世。该患者的免疫组化结果显示:疑似遗传性非息肉性结肠癌——常染色体显性遗传病,基因检测进一步证实了该结果。但是,遗传咨询师告诉他,其成年孩子也可能存在罹患该病的风险,应及时告知他们,以便及时进行该病的常规筛查。一直以来,该患者只关注自己疾病的治

疗情况,他不知道在他进行外科手术前已经做了相关检测,也没想到自己患病会给家庭其他成员带来健康威胁,为此他感到深深地自责。他不知道应该在什么时候,以何种方式将这个消息告知家人。

案例分析

临床上根据患者的临床症状,临床医师会进行相关的基因检测来证实其临床诊断的正确性。在这种情况下,患者可能还未来得及填写知情同意书,在未充分知晓的情况下便获得了相关的基因检测信息。当患者意外获得这些检测结果时,可能会产生巨大的精神压力,甚至焦虑,同时也使自己的家人背负了沉重的精神负担。因此,对基因检测实验室来说,确保患者在做基因检测前充分了解这些信息且签署知情同意书是非常必要的。

该患者后来找到了与遗传性非息肉性结肠癌相关的准确的突变位点。患者深思熟虑后决定把这个消息告诉其儿子,当其儿子获悉这一消息后,也开始考虑是否要做相关检查。但其儿子目前在一家小公司供职,担心如果自己一旦查出携带和父亲相同的遗传性结肠癌基因突变,首先可能得不到公司的健康保险,其次可能需要接受外科医师推荐的预防性外科手术,即使更换了新工作,基因突变信息依然会给新的健康保险带来影响;其儿子也担心一旦成为基因突变携带者会不会让社会产生歧视。所以,其儿子非常沮丧,不知道究竟该不该做这项基因检测。

解决方案:虽然目前对无症状的基因突变携带者产生社会歧视的案例很少,但仍有少数人存在这样的恐惧。因此,美国联邦拟立法保护该类人群的合法权益,包括其健康保险不受影响等;同时对可能存在的基因歧视应纳入基因检测的知情同意书。

本章小结

基因诊断医学伦理学是生命伦理学的一个分支,目前在临床上已用于遗传、肿瘤、感染性疾病、疾病风险评估、病原微生物等的基因诊断,在法医上成为鉴定血样、组织样品、分泌物等来源的重要手段。基因科学技术的发展向伦理道德提出的挑战是深刻的、全面的,同时又是复杂的、高难度的。它不仅指向操作层面,而且指向理论观念层面。本章主要从基因伦理学概论、基因诊断伦理学的基本原则及涉及的主要伦理学问题,特别是产前诊断的伦理准则和遗传代谢性疾病的伦理问题,最后结合国外伦理学研究的相关案例等方面详细地阐述了分子诊断分析前伦理学问题,旨在指导所有的医学工作者在分子诊断领域形成正确的伦理观。

参 考 文 献

沈铭贤,2003.生命伦理学.北京:高等教育出版社.

孙慕义,2004.医学伦理学.北京:高等教育出版社.

王培林,2000.遗传病学.北京:人民卫生出版社.

郁凯明,2004.医学伦理学在产前遗传咨询中的应用探讨.科学.

Medical Ethics for the Genome World. Kelly E. Ormond. Journal of Molecular Diagnostics,2008.

Parker LS, Majeske RA. Standards of care and ethical concerns in genetic testing and screening. Clin Obstr &Gynecol,1996.